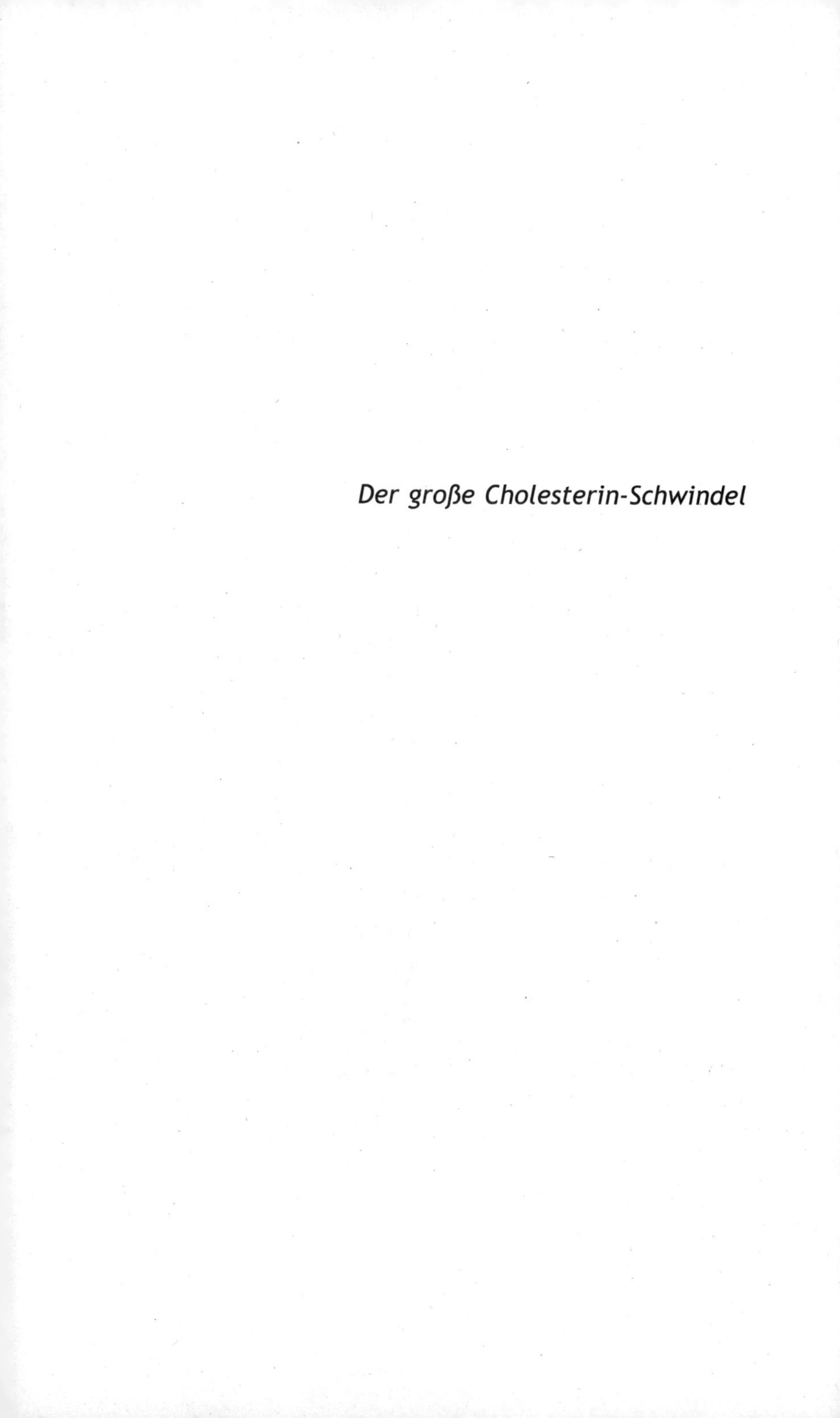

Der große Cholesterin-Schwindel

1. Auflage Januar 2009
2. Auflage Juli 2009
3. Auflage Dezember 2010
4. durchgesehene Auflage Mai 2013
5. Auflage Dezember 2014
6. Auflage als Sonderausgabe Juli 2022

Titel der Originalausgabe: *The Great Cholesterol Con*
Published by arrangement with Anthony Colpo
Aus dem Englischen von Ortrun und Hartmut Cramer, Wiesbaden

Lektorat: Silva Jelen, Herrenberg
Umschlaggestaltung: Angewandte Grafik/Peter Hofstätter, München
Satz und Layout: Agentur Pegasus, Zella-Mehlis

ISBN: 978-3-86445-882-8

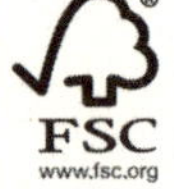

Gerne senden wir Ihnen unser Verlagsverzeichnis
Kopp Verlag
Bertha-Benz-Straße 10
D-72108 Rottenburg
E-Mail: info@kopp-verlag.de
Tel.: (0 74 72) 98 06-10
Fax: (0 74 72) 98 06-11
Unser Buchprogramm finden Sie auch im Internet unter:
www.kopp-verlag.de

Anthony Colpo

Der große Cholesterin-Schwindel

Warum alles, was man Ihnen über Cholesterin, Diät und Herzinfarkt erzählt hat, falsch ist!

KOPP VERLAG

Medizinischer Haftungsausschluss

Der Inhalt dieses Buches dient lediglich der Information und ist nicht als medizinischer Rat gedacht. Er soll und kann auch den Rat eines Arztes oder sonstigen medizinischen Experten nicht ersetzen. Der Leser, der eine Diät beginnt, Medikamente einnimmt, Bewegungstraining betreibt oder seine Lebensweise ändert, um eine Krankheit oder Gesundheitsbeeinträchtigung zu verhindern oder zu behandeln, sollte zunächst den Rat eines kompetenten Fachmannes einholen, sich von ihm die Unbedenklichkeit bescheinigen lassen und laufende Betreuung erbitten.

Die Informationen in diesem Buch sollten nicht als spezifische Ratschläge betrachtet werden, es ist eine Darstellung wissenschaftlicher und empirischer Beweise. Es wird ausschließlich zu dem Zweck veröffentlicht, das Bewusstsein und weitere Untersuchungen wichtiger Informationen anzuregen, die vom Mainstream der medizinischen und ernährungswissenschaftlichen Fachwelt bedauerlicherweise vernachlässigt werden.

Der Leser, der die hier gegebenen Informationen anwenden will, um seinen Gesundheitszustand zu verbessern, sollte sich zunächst die angegebenen wissenschaftlichen Literaturangaben ansehen und einen qualifizierten Fachmann zurate ziehen. Jeder Patient muss von seinem Arzt oder medizinischen Ratgeber individuell behandelt werden.

Die Entscheidung, die Informationen in diesem Buch zu benutzen, um die eigene Gesundheit zu verbessern, liegt letztendlich beim Leser, der die volle Verantwortung für alle Folgen trägt, die sich aus dieser Entscheidung ergeben. Autor und Verlag können nicht für irgendwelche Nachteile oder Schäden – seien sie tatsächlich oder subjektiv –, die sich aus den Informationen aus diesem Buch ergeben, haftbar oder verantwortlich gemacht werden.

Wenn der Leser diese Bedingungen nicht akzeptieren kann, dann sollte er dieses Buch nicht lesen und gegebenenfalls umtauschen.

Finanzerklärung

Der Autor versichert, dass er keinerlei finanzielle Unterstützung bestimmter Industrieunternehmen, die von den Informationen in diesem Buch finanziell profitieren könnten, erhält oder erhalten hat. Das gilt ausdrücklich auch für Unternehmen aus der Nahrungsmittelindustrie (Fleisch, Eier, Milchprodukte, Nahrungsergänzungsmittel, Lebensmittel, Getränke, Medikamente und landwirtschaftliche Erzeugnisse). Der Autor versichert, dass er keine Aktien entsprechender Unternehmen besitzt, damit handelt oder spekuliert.

Der Autor ist geprüfter Fitnessberater; er hat sowohl als angestellter Fitnesstrainer als auch als freiberuflicher Fitnessberater gearbeitet. Der Autor handelt weder mit Nahrungsmitteln, Nahrungsergänzungsmitteln oder medizinischen Geräten noch mit Fitnessgeräten.

DANK

Dieses Buch hätte ohne das Wissen, die Hilfe und die moralische Unterstützung einer Reihe ganz besonderer Menschen nicht geschrieben werden können. Darunter ist zunächst Dr. Uffe Ravnskov, M. D., Ph. D., Autor des wegweisenden Buches The Cholesterol Myths: Exposing the Fallacy that Saturated Fat and Cholesterol Cause Heart Disease *[deutsche Ausgabe* Mythos Cholesterin, *Anm. d. Ü.]. Uffes Buch war für mich eine einzige Entdeckung, eine, die in mir selbst den Wunsch weckte, eine eigene gründliche Untersuchung der Cholesterintheorie der Herzerkrankung zu unternehmen. Ich danke Uffe zutiefst für seinen geschätzten Rat und sein Lob für meine eigenen Schriften und meine Forschungsarbeiten.*

Auf meinem Pfad der Untersuchung standen mir die Forschungen und Schriften vieler anderer zur Seite, darunter – aber keineswegs ausschließlich – Arbeiten des Arztes und MPH [Master of Public Health, Anm. d. Ü.] Duane Gravelin, Publikationen von Dr. Mary Enig und Sally Fallon, Schriften des Arztes und Dr. sc. George V. Mann sowie Arbeiten der inzwischen verstorbenen Dr. Russell L. Smith und des Arztes John Yudkin.

Sie alle bewundere und respektiere ich wegen ihrer Bereitschaft, falsche Paradigmen, die ihre Kollegen bereits als Evangelium betrachten, infrage zu stellen und zu kritisieren. Mit der Veröffentlichung ihrer querdenkerischen Ergebnisse riskierten sie, ausgegrenzt und verspottet zu werden und außerdem finanzielle Nachteile hinnehmen zu müssen, alles, was einem droht, der es wagt, sich gegen den Status quo zu äußern – ein Status quo, der von extrem einflussreichen Interessengruppen verkündet wird. Dankenswerterweise war es für sie alle leichter, einige sehr gut positionierte Vertreter zu verärgern, als ihre Loyalität der Wahrheit und der öffentlichen Gesundheit gegenüber zu opfern.

Einen großen Dank verdient Anna Dimasi, die kurzfristig den Umschlag für dieses Buch gestaltet hat.

Zuletzt bin ich meiner wunderbaren, selbstlosen Mutter Eleonore zu tiefstem Dank verbunden für ihre endlose Liebe und Ermunterung. Sie fügte der Liste ihrer bekannten Talente noch das einer außerordentlich wertvollen Forschungsassistentin hinzu. Während der Forschungen zu diesem Buch stieß ich wiederholt auf sehr wichtige Forschungspapiere, die ich in den Melbourner Bibliotheken nicht auftreiben konnte. Die Bereitschaft meiner Mutter, so manches dieser Papiere in den wohlsortierten medizinischen Bibliotheken von Adelaide zu suchen und zu finden – auch kurzfristig –, war unschätzbar wertvoll und machte es möglich, an diesem Buch relativ ruhig und problemlos zu arbeiten.

Ich widme dieses Buch
meinem verstorbenen Vater Peter Colpo,
der noch leben könnte, wenn ihm die hier dargelegten
Informationen nach seinem ersten Herzinfarkt 1990
zur Verfügung gestanden hätten.

INHALT

VORWORT

von Dr. med. Uffe Ravnskov

Die Annahme, dass tierische Fette und hohe Cholesterinwerte zu Arteriosklerose und Koronarer Herzerkrankung führen – bekannt als »Lipidhypothese« –, ist wahrscheinlich eine der häufigsten Fehlannahmen in der Geschichte der Medizin. Aufgrund dieser Hypothese haben Millionen Menschen auf der ganzen Welt ihre Ernährungsgewohn-heiten drastisch verändert und sich selbst den vielen gut dokumentierten Nebenwirkungen cholesterinsenkender Medikamente ausgesetzt. Ihre Anstrengungen waren fast völlig vergebens.

In unendlich vielen Studien, die in angesehenen medizinischen Fachzeitschriften veröffentlicht wurden, wurde gezeigt, dass die Anti-Cholesterin-Kampagne nicht auf wissenschaftlichen Beweisen beruht; doch sie blüht weiterhin. Es ist unverhältnismäßig schwer, eine Hypothese aufzugeben, wenn viele Wissenschaftler, die sie unterstützen, von den unglaublich reichen und einflussreichen Nahrungs- und Arzneimittelherstellern finanziell großzügig gefördert werden. Dagegen besteht ein großer Anreiz, der gängigen Lehrmeinung widersprechende Studien völlig außer Acht zu lassen oder sie so falsch zu zitieren, als stützten sie in Wirklichkeit die Hypothese – und das haben viele Wissenschaftler auf diesem Gebiet getan. Die meisten Ärzte und Bürger, die solche Studien selten persönlich einer eingehenden Prüfung unterziehen, ahnen nichts von der Wahrheit über Cholesterin, Diät und Herzkrankheit.

Seit Jahrzehnten haben besorgte kritische Forscher immer wieder versucht, die restliche Wissenschaftlergemeinde und die Öffentlichkeit über die vielen Fehler in der Diät-Herz-Theorie aufzuklären, aber leider ohne großen Erfolg. In den vergangenen Jahren sind jedoch immer mehr Menschen zu einer fettreichen und kohlehydratarmen Ernährung übergegangen, und ihre positiven Erfahrungen mit diesen Diäten haben zu wachsender Skepsis gegenüber dem Paradigma fettarmer Diäten geführt. Tagtäglich steigt auch die Sorge über die schädliche Wirkung der häufig verschriebenen cholesterinsenkenden Medikamente, den aggressiv angepriesenen Goldeseln der Pharmaindustrie. Die Zeit ist deshalb reif dafür, dass ein fähiger Kommentator der Öffentlichkeit unmissverständlich zeigt, dass die Lipidhypothese wissenschaftlich unhaltbar ist und warum sie so gefährlich ist.

Genau so einer ist Anthony Colpo.

In diesem zum richtigen Zeitpunkt erschienenen und dringend benötigten Buch weist Colpo zunächst auf die zahlreichen Widersprüche in der Lipidhypothese hin. Akribisch zerlegt er die zahlreichen Fehler der Verfechter der Anti-Cholesterin-Kampagne und beleuchtet deren unverfrorenen Missbrauch der Statistiken. Colpo liefert dem Leser viele Beispiele dafür, wie die Verfechter dieser Theorie in irreführender Weise unbedeutende Forschungsergebnisse als »überzeugenden Beweis« präsentiert und alle Ergebnisse, die ihrer Lieblingshypothese widersprechen, verschwiegen oder als unwichtig abgetan haben.

Doch dabei bleibt Colpo nicht stehen. Nachdem er die Cholesterinhypothese gründlich zertrümmert hat, erklärt er dem Leser, worum es wirklich geht. Zu den wirklich bedauerlichen Auswirkungen der ausschließlichen Beschäftigung mit der vorherrschenden Vorstellung über den Kausalzusammenhang von Diät und Herz gehört, dass der Fortschritt in der Forschung über die wirklichen Gründe der Arteriosklerose und Herz-Kreislauf-Erkrankungen verzögert worden ist. Colpo untersucht in seinem Buch die wichtigsten Theorien: die schädlichen Auswirkungen von mangelnder Bewegung und Stress; die Gefahr des hohen Blutzuckerspiegels, einer unausgewogenen Ernährung, der Homocysteine, Transfette und des Rauchens; die fesselnde Frage über den Einfluss von zu viel Eisen und die faszinierenden Forschungsarbeiten, die auf Infektionen als Auslöser der Arterienschäden hinweisen. Am wichtigsten ist aber, dass Colpo auch viele Vorschläge unterbreitet, wie wir unsere Chance verbessern können, bei guter Gesundheit ein hohes Alter zu erreichen, ohne teure und gefährliche Medikamente einzunehmen. Er berichtet von den Vorteilen von Vitaminen, Antioxidantien, Bewegung, Stressvermeidung und gutem Essen. In einfacher, leicht verständlicher Sprache erklärt er, was gesundes Essen ausmacht, und warum.

Falls Sie meinen, Colpo sei noch ein weiterer Guru, der unbewiesene Behauptungen über Gesundheit und Krankheit aufstellt, dann irren Sie sich. Was an dem Autor, der kein formelles Hochschulstudium absolviert hat, am meisten überrascht, ist, dass seine Schriften einen analytischen und kritischen Geist verraten, der dem der meisten Ärzte und medizinischen Forscher weit überlegen ist. Und als ein echter Wissenschaftler gibt Colpo Ihnen die Möglichkeit, seine Schlussfolgerungen in Zweifel zu ziehen. Sie alle beruhen auf sorgfältigen Studien der medizinischen Literatur, auf die er sich bezieht. Wenn Sie etwas schwer nachvollziehbar finden, dann gehen Sie mit den entsprechenden Quellenangaben (es gibt derer mehr als 1400) in eine medizinische Fachbibliothek und prüfen Sie selbst.

Dr. med. Uffe Ravnskov

Unabhängiger Forscher, Sprecher des
Internationalen Netzwerks der Cholesterinskeptiker (www.thincs.org)
und Autor des Buches The Cholesterin Myths: Exposing the
Fallacy that Saturated Fat and Cholesterol Cause Heart Disease
[dt. Ausgabe: Mythos Cholesterin. Die zehn größten Irrtümer, *Anm. d. Ü.]*

VORWORT

von Dr. med. Duane Graveline

Seit über 30 Jahren bildet das Paradigma von Anti-Fett und Anti-Cholesterin den Grundstein aller Präventionskampagnen gegen Herzkrankheiten auf der Welt. Ich erinnere mich noch sehr gut an das erste Grollen der Cholesterin-Maschinerie in den Jahren nach dem Abschluss meines Medizinstudiums 1955. Ich erinnere mich auch lebhaft an die völlige Neuartigkeit dieser frischgebackenen Theorie und daran, wie schnell sie zu ihrem heutigen Status aufstieg. Als der Cholesterin-Tsunami Amerika und danach die ganze Welt überschwemmte, schwammen meine Kollegen und ich fröhlich mit. Wir bemühten uns, unsere Cholesterinwerte durch fettarme Ernährung unter Kontrolle zu bringen und ermahnten unsere Patienten, das Gleiche zu tun. Als die erste Andeutung der Atkins-Diät Anfang der 1970er-Jahre in den Medien auftauchte, lachten wir herzlich über die Vorstellung einer Diät, die Fett und Eiweiß unbeschränkt erlaubte. Als ungefähr zur selben Zeit cholesterinsenkende Medikamente auf den Markt kamen, verschrieben wir sie umgehend den Patienten mit erhöhten Cholesterinwerten. Wie ein riesiger kollektiver Schwamm sogen wir Ärzte die Anti-Cholesterin-Propaganda in uns auf, gehirngewaschen von den Mächtigen.

In meinem unerschütterlichen Glauben an die Cholesterintheorie erhob ich 1990 keinen Einwand, als meine medizinischen Kollegen bei der NASA mich anwiesen, das cholesterinsenkende Mittel Lipitor einzunehmen. Nachdem ich damit begonnen hatte, dieses beliebte Statinpräparat zu schlucken, bemerkte ich zwei Mal hintereinander bei mir eine beunruhigende Form des Gedächtnisverlusts, die als Amnestische Episoden (Transiente globale Amnesie, TGA) bekannt ist. Dieses seltene Phänomen kann zwischen 15 Minuten und zwölf Stunden andauern; die betroffenen Patienten sind in diesem Zeitraum nicht in der Lage, ihre gewohnte Umgebung, manchmal nicht einmal ihre Familie zu erkennen, sie werden desorientiert und verwirrt. Bei der schlimmsten meiner TGA-Episoden im Zusammenhang mit der Einnahme von Lipitor erstreckte sich der Gedächtnisverlust über zwölf quälende Stunden und brachte mich zu den Tagen meiner Oberschulzeit zurück. In diesen zwölf Stunden war mein gesamtes Erwachsenenleben ausgelöscht, ich erinnerte mich weder an meine Ehe noch an meine vier Kinder, mein Medizinstudium oder meine aufregende Karriere bei der NASA.

Ausnahmslos alle Mediziner, die ich zurate zog, weigerten sich rundheraus auch nur in Erwägung zu ziehen, das Medikament Lipitor könnte etwas mit meinem Gedächtnisverlust zu tun haben. Da ich von meinen Ärzten keine Hilfe bekam und weil es keine andere schlüssige Erklärung für meine TGA gab, begann ich selbst nach den Ursachen zu forschen. Damals wusste ich es noch nicht, aber diese Suche sollte zu einer bemerkenswerten Reise werden; meine Geschichte wurde auf der ganzen Welt in den Medien berichtet. Ich fand schließlich heraus, dass TGA auch viele hundert andere Patienten, die cholesterinsenkende Statinmedikamente einnahmen, ereilt hatte. Damals erlebte ich auch, wie erste Erkenntnisse über einen Statin-induzierten Gedächtnisverlust in der wissenschaftlichen Literatur aufkeimten. Als Ergebnis meiner umfassenden Studien über die Beziehung zwischen Cholesterin und Wahrnehmung verstand ich allmählich, dass Cholesterin keinesfalls der hinterhältige Feind war, wie man uns hatte glauben machen wollen. Im Gegenteil: Mir wurde klar, dass Cholesterin die wichtigste Substanz in unserem Körper ist; eine Substanz, ohne die das Leben, wie wir es kennen, schlicht nicht möglich wäre. Dass Milliarden Dollar in einem totalen Krieg gegen eine Substanz ausgegeben worden sind, die so fundamental wichtig ist für unsere Gesundheit, ist ohne Zweifel ein schlimmer Hohn in der Medizin unserer Zeit.

Die Erfahrungen, die Anthony Colpo dazu brachten, das Buch, das Sie gerade in der Hand halten, zu schreiben, gleichen denen, die ich bei meiner Arbeit gemacht habe, in bemerkenswerter Weise. Wie ich selbst, so war auch Colpo hoffnungslos dem Anti-Cholesterin-Paradigma verfallen, mit dem goldenen Versprechen auf eine bessere Gesundheit frei von Herzkrankheit. Wie ich selbst, landete auch er jäh auf dem Boden der Realität, als dieses unbegründete Paradigma unerwünschte und schädliche Wirkungen auf seine Gesundheit zeigte.

Mit *Der große Cholesterin-Schwindel. Warum alles, was man Ihnen über Cholesterin, Diät und Herzinfarkt erzählt hat, falsch ist!* legt Anthony Colpo eine vernichtende Kritik eines der tiefstverwurzelten

Paradigmen der modernen Medizin vor. Mit unbarmherziger Logik und einer unmissverständlichen Darstellung der kalten, harten Fakten – Fakten, die Ihnen die herrschende Schulmedizin gerne verschweigen möchte – zerstört er gründlich die Behauptung, ein erhöhter Cholesterinspiegel und gesättigte Nahrungsfette führten zur Herzkrankheit. Anhand von Daten aus über 1400 veröffentlichten Studien versetzt Colpo der Cholesterinhypothese einen Schlag nach dem anderen und enthüllt sie als unwissenschaftlichen Mythos.

Colpo beschränkt seine Bemühungen nicht darauf, die Cholesterintheorie auseinander zu nehmen. Ihm ist bewusst, dass die überwiegende Konzentration der Medizin auf Cholesterin und gesättigte Fettsäuren höchst bedauerliche Konsequenzen hatte – nämlich die Aufmerksamkeit der Wissenschaft und wertvolle Forschungsgelder weg von den Faktoren zu lenken, die wirklich zur Herzkrankheit führen. Man schaudert bei dem Gedanken, wie viele Leben hätten gerettet werden können, wäre das medizinische Establishment nicht so besessen von dem erfundenen Buhmann Cholesterin gewesen.

Colpo widmet den größeren Teil seines Buches der Erklärung, was wirklich zur Herzkrankheit führt und was getan werden kann, den Vormarsch dieses heimtückischen Killers zu stoppen. Erfrischenderweise beruhen die von Colpo vorgestellten Präventivmaßnahmen nicht auf willkürlicher Meinung, Dogmen, Politik oder persönlicher finanzieller Überlegung – wie es bei medizinischen Ratschlägen so häufig vorkommt –, sondern auf Daten, die aus streng kontrollierten klinischen Forschungen hervorgehen.

Colpo ist ein wahrhaft unabhängiger Kommentator, der die genaueste, umfassendste und aktuellste Kritik des Anti-Cholesterin-Phänomens zusammengetragen hat, die ich je gelesen habe. Ich rate Ihnen dringend, *Der große Cholesterin-Schwindel* von vorne bis hinten zu lesen – vielleicht ist es Ihr eigenes Leben, das durch die wertvollen Informationen in diesem längst überfälligen Buch gerettet wird.

Dr. med. Duane Graveline

Ehemaliger Astronaut, Arzt bei der NASA sowie
Autor von Lipitor: Thief of memory *[*Lipitor: Gedächtnisdieb, *Anm. d. Ü.]*
und von Statin Drugs, Side Effects and the Misguided War on Cholesterol
*[*Statine, Nebenwirkungen und der irregeleitete Krieg gegen Cholesterin, *Anm. d. Ü.]*

EINFÜHRUNG

»Anscheinend ist es eine Konstante in der gesamten Geschichte: Zu allen Zeiten haben Menschen Dinge geglaubt, die einfach lächerlich waren. Sie haben so unerschütterlich daran geglaubt, dass jeder, der etwas anderes behauptete, fürchterliche Schwierigkeiten bekam. Ist es heute etwa anders? Jeder, der sich in der Geschichte auskennt, wird höchstwahrscheinlich antworten: nein.«
PAUL GRAHAM

Dieses Buch enthält Informationen, die Ihnen buchstäblich das Leben retten könnten. Ob dieses Ziel allerdings erreicht wird, hängt von Ihrer Bereitschaft ab, eine Erklärung für die Herzkrankheit in Erwägung zu ziehen, die sich erheblich von der unterscheidet, die von der öffentlichen und privaten medizinischen Fachwelt vertreten wird. Diese Gruppen wollen uns glauben machen, die Hauptursache der Koronaren Herzkrankheit (KHK) sei ein erhöhter Cholesterinspiegel. Da sich bei klinischen Studien gezeigt hat, dass gesättigte Fette den Cholesterinspiegel im Blut erhöhen können, besteht die medizinische Fachwelt darauf, die gesättigten Fettsäuren an sich seien eine Ursache der KHK. Man hat dieses übersimplifizierte Muster benutzt, um Millionen Menschen in aller Welt zu überreden, eine fettarme Diät einzuhalten und eine Therapie mit cholesterinsenkenden Medikamenten zu beginnen.

Worauf die Mainstream-Fachwelt aber nicht so schnell hingewiesen hat: Trotz der Großoffensive gegen gesättigte Fette und Cholesterin ist die Häufigkeit der Koronaren Herzkrankheit in den vergangenen 40 Jahren nicht gesunken. In *Der große Cholesterin-Schwindel. Warum alles, was man Ihnen über Cholesterin, Diät und Herzinfarkt erzählt hat, falsch ist!* werden Sie erfahren, dass:

- eine umfangreiche wissenschaftliche Literatur belegt, dass die Herzkrankheit weder von gesättigten Fettsäuren noch von einem erhöhten Cholesterinspiegel im Blut verursacht wird.
- Obwohl diese Theorie wissenschaftlich nicht belegt ist, wird das Denkschema »Cholesterin und gesättigte Fettsäuren sind von Übel« immer noch verbreitet, und zwar aus Gründen, die nichts mit dem Wohlergehen der Allgemeinheit zu tun haben.
- Bei vielen der von Medizinern und Ernährungs-»Experten« empfohlenen Diäten zur Verringerung des Risikos der Herzkrankheit

heit hat sich bei Studien an Tieren und Menschen erwiesen, dass sie das Risiko von Herzkrankheit, Krebs, Diabetes und Fettleibigkeit erhöhen!

Das mag für manche Leser anfänglich schwer zu verstehen sein, aber wenn Sie dieses Buch gelesen haben, dann wird es für Sie keinen Zweifel mehr geben: Das Denkmuster Cholesterin–KHK ist, wie es Professor George Mann von der *University of Vanderbilt* ausdrückt, *»das größte Ablenkungsmanöver der öffentlichen Gesundheitspflege in unserem Jahrhundert ..., der größte Schwindel in der Geschichte der Medizin«*.

Ein böses Erwachen

Mein Interesse an der Farce der modernen KHK-Prävention wurde 1989 im zarten Alter von 21 Jahren geweckt, als in meinem Blut ein Cholesterinspiegel von 213 mg/dl festgestellt wurde. Der Arzt, der die Untersuchung angeordnet hatte, warnte mich mit ernster Stimme, solch ein Cholesteringehalt im Blut bedeute für mich ein »mittleres Risiko«, später an der Herzkrankheit zu erkranken, und er erklärte, dieser »erhöhte« Wert müsse gesenkt werden.

Einem jungen 21-jährigen Mann auf der Grundlage einer einzigen Untersuchung eines wichtigen Blutfetts zu erzählen, bei ihm bestünde eine erhöhte Anfälligkeit für eine Herzkrankheit, ist schlicht absurd. Aber leider wusste ich das damals noch nicht. Durch diese vermeintliche Gefahr für meine Gesundheit befolgte ich eine strenge fettarme, kohlehydratreiche Diät. Ich aß nur das magerste Fleisch und den magersten Fisch und entsprechend den Ratschlägen, die an Hochleistungssportler gegeben werden, aß ich große Mengen von »gesunden« komplexen kohlehydrathaltigen Nahrungsmitteln. Die Mainstream-»Experten« waren fast ausnahmslos der Meinung, solche Essgewohnheiten verringerten das Risiko einer Herzkrankheit erheblich.

1996 dämmerte mir langsam, dass all diese medizinischen Autoritäten etwas falsch verstanden hatten. Trotz meiner »gesunden« Ernährung und täglicher intensiver Bewegung war mein Blutdruck von 110/65, ein typischer Wert für durchtrainierte Athleten, auf 130/90 gestiegen. Trotz meines mittlerweile schlanken, athletischen Aussehens wurde ich immer schwächer und aufgedunsener. Meine Verdauung wurde dramatisch schlechter, ich hatte nach den Mahlzeiten häufig ein Gefühl von Schwere und Aufgeblähtheit. Ich reagierte empfindlich auf immer mehr Nahrungsmittel und fühlte mich oft müde und abgeschlagen. Mein Nüchternblutzucker lag unterhalb des Normalwerts, was auf eine reaktive Hypoglykämie hindeutet – ein durch den Konsum von zu viel Kohlehydraten hervorgerufener niedriger Blutzuckerspiegel.

Paradoxerweise *erhöhten* der durch meine fettarme und kohlehydratreiche Ernährung hervorgerufene gestiegene Blutdruck und der gestörte Zuckerstoffwechsel das Risiko der Erkrankung, die ich doch vermeiden wollte, genau das Leiden, an dem mein Vater im Alter von nur 55 Jahren gestorben war: *Herzkrankheit!*

Diese entmutigende Erkenntnis war der Auslöser einer längeren Periode von Selbstversuchen, bei denen ich voller Sorge eine Reihe oft gepriesener populärer Diäten ausprobierte. Erst als ich mich an eine fett- und eiweißreiche sowie kohlehydratarme Kost gewöhnt hatte – das genaue Gegenteil von dem, was die meisten Mediziner empfahlen –, konnte ich die negativen Veränderungen, zu denen die jahrelange kohlehydratreiche Ernährung geführt hatte, lindern. Mein Blutdruck und Blutzuckerspiegel wurden endlich wieder normal, und meine Verdauung sowie meine Konzentrationsfähigkeit verbesserten sich dramatisch; ich war wieder voller Energie und fühlte mich rundum wohl.

Durch diese scheinbar paradoxe Erfahrung kam ich dazu, alles infrage zu stellen, was ich über Ernährung gelernt hatte. Ich wollte nun hartnäckig wissen, warum die hochgeschätzte Idee vom fettarmen Essen bei mir gescheitert war, während eine Ernährung, bei der der größte Teil der Kalorien aus angeblich »gefährlichen« tierischen Fetten stammte, dazu führte, dass ich mich besser fühlte als in der langen Zeit davor.

Anstatt mich einfach auf die Daten zu verlassen, nach denen gesättigte Fettsäuren schädlich sind – was die Öffentlichkeit und auch die Fachwelt meistens tun –, bestand ich darauf, diese Daten selbst zu überprüfen. Von dem brennenden Wunsch getrieben, die unverfälschten Tatsachen zu wissen, studierte ich zunächst intensiv die medizinische Literatur.

Was ich dabei entdeckte, erstaunte mich selbst:

- Keine der vielen streng kontrollierten klinischen Untersuchungen über den Einfluss der Ernährung auf die Prävention der Herzkrankheiten hatte einen positiven Effekt der Einschränkung gesättigter Fette bewiesen.
- Von den 26 Langzeitstudien, in denen die Häufigkeit der Herzkrankheit bei ausgewählten Gruppen untersucht wurde, konnten nur vier einen **äußerst schwachen** Zusammenhang zwischen gesättigten Fetten und Herzkrankheit belegen.
- Bei Gruppen, die sehr viel gesättigte Fette konsumieren, zeigt sich eine extrem geringe Häufigkeit der Herzkrankheit. Diese Gruppen sind von den Verfechtern der Anti-Fett-/Cholesterin-Theorie konsequent vernachlässigt worden.
- Atemberaubend viele Beweise deuten darauf hin, dass zahlreiche Menschen durch die Senkung ihres Cholesterinspiegels ihre körperliche und geistige Verfassung verschlechtern und das Risiko, früh zu sterben, erhöhen!

Die meisten wären wirklich erstaunt, wenn sie wüssten, wie wenig Beweise es für das Cholesterin-Paradigma gibt – dasselbe Paradigma, das zur etablierten Säule der modernen Gesundheitspolitik geworden ist.

Kann man die Herzkrankheit wirklich verhindern?

Die größte Tragödie, die aus der kurzsichtigen Besessenheit der medizinischen Fachwelt in Bezug auf gesättigte Fettsäuren und Cholesterin erwächst, liegt darin, dass die Ernährungs- und Lebensgewohnheiten, die tatsächlich das Risiko der Herzkrankheit erhöhen, vernachlässigt oder gar völlig ignoriert werden. Das Ergebnis ist, dass trotz der großen Geldsummen und wissenschaftlichen Arbeitskraft, die in den Kampf gegen die Herzkrankheit geflossen sind, bisher keinerlei Therapie für die Krankheit entwickelt worden ist, die heute die häufigste Todesursache ist. Trotz eines halben Jahrhunderts intensiver Forschung bleibt die unbezweifelbare Tatsache bestehen, dass die Herzkrankheit in den Industrieländern nach wie vor Todesursache Nummer eins ist und genauso häufig auftritt wie vor 50 Jahren. Millionen wertvoller Leben sind verloren, die hätten gerettet werden können.

Dieses Buch will deshalb nicht nur die Fehler in der Cholesterinhypothese aufzeigen, sondern dem Leser gleichzeitig auch darlegen, was wirklich zur Herzkrankheit beiträgt und was er tun kann, um sie zu verhindern. *Der große Cholesterin-Schwindel* legt die Faktoren dar, die nach Erkenntnissen von Wissenschaftlern direkt zur Herzkrankheit beitragen und diskutiert andere, die sich immer deutlicher als mögliche Auslöser erweisen. *Der große Cholesterin-Schwindel* beschreibt praktische und leicht umzusetzende Schritte, die helfen können, alle diese tödlichen Angreifer auf ein gesundes Herz-Kreislauf-System zu neutralisieren.

Kurzum: Dieses Buch ist für diejenigen geschrieben, die die wahren Fakten über die Herzkrankheit wissen wollen. Im ersten Teil erfährt der Leser alles über den Ursprung des Cholesterinmythos und warum dieser jeder wissenschaftlichen Grundlage entbehrt. Im zweiten Teil wird beschrieben, wie die beiden Faktoren Ernährungs- und Lebensweise entweder in engem Zusammenhang mit der Herzkrankheit stehen oder sie eindeutig verursachen. Teil drei zeigt dann, was wir alle tun können, um das Risiko deutlich zu senken, dass wir jemals eine kardiovaskuläre Krise erleben.

Gute Gesundheit ist die Grundlage, auf der unser ganzes Leben aufgebaut ist. Der Autor empfindet das Entdecken wenig bekannter Tatsachen, die zu einer erheblichen Verbesserung des Allgemeinbefindens führen können, wie die Ausgrabung eines verborgenen Schatzes. Es ist das befreiendste und befriedigendste Gefühl, das er je kennengelernt hat. Ich wünsche mir ernstlich, dass die Leser so viel bei der Lektüre des Buches gewinnen, wie ich bei meinen Forschungen und beim Schreiben gewonnen habe.

Folgen Sie mir nun, wenn ich erkläre, warum die moderne Prävention der Herzkrankheit auf einer dicken, fetten Lüge aufgebaut ist.

Anthony Colpo
Melbourne, Australien
Februar 2006

TEIL 1

Warum gesättigte Fette und Cholesterin nicht zur Herzkrankheit führen

»Eine Lüge wird zur Wahrheit, wenn sie nur oft genug erzählt wird.«
LENIN

KAPITEL 1

DIE DICKE, FETTE LÜGE

Warum es völlig falsch ist zu behaupten, es gäbe eine »Epidemie« der Koronaren Herzkrankheit, die durch gesättiqte Fette und Cholesterin hervorgerufen wird

In den vergangenen 40 Jahren sind viele Milliarden Dollar aufgewendet worden, um die Verbindung zwischen gesättigten Fetten, Cholesterin und Herzkrankheit zu erforschen. Trotz des atemberaubenden Aufwands an Geld und Zeit, die in diese Forschungen geflossen sind, hat sich überhaupt kein direkter Nachweis ergeben, dass diese Substanzen tatsächlich zur Koronaren Herzkrankheit führen. Dieser Beweis kommt nicht von einer kleinen Gruppe messerwetzender spinnerter Außenseiter unter den Wissenschaftlern. Manche der vernichtendsten Beweise gegen das herkömmliche Cholesterindogma beruhen auf Forschungen, die vom Mainstream selbst finanziert und durchgeführt wurden.

Obwohl diese widersprechenden Forschungsergebnisse in angesehenen, von Experten herausgegebenen medizinischen Fachzeitschriften veröffentlicht wurden, und obwohl die massive Kampagne für eine fettarme, cholesterinarme Ernährung zur Senkung der Häufigkeit der Herzkrankheit vollkommen fehlgeschlagen ist, wird die Theorie, dass Cholesterin und gesättigte Fettsäuren die Koronare Herzkrankheit verursachen, von der medizinischen Fachwelt fast ausnahmslos übernommen. Das sind dieselben »Experten«, an die sich die meisten von uns um zuverlässigen, wissenschaftlich fundierten Rat in Fragen der Ernährung und Gesundheit wenden; dieselben »Experten«, die Ernährungsratgeber verfassen und die uns sagen, ob ein bestimmtes Nahrungsmittel »gesund für das Herz« oder eben schädlich ist, und die die Richtlinien für die Verschreibung cholesterinsenkender Mittel aufstellen.

Der Rückgang der Herzkrankheiten, den es nie gegeben hat

Dieselben Autoritäten erklären uns wiederholt, die Sterberate der Koronaren Herzkrankheit (KHK) sei im 20. Jahrhundert drastisch gestiegen, habe Ende der 1960er-Jahre einen Höhepunkt erreicht und sei seitdem beständig zurückgegangen. Der Anstieg der Mortalität bei der KHK, so wird erzählt, sei vornehmlich das Resultat der Vorliebe der Amerikaner für fettes Essen – insbesondere dann, wenn es viele »arterienverstopfende« gesättigte Fettsäuren enthielte. Wurde der Anstieg der KHK der Gefräßigkeit der Nation vorgeworfen, so war der nachfolgende Rückgang angeblich das direkte Resultat der Kampagnen zur Schärfung des öffentlichen Bewusstseins, mit denen die Menschen veranlasst wurden, statt der gesättigten Fette »gesunde« fetthaltige Nahrungsmittel zu essen. Diese Werbekampagnen haben den Cholesterinspiegel und den Blutdruck der Bevölkerung gesenkt, die Zahl der Raucher verringert und ein leuchtendes Beispiel dafür geliefert, wie gut öffentliche und private Gesundheitseinrichtungen harmonisch kooperieren und Millionen Menschenleben retten konnten.

Das ist die offizielle Version.

Es ist, offen gestanden, eine eigennützige Fantasie.

Es ist nur natürlich, dass Gesundheitsbehörden uns glauben machen möchten, sie seien die Haupttriebkraft hinter jedwedem Rückgang der KHK, weil sie atemberaubende Summen für die Forschung und für die Empfehlung von Ernährungsmaßnahmen ausgegeben haben, die angeblich diesen allgegenwärtigen Killer bekämpfen. Das *National Institutes of Health* (NIH), die wichtigste Forschungseinrichtung der US-Regierung in Bezug auf Ernährung und Medizin, gibt ohne Zweifel weltweit das meiste Geld für die Erforschung der Herzkrankheit aus. Das NIH hat eifrig über *eine Milliarde* Dollar Steuergelder ausgegeben in dem Versuch, eine Verbindung zwischen gesättigten Fettsäuren und Cholesterin bei der Entstehung der Herzkrankheit nachzuweisen, bisher ohne den geringsten Erfolg.

Die *American Heart Association* (AHA), die erste prominente Gesundheitsorganisation, die offiziell die Lipidhypothese aufgegriffen hat, ist eine eingetragene US-Institution mit Anlagewerten von über *einer Milliarde* Dollar und jährlichen Einkünften von über 650 Millionen Dollar.[1] Davon kommen 540 Millionen Dollar aus öffentlicher

Unterstützung; weitere 115 Millionen Dollar werden durch Aufklärungskampagnen erzielt, darunter der Verkauf von entsprechenden Broschüren und das lukrative »Herzcheck«-Programm. Letzteres ist ein Lizenzvertrag, bei dem die Nahrungsmittelhersteller aus der »Glaubwürdigkeit« der AHA Kapital schlagen können, wenn sie für jedes Produkt im ersten Jahr eine Gebühr von 7500 Dollar und in der Folgezeit dann 4500 Dollar jährlich entrichten. Dafür dürfen sie das Logo der *Association* auf ihren Produktetiketten anbringen und ihre Waren als »gesund für das Herz« vermarkten.[2] Trotz ihres »gemeinnützigen« Status' beziehen die Direktoren der AHA sechsstellige Gehälter, die so manchen Vorstandsvorsitzenden eines profitorientierten Unternehmens vor Neid erblassen lassen würden. Im Geschäftsjahr 2005 bezog M. Cass Wheeler, der Vorstandsvorsitzende der AHA, eine satte Vergütung in Höhe von 656 608 Dollar. Das Entgelt für die fünf AHA-Vizepräsidenten betrug zwischen 249 235 und 414 928 Dollar.[3]

Der Kampf gegen die KHK ist ein großes Geschäft. Und es gibt nichts Schlimmeres für ein Geschäft, als wenn den Kunden klar wird, dass die Produkte und Dienstleistungen ineffektiv sind. Stellen Sie sich die finanziellen Auswirkungen für eine Organisation vor, die massiv in ein Produkt oder eine Dienstleistung von zweifelhaftem Wert investiert, die unklugerweise dieses neue Angebot mit hemmungslosem Enthusiasmus angepriesen hat und nun Kritik aus einigen Kreisen einstecken muss, sie habe vorschnell gehandelt. Damit nicht genug: Die Not dieser Organisation steigt noch, wenn Forschungsergebnisse veröffentlicht werden, die darauf schließen lassen, dass die Kritik fundiert ist. Stellen Sie sich weiterhin vor, dieses Unternehmen habe keine Möglichkeit in Aussicht, das Produkt oder die Dienstleistung zu verbessern. Der drohende Untergang, sowohl in Bezug auf Prestige als auch auf finanzielle Verluste, scheint sehr real – es sei denn, das betroffene Unternehmen könnte erreichen, dass das zahlende Publikum niemals herausfindet, dass mit dem ursprünglichen Angebot etwas faul war.

Das ist genau die Situation, in der sich die Verfechter der Theorie von gesättigten Fettsäuren und Cholesterin als Auslöser der KHK seit mindestens 40 Jahren befinden. Trotz eines massiven Propagandaaufwands, mit dem Ärzte und die Öffentlichkeit gleichermaßen von der Gültigkeit ihrer Theorie überzeugt werden sollen, haben zahlreiche unabhängige Experten deren wissenschaftliche Haltbarkeit infrage gestellt. Um diesen Bedenken entgegenzuwirken, hat die herrschende orthodoxe Gesundheitslehre einige Schlüsselargumente formuliert, die so häufig wiederholt wurden, dass sie mittlerweile tief in der öffentlichen Psyche verwurzelt sind. Als Ergebnis dessen werden sie heute von einem Großteil der Bevölkerung als selbstverständliche Tatsachen hingenommen.

Die Ansicht, der steigende Konsum gesättigter Fettsäuren habe zu einer KHK-»Epidemie« geführt, und die fettarme Anti-Cholesterin-Kampagne habe eine wesentliche Rolle bei der Bekämpfung dieser Epidemie gespielt, ist eine solche »Tatsache«. Die Allgegenwart dieses Mythos' ist ein trauriges Zeugnis dafür, wie leicht so viele von uns unkritisch Informationen übernehmen, die uns verlässlich klingende Personen präsentieren. Dieser Mythos kann ganz einfach anhand von wichtigen Statistiken entlarvt werden, die jedem, der über eine Internetverbindung verfügt, zur Verfügung stehen.

Was steht wirklich hinter dem Anstieg und Rückgang der KHK?

Bevor wir die »dicke fette Lüge« entlarven, müssen wir zunächst den Unterschied zwischen Koronarer und nicht-koronarer Herzkrankheit definieren. Wenn wir von KHK – auch als *Ischämische Herzkrankheit* bekannt – sprechen, dann meinen wir die Blockade einer Koronararterie, die die Blutversorgung des Herzens behindert oder ganz unterbricht. Diese Blockade kann durch eine Ansammlung arterieller Ablagerungen (Plaque), die Bildung von Blutgerinnseln oder arterielle Spasmen herbeigeführt werden und schlimmstenfalls zu einem Herzinfarkt führen, der auch als *Myokardinfarkt* bezeichnet wird.

Der Herzstillstand bei der nicht-koronaren Herzkrankheit wird im Allgemeinen als *Herzversagen* bezeichnet und kann die Folge einer *Herzrhythmusstörung,* einer *Kardiomyopathie*, einer *Myokarditis* (Herzmuskelentzündung) oder *Perikarditis* (Herzbeutelentzündung) sein. Die Theorien des Einflusses der Ernährung auf das Herz beziehen sich ausnahmslos auf die KHK, denn das Herzversagen wird meistens auf Faktoren bezogen, die nicht mit der Ernährung zusammenhängen, wie etwa eine Virusinfektion, das Alter und genetische Herzschäden.

Nachdem wir auf diesen wesentlichen Unterschied hingewiesen haben, betrachten wir nun die Abbildung 1a. Sie zeigt für den Zeitraum von 1900 bis 1993 die Rate der Todesfälle an KHK, nicht-koronarer Herzkrankheit und aller Herzkrankheiten zusammen an. Wenn wir die KHK-Kurve betrachten, dann erkennen wir, dass sie in der Tat fast im gesamten 20. Jahrhundert ansteigt und manchmal sogar steil hochschnellt, bevor sie ab dem Jahr 1968 ihre Richtung ändert.

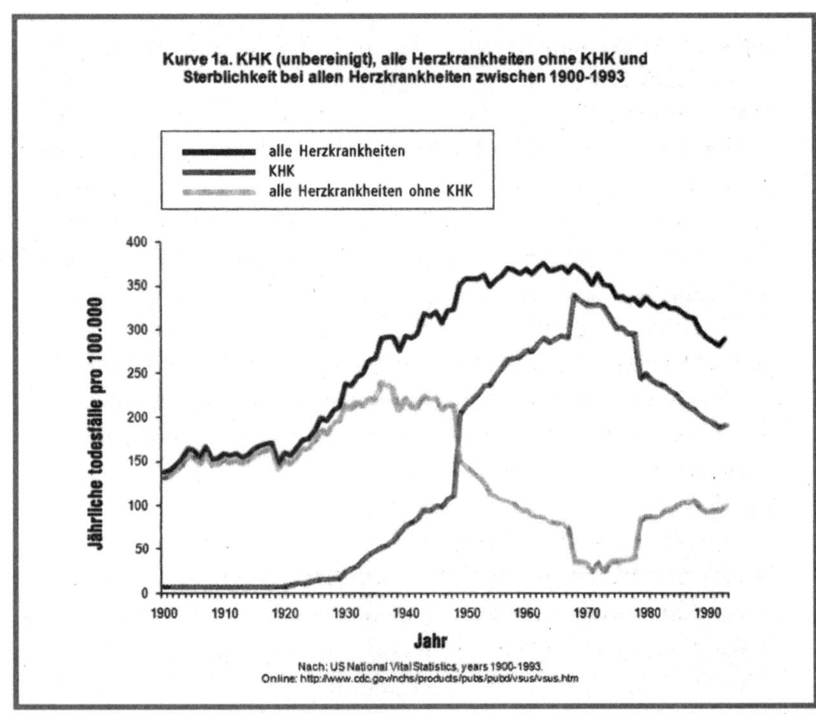

Kurve 1a. KHK (unbereinigt), alle Herzkrankheiten ohne KHK und Sterblichkeit bei allen Herzkrankheiten zwischen 1900-1993

Die in Abb. 1a wiedergegebenen Sterberaten stammen aus Statistiken des *National Center for Health Statistics* und beruhen auf *der International Classfication of Diseases* (ICD, Internationale Klassifizierung für Krankheiten). Die ICD liefert ein standardisiertes System zur Klassifizierung von Krankheitsursachen, um eine einheitliche Erfassung in unterschiedlichen Regionen und Nationen zu ermöglichen. Die erste ICD trat 1900 in Kraft und wird seitdem etwa alle zehn Jahre geändert; die letzte Änderung stammt aus dem Jahr 1999. Diese häufigen Änderungen sind notwendig, damit die ICD mit dem schnellwachsenden Wissen über lebensbedrohende Krankheiten Schritt hält.

Zu Beginn des 20. Jahrhunderts wussten Ärzte und Wissenschaftler wenig über die KHK. Erst 1912 beschrieb ein gewisser Dr. James B. Herrick erstmals eine ungewöhnliche Form der Herzkrankheit infolge einer Verhärtung der Arterien.[4] Wie wenig man über diese »neue« Krankheit wusste, zeigte sich im ICD-System, wo Todesfälle aufgrund der KHK als *»Angina pectoris«* klassifiziert wurden. In Wirklichkeit ist Angina pectoris ein Symptom der KHK, und nicht die Krankheit selbst. (Angina pectoris heißt wörtlich übersetzt »Schmerzen in der Brust« und entsteht aufgrund mangelnder Blutversorgung des Herzens.)

Erst 1929 wurde die Klassifizierung in *»Erkrankung der Koronararterien, Angina pectoris«* geändert, und von diesem Zeitpunkt an wies die Zahl der berichteten Todesfälle aufgrund von KHK, die sich seit 1900 kaum verändert hatte, einen plötzlichen und deutlichen Anstieg auf. Gleichzeitig mit diesem deutlichen Anstieg der KHK-Kurve wurde die Kurve der berichteten Fälle von nicht-koronarer Herzkrankheit flacher, wie man in Abb. 1a sieht.

1948 führte die sechste ICD eine wichtige neue Kategorie ein, die *»arteriosklerotische Herzkrankheit, einschließlich Koronarerkrankungen«*. Diese neue Klassifizierung umfasste drei Unterkategorien:

1) *»die so bezeichnete Arteriosklerotische Herzkrankheit«,*
2) *»Herzkrankheit spezifiziert als mit Beteiligung der Koronararterien«* und
3) *»Angina pectoris ohne Nennung koronarer Erkrankung«.*

Wie man anhand der Kurven innerhalb Abb. la erkennen kann, führte diese neue Kategorie zu einem massiven senkrechten Anstieg der Sterberaten der KHK und einem ähnlich massiven Rückgang der Todesfälle aufgrund nicht-koronarer Herzkrankheit.

1968 trat die achte ICD in Kraft. Zum ersten Mal überhaupt wurde der Herzinfarkt ausdrücklich aufgelistet – unter der Kategorie *»akute Myokardinfarzierung«*. Diese bahnbrechene Veränderung zog wiederum einen abrupten Anstieg der Mortalitätskurve der KHK nach sich.

Die neunte ICD-Aktualisierung 1979 führte fünf neue Unterkategorien der Kategorie *»alle anderen Formen von Herzkrankheit«* ein. Das ist die Hauptklassifizierung, in die alle Nicht-KHK-Kategorien der Herzkrankheit aufgenommen werden. Zu den Neuankömmlingen zählten Herzversagen und Arrhythmie, die Bezeichnung für die Störung des normalen Herzschlagrhythmus'. Heute gelten sowohl Herzversagen als auch Arrhythmie als wesentliche Ursachen des Herztods. Mit der Einführung gesonderter Kategorien für beide Erkrankungen ging ein plötzlicher Rückgang der Todesfälle an KHK und ein sofortiger Aufschwung der Sterberate von Nicht-KHK einher.

Es gibt zwei mögliche Erklärungen für das Sterblichkeitsmuster der KHK in Abbildung 1a. Die erste ist die, dass die Opfer der Koronaren und nicht-koronaren Herzkrankheit im 20. Jahrhundert ihren Tod zeitlich genau mit den Veränderungen der ICD-Klassifizierung abstimmten – das ist höchst unwahrscheinlich, um es höflich zu formulieren. Die zweite und weitaus realistischere Erklärung ist die, dass die Ärzte zunehmend die Opfer als KHK- oder nicht-KHK-bezogen kategorisierten, weil die Klassifizierungen immer spezifischer wurden, immer mehr EKG-Geräte benutzt wurden und weil das medizinische Wissen über die Herzkrankheit zunahm. Als 1968 neue Kriterien hinzugefügt wurden, die es den Ärzten erlaubten, den größten Prozentanteil der Todesfälle aufgrund einer Herzkrankheit der KHK-Kategorie zuzuordnen, erreichte die Sterblichkeitsrate der KHK ihren »Höhepunkt« und sank anschließend mit dem allgemeinen Trend der Herzkrankheiten wieder ab.[5,6]

Bereinigte und nicht-bereiniqte Daten

Der Tod aufgrund der KHK tritt gewöhnlich im hohen Alter ein. Im Jahr 1900 lag die durchschnittliche Lebenserwartung in den USA bei lediglich 49 Jahren, was in erheblichem Maße auf eine deutlich höhere Kindersterblichkeit als heute zurückzuführen war. Da 94 Prozent aller Todesfälle durch KHK im Alter von über 55 Jahren auftreten und da die durchschnittliche Lebenserwartung in den USA im Jahr 2000 auf 77 Jahre gestiegen war, braucht man kein Genie zu sein, um zu erkennen, warum im Verlauf des vergangenen Jahrhunderts plötzlich so viel mehr Menschen an der KHK starben. Ganz einfach: Genügend Menschen lebten lange genug, um an der KHK zu sterben.

Um einen Einblick zu bekommen, ob ein Anstieg der Sterblichkeit an einer bestimmten Krankheit real oder einfach ein Umstand gestiegener Lebenserwartung ist, berechnen Forscher die so bezeichneten »altersbereinigten« Sterberaten. Das sind die Zahlen, die man nach Berücksichtigung des Anstiegs der durchschnittlichen Lebenserwartung erhält. Die Trendkurven der Herzkrankheit in Abbildung la – das sind genau die Zahlen, die die Gesundheitsbehörden zitieren, wenn sie den Anstieg oder Rückgang der KHK diskutieren – sind nicht altersbereinigt. Die Zahlen in Abb. 1b dagegen sind altersbereinigt.

In Abb. 1b erreicht die Kurve für die Sterblichkeit der KHK (für die erst ab 1960 altersbereinigte Werte zur Verfügung stehen) 1968 eine Spitze, bevor sie abknickt, ähnlich wie die Kurve in Abb. la. Betrachten wir jedoch den Kurvenverlauf der allgemeinen Sterblichkeit an allen Herzkrankheiten zusammen etwas genauer. Sie erreicht ihre Spitze nicht Ende der 1960er-Jahre, sondern bereits 1950. Wir wissen, dass die Spitze der KHK-Sterblichkeit 1968 schlicht ein Umstand ist, der aus der Veränderung der diagnostischen Kriterien resultiert; das wird auch daran deutlich, dass genau zu dem Zeitpunkt, an dem die maxi-

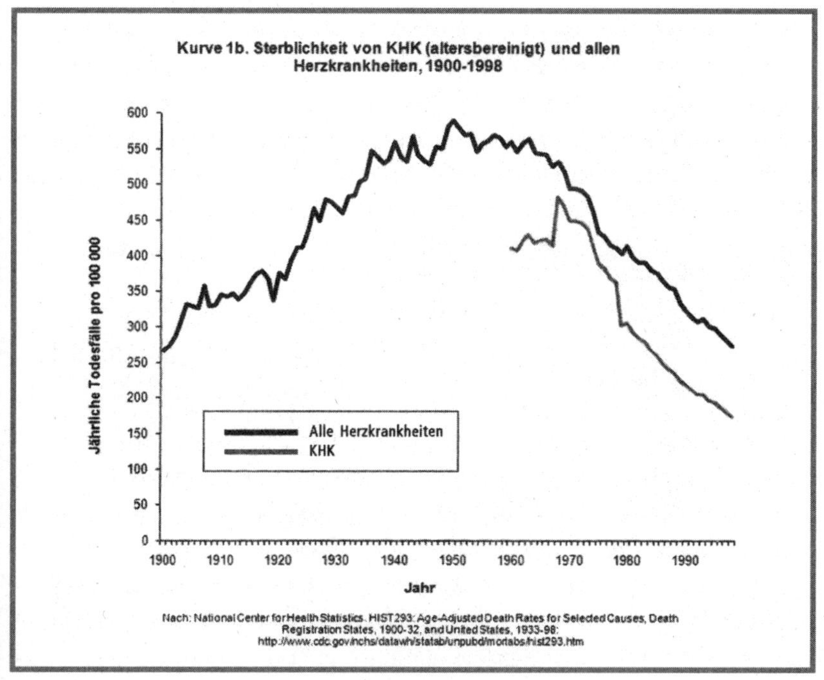

mal mögliche Zahl an Todesfällen in die KHK-Kategorie eingeordnet wurde, sich die KHK-Kurve der Kurve aller Todesfälle nach Herzkrankheit angeglichen hat und sofort mit ihr abgefallen ist. Wir haben deshalb allen Grund zu der Annahme, dass die historische altersbereinigte Spitze für die KHK nicht 1968, sondern bereits in der Zeit um 1950 aufgetreten ist. Der wirkliche Rückgang der KHK hatte also bereits zehn Jahre vor Beginn der Kampagne des Gesundheitsestablishments gegen gesättigte Fettsäuren und Cholesterin eingesetzt!

Das Unvermeidliche hinausschieben

Es ist sehr interessant, sich einfach einmal zurückzulehnen und all die angebotenen Erklärungen für den Rückgang der KHK-Sterblichkeit auf sich wirken zu lassen. Während uns die Vertreter der orthodoxen Lehre versichern, ihre Kampagnen gegen Fett und Cholesterin hätten zu dem Rückgang der KHK beigetragen, haben andere Experten den Rückgang auf den gestiegenen oder gesunkenen Verzehr bestimmter Nahrungsmittel zurückgeführt oder auf die Anreicherung der Nahrung mit bestimmten Vitaminen. Es gibt nur ein Problem bei all diesen Theorien: nämlich die wenig publizierte Tatsache, dass die Zahl der Todesfälle nach KHK zwar gesunken ist, zahlreiche Studien aber belegen, dass die Zahl der allgemeinen altersbereinigten Fälle von KHK – die auch nicht-tödlich verlaufende Fälle einschließt – gleich bleibt oder sogar steigt.[7–10] Mit anderen Worten: Die Menschen erleiden genauso oft einen Herzinfarkt wie immer – wenn nicht sogar häufiger –, aber die Notfallversorgung ist immer besser gerüstet, Leben zu retten.[11–14]

Die Autoren der berühmten Framingham-Studie, die oft zur Unterstützung der Cholesterinhypothese zitiert wird, schrieben in einem 1990 veröffentlichten Artikel: *»Unsere Daten lassen darauf schließen, dass der Rückgang der Sterblichkeit hauptsächlich das Ergebnis einer höheren Überlebensrate von Patienten mit neu aufgetretener kardiovaskulärer Erkrankung war, und nicht das Ergebnis eines tatsächlichen Rückgangs des Auftretens der Krankheit.«*[9]

1996 gestand ein hochrangiges Mitglied der orthodoxen Gesundheitslehre seinen Kollegen bei einer Jahresversammlung, dass die Todesrate aufgrund der Herzerkrankung nicht annähernd so stark gesunken sei, wie von den Behörden behauptet; die Häufigkeit dieser Krankheit nehme möglicherweise sogar zu. Warum wird also behauptet, die KHK gehe aufgrund der vom Establishment eingeleiteten Maßnahmen zurück?

»Unsere Philosophie war die: Um von der Politik mehr Geld zu bekommen, mussten wir zeigen, dass es eine gute Entwicklung gab.« Verantwortlich für diese Aussage, die 1996 vom *Wall Street Journal* zitiert wurde, war niemand anderer als Jan L. Breslow, damals frisch gekürter neuer Präsident der AHA.[15]

Wirklich verantwortlich für den Rückgang der Todesfälle nach KHK sind vielmehr: eine bessere Vernetzung der Dienstleistungen im Gesundheitssektor, wie zum Beispiel bei Rettungswagen und Rettungssanitätern; die Entwicklung der Kardiopulmonalen Reanimation (CPR); der effizientere Einsatz von elektrischen Defibrillatoren und Antikoagulantien, das heißt Medikamenten, die eine Klumpenbildung im Blut verhindern; die Errichtung von Herzzentren und die Durchführung von offensiven Aufklärungskampagnen darüber, wie ein Patient die Symptome eines Herzinfarkts besser erkennen kann. Wäre die Veränderung der oft zitierten »Risikofaktoren« für den Rückgang der KHK-Sterblichkeit verantwortlich, dann würde diese sicherlich auch die Anzahl der KHK-Erkrankungen senken.

Die Anti-Cholesterin-Kampagne war kontraproduktiv

Im Verlauf des 20. Jahrhunderts ist die Zahl der Zigarettenraucher deutlich und ständig gesunken.[16] Da das Rauchen unbestreitbar zur Herzkrankheit beiträgt, sollte doch die Häufigkeit der KHK im gleichen Zeitraum ebenfalls deutlich gesunken sein – ist sie aber nicht! Eindeutig haben also andere Faktoren eingewirkt, die den positiven Einfluss des Rückgangs des Zigarettenrauchens zunichte gemacht haben. Wie wir in späteren Kapiteln untersuchen werden, haben einige der empfohlenen Ernährungsumstellungen tatsächlich den Ausbruch der KHK (und anderer tödlich verlaufender Erkrankungen) begünstigt.

Der Anstieg an gesättigtem Fett, den es nie gegeben hat

Selbst wenn wir die Sterblichkeitswerte um die gestiegene Lebenserwartung bereinigt haben, zeigt sich im Verlauf der ersten Hälfte des

20. Jahrhunderts ein erheblicher Anstieg der Sterblichkeit der Koronaren und allgemeinen Herzkrankheit. Lässt sich dieser Anstieg in irgendeiner Weise auf den gestiegenen Verbrauch gesättigten Fetts zurückführen?

Absolut nicht.

Betrachten wir die Abbildung 1c genauer, die den Verzehr unterschiedlicher Fettsorten im Laufe des vergangenen Jahrhunderts zeigt.[17] Ab den 1920er-Jahren ist der Fettverbrauch insgesamt ständig gestiegen, und zwar wegen des zunehmenden Gebrauchs von Pflanzenölen, Backfetten und Margarinen. Die wachsende Beliebtheit dieser Pflanzenöle, die einen hohen Gehalt an ungesättigten Fettsäuren

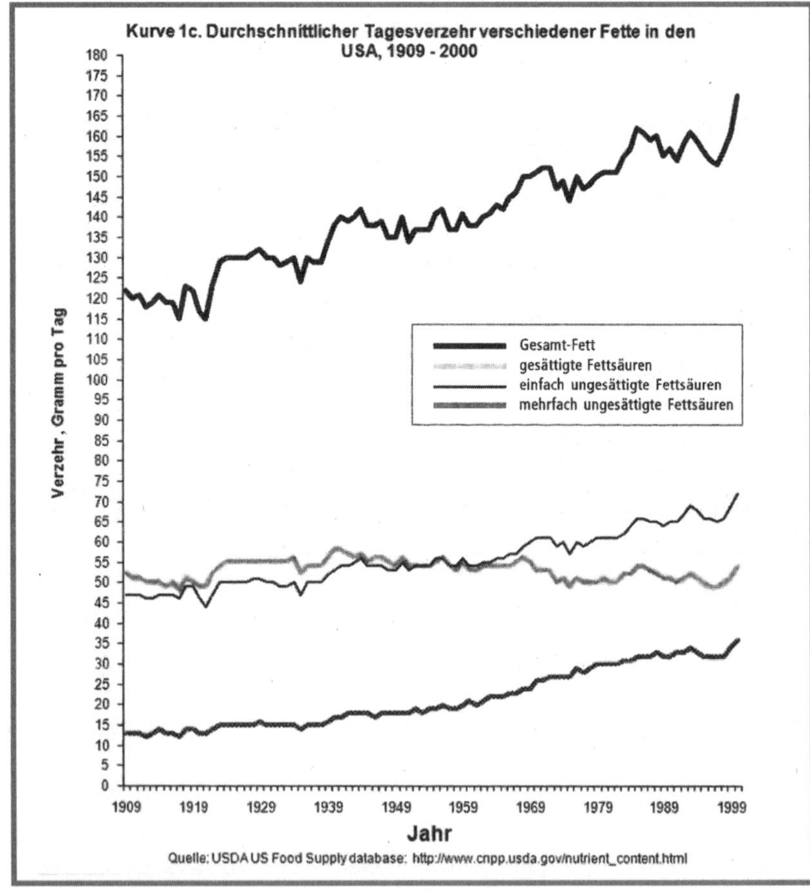

aufweisen, erklärt auch den Anstieg des Verzehrs von mehrfach und einfach ungesättigten Fettsäuren. Der Verzehr gesättigter Fettsäuren ist dagegen im Vergleich zum steigenden Fettverzehr relativ stabil geblieben. Zwar enthalten auch Pflanzenöle einige gesättigte Fettsäuren, die größte Quelle davon in der Ernährung der Amerikaner sind aber tierische Fette, deren Verbrauch im Verlauf des 20. Jahrhunderts leicht *zurückgegangen* ist.[18] Wie man aus der Grafik unschwer erkennt, ist gesättigtes Fett die einzige Fettart, deren Verzehr im Verlauf des 20. Jahrhunderts nicht gestiegen ist. Ob man nun glaubt, der historische Gipfel der KHK-Sterblichkeit habe im Jahr 1950 oder 1968 gelegen, der Verzehr gesättigter Fettsäuren zeigt in den Jahrzehnten vor beiden Daten jedenfalls keinen Anstieg. Weder tierische Fette noch gesättigte Fettsäuren können logischerweise für einen Anstieg der Todesfälle nach KHK verantwortlich gemacht werden.

Viel Lärm um nichts

Es scheint, dass in den vergangenen vier Jahrzehnten die gesättigten tierischen Fette für so ziemlich jede Gesundheitsbeeinträchtigung verantwortlich gemacht wurden, die jemals die Menschheit befallen hat. Doch aus dem gleichen Grund, aus dem tierische Fette mit keinerlei Anstieg der KHK in Verbindung zu bringen sind, können sie logischerweise auch nicht mit irgendeinem realen oder imaginären Anstieg bei Krebs, Diabetes, Fettleibigkeit oder Teenager-Akne sowie bei fallenden Spermazahlen oder einer Zunahme der globalen Klimaerwärmung in Verbindung gebracht werden.

Im nächsten Kapitel werden wir die Beziehung zwischen Cholesterin und KHK untersuchen und herausfinden, warum die Bemühungen, den Cholesterinspiegel durch Diätmaßnahmen zu senken, eher Schaden anrichten als Gutes bewirken.

»Auf einen Widerspruch zu stoßen, heißt, einen Irrtum im eigenen Denken einzugestehen; einen Widerspruch aufrechtzuerhalten heißt, seinen Geist aufzugeben und sich selbst aus dem Bereich der Realität auszuschließen.«
AYN RAND

KAPITEL 2

CHOLESTERIN IST KEIN KILLER

Die wirkliche Beziehung zwischen gesättigtem Fett, Cholesterin, Herzkrankheit und Sterblichkeit

Ein Hauptgrund für den andauernden wütenden Feldzug gegen gesättigte Fettsäuren ist der, dass sie den Cholesterinspiegel im Blut erhöhen können. Die erhöhten Cholesterinwerte wiederum vergrößern angeblich das Risiko einer Herzkrankheit. Den Gesundheitsbehörden zufolge stünde uns allen ein langes und gesundes Leben bevor ohne das Risiko, an der Herzkrankheit zu sterben, wenn wir nur alle unseren Cholesterinspiegel auf 150 mg/dl oder darunter senkten.

Sie werden jetzt gleich herausfinden, warum eine solche Behauptung nur ein Hirngespinst ist, und dass viele veröffentlichte Forschungsarbeiten gezeigt haben, dass Ihr Risiko, frühzeitig zu sterben, sogar *steigen* kann, wenn Sie Ihren Cholesterinspiegel senken!

Was ist Cholesterin?

Bevor wir die vielen Probleme der Theorie »gesättigte Fettsäuren erhöhen den Cholesterinspiegel, der zur Herzkrankheit führt« untersuchen, die in Forscherkreisen als »Lipidhypothese« bekannt ist, müssen wir zunächst Cholesterin selbst unter die Lupe nehmen. Was ist das genau und was tut es?

Cholesterin ist genau genommen ein Sterol oder Alkohol, aber da es eine wachsartige Substanz ist, die wenig mit der im Schnapsladen erhältlichen Substanz gemein hat, wird es zumeist als Lipid bezeichnet. Es wird hauptsächlich in der Leber produziert, obwohl ein kleiner Teil auch im Darm und in anderen Organen entsteht. Cholesterin ist alles andere als eine giftige Substanz, die man auf jeden Fall vermeiden muss, sondern es ist eine ganz wichtige Substanz, ohne die wir schlicht nicht leben können.

Da Cholesterin aufgrund seiner besonderen Struktur wasserunlöslich ist, bildet es eine entscheidende Komponente der Zellmembranen, die erheblich von seinen wasserdichten Eigenschaften abhängen, damit sie in einem flüssigen Medium bestehen können. Die Fähigkeit der Zellen, einer Sättigung durch äußere Flüssigkeiten zu widerstehen, ist besonders wichtig für Nervenzellen, und deshalb ist es auch keine Überraschung, dass die höchsten Cholesterinkonzentrationen im Gehirn und im Nervensystem gefunden werden. Cholesterin wirkt auch als Antioxidantium, das die Zellmembranen vor Schäden durch freie Radikale schützt.

Da Cholesterin wasserresistent ist, und da Blut ein Medium auf Wasserbasis ist, muss das Cholesterin im Blut in wasserlöslichen Teilchen transportiert werden, den sogenannten *Lipoproteinen*. Es gibt verschiedene Arten von Lipoproteinen; am besten bekannt sind das HDL (High Density Lipoprotein) und das LDL (Low Density Lipoprotein). Die Hauptfunktion des LDL liegt im Transport des Cholesterins von der Leber zu anderen Organen und Geweben, wo es in die Zellmembranen eingebaut wird. Dagegen transportiert das HDL »altes« Cholesterin, das die Körperzellen ausgeschieden haben, in die Leber zurück, wo es wieder aufbereitet oder endgültig ausgeschieden wird. In der Leber passiert einiges mit dem wiederverwendeten Cholesterin: Es kann in die Gallenflüssigkeit aufgenommen werden (die das Fett, das wir essen, aufspaltet), oder es kann zur Produktion von Hormonen verwendet werden, die für unser Wohlergehen nötig sind, wie zum Beispiel Testosteron, Östrogen, Dehydroepianrosteron (DHEA), Progesteron oder Cortison. Cholesterin wird auch im Nervensystem verwendet, es ermöglicht dort den Transport von »Botschaften« entlang der Nervenbahnen. Das Gehirn ist besonders reich an Cholesterin. – Kurz und einfach: Cholesterin ist eine der wichtigsten Substanzen unseres Körpers.

Die Beziehung zwischen Cholesterin und KHK

Bei den Menschen, die sich in der realen Welt frei bewegen, ist es kaum möglich, eine gleichmäßige und gleichartige Beziehung zwischen dem Verzehr gesättigten Fetts und einem Serum-Cholesterinspiegel herzustellen. So können Personen, die ähnlich große Mengen an gesättigtem Fett verzehren, höchst unterschiedliche Serum-Cholesterinkonzentrationen aufweisen. Und Personen, die viel gesättigtes Fett zu sich nehmen, können weit geringere Serum-Cholesterinwerte aufweisen als Personen mit nur geringem Verzehr von gesättigtem Fett. Der Serum-Cholesterinspiegel wird nämlich neben der Nahrungsaufnahme noch von sehr vielen anderen Faktoren beeinflusst, darunter Stress, körperliche Aktivität, Fettleibigkeit, Krankheit, Rauchen, genetische Faktoren, Alkohol und Medikamentenkonsum. Doch in klinischen Studien, wo all diese und noch andere Variablen in einem höchstmöglichen Maße kontrolliert sind, zeigt sich, dass gesättigte Fettsäuren tendenziell das Gesamtcholesterin im Serum erhöhen, und zwar im Vergleich zu einfach ungesättigten Fettsäuren, die eine neutrale Wirkung aufweisen. Mehrfach ungesättigte Fettsäuren haben dagegen einen senkenden Effekt.[1]

Wer eine spartanisch fettarme Diät einhält, weil er sich davon eine Senkung seiner Cholesterinwerte verspricht, der sollte wissen, dass bei einer gleichmäßigen Kalorienzufuhr eine Einschränkung des Fetts zur Senkung des Cholesterins nutzlos ist. Bei einer sorgsam überwachten Studie verabreichten Forscher einer Gruppe gesunder Männer eine Diät, die bis auf eine Ausnahme völlig identisch war: Die eine Diät enthielt 22 Prozent und die andere 39 Prozent Fett. Anders als bei vorangegangenen Experimenten, bei denen die Forscher das Verhältnis von gesättigten und ungesättigten Fettsäuren in der fettarmen Diät verändert hatten, gab es bei dieser Studie ein identisches Verhältnis von gesättigten/einfach ungesättigten/mehrfach ungesättigten Fettsäuren. Jeder Teilnehmer fungierte quasi als seine eigene Kontrollgruppe, weil er beide Diäten 50 Tage lang einhielt. Die Studie wurde mit größter wissenschaftlicher Genauigkeit durchgeführt; die Teilnehmer wurden für die gesamte Dauer der Studie in der Forschungseinrichtung untergebracht und hatten keine Gelegenheit, andere Nahrung als die ihnen von den Forschern vorgesetzte zu sich zu nehmen. Alle Nahrungsmittel wurden überwacht und gewogen und die Teilnehmer mussten die ihnen vorgesetzten Mahlzeiten vollständig aufessen. Sie erhielten sogar einen Spatel, um sicherzustellen, dass alles Essen von den Tellern gekratzt und aufgegessen wurde! Um Störwirkungen durch Gewichtsverlust auszuschließen, erhielten die Teilnehmer ausreichend Kalorien, damit sie ihr Gewicht während der Studie hielten.

Die Cholesterinwerte der Teilnehmer lagen zu Beginn der Studie zwischen 133 und 240 mg/dl. Während der Studie beobachteten die Forscher, dass sich die Cholesterinwerte kaum von den Grundwerten entfernten. Sie fanden auch *keinen* Unterschied im mittleren Cholesterinwert während der fettarmen und der fettreichen Diät (173 zu 177 mg/dl). Auf dem Prüfstand einer rigorosen exakt kontrollierten klinischen Studie erweist sich die fettarme Diät – die wegen ihrer angeblich cholesterinsenkenden Wirkung so aggressiv propagiert wurde – umgehend als Schwindel.[2]

Wenn also die Einschränkung des Fettverbrauchs an sich wenig Auswirkungen auf den Cholesterinspiegel hat, hat denn dann wenigstens die Einschränkung beim Verzehr gesättigter Fettsäuren eine direkte Auswirkung auf die KHK? Für die Verfechter der Lipidhypothese ist die Antwort ein unumstößliches *»ja!«* Die »enge« Beziehung zwischen Serum-Cholesterin und Todesfällen nach KHK lässt, so sagen sie, keinen Zweifel daran, dass die cholesterinsteigernde Wirkung gesättigter Fettsäuren das KHK-Risiko erhöht.

Bevor wir die Studien besprechen, die die Verbindung zwischen Cholesterin und KHK untersuchen, sollte der Leser sich an einen der wichtigsten Grundsätze der Wissenschaft erinnern: *Verbindung ist nicht automatisch gleich Verursachung*. Das bedeutet, dass selbst dann, wenn ein bestimmter Faktor, wie hohes Cholesterin, oft bei KHK-Patienten beobachtet wird, dies nicht heißt, dass dieser Faktor auch zu der Krankheit führt. Um zu zeigen, wie töricht es ist, Verbindung mit Verursachung gleichzusetzen, veröffentlichte der Forscher John Yudkin 1957 eine Studie, in der er zeigte, dass der Besitz eines Fernsehers oder Radios viel enger mit der Sterblichkeit an Koronarerkrankungen in England verbunden war, als jeder Ernährungsfaktor.[3] Trotz der von Yudkin aufgezeigten engen Verbindung wissen wir, dass Fernseh- und Radiogeräte keine Herzkrankheit verursachen; niemand von uns glaubt ernsthaft, er werde immun gegen die KHK, wenn er sein Fernsehergerät auf den Müll werfen würde. Die Verbindung zwischen dem Besitz eines Fernsehers oder Radios, die Yudkin gezeigt hatte, war lediglich sekundär, was so viel heißt, dass andere Kausalfaktoren – wie etwa mangelnde körperliche Aktivität – bei den Besitzern solcher Geräte häufiger vorkamen als bei anderen, die kein solches Gerät besaßen.

Es scheint den Verfechtern der Lipid-Hypothese nie gedämmert zu haben, dass ein Cholesterinanstieg bei KHK nicht notwendigerweise der Grund für die erwähnte Gesundheitsstörung ist, sondern vielleicht die Antwort des Körpers auf irgendeinen anderen Zerstörungsprozess, der wirklich zu einer Verschlechterung der Koronareigenschaften führt. Niemand, der seine fünf Sinne beisammen hat, würde jemals behaupten, der dramatische Anstieg der weißen Blutkörperchen, der oft mit Infektionen einhergeht, sei der »Grund« der Infektion; jeder weiß, dass krankheitserregende Mikroben schuld sind. Die gestiegene Aktivität der weißen Blutkörperchen ist nur einfach ein wichtiger Teil des Bemühens des Körpers, eindringende Krankheitserreger zu zerstören. Keine Behörde mit nur einem Funken Intelligenz würde eine »die weißen Blutkörperchen senkende« Diät zur Prävention einer Infektion empfehlen, genauso wenig wie sie empfehlen würde, betrunken Auto zu fahren, um die Sicherheit auf der Straße zu erhöhen. Millionen Menschen auf der Welt sind aber dazu verleitet worden, cholesterinsenkende Diäten einzuhalten und gefährliche cholesterinsenkende Medikamente einzunehmen, um ihren Cholesterinspiegel im Blut zu minimieren.

Verursacht Cholesterin die Herzkrankheit, oder ist die Erhöhung des Cholesterinwertes Teil der Antwort des Körpers auf etwas anderes, das die Herzkrankheit verursacht? Kann die Senkung des Cholesterinspiegels die Überlebensaussichten erhöhen – oder schadet sie mehr, als sie nützt?

Wir wollen es herausfinden.

Die Framingham-Torheiten

Eine der am häufigsten von den Verfechtern der Lipidhypothese erwähnten Studien ist die berühmte Framingham-Studie. Bei diesem Projekt, das 1948 begonnen wurde, beobachtete man das Auftreten von KHK bei über 5000 Einwohnern von Framingham im US-Bundesstaat Massachusetts, bei denen es zunächst keinerlei äußere Anzeichen für KHK gab. Nach einer 16-jährigen Beobachtung dieser Menschen behaupteten die Framingham-Forscher, sie hätten herausgefunden, dass das Risiko einer KHK bei den unter 50-Jährigen – aber nicht bei Menschen über 50 – in *»auffallendem Zusammenhang mit dem Gesamt-Serum-Cholesterinspiegel«* stehe.

Aber wie *»auffallend«* war diese Beziehung genau? Betrachten wir Abbildung 2a, die die Verteilung des Serum-Cholesterinspiegels bei Menschen, die eine KHK entwickelt haben, sowie bei denen, die von der Krankheit verschont blieben, aufzeigt. Beachten Sie, dass die Bandbreite des Cholesterins bei den meisten in beiden Gruppen sehr ähnlich war. Der *mittlere* Serum-Cholesterinspiegel der Menschen mit KHK war nur elf Prozent höher als der bei den nicht Betroffenen. Die Mehrheit der Patienten lag im Normbereich, doch die KHK traf auch diejenigen, deren Cholesterinwert nur 150 betrug.[4] Entgegen anderen Behauptungen garantieren geringe Cholesterinwerte also keine Immunität gegen KHK, und hohe Cholesterinwerte sind alles andere als ein sicheres Anzeichen für eine drohende koronare Katastrophe.

1987 veröffentlichten die Forscher von Framingham einen Folgebericht nach Ablauf von 30 Jahren, der die Sterblichkeit an allen Ursachen und die Sterblichkeit nach Herz-Kreislauf-Erkrankungen erfasste. Wiederum stellten die Forscher fest, dass erhöhte Cholesterinspiegel mit einer erhöhten Sterblichkeit vor dem Alter von 50 Jahren zusammenhingen, aber ab diesem Alter zeigten die Cholesterinwerte bei Männern und Frauen *keinen* Bezug zu Herz-Kreislauf-Erkrankungen oder zur Gesamtsterblichkeit.[5]

Die Framingham-Studie ist aber kaum die einzige, die demonstriert, dass Cholesterin für ältere Personen kein Risikofaktor ist. Eine Studie nach der anderen hat gezeigt, dass ein hoher Cholesterinspiegel bei Senioren weder das Risiko einer KHK oder eines Schlaganfalls noch die Gesamtsterblichkeit erhöht.[6–24] Tatsächlich haben einige Studien sogar ergeben, dass höhere Cholesterinspiegel im höheren Alter eher auf größere Überlebenschancen und eine höhere Lebenserwartung hindeuten![20–24] Wie wir in Kapitel 1 gesehen haben, treten 95 Prozent aller KHK-Todesfälle bei über 55-Jährigen auf, was bedeutet, dass nur ein winziger Prozentsatz der KHK-Todesfälle auch nur in einer statistischen Beziehung zu dem Cholesterinwert im Blut stehen kann!

Falls Sie über 50 sind und Sie die Vorstellung ärgert, Sie hätten nun jahrelang völlig grundlos auf manches Leibgericht verzichtet, dann warten Sie ab – es kommt noch schlimmer! Der oben beschriebene fehlende Zusammenhang mit den höheren Altersgruppen aus der Framingham-Studie galt für die Menschen, deren Cholesterinspiegel konstant geblieben war. Aber im Verlauf der Studie zeigte sich bei denjenigen, deren Cholesterinspiegel *gesunken* war, eine *erhöhte* Sterblichkeit, und zwar sowohl allgemein als auch nach einer Herz-Kreislauf-Erkrankung. Jawohl – *erhöht!* Selbst die Forscher mussten zugeben: *»Es gibt eine direkte Verbindung zwischen sinkenden Cholesterin-*

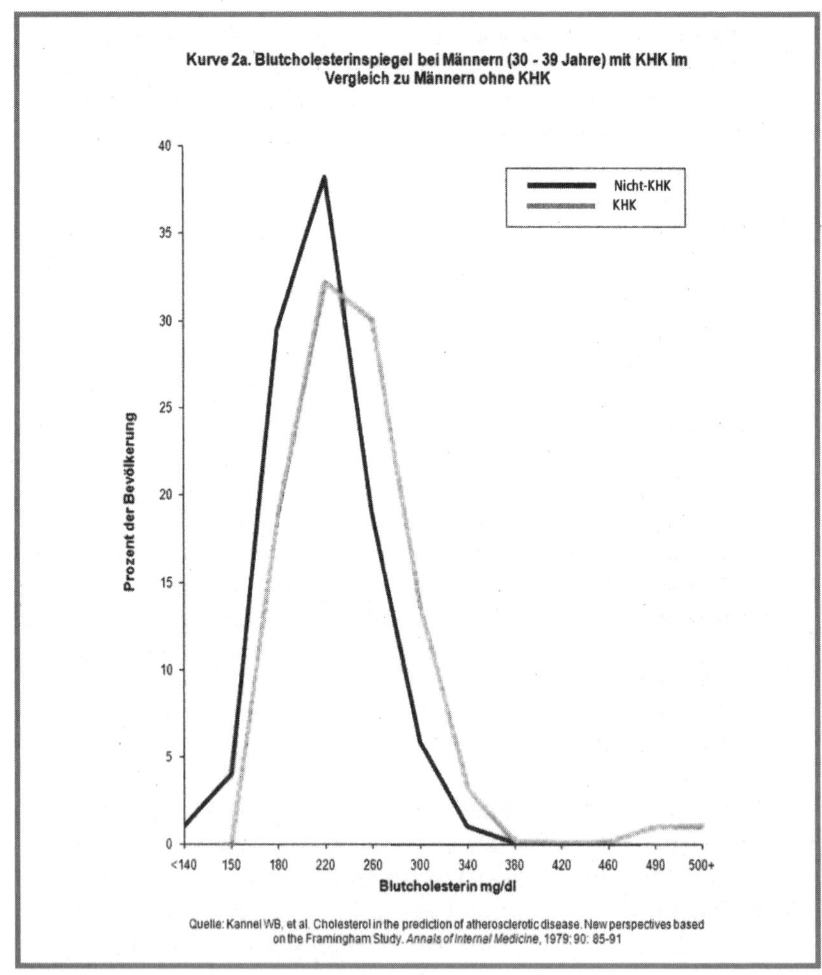

Quelle: Kannel WB, et al. Cholesterol in the prediction of atherosclerotic disease. New perspectives based on the Framingham Study. *Annals of Internal Medicine*, 1979; 90: 85-91

werten im Verlauf der ersten 14 Jahre und der Sterblichkeit in den dann folgenden 18 Jahren …«

Für jeden Rückgang um 1 mg/dl in den ersten 14 Jahren der Framingham-Studie gab es im Verlauf der darauffolgenden 18 Jahre einen 14-prozentigen Anstieg der Sterblichkeit nach KHK, und einen elfprozentigen Anstieg der Gesamtsterblichkeit. Die Autoren versuchten, diese verblüffende Erkenntnis mit der Behauptung abzutun: *»Ab einem Alter von 50 Jahren wird die Verbindung von Sterblichkeit und Cholesterinwerten durch Menschen verdeckt, die sinkende Cholesterinwerte aufweisen – vielleicht aufgrund von Krankheiten, die zum Tode führen.«* Diese wenig überzeugende Doppelzüngigkeit schlussfolgerte, Menschen über 50 stürben an Krankheiten, die zufällig auch ihren Cholesterinspiegel senkten.

Es gibt mindestens zwei Faktoren, die eine solche Annahme höchst unwahrscheinlich machen. Erstens spricht der erhebliche Zeitraum von 14 Jahren, den die Forscher angelegt hatten, deutlich gegen die Möglichkeit, dass der Cholesterinwert aufgrund der Entwicklung einer Krankheit sank. Zweitens stieg die Sterblichkeit an einer Herz-Kreislauf-Erkrankung, zu der auch der Tod nach KHK und der ischämische Hirnschlag zählen – also genau die Krankheiten, die angeblich durch einen hohen Cholesterinspiegel hervorgerufen werden –, im Vergleich zur allgemeinen Sterblichkeit stärker an!

Damit haben die Werte der Framingham-Studie, des längsten Forschungsprojekts zur Untersuchung der Verbindung zwischen Cholesterin und KHK, gezeigt, dass ein sinkender Cholesterinwert nicht zu größerer Langlebigkeit führt, sondern vielmehr das Risiko steigert, an einer Krankheit, inklusive einer Herz-Kreislauf-Erkrankung, zu sterben! Diese Tatsache hätte die gesamte Cholesterinkampagne sofort zum Stillstand bringen müssen, aber das tat sie natürlich nicht. Nachdem man 30 Jahre lang nachdrücklich die Idee verfolgt hatte, erhöhte Cholesterinspiegel führten zur Herzkrankheit, und in diesem Zusammenhang tierische Fette hemmungslos giftig attackiert und Generationen von Menschen überzeugt hatte, ihre Ernährung drastisch umzustellen oder sogar lipidsenkende Medikamente zu schlucken, konnten es die Verfechter der Lipidhypothese anscheinend nicht über sich bringen, in aller Öffentlichkeit zuzugeben, dass sie sich geirrt hatten.

Stattdessen stritten sie die Wahrheit ab.

Betrachten Sie die folgende Erklärung im Abschlussbericht der Studie: *»Wir glauben, dass diejenigen, die behaupten, niedrige Serum-Cholesterinwerte sollten vermieden werden – weil sie ein höheres Krebs- oder allgemeines Risiko bedeuteten –, einen solchen Standpunkt nicht aufrechterhalten könnten, wenn man das Muster der Sterblichkeit nach einer Folgezeit von 30 Jahren in Betracht zieht.«*

Den Autoren zufolge ist es unangemessen, aus ihrer Studie zu folgern, die Senkung des Cholesterinwertes könnte die Sterblichkeit erhöhen, obwohl ihre Ergebnisse genau diesen Schluss nahelegen. Die irrationale und wahrheitsverleugnende Tendenz des Establishments zeigte sich auch in einer gemeinsamen Erklärung der *American Heart Association* [Amerikanische Herz-Vereinigung] und *des National Heart, Lung and Blood Institute* der NIH [Herz-, Lungen- und Blut-Institut] unter dem Titel *The Cholesterin Facts* [*Fakten über Cholesterin*], in der sich die folgende Behauptung findet, die sich auf ein Zitat der oben genannten Studie stützt: *»Die Ergebnisse der Framingham-Studie deuten daraufhin, dass eine einprozentige Senkung … des Cholesterins einer zweiprozentigen Senkung des KHK-Risikos [entspricht].«*[25] Das war offensichtlich ihre Interpretation einer Studie, die einen elfprozentigen Anstieg der allgemeinen Sterblichkeit und einen 14-prozentigen Anstieg der Sterblichkeit nach KHK pro Senkung des Cholesterinspiegels um 1 mg/dl gezeigt hatte! Wie weit unsere »vertrauenswürdigen« Wächter der öffentlichen Gesundheit zu gehen bereit sind, um den Status quo aufrechtzuerhalten, ist geradezu unglaublich!

Gesunde Herzen in Honolulu: hohe gegen niedrige Cholesterinwerte

Die Verfechter der Lipidhypothese zitieren gern die Japaner, die weniger tierische Fette zu sich nehmen und geringere Cholesterinwerte aufweisen als die Menschen in den meisten westlichen Ländern. Nach Ansicht vieler »Experten« erklären diese Ernährungsgewohnheiten die höhere Lebenserwartung und die geringere Häufigkeit der KHK in Japan. Ich zitiere die Japaner auch gern, aber aus einem völlig anderen Grund. Die Erfahrungen aus Japan sind tatsächlich hilfreich, um darzulegen, warum die Behauptungen der Anti-Cholesterin-Kämpfer völlig falsch sind.

Das *Honolulu Heart Program* [Herzprogramm von Honolulu] ist eine epidemiologische Langzeitstudie der Herz-Kreislauf-Erkrankung, die 1965 mit 8006 japanisch/amerikanischen Männern auf der Insel Oahu (Hawaii) begann. Diese Männer waren zwischen 1900 und 1919 geboren, also zu Beginn der Studie zwischen 46 und 65 Jahre alt. Seit Ende der 1960er-Jahre wurde diese Gruppe mehrfach untersucht. Die vierte Untersuchung fand Anfang der 1990er-Jahre statt und umfasste 3700 Männer im Alter zwischen 71 und 93 Jahren.

Nach dieser vierten Untersuchung entschlossen sich die Forscher, die Werte der verstorbenen und überlebenden Teilnehmer zu vergleichen, um herauszufinden, ob es eine Beziehung zwischen Cholesterin und Sterblichkeit gab. Es gab in der Tat eine Beziehung, aber sie war das genaue Gegenteil dessen, was uns die Verfechter der Lipidhypothese glauben machen wollen. Die schlechtesten Aussichten in Bezug auf die allgemeine Sterblichkeit fanden sich bei Männern, die im Zeitraum zwischen Anfang der 1970er- und Anfang der 1990er-Jahre einen *niedrigen* Cholesterinwert aufwiesen. Im Gegensatz dazu fand sich das geringste Sterberisiko bei denen, die in diesen 20 Jahren einen mittleren Cholesterinwert beibehielten und bei denen, deren Cholesterinwert während dieser Zeit von der *Kategorie niedrig nach hoch anstieg!*[26]

Die Japaner brauchen nicht nach Hawaii auszuwandern, um den angeblichen Gefahren des hohen Cholesterins zu entkommen; viele Forschungsarbeiten in Japan selbst zeigen, dass niedrige Cholesterinwerte dem Ziel abträglich sind, ein langes und gesundes Leben führen zu können. 1975 begannen japanische Forscher mit einer Studie über die Beziehung zwischen Cholesterinspiegel und Sterblichkeit, dieses Mal mit über 12 000 Einwohnern von Osaka im Alter zwischen 40 und 69 Jahren. In durchschnittlich alle 8,9 Jahre durchgeführten Überprüfungen stellte sich heraus, dass einer Senkung von 34 mg/dl Cholesterin im Blut ein um 21 Prozent *gestiegenes* Risiko der allgemeinen Sterblichkeit entsprach! Während höhere Cholesterinwerte nur unbedeutend gering mit der KHK-Sterblichkeit in Verbindung standen, gingen niedrige Cholesterinwerte mit einem erheblich gesteigerten Risiko einher, an Krebs zu sterben. Dieser Zusammenhang fand sich bei Frauen und Männern, und er bestand auch dann noch, wenn man Alter, Gewicht, Bluthochdruck, Zigarettenrauchen und Alkoholgenuss berücksichtigte.

Die schädliche Beziehung zwischen Cholesterin und Krebs bestand selbst dann noch, als die Forscher die Fälle von Krebstod ausschlossen, die im Verlauf der ersten fünf Jahre dieser Studie aufgetreten waren.[27]

Bei der *Japanese Lipid Intervention Trial* (eine japanische Studie über die Rolle von Lipiden) handelte es sich um eine sechs Jahre andauernde Studie an über 47 000 Patienten, die mit dem cholesterinsenkenden Mittel Simvastatin behandelt wurden. Die Patienten mit einem Gesamt-Cholesterinwert zwischen 200 und 219 mg/dl verzeichneten eine *geringere* Rate von koronaren Ereignissen als die Patienten mit einem niedrigeren oder höheren Wert. Wichtiger noch: Die geringste Sterblichkeitsrate zeigte sich bei Patienten mit einem Cholesterinwert zwischen 200 und 259 mg/dl sowie LDL-Werten zwischen 120 und 159 mg/dl. Die höchste Sterblichkeitsrate in dieser Studie wurde bei Patienten verzeichnet, deren Cholestenwert unter 160 mg/dl lag.[28]

So viel also zu der Behauptung, die japanische Untersuchung beweise den Nutzen einer Senkung des Cholesterinwertes. Was hat es aber mit der riesigen MRFIT-Studie auf sich, an der über 360 000 Personen teilgenommen haben – und die eine der größten Cholesterin-Studien ist, die jemals durchgeführt wurde?

MRFIT – oder Anti-Cholesterin MISFIT?

Zwischen 1973 und 1975 wurden die Daten von über 360 000 Männern im Alter zwischen 35 und 57 Jahren in 18 Städten der USA verglichen, um ihre mögliche Teilnahme an MRFIT, einer klinischen Untersuchung über die Wirkung der Ernährung und des medikamentösen Eingreifens auf die KHK, feststellen zu können. Aus dieser riesigen Gruppe wurden schließlich knapp 13 000 Männer für die Teilnahme an der MRFIT-Studie ausgewählt. Die Forscher vergaßen aber keineswegs diejenigen, die überprüft, aber von der offiziellen Studie ausgeschlossen wurden; ihre statistischen Daten und Werte, einschließlich des Cholesterinspiegels im Blut, wurden archiviert. Außerdem wurden in den nächsten Jahren alle Todesfälle in dieser Gruppe erfasst.

Sechs Jahre nach der MRFIT-Studie beschlossen die Forscher die Frage zu untersuchen, wie viele der eingangs überprüften (aber später nicht berücksichtigten) Personen gestorben waren und warum. Anhand der Resultate zeigte sich, dass die Sterblichkeit an KHK unter den von MRFIT eingangs überprüften Personen tendenziell mit jeder höheren Kategorie des ursprünglichen Cholesterinwerts anstieg. Im November 1986 berichteten die MRFIT-Forscher in einer der bekanntesten medizinischen Zeitschriften, dem *Journal of the American Medical Association* (JAMA), begeistert über ihre Ergebnisse.[29] Natürlich zeigte sich *die »starke, dauernde und gestaffelte«* Beziehung zwischen Blut-Cholesterin und KHK bei einer Gruppe von Männern im Alter zwischen 35 und 57 Jahren, also einer Gruppe, bei der nur ein kleiner Teil der KHK-Todesfälle auftritt.

Allerdings fanden sich in dem JAMA-Bericht von 1986 keine Angaben über die allgemeine Sterblichkeit. Doch wenige Jahre später nahmen sich Dr. Hiroyasu Iso und seine Kollegen die MRFIT-Daten vor; sie unterteilten die Teilnehmer gemäß ihrer Blut-Cholesterinwerte in zehn einzelne Kategorien und zeigten nicht nur die Zahlen für die Sterblichkeit nach KHK, sondern auch die der Sterblichkeit aufgrund aller Krankheitsursachen. In krassem Gegensatz zur Sterblichkeitskurve der KHK, die mit jeder Kategorie steigender Blut-Cholesterinwerte anstieg, zeigte die Kurve der Sterblichkeit aufgrund aller Krankheitsursachen einen unmissverständlichen U-förmigen Verlauf. Diejenigen in der niedrigsten Cholesterinkategorie (< 140 mg/ml) zeigten eine höhere ursachenunabhängige Sterblichkeit als alle anderen, ausgenommen die in der höchsten Kategorie! Wie in Abbildung 2b erkenntlich, zeigte sich die geringste Sterblichkeit bei den Patienten im Bereich zwischen 160 und 219 mg/dl.[30]

Während es das erklärte Ziel von Studien wie MRFIT ist, Trends im Zusammenhang mit der KHK-Sterblichkeitsrate zu verfolgen, ist für die meisten von uns die Sterblichkeit aufgrund aller Krankheitsursachen der aussagekräftigste Wert. Schließlich wollen wir die KHK vermeiden, damit wir so lange wie möglich leben können, und nicht, damit unser Leben durch ein anderes tödliches Ereignis verkürzt wird.

Es gibt einen weiteren wesentlichen Grund dafür, die Werte der Sterblichkeit aufgrund aller Krankheitsursachen akkurat zu berichten.

Die genaue Todesursache zu bestimmen, kann höchst subjektiv sein, und zahlreiche Studien haben große Unterschiede bei den Diagnosen verschiedener Ärzte gezeigt, die dieselben Post-mortem-Befunde untersuchten.[31–33] Es kann größere Überschneidungen geben, beispielsweise bei den Symptomen der Opfer einer Koronaren und einer nichtkoronaren Herzkrankheit. Als kürzlich eine Ärztegruppe 2683 Totenscheine in Framingham überprüfte, stellte sich heraus, dass die behandelnden Ärzte im Schnitt mit einer 24-prozentig höheren Wahrscheinlichkeit eine allgemeine Koronare Herzerkrankung bescheinigt hatten; bei den über 85-jährigen Toten war die Wahrscheinlichkeit sogar doppelt so hoch.[34]

In einer weiteren Studie wurde eine Ärztegruppe gebeten, sechs standardisierte Berichte über die Todesursache auszuwerten, um die Genauigkeit der Angaben auf Totenscheinen beurteilen zu können. Die

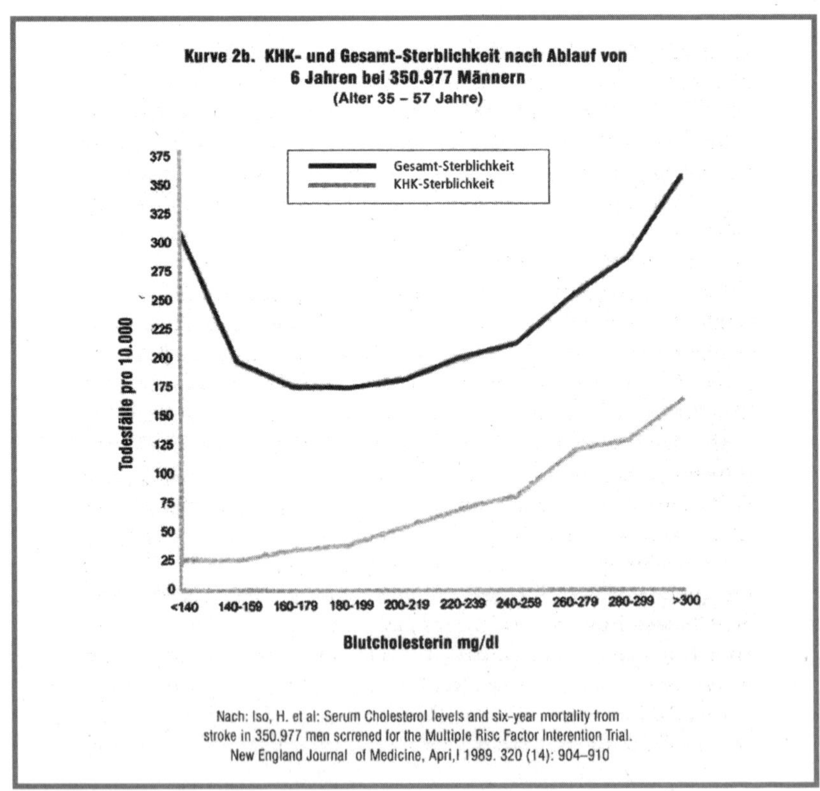

Nach: Iso, H. et al: Serum Cholesterol levels and six-year mortality from stroke in 350.977 men scrrened for the Multiple Risc Factor Interention Trial. New England Journal of Medicine, Apri,l 1989. 320 (14): 904–910

Forscher berichteten eine lediglich 56-prozentige Übereinstimmung mit der eigentlichen Todesursache, die die Ärzte bescheinigt hatten, und der richtigen vom *National Centerfor Heart Statistics* veröffentlichten standardisierten Diagnose. Der exakte Grad der Übereinstimmung lag, abhängig von der Komplexität des Falles, zwischen 15 und 99 Prozent.[35]

Während die exakte Diagnose der Todesursache erheblich variieren kann, sind die Resultate der Sterblichkeit endgültig. Man kann endlos über die genaue Todesursache diskutieren, aber am Ende ist dieser Punkt irrelevant – der Patient ist tot. Natürlich sind die Daten der Sterblichkeit aufgrund aller Krankheitsursachen extrem wichtig, wenn es darum geht, die Ergebnisse von Langzeituntersuchungen wie bei Framingham oder MRFIT zu bewerten. Doch diejenigen, die voller Selbstvertrauen das riesige MRFIT-Projekt zitieren, als sei es der endgültige Beweis für die Verbindung zwischen Cholesterin und KHK, lassen nicht nur das junge Alter der Probanden und das erhöhte allgemeine Todesrisiko der Teilnehmer mit niedrigen Cholesterinwerten außer Acht – sie ignorieren auch leichtfertig die Ergebnisse der klinischen MRFIT-Studie selbst, die doch der Grund dafür war, dass sie überhaupt durchgeführt wurde!

Bei der offiziellen Untersuchung bekam die Hälfte der fast 13 000 Teilnehmer nach willkürlicher (randomisierter) Auswahl Medikamente gegen hohen Blutdruck sowie den Ratschlag, das Rauchen aufzugeben, dazu eine intensive Beratung, damit sie sich möglichst fett- und cholesterinarm ernähren konnten. Die andere Hälfte wurde nicht behandelt und auch nicht speziell unterwiesen; diese Teilnehmer der Studie wurden nur angehalten, den Ratschlägen ihres Hausarztes zu folgen. Überprüfungen, die im Durchschnitt alle sieben Jahre durchgeführt wurden, ergaben bei den Teilnehmern der ersten Gruppe, also denjenigen mit der entsprechenden Behandlung, einen etwas stärker gesunkenen Blutdruck und leicht niedrigere Cholesterinwerte. Trotzdem gab es zwischen beiden Gruppen keine Unterschiede in Bezug auf Herz-Kreislauf-Erkrankungen. Der einzige bemerkenswerte Rückgang der Sterblichkeit zeigte sich bei den Teilnehmern, die das Rauchen aufgegeben hatten, unabhängig davon, ob sie zu der Verumgruppe oder der Kontrollgruppe gehörten.[36]

Die finnische Erlösung?

Nur wenige Menschen sind bisher auf die schädliche Verbindung zwischen niedrigen Cholesterinwerten und erhöhter Sterblichkeit hingewiesen worden, die in den oben genannten Studien beobachtet wurde. Aber die Mainstream-Medien berichteten umgehend über eine Studie, die in der Septemberausgabe 2004 des *Journal of the American College of Cardiology* erschien, und die auf den ersten Blick nahelegt, niedrige Cholesterinwerte erhöhten die Langlebigkeit.[37] Bei dieser Studie hatten die Forscher in den 1960er-Jahren die Blut-Cholesterinwerte bei über 300 gesunden finnischen Männern im Alter zwischen 30 und 45 Jahren gemessen und dann die weitere Entwicklung ihrer Gesundheit samt Sterblichkeit im Folgezeitraum von 35 Jahren beobachtet.

Sie fanden heraus, dass die Männer mit einem Blut-Cholesterinwert von 194 mg/dl und darunter weniger als halb so oft eine Herzkrankheit entwickelten und eine um 25 Prozent geringere Sterblichkeitsrate aufwiesen als diejenigen mit Cholesterinwerten oberhalb dieser Grenze. Aber nur acht Prozent der finnischen Bevölkerung hatten einen Cholesterinwert von 194 mg/dl oder darunter, und als diese Gruppe halbiert wurde, wiesen die in der niedrigeren Gruppe, mit einem Cholesterinwert von 182 mg/dl und darunter, tatsächlich eine höhere Sterblichkeitsrate auf als die in der oberen Hälfte. Die geringe Zahl der Männer mit niedrigen Cholesterinwerten verbietet zwar eindeutige Schlussfolgerungen, aber dieses Resultat stimmte mit der kollektiven Analyse anderer Bevölkerungsstudien überein, die zeigte, dass die allgemeine Sterblichkeit anzusteigen beginnt, wenn das Blut-Cholesterin unter 180 mg/dl sinkt.[38] Die finnische Studie enthielt auch keinerlei Daten über das Schicksal der Männer, deren Cholesterinwert in der Folgezeit *sank*.

Das Negative vernachlässigen

Es ist schon interessant zu beobachten, welch krasser Gegensatz an öffentlicher Kenntnisnahme besteht zwischen dem oben genannten finnischen Projekt und einer ebenfalls 2004 veröffentlichten Studie, deren Resultat die Hypothese nicht stützte. Letztere, eine groß angelegte Studie österreichischer Forscher mit einer Laufzeit von 15 Jahren, bestätigte noch einmal eindeutig den schädliehen Zusammenhang zwischen einem niedrigen Cholesterinwert und allgemeiner Langlebigkeit.

Die österreichischen Forscher hatten zwischen 1985 und 1999 über 67 000 Männer und 82 000 Frauen im Alter zwischen 20 und 95 Jahren beobachtet. Es zeigte sich, dass hohe Cholesterinwerte bei Männern aller Altersgruppen und bei Frauen unter 50 Jahren mit einem erhöhten KHK-Risiko einhergingen. Aber ein niedriger Cholesterinwert ging bedeutsamerweise mit einer erhöhten allgemeinen Sterblichkeit bei Männern aller Altersgruppen und bei Frauen über 50 Jahren einher. Geringe Cholesterinwerte waren auffällig oft verbunden mit Tod aufgrund von Krebs, Lebererkrankungen und Geisteskrankheiten. Die Forscher bemerkten: *»Der Effekt des niedrigen Cholesterinwertes zeigt sich selbst bei jungen Untersuchten, was der früheren Einschätzung bei Gruppen höheren Alters widerspricht, wonach dies ein Hinweis auf Gebrechlichkeit im Alter wäre.«*

Die »Stütze« einer Annahme ist eben keine Stütze!

Bei einer genaueren Untersuchung zeigen genau die Studien, die gemeinhin herangezogen werden, um die Lipidhypothese zu stützen, in Wirklichkeit, dass ein geringer Cholesterinspiegel ein Vorzeichen *erhöhter* Sterblichkeit ist! Die in diesem Kapitel besprochenen Studien sind mitnichten die einzigen, die gezeigt haben, dass die Senkung des Cholesterinwerts ein gefährliches Unterfangen sein kann. Im nächsten Kapitel werden wir die Verbindung zwischen einem niedrigen Cholesterinwert und einem höheren Krankheits- und Todesrisiko etwas genauer untersuchen.

»Jeder hat das Recht auf seine eigene Meinung, aber niemand hat das Recht auf seine eigenen Fakten. Zahlen sind Zahlen.«
SPIROPULU

KAPITEL 3
WENIGER IST NICHT BESSER

Ihre Aussicht auf ein langes Leben gegen den Cholesterinplan des Mainstream

Seit etwa 40 Jahren werden wir mit Botschaften bombardiert, die uns nahelegen, unseren Cholesterinspiegel mit spartanischen Diäten und cholesterinsenkenden Medikamenten so weit wie möglich zu senken. Wie wir aber im vorhergehenden Kapitel erfahren haben, zeigen die umfangreichsten und langfristigsten Untersuchungen aller Zeiten über die KHK, dass wir uns nur einem *höheren* Sterblichkeitsrisiko aussetzen, wenn wir diesen Rat befolgen!

Trotz aller Versuche der Verfechter der Lipidhypothese, diese Erkenntnisse herunterzuspielen, war das NHLBI (Nationales Institut für Herz-, Lungen- und Bluterkrankungen) des US-Gesundheitsministeriums über die mögliche Verbindung zwischen niedrigen Cholesterinwerten und gestiegener Sterblichkeit so besorgt, dass es 1992 eine Sonderkonferenz zu diesem Thema veranstaltete. Dabei wurden Anhaltspunkte aus vielen Studien vorgetragen, die eine Verbindung zwischen niedrigen Cholesterinwerten und einem Anstieg bestimmter Krebsarten sowie Schlaganfall, Krankheiten der Atemwege und des Verdauungstrakts sowie gewaltsamen Todesursachen herstellten. Die Teilnehmer der Konferenz konnten zwar den Mechanismus hinter der Verbindung nicht erklären, aber sie kamen zu dem Schluss, dass in dieser Frage weiter geforscht werden musste.[1]

Die Öffentlichkeit blieb natürlich außen vor. Auffälligerweise gibt es bei der Flut von Mitteilungen über eine Cholesterinsenkung der Behörden keine Gegenerklärungen über den Anstieg der Sterblichkeit, der oft bei einem niedrigen Cholesterinspiegel beobachtet wird. Man kann das Problem ignorieren, doch davon verschwindet es nicht; eine

1997 veröffentlichte französische Studie, die über 6000 Männer im Durchschnitt 16 Jahre lang beobachtet hatte, kam zu dem Schluss, dass für die Probanden mit dem höchsten Rückgang des Cholesterinwertes ein höheres Risiko für die meisten Krebsarten bestand.[2] Eine Studie über Patienten mit Herzinsuffizienz aus dem Jahr 2002 zeigte, dass bei den Patienten mit den niedrigsten Cholesterinwerten ein doppelt so hohes Risiko eines tödlichen Verlaufs bestand als bei denen mit den höchsten Cholesterinwerten.[3]

Die Verfechter der Lipidhypothese wenden ein, die Verbindung zwischen sinkenden Cholesterinwerten und gestiegenem Krebsrisiko sei in Wahrheit auf die cholesterinsenkende Wirkung der Krebserkrankung zurückzuführen; es gebe keinen Kausalzusammenhang zwischen niedrigem Blut-Cholesterin und einem Krebsrisiko.[4] Gegenwärtig gibt es keinen schlüssigen Beweis für die Richtigkeit beider Argumente. Interessant ist aber, wie die Anti-Cholesterin-Obrigkeit sich bereitwillig das Argument zu eigen gemacht hat, ein niedriger Cholesterinwert sei lediglich ein Seitenaspekt des Krebsprozesses, sich gleichzeitig aber standhaft weigert, den Gedanken zu erwägen, erhöhte Cholesterinwerte seien eine Auswirkung und kein Auslöser des Prozesses der Koronaren Herzkrankheit.

Niedriges Cholesterin und psychische Verfassung

1990 untersuchten die Professoren Matthew Muldoon, Stephen Manuck und Karen Matthews die Rate gewaltsamer Tode unter den fast 25 000 männlichen Teilnehmern an sechs großen klinischen Studien über Cholesterinsenkung. Sie fanden heraus, dass die Todesrate durch Gewalteinwirkung und Selbstmord in den (unbehandelten) Kontrollgruppen zwar der entsprechenden Todesrate der US-Gesamtbevölkerung entsprach, die Rate der gewaltsamen Todesfälle in den behandelten Gruppen – das heißt bei den Teilnehmern, die cholesterinsenkende Diäten oder Medikamente erhielten – aber doppelt so hoch war wie im Bundesdurchschnitt.

Die Autoren fanden heraus, dass sich niedrige Cholesterinwerte häufiger bei Kriminellen und bei Personen fanden, bei denen Gewalttätigkeit und aggressive Verhaltensstörungen diagnostiziert wurden, sowie bei Mördern mit gewalttätiger Vergangenheit, bei alkoholbezogenen Selbstmordversuchen und bei Menschen mit nur gering internalisierten Sozialnormen und geringer Selbstkontrolle.[5]

Beatrice Golomb und ihre Kollegen von der *University of California* in San Diego (UCSD) haben eine umfassende Studie über Nebenwirkungen von Statinen durchgeführt. Anders als die meisten Statinstudien wird dieses Projekt der UCSD nicht mit Geldern der Pharmaindustrie finanziert. 2004 berichteten Golomb und ihre Kollegen in einem Artikel über die Erfahrung mit sechs Patienten, die während der Einnahme cholesterinsenkender Statinmedikamente Symptome von Erregbarkeit und Reizbarkeit zeigten. In allen Fällen bestanden diese Persönlichkeitsveränderungen bis zum Ende der Behandlung mit Statinen fort und verschwanden sofort nach Absetzen der Medikamente. Vier der Patienten nahmen die Therapie wieder auf, und bei allen vieren kehrten die Probleme zurück. Die hohe Reizbarkeit dieser Patienten äußerte sich in Mordimpulsen, Drohungen gegen andere, Aggressivität im Straßenverkehr, Einschüchterung von Familienangehörigen und Sachbeschädigung.[6] Golombs Beobachtungen wurden durch eine klinische Studie an 120 gesunden Männern mit hohem Cholesterinspiegel unterstützt, die über zwölf Wochen 20 mg Simvastatin und danach zwölf Wochen lang ein Placebo eingenommen hatten; es zeigte sich ein deutlicher Anstieg von Depressionen in der Zeit, in der die Männer das Simvastatin einnahmen.[7]

Fettarme Diäten machen launisch

Anders als bei der Verbindung mit Krebs wird die Verbindung zwischen gewaltsamem Tod und niedrigen Cholesterinwerten von experimentellen Beweisen gestützt und kann deshalb von den Behörden nicht so einfach wegdiskutiert werden. 1998 berichteten englische Forscher über die Ergebnisse eines Experiments mit 20 gesunden Freiwilligen, Männern und Frauen. Eine Gruppe wurde auf eine Diät mit 49 Prozent Fett gesetzt, während der anderen eine Diät mit 25 Prozent Fett verabreicht wurde. Nach Ablauf von vier Wochen wurden die Gruppen getauscht, sodass diejenigen, die ursprünglich die fettarme Diät bekommen hatten, nun fettreich ernährt wurden und umgekehrt. Im gesamten Zeitraum der Studie wurden die Mahlzeiten von der durchführenden Universität zubereitet und den Teilnehmern verabreicht.

Beide Diäten waren speziell angelegt, sodass sie so schmackhaft wie möglich waren und sich auch in ihrem Geschmack weitestgehend glichen.

Zu Beginn und am Ende jeder Diätperiode wurden die Teilnehmer einer umfassenden psychologischen Untersuchung unterzogen; jeder Proband musste einen Fragebogen über seinen Gemütszustand ausfüllen und wurde von einem Psychiater untersucht, der den Diätstatus der Teilnehmer nicht kannte. Die Studie wurde streng kontrolliert und anscheinend hielten alle Teilnehmer ihre Diät weitgehend ein. Die HDL-Cholesterinwerte sanken während der fettarmen Zeit, was eine typische Reaktion auf fettarme und kohlehydratreiche Kost ist und anzeigt, dass die untersuchten Probanden die vorgesetzten Mahlzeiten auch tatsächlich gegessen hatten.

Die Forscher fanden heraus, dass die Rate von Wut und Feindseligkeit während der fettreichen Zeit leicht zurückging, dafür aber während der fettarmen und kohlehydratreichen Ernährungsphase deutlich anstieg! In ähnlicher Weise gingen die Werte für eine Depression während der fettreichen Phase leicht zurück und stiegen während der fettarmen Phase, hauptsächlich deshalb, weil zwei Probanden während der fettarmen Phase von gestiegener Depression und Niedergeschlagenheit berichteten. Das Niveau von Spannung und Angst sank während der fettreichen Phase, änderte sich aber während der nachfolgenden vierwöchigen fettarmen Phase nicht. Wie die Forscher feststellten, waren die Teilnehmer der Studie *»eine psychologisch robuste Gruppe, die vorher nie an Depressionen oder Angstzuständen gelitten hatte und auch während der Studie keine ›stresshaften‹ Ereignisse durchmachte«*. Ihre weitere Überlegung: *»Die im Verlauf der jetzigen Studie beobachtete Stimmungsveränderung könnte schlimmer ausfallen, wenn sich die Untersuchten stärker gestresst fühlten oder anfälliger für psychische Erkrankungen wären.«*[8]

Diese Beobachtungen werfen einige interessante Fragen auf. Könnte die fettarme beziehungsweise kohlehydratreiche Ernährung, die in den vergangenen 30 Jahren so vehement propagiert worden ist, verantwortlich für den im gleichen Zeitraum beobachteten Anstieg in antisozialem Verhalten sein? Besorgniserregende Einsichten in dieser Frage erhalten wir aus Forschungsarbeiten, die an unseren nahen Primatenvettern durchgeführt wurden.

Monkey Business wird unangenehm bei fettarmer Diät*

Als Wissenschaftler männlichen erwachsenen Affen entweder eine »Luxus«-Ernährung (43 Prozent der Kalorien in Form von Fett) oder eine »kluge« Ernährung (30 Prozent der Kalorien in Form von Fett und 85 Prozent weniger Cholesterin als bei der Luxus-Ernährung) verabreichten, konnten sie beobachten, dass die fettarm ernährten Affen leichter erregbar waren und häufiger aggressiv wurden als die »luxuriös« ernährten Tiere. Die »kluge« Ernährung führte zu niedrigeren Cholesterinwerten.

Während nun die meisten Gesundheitsbehörden dies automatisch für gut halten würden, stellten die Forscher fest: *»Diese Resultate bestätigen Studien, die einen Zusammenhang zwischen relativ niedrigen Serum-Cholesterinkonzentrationen und gewalttätigem oder antisozialem Verhalten bei psychiatrischen oder kriminellen Populationen sehen und könnten wichtig sein, den in klinischen Tests beobachteten signifikanten Anstieg gewaltbezogener Todesfälle bei Menschen zu verstehen, die mit cholesterinsenkenden Maßnahmen behandelt wurden.«*

Studien in jüngster Zeit zeigen einen bedeutenden Anstieg der Häufigkeit und Schwere von Depressionen bei Männern mittleren und höheren Alters mit niedrigen Cholesterinwerten im Vergleich zu Männern mit höheren Werten.[10,11]

Als 1993 die Daten von über 11 000 Teilnehmern der von 1970 bis 1972 durchgeführten kanadischen Ernährungsstudie *Nutrition Canada Survey* veröffentlicht wurden, bestand bei den Teilnehmern mit einem Gesamt-Cholesterinwert von weniger als 4,27 mmol/l ein sechs Mal höheres Selbstmordrisiko als bei Teilnehmern mit einem Wert von über 5,77 mmol/l. Die Resultate wurden alters- und geschlechtsbereinigt und hatten auch noch Bestand, nachdem man die ersten fünf Folgejahre, die Arbeitslosen und die Teilnehmer, die wegen einer Depression behandelt wurden, ausgeschlossen hatte.[12]

Was Cholesterin angeht, so heißt niedriger *nicht* besser.

Unerwartete Auswirkungen

In einem Artikel in derselben Zeitschrift, die auch das erste Papier von Muldoon und seinen Kollegen veröffentlicht hatte, wurde betont,

* Wortspiel. Es geht um Versuche an Affen, bedeutet aber auch so viel wie Unfug oder Unsinn (Anm. d. Ü.).

dass das gestiegene gewalttätige Verhalten infolge von Maßnahmen zur Cholesterinsenkung bei den meisten klinischen Studien nicht auffalle.[13] David Horrobin, der Autor des Artikels, wies darauf hin, dass eine gesteigerte Aggression zu einem Anstieg von Kindsmissbrauch, mehr Gewaltmaßnahmen gegen Ehefrauen sowie gewalttätigen Auseinandersetzungen und Problemen bei der Arbeit führte. Mit anderen Worten: zu mehr antisozialem Verhalten, das zu allgemeiner Unzufriedenheit und gesellschaftlicher Zwietracht führt. Leider werden die sozialen Schäden, die dieser Aspekt der Cholesterinsenkung anrichtet, in den veröffentlichten Studien nie umfassend dargestellt, da diese Studien nur die Fälle eines gewaltsamen Todes registrieren, nicht aber das Ausmaß von Kummer und Leid oder die Zahl nicht-tödlicher Vorfälle. Die Senkung der Cholesterinwerte ist zwar ein Segen für alle, die fettarme Nahrungsmittel oder lipidsenkende Arzneimittel vertreiben; sie ist aber ein Fluch für alle, die ein langes, gesundes Leben führen möchten sowie für die Menschen, die in einer zivilisierten, friedfertigen und solidarischen Gesellschaft leben wollen.

Niedriges Cholesterin macht langsam

Als wäre das erhöhte Risiko einer Depression oder eines gewaltsamen Todes nicht schon schlimm genug, können niedrige Cholesterinwerte auch die normalen Gehirnfunktionen schädigen. Als Muldoon und seine Kollegen über 4000 Männer und Frauen im Alter zwischen 20 und 59 Jahren untersuchten, fanden sie, dass in dem Maße, wie bei Männern der Cholesterinspiegel sank, sich auch die Visuomotorik, ihre Reaktionsfähigkeit, verlangsamte. Wenn Sie meinen, die Geschwindigkeit der Visuomotorik könne Ihnen egal sein: Es ist eine der Fähigkeiten, die bestimmt, ob sie in einer Notfallsituation schnell genug reagieren, um sich vor dem Tod retten zu können. Wenn ein Kamikaze-Fahrer bei Rot über die Ampel rast und direkt auf Sie zufährt, dann könnte eine verzögerte Reaktionszeit den Unterschied bedeuten, ob Sie nun sicher nach Hause kommen oder tödlich verletzt werden.

Muldoon und sein Team untersuchten die Schnelligkeit der Visuomotorik der Probanden, indem sie diese auf einen Knopf drücken ließen, sobald ein geschlossenes Viereck im Zentrum eines Computerbildschirms erschien. Die Forscher fanden, dass die mittlere Reaktionszeit der Männer in der Gruppe mit den niedrigsten Cholesterinwerten (im Durchschnitt 152 mg/dl) 12,7 Millisekunden länger war als die der Männer mit den höchsten Werten (durchschnittlich 242 mg/dl).

Um diese Ergebnisse besser einordnen zu können, beschlossen die Forscher, diesen Unterschied mit dem Rückgang der Reaktionszeit zu vergleichen, der im normalen Alterungsprozess auftritt. Sie fanden heraus, dass die visuomotorische Reaktionszeit mit jedem Lebensjahr um 0,09 Millisekunden zunimmt. Deshalb sollte der Gesamtanstieg der Reaktionszeit zwischen dem Alter von 30 und 59 Jahren ungefähr drei Millisekunden betragen. Mit anderen Worten: Der Unterschied in der Reaktionszeit zwischen der Gruppe mit hohen und der mit niedrigen Cholesterinwerten war um ein Mehrfaches höher als der Unterschied, den drei Jahrzehnte Alterung bewirken![114]

Dies ist keinesfalls das erste Mal, dass niedrige Cholesterinwerte mit einer verringerten kognitiven Leistungsfähigkeit in Verbindung gebracht werden. Im Zuge einer früheren Studie hatten Muldoon und sein Team festgestellt, dass Personen mit einem geringen Gesamt- und LDL-Cholesterinspiegel bei einem Test, bei dem Bauklotzgruppen so zusammengefügt werden mussten, dass sie einem auf Karten vorgegebenen Muster entsprachen, schlechter abschnitten.[15]

Eine 1995 veröffentlichte englische Studie ergab, dass ein niedriger Blut-Cholesterinspiegel bei Hochschulstudenten mit langsameren Bewegungen und verlangsamter Entschlussfassung einherging.[16]

Im Rahmen der Zwillingsstudie des NHLBI ermittelten die Forscher die Blut-Cholesterinwerte von 44 Zwillingspaaren und verfolgten dann den kognitiven Zustand dieser Zwillinge über einen Zeitraum von fünf Jahren. Unter eineiigen Zwillingen, die eine ungleiche Abnahme der Geschwindigkeit der Informationsverarbeitung zeigten, wiesen die langsameren einen niedrigeren Serum-Cholesterinspiegel auf als ihre nicht verlangsamten Geschwister.[17]

In Ostfinnland ergab eine Untersuchung an 980 Männern und Frauen im Alter zwischen 69 und 78 Jahren, dass niedrige Cholesterinwerte einen erheblichem Zusammenhang mit der Alzheimerkrankheit aufwiesen.[18]

Ursache oder Wirkung?

Die Frage, die beantwortet werden will, ist natürlich die, ob die Beziehung zwischen niedrigem Cholesterin und schlechterer kognitiver Leistung direkt kausaler Art ist oder nur eine statistische Korrelation beschreibt. Um diese Frage beantworten zu können, bräuchte man Daten aus kontrollierten klinischen Untersuchungen, bei denen die kognitiven Leistungen vor und nach der cholesterinsenkenden Behandlung gemessen werden.

Zum Glück haben Forscher mehrere solcher Studien durchgeführt. In einer davon wurde gesunden Probanden nach einer zufälligen Auswahl zwölf Wochen lang entweder eine fettarme oder eine normale Standarddiät verabreicht. Die Leistungen bei einer längere Aufmerksamkeit erfordernden Aufgabe waren bei denen, deren Cholesterinwerte im Verlauf des Versuchs gesunken waren, deutlich schlechter.[19]

1992 ergab eine Doppelblind-, placebokontrollierte Studie, dass gesunde junge Männer, die nach dem Zufallsprinzip den bekannten cholesterinsenkenden Wirkstoff Lovastatin (Mevacor) eingenommen hatten, eine deutliche Verschlechterung bei geteilter Aufmerksamkeit (der Fähigkeit, sich gleichzeitig auf verschiedene Aufgaben und Reize zu konzentrieren), Wachsamkeit (der Fähigkeit, die Aufmerksamkeit aufrechtzuerhalten) und allgemeiner Performance (einer allgemeineren Einschätzung kognitiver Funktionen) aufwiesen. Diese Veränderungen zeigten sich schon nach einer dreiwöchigen Behandlung.[20] Wie die visuomotorische Geschwindigkeit, so ist auch die Fähigkeit zu geteilter Aufmerksamkeit entscheidend für die Sicherheit am Steuer.

Im Jahr 2000 berichteten Muldoon und seine Kollegen über die Ergebnisse eines Doppelblind- und placebokontrollierten Versuchs, der die kognitiven Funktionen und das psychologische Wohlbefinden bei gesunden Erwachsenen untersuchte, die nach dem Zufallsprinzip entweder Lovastatin oder ein Placebo erhielten. Zu Beginn und nach dem Ende der sechsmonatigen Studie wurden die Probanden einer Testreihe unterworfen, bei der Aufmerksamkeit, psychomotorische Geschwindigkeit, geistige Flexibilität, Arbeitsgedächtnis und Erinnerungsvermögen getestet wurden. Nach diesen sechs Monaten hatte sich die Placebogruppe in allen fünf Bereichen kognitiver Funktionen erheblich verbessert, während die Lovastatingruppe nur ein verbessertes Erinnerungsvermögen zeigte.[21] Als Muldoon und sein Team daraufhin eine weitere Studie durchführten, dieses Mal mit Simvastatin, erhielten sie ähnliche Resultate. Die Unfähigkeit, sich bei kognitiven Tests zu verbessern, wurde sowohl bei Dosen von zehn als auch von 40 mg Simvastatin beobachtet.[22]

Die Tatsache, dass eine cholesterinsenkende Behandlung die Reaktionszeit und geistige Konzentration hemmt, erklärt zu einem erheblichen Teil den gut dokumentierten Anstieg des Unfallrisikos bei Menschen mit niedrigem Cholesterinspiegel.[21]

Eine Einmischung, die besser unterbliebe

Schlussendlich sollte die Beziehung zwischen niedrigen Cholesterinwerten und höherer Sterblichkeit niemanden groß überraschen, der über nur ein Quäntchen Wissen im Bereich der Physiologie und Biochemie verfügt. Es gibt für fast alle Substanzen im Körper einen Optimalbereich, seien es Mineralien wie Kalium oder Natrium, lebenswichtige Hormone wie Testosteron oder Östrogen, ja sogar Wasser. Sowohl überschüssige *als auch* unzureichende Mengen dieser Substanzen können den fein abgestimmten Gleichklang der Stoffwechselprozesse im Körper stören und zu Erkrankungen führen. Wachstumshormone sind beispielsweise entscheidend wichtig für eine bestmögliche Gesundheit. Aber bei Personen, die zu viel dieser Hormone produzieren, besteht die Gefahr eines abnormalen Knochenwachstums, der Herausbildung Neandertaler-ähnlicher Gesichtszüge, von Organvergrößerung, Diabetes, kardiovaskulärer Erkrankung und Dickdarmkrebs. Ein Mangel an Wachstumshormonen führt hingegen zu vorzeitiger Alterung, Organverkümmerung, schlechter Immunfunktion, verlangsamtem Wachstum und verlangsamter Heilung sowie Zunahme des Körperfetts.

Man sollte auch die Störungen beobachten, die abnormale Werte von Schilddrüsenhormonen bewirken. Eine erhöhte Ausscheidung von Schilddrüsenhormonen wird oft mit Zappligkeit, Zittern, erhöhte Nervosität und Reizbarkeit, schnellem Herzschlag, Herzklopfen, vermehrtem Schwitzen, Gewichtsverlust, Ermüdung und Erschöpfung beschrieben. Unzureichende Freisetzung von Schilddrüsenhormonen führt dagegen zur Gewichtszunahme, trockener Haut und trockenem Haar sowie zu niedriger Körpertemperatur (die wiederum dazu beiträgt, dass man ständig friert), außerdem zu schweren Menstruationsblutungen, Verstopfung, Vergesslichkeit und anderen Zeichen geistiger Störungen.

Offensichtlich dürfen Einwirkungen auf den Spiegel grundlegend wichtiger Substanzen im Körper nicht auf die leichte Schulter genommen werden. Die Verfechter der Lipidhypothese scheinen sich um diese elementare Tatsache wenig geschert zu haben, als sie ihre fanatische Forderung erhoben, die Cholesterinwerte der Bevölkerung zu senken, obwohl dieser Stoff ein lebenswichtiger Bestandteil jeder Zelle des menschlichen Körpers ist, den Grundstoff für einige unserer wichtigsten Hormone bildet und eine entscheidende Rolle bei der Verdauung und bei geistiger Tätigkeit spielt.

Im nächsten Kapitel werden wir herausfinden, warum auch Autopsiestudien und Tierversuche deutlich machen, wie fadenscheinig die Lipidhypothese ist.

»Welch ein Glück für die Herrscher, dass die Menschen nicht denken.«
Adolf Hitler

KAPITEL 4
IRRELEVANTE KANINCHEN UND UNDANKBARE TOTE

Warum Autopsien und Untersuchungen an Tieren die Lipidhypothese nicht untermauern

Die Zunft der Mediziner möchte uns glauben machen, hohe Cholesterinwerte verursachten die Herzkrankheit, weil sie zum Aufbau arteriosklerotischer Plaques an der Arterienwand führten. Diese Plaque wächst so weit, dass sie die Blutzufuhr zum Herzen unterbricht. An diesem Punkt erhalten wir die gerechte Strafe für unser schreckliches Verbrechen, Butter, ganze Eier und nicht entfettetes Fleisch zu essen.

Wenn Cholesterin tatsächlich zur Arteriosklerose führte, dann müsste man logischerweise erwarten, bei Obduktionen von Herzinfarktopfern eine enge Verbindung zwischen dem Blut-Cholesterinspiegel und dem Ausmaß der Plaquebildung in den Koronararterien zu finden.

Die erste Obduktion, bei der diese Möglichkeit untersucht wurde, führten Kurt Landé und Wanen Sperry 1936 durch. Bei einer gründlichen und methodischen Untersuchung analysierten sie den Cholesteringehalt im Blut von Menschen, die eines plötzlichen und gewaltsamen Todes gestorben waren, und verglichen den Wert mit dem Grad der Arteriosklerose in der Aorta. Die Aorta ist die größte Arterie des Körpers, sie transportiert das Blut, das direkt aus dem Herzen kommt; hier findet sich häufig eine Arteriosklerose. Nach Ausschluss aller Fälle mit einem bereits vorher bestehenden Organschaden, außer dem, der durch die tödliche Verletzung hinzugefügt worden war sowie der Arteriosklerose, blieben 120 Personen im Alter zwischen elf und 80 Jahren übrig. Landé und Speny konnten keinen Zusammenhang zwischen dem Blut-Cholesterinwert und dem Lipidgehalt in der Aorta feststellen. Sie schrieben: *»Es war kein Zusammenhang erkenntlich, deshalb ziehen wir den Schluss, dass Auftreten und Schwere der Arteriosklerose nicht direkt durch den Cholesterinspiegel im Serum an sich verursacht werden.«*[1]

Anfang der 1960er-Jahre, als die Kampagne gegen Cholesterin und Fett zunahm, führte man weitere Studien durch, die Landés und Sperrys Ergebnisse bestätigten. In Indien untersuchten Forscher 200 obduzierte Personen, die eines plötzlichen Todes ohne vorherige Erkrankung und ohne Anzeichen einer organischen Erkrankung gestorben waren, und für die innerhalb von 16 Stunden nach ihrem Tod entnommene Blutproben zur Verfügung standen. Wiederum zeigte sich kein Zusammenhang zwischen den Serum-Cholesterinwerten und der Häufigkeit und Schwere einer Arteriosklerose. Die indischen Forscher verglichen auch die Cholesterinwerte von Blut, das vor und nach dem Tod dieser Personen entnommen wurde und stellten fest, dass sich beide Werte sehr stark ähnelten, solange das Blut innerhalb von 16 Stunden nach dem Tod entnommen wurde.[2] Das war eine wichtige Bestätigung für die Arbeit von Landé und Sperry, die allerdings Kritiker mit dem Argument zu diskreditieren versuchten, die Cholesterinwerte nach dem Tod gäben keinen verlässlichen Hinweis auf die Werte vor dem Tod.

1963 wurden die Obduktionsberichte von 42 Kriegsveteranen aus dem *Westminster Hospital* in der kanadischen Stadt London veröffentlicht.[3] Wiederum wurden die kurz nach dem Tod erhaltenen Cholesterinwerte mit den Werten vor dem Tod verglichen. Und wiederum gab es keine Korrelation zwischen dem Serum-Cholesterin und der Schwere der Arteriosklerose in den Koronararterien. Es gab auch keine Korrelation zwischen dem Serum-Cholesterinspiegel und dem Cholesteringehalt der Koronar- oder Hirnarterien. Als hingegen die Forscher nach Anzeichen einer KHK wie Blutgerinnsel, abgestorbenes Herzmuskelgewebe und Koronarinsuffizienz suchten, die bei einer Autopsie nachweisbar sind, fanden sie, dass diejenigen, bei denen es solche Anzeichen gab, tatsächlich einen niedrigeren mittleren Cholesterinwert hatten als diejenigen, bei denen es keine solchen Anzeichen gab.

Die Autoren fühlten sich verpflichtet, einen Patienten zu erwähnen, der neun Jahre lang einen durchschnittlichen Cholesterinspiegel von

111 mg/dl gehabt hatte. Trotz dieses extrem niedrigen Wertes zeigte sich bei ihm eine schwere Arteriosklerose sowie ein sehr hoher Lipidgehalt der Arterienwand (der dritthöchste Wert von allen Obduzierten). Dass dieser Mensch einen Cholesterinwert hatte, der dem normalen Arzt ein bestätigendes Lächeln entlocken würde, war ein schwacher Trost – seine Arterien waren in schrecklichem Zustand!

Die Forscher am *Westminster Hospital* sind nicht die einzigen, die schwere Herz-Kreislauf-Erkrankungen bei Patienten mit extrem niedrigen Cholesterinwerten beobachtet haben. In seinem Buch *Heart Frauds* [*Herz-Schwindel*] beschreibt Dr. Charles T. McGee den Fall eines Patienten, der kurz bevor er ihn aufsuchte, einen Schlaganfall und einen Herzinfarkt erlitten hatte – trotz eines Cholesterinwerts von nur 115 mg/dl. Ironischerweise führte dieser sehr niedrige Cholesterinwert dazu, dass der Laborcomputer des Pathologen automatisch ausdruckte: *»BEI DIESEM PATIENTEN BESTEHT EIN SEHR GERINGES ARTERIOSKLEROSE-RISIKO«*.[4]

1962 ergab eine Autopsiestudie polnischer Wissenschaftler, dass zwei Drittel aller mit einer gesicherten Arteriosklerose verstorbenen Patienten einen Serum-Cholesterinwert im normalen bis niedrigen Bereich aufwiesen. Als die Forscher die Arterien der Patienten untersuchten, konnten sie keinen Zusammenhang zwischen dem Cholesterin im Blut und dem Cholesteringehalt arterieller Plaques feststellen. Der Faktor mit der engsten Korrelation zur Arteriosklerose war das Alter.[5] Wenn wir älter werden, dann bauen selbst die Fittesten unter uns zumindest einige Plaques in den Arterien auf. Es geht darum zu verhindern, dass diese Plaquebildung so gravierend wird, dass die Plaques Arterien verstopfen und ein koronares Ereignis herbeiführen. Da der Cholesterinspiegel im Blut in keinem Verhältnis zur Schwere der Arteriosklerose steht, noch zu dem Cholesteringehalt der Plaques, dient die ganze Aufregung über diesen Wert in keiner Weise dem Ziel, eine gravierende Plaquebildung zu verhindern. Nachfolgende Autopsiestudien in Guatemala und den USA haben diese Tatsache weiter untermauert.[6,7]

Bei den Autopsiestudien, die eine Beziehung zwischen Serum-Cholesterin und Arteriosklerose behaupten, liegt der beste Korrelationskoeffizient bei mageren 0,36.[8–11] Für die mathematisch wenig

Bewanderten: Ein Korrelationskoeffizient ist ein Maß für die Stärke der Beziehung zwischen zwei Variablen (in diesem Fall Serum-Cholesterin und Arteriosklerose). Die Skala des Korrelationskoeffizienten reicht von –1 bis 1, wobei 1 eine perfekte Korrelation bezeichnet. Ein Korrelationskoeffizient von 0,36 ist extrem schwach, und damit kann man kaum eine behauptete »erhebliche« Verbindung untermauern.

Die Irrelevanz von Untersuchungen an Tieren

Viele Leser fragen sich sicherlich, wie es ursprünglich dazu kam, dass Cholesterin mit der Entwicklung der KHK in Zusammenhang gebracht wurde. Die ersten Samen für die Lipidhypothese wurden 1908 gelegt, als der russische Forscher M. A. Ignatowski ein proteinreiches Tierfutter an Kaninchen verfütterte. Als die Kaninchen cholesterinreiche Ablagerungen in den Arterien entwickelten, spekulierte er, das Eiweiß in der Nahrung könnte dafür verantwortlich sein. Nur wenige Jahre später entschlossen sich die Russen N. W. Wesselkin und Nikolai Anitschkow, die Möglichkeit zu untersuchen, dass Cholesterin und nicht Protein aus der Nahrung der Grund für die bei Ignatowskis Kaninchen gefundenen Plaques sein könnte. Anstelle proteinreichen Futters setzten sie jetzt Cholesterin dem Futter der Kaninchen zu und beobachteten, dass deren Cholesterinwert drastisch anstieg. Untersuchungen nach der Obduktion zeigten die Bildung fettiger Ablagerungen in den Arterien der Tiere.[12]

Weitere Studien in den folgenden Jahren haben gezeigt, dass eine fette Ernährung zu ähnlichen Ablagerungen etwa bei Hühnern, Meerschweinchen, Tauben, Papageien, Ziegen, Ratten und Mäusen führt. Das Problem ist nun, dass diese Tiere ganz oder überwiegend *pflanzenfressende* Geschöpfe sind, die sich aufgrund fettarmer Pflanzennahrung entwickelt haben; man muss also schon glaubensstark sein, um die Ergebnisse solcher Tierarten auf »alles fressende« Menschen zu übertragen. Untersuchungen an alles fressenden Tieren wie Katzen, Hunden oder Füchsen haben die Ergebnisse der früheren Studien an Kaninchen nicht bestätigen können. Experimente, bei denen Hunden cholesterinreiches Futter verabreicht wurde, haben keinerlei arterielle Ablagerungen gezeigt, außer in Fällen, wo die Schilddrüse entweder entfernt oder die Produktion des Schilddrüsenhormons zuvor durch entsprechende Medikamente unterdrückt worden war.[13] Anscheinend kann der Stoffwechsel alles fressender Tiere große Mengen Cholesterin leicht verarbeiten, während der Stoffwechsel pflanzenfressender Tiere wahrscheinlich nicht in der Lage ist, große Mengen Cholesterin oder tierisches Fett zu verarbeiten, die beide in pflanzlicher Nahrung fehlen.

Darüber hinaus sind die fettigen Ablagerungen in den Arterien der dafür anfälligen Tiere den bei KHK-Patienten beobachteten arteriosklerotischen Läsionen zwar ähnlich, aber nicht mit ihnen identisch. Die Läsionen bei den Kaninchen ähneln denen bei einem Frühstadium der Arteriosklerose beim Menschen, aber aus ihnen entstehen keine größeren Plaque-Formen. Auch das Verteilungsmuster dieser Läsionen unterscheidet sich erheblich vom Menschen und tritt an Stellen auf, die für die Arteriosklerose beim Menschen untypisch sind.

Am aussagekräftigsten ist vielleicht, dass bei Kaninchen, die mit Cholesterin und fettreichem tierischen Futter zwangsernährt werden, der Cholesterinwert im Blut auf astronomische Höhen schnellt – wesentlich höher als alle Werte, die je bei einem Menschen beobachtet worden sind. Cholesterin sammelt sich bei ihnen nicht nur in den Arterien an, sondern durchdringt die Organe und führt zu Fettansammlungen in Nieren und Leber, die Augen werden gelb, das Fell fällt aus. Wenn diese Tiere nicht schon vorher getötet werden, sterben sie an Appetitmangel, der zu Auszehrung und zum Verhungern führt, und nicht an einem Herzinfarkt. Der Fehler, die Ergebnisse solcher Studien auf den Menschen zu übertragen, wurde bereits 1935 von einem kritischen Forscher ausführlich dargelegt[14], aber viele Forscher zitieren noch immer die irrelevanten Untersuchungen an Tieren als »Beweis« dafür, dass gesättigte Fettsäuren und Cholesterin für den Menschen schädlich wären!

Beim Menschen führt der Cholesterinverzehr nicht zu dem bei Kaninchen beobachteten astronomischen Anstieg der Cholesterinwerte im Blut. Tatsächlich hat das Cholesterin in der Nahrung kaum Auswirkungen auf das Blut-Cholesterin, denn der Körper stellt sich sehr schnell dadurch auf eine veränderte Zufuhr von Cholesterin ein, dass er die eigene Produktion je nach Anforderung steigert oder senkt. Eine ausführliche Prüfung von 167 Cholesterin-Ernährungsstudien bestätigt, dass der durch Nahrungs-Cholesterin bewirkte Anstieg des Blut-Cholesterins vernachlässigbar klein ist und in keinem Zusammenhang mit dem KHK-Risiko steht.[15]

Lassen wir den Affen fallen

Einige Verfechter der Lipidtheorie verweisen gern auf Experimente, die gezeigt haben, dass die Verfütterung von gesättigten Fettsäuren bei Affen zur Arteriosklerose führt. Da die Menschenaffen unsere engsten Vettern im Tierreich sind, müsste, so glauben diese Forscher, ein Wirkstoff, der bei Affen zur Arteriosklerose führt, dies auch beim Menschen tun.

Falsch.

Bei Experimenten mit Grünen Meerkatzen aus Afrika haben Forscher wiederholt gefunden, dass Omega-6-mehrfach ungesättigte Fettsäuren weniger Arteriosklerose herbeiführen als gesättigte und einfach ungesättigte Fettsäuren.[16–18] Falls Experimente an Affen stellvertretend für Menschen angesehen werden könnten, dann würde das bedeuten, dass wir alle umgehend einfach ungesättigte und gesättigte Fettsäuren von unserem Speiseplan streichen und sie durch mehrfach ungesättigte Omega-6-Fettsäuren ersetzen müssten. Wie Sie aber in den folgenden Kapiteln erfahren werden, zeigen Ergebnisse von Studien mit Menschen, dass eine solche Strategie furchtbare Konsequenzen haben kann, weil sie tatsächlich das Risiko einer Herz- oder Krebserkrankung *steigern* kann!

Als die Forscher der Nahrung von Rhesusaffen das Cholesterin entzogen, aber den hohen Gehalt gesättigter Fettsäuren nicht reduzierten, beobachteten sie einen deutlichen Abfall des Cholesterins und einen Rückgang der Arteriosklerose bei den Tieren.[19] Das deutet darauf hin, dass der cholesterinsteigernde und arteriogenetische Effekt durch das Cholesterin selbst und nicht durch die gesättigten Fettsäuren hervorgerufen wurde. Bei Menschen aber hat das Cholesterin in der Nahrung so gut wie keine Auswirkung auf das Serum-Cholesterin. Warum sollten wir also annehmen, es hätte irgendeine Auswirkung auf die Arteriosklerose – vor allem, wenn die Einschränkung des Cholesterins in der Nahrung, genauso wie die Einschränkung der gesättigten Fettsäuren, bei Menschen zu keinerlei Senkung der KHK-Sterblichkeit geführt hat (siehe Kapitel 8)? Offensichtlich sind diese Versuche an Affen wenig aussagekräftig für den Menschen.

Was diese Tierstudien allerdings beweisen, ist, dass jede Gattung die Nahrung fressen beziehungsweise essen sollte, aufgrund derer sie sich entwickelt hat. Im Interesse einer bestmöglichen Gesundheit sollten pflanzenfressende Tiere Pflanzen, und Fleischfresser Fleisch fressen; wenn man die Tiere in ihrer natürlichen Umgebung sich selbst überlässt, dann tun sie das auch. Menschen sind eine einzigartige Gattung. Wir sind alles fressende Geschöpfe, die sich im Verlauf der letzten 2,4 Millionen Jahre entwickelt haben, indem sie frische oder nur wenig verarbeitete tierische oder pflanzliche Nahrung aßen; aber dank der industriellen Verarbeitung und der Werbung der Nahrungsmittelunternehmen sowie Gesundheitsbehörden sind wir gern bereit, allerlei veredeltes und stark verarbeitetes Essen zu uns zu nehmen, oftmals in dem irrigen Glauben, wir täten damit unserer Gesundheit etwas Gutes.

Selbst die Verfechter der Lipidhypothese halten wenig von dieser Annahme!

Die Tatsache, dass sich bei Autopsien keine nennenswerte Beziehung zwischen Cholesterin und Arteriosklerose erwiesen hat, untermauert die Annahme, dass Cholesterin kein Grund für die Herzkrankheit ist. Jede Beziehung zwischen Cholesterin und KHK kann lediglich eine sekundäre Verbindung sein. Selbst führende Verfechter der Lipidhypothese geben dies in kurzen Momenten der Aufrichtigkeit zu. In der bekannten medizinischen Zeitschrift *Lancet* schrieben William Kannel (der Leiter der Framingham-Studie) und Tavia Gordon (der eine andere große KHK-Studie geleitet hat): *»Serum-Cholesterin ist kein starker Risikofaktor bei der KHK, in dem Sinne wie hoher Blutdruck ein erheblicher Risikofaktorflir einen Schlaganfall oder das Zigarettenrauchen ein Risikofaktorflir Lungenkrebs ist.«*[20]

Frederick Stare, ehemals Mitglied der AHA, der in seiner Kolumne in der *Los Angeles Times* Millionen Amerikanern rückhaltlos den reichen Gebrauch von cholesterinsenkenden, mehrfach ungesättigten Ölen empfohlen hat, schrieb 1989 in einem Brief an das *Journal of the American Medical Association*: *»Der Cholesterinfaktor ist als Risiko-*

faktor bei der Herz-Kreislauf-Erkrankung von geringer Bedeutung. Weit bedeutsamer sind Rauchen, hoher Blutdruck, Fettleibigkeit, Diabetes, zu wenig Bewegung und Stress.«

Er erklärte weiterhin, dass *»der Cholesteringehalt der Nahrung nur geringen Einfluss auf den Cholesteringehalt des Blutes«* habe; au*ßerdem sei das* »National Cholesterol Education Program *[Nationales Aufklärungsprogramm über Cholesterin] ... höchst unglücklich, denn es betont einen geringen Risikofaktor der Herz-Kreislauf-Erkrankung über Gebühr und weckt damit bei Millionen Menschen falsche Hoffnung«.*[21]

Natürlich erschienen diese Erklärungen in medizinischen Fachzeitschriften, die Journalisten, die Öffentlichkeit und – leider – auch ein erheblicher Teil der Mediziner nur selten lesen. Solche Erklärungen erscheinen *nie* in den überschwänglich formulierten Presseerklärungen, öffentlichen Ankündigungen und Werbetexten, die den Anti-Cholesterin-Feldzug am Laufen halten.

»Es gibt Lügner, infame Lügner und dann gibt es noch die Statistiker.«
DR. KURT OSTER

KAPITEL 5
DIE SCHMÄHUNG DES GESÄTTIGTEN FETTS

Wie eine selektive Wissenschaft die Anti-Fett-Theorie entstehen ließ

Die meisten Beweise, wonach angeblich gesättigtes Fett die Herzkrankheit auslöst, stammen aus *epidemiologischen* Studien, nicht aus Untersuchungen der allgemeinen Bevölkerung. Verfechter der Lipidhypothese verweisen stolz auf Bevölkerungen, die sich arm an tierischen Fetten ernähren und bei denen die KHK nur selten auftritt. Aus irgendeinem unerfindlichen Grund erlischt ihr Enthusiasmus plötzlich, wenn dagegen die vielen Fälle zur Sprache kommen, in denen eine Bevölkerung sich mit großen Mengen gesättigten Fetts ernährt und es trotzdem nur eine geringe Rate von KHK gibt.

Epi-was?

Die *Epidemiologie* untersucht die statistische Beziehung, die bei verschiedenen Bevölkerungen zwischen dem Auftreten eines bestimmten Phänomens, in diesem Fall der KHK, und dem Auftreten derjenigen Faktoren, die als Grund für dieses Phänomen vermutet werden, besteht. Wenn wir beispielsweise feststellen, dass die KHK durchgängig häufiger bei Bevölkerungen auftritt, die große Mengen gesättigter Fettsäuren verzehren, und seltener bei Bevölkerungen mit einem geringeren Konsum an gesättigten Fettsäuren, dann haben wir einen *epidemiologischen Bezug* hergestellt. Dieser Bezug gibt uns ausreichende Anhaltspunkte für die Annahme, gesättigte Fettsäuren könnten *möglicherweise* für die Auslösung der KHK verantwortlich sein.

Nehmen wir einmal an, wir fänden eine durchgängige Beziehung zwischen der KHK und dem Verzehr gesättigter Fettsäuren. Egal wie stark die Beziehung zu sein scheint, so wäre sie keinesfalls ein »Beweis« dafür, dass gesättigte Fettsäuren die KHK verursachten. Es besteht immer die sehr reale Möglichkeit, dass ein anderer, noch nicht entdeckter Störfaktor der wahre Schuldige ist. Schließlich ist es kein Geheimnis, dass Bevölkerungen, die größere Mengen an gesättigten Fettsäuren konsumieren, auch mehr verfeinerte Kohlehydrate, Pflanzenöle, gehärtete Fette, verarbeitete Lebensmittel zu sich nehmen, und dass sich unter ihnen viele Personen befinden, die eine sitzende Tätigkeit ausüben und chronisch gestresst sind. Wie wir in späteren Kapiteln noch sehen werden, sind alle diese Faktoren mit der KHK in Verbindung gebracht worden. Wie können wir aber entscheiden, ob nun gesättigte Fettsäuren oder diese anderen Faktoren für irgendeinen beobachteten Zusammenhang zwischen Ernährung und KHK verantwortlich sind?

Epidemiologische Beweise können sehr nützlich sein und den Forschern Hinweise für zusätzliche Untersuchungen geben. Aber aufgrund der Vielzahl der möglichen störenden Einflüsse sollten sie *niemals* als schlüssiger Beweis für irgendetwas betrachtet werden. Um als kausal akzeptiert zu werden, muss eine Beziehung plausibel erklärbar sein und sich auch jederzeit und wiederholt durch streng kontrollierte Versuchsreihen (die in Kapitel 8 ausführlich besprochen werden) wissenschaftlich nachweisen lassen. In Hinsicht auf die Erfüllung dieser wichtigen Kriterien – Plausibilität, Beständigkeit und klinische Beweisbarkeit – scheitert der epidemiologische Beweis, gesättigte Fettsäuren mit der KHK zu verbinden, auf der ganzen Linie.

Die Geburtsstunde der Bewegung gegen tierische Fette

Im 20. Jahrhundert haben wir erlebt, wie die KHK von einer relativen Randerscheinung zur wichtigsten Todesursache in Amerika und den meisten entwickelten Ländern der Welt wurde. Forscher, Regierungen, die Ärzteschaft und die allgemeine Öffentlichkeit suchten verzweifelt nach einer Erklärung dafür.

Die Forscher wussten, dass das mit der Nahrung aufgenommene Cholesterin bei frühen Tierversuchen zu einem dramatischen Anstieg des Blut-Cholesterins geführt hatte, und dass diese Erhöhung des Cholesterins mit dem Aufbau »fettiger Ablagerungen« in den Arterien der Tiere einherging. Einige Forscher spekulierten, es könne denselben Prozess auch beim Menschen geben. Einer dieser Forscher war ein Herr mit Namen Ancel Keys.

In den 1950er-Jahren stellte der inzwischen verstorbene Keys als Erster die These auf, gesättigte Fettsäuren und Cholesterin seien für das verbreitete Auftreten der Herzkrankheit in modernen Staaten wie Amerika verantwortlich. Er machte sich daran, seine Hypothese zu »testen«, indem er die Beziehung zwischen der Fettaufnahme und der koronaren Sterblichkeit in verschiedenen Ländern verglich. Obwohl es damals verlässliche Daten über die Ernährung in 22 Ländern gab, suchte Keys lediglich sechs davon aus, um die Verbindung zwischen Fett, Cholesterin und Herzkrankheit zu untersuchen. Anhand dieser begrenzten Daten konnte Keys einen perfekten Kurvenverlauf der Beziehung zwischen koronarer Sterblichkeit und Fettaufnahme demonstrieren.[1]

Die Tatsache, dass Keys die Daten aus 16 weiteren Ländern nicht berücksichtigte, blieb nicht ganz unbemerkt – viele Forscher kritisierten den Kollegen aus Minnesota, weil er angeblich Länder ausgesucht hatte, die zu seiner Hypothese passten, und geflissentlich diejenigen ignoriert hatte, die ihr widersprachen. George Mann, ein Forscher von der *University of Vanderbilt,* der der Lipidhypothese äußerst kritisch gegenübersteht, entdeckte, dass Keys bei seiner Untersuchung die Länder ausgelassen hatte, deren Daten körperliche Tätigkeit als das präziseste Anzeichen für ein Herzkrankheitsrisiko untermauerten.

Als die Wissenschaftler alle 22 Länder untersuchten, für die es zur Zeit von Keys' Untersuchung verlässliche Informationen über die Ernährung gegeben hatte, verschwand die Korrelation zwischen Fett, Cholesterin und Herzkrankheit.[2] Statt eines völlig einheitlichen Musters sah die resultierende Grafik eher aus wie die Löcher auf einer abgenutzten Dartscheibe – überall Punkte!

Professor John Yudkin von der *University of London* entschied sich ebenfalls, die Stärke der epidemiologischen Beziehung zwischen Fett in der Nahrung und der KHK zu untersuchen. Anhand von Daten aus 15 Ländern untersuchte er die Verbindung zwischen bestimmten Ernährungsfaktoren und der KHK. Yudkins Verdacht, dass die Verfechter der Lipidhypothese *»nur die Daten, die ihre Sicht unterstütz-*

ten, zitierten«, wurde von seiner Analyse bestätigt, die 1957 in der Zeitschrift *Lancet* erschien.[3]

Der britische Forscher entdeckte, dass Länder mit einem ähnlich hohen Fettverzehr bei der KHK-Sterblichkeit deutliche Unterschiede aufwiesen. Das damalige Westdeutschland zeigte zum Beispiel einen ähnlichen Fettkonsum wie Finnland, während die Niederländer und Schweizer etwas mehr Fett verzehrten als die Finnen. Die KHK-Sterblichkeit war jedoch in Finnland drei Mal so hoch wie in den drei erwähnten Ländern. Ein ähnlicher Unterschied zeigte sich, als er die USA, Kanada und Australien mit Schweden und Norwegen verglich. Trotz eines fast gleich hohen Fettverzehrs war die koronare Sterblichkeit in Kanada und Australien fast drei Mal so hoch wie in den beiden skandinavischen Ländern. In den USA war die KHK-Sterblichkeit vier Mal so hoch! Die Vorstellung, Fett sei der überragend wichtige Risikofaktor für eine Herzkrankheit, war angesichts der extremen Schwankungen der KHK-Sterblichkeit reichlich gewagt.

Yudkin ging bei seiner Analyse sehr viel weiter als Keys – er untersuchte nicht nur den Gesamtfettverzehr, sondern auch, welcher Anteil der Kalorien aus Fett bestand sowie den Einfluss der verschiedenen Fettarten sowie die mögliche Rolle von Kohlehydraten und Eiweiß. Entgegen allen Behauptungen, tierische Fette seien besonders schädlich, fand er, dass der Zusammenhang zwischen ihnen und der KHK sogar noch schwächer war als der generell für Fett beobachtete. Von allen Ernährungsfaktoren, die Yudkin untersuchte, zeigte Zucker die größte Beziehung zur KHK.

Aber Yudkin beschränkte seine Analyse nicht auf Ernährungsfaktoren. Er untersuchte auch die Beziehung zwischen der KHK und verschiedenen Kennzeichen für Wohlstand. Dabei stellte sich heraus, dass der stärkste statistische Hinweis auf eine drohende KHK-Sterblichkeit der Besitz eines Fernsehers oder Radiogeräts war, dicht gefolgt vom Besitz eines Automobils. Selbstverständlich führen Elektrogeräte und Autos an sich nicht zur Herzkrankheit, aber ihr weitverbreiteter Gebrauch in einer Gesellschaft ist ein Hinweis darauf, dass der Lebensstil der Gesellschaftsmitglieder weitgehend von sitzenden Tätigkeiten geprägt ist. Wir wissen heute, dass körperliche Untätigkeit direkt durch die beschleunigte Degeneration des Herz-Kreislauf-Systems die Herzkrankheit begünstigt. Tatsächlich wiesen die damals verfügbaren Statistiken darauf hin, dass bei Berufstätigen, die vorwiegend eine sitzende Tätigkeit ausübten, die KHK häufiger auftritt.

Yudkin sah die KHK als eine Wohlstandskrankheit an, deren Häufigkeit mit steigendem Pro-Kopf-Einkommen zunahm. Er beobachtete auch, dass die Einwohner in reichen Ländern durchschnittlich meist mehr Kalorien zu sich nahmen, und dieses Phänomen verschlimmerte die negativen Auswirkungen der körperlichen Untätigkeit natürlich noch. Yudkin schloss aus alledem, dass die Konzentration auf Nahrungsfett unangemessen sei, da die KHK durch viele Faktoren hervorgerufen werde; diese Krankheit werde nicht von einem einzigen Nahrungsbestandteil ausgelöst, sondern von einer Kombination schädlicher Einflüsse, die bei den Bewohnern der reichen, entwickelten Länder vorherrschten.

Einige Jahre später, 1978, untersuchte Professor Michael Marmot die Sterblichkeitstrends in England und Wales über einen Zeitraum von 40 Jahren und fand heraus, dass die KHK-Sterblichkeit bei Männern und Frauen in der Arbeiterklasse stärker angestiegen war als bei den Angehörigen der Mittel- und Oberschicht. Die Veränderung der Klassenverteilung entsprach der relativen Zunahme des Rauchens und einem höheren Verzehr an verarbeiteten Kohlehydraten, der sich in einem höheren Zuckerverbrauch bei den unteren Schichten äußerte. Es gab keine Beziehung zwischen der Sterblichkeit an der Herzkrankheit und einem veränderten Muster des Fettverbrauchs der verschiedenen sozialen Schichten.[4]

1992 veröffentlichte das *International Journal of Epidemiology* Daten der Welternährungsorganisation und der Weltgesundheitsorganisation, die die Beziehung zwischen dem Verzehr tierischer Fette in 27 Ländern weltweit zeigten. Von den 18 Ländern, die zwischen 1961 und 1985 einen erhöhten Pro-Kopf-Verzehr an tierischen Fetten zeigten, meldeten elf einen *Rückgang* der KHK-Sterblichkeit zwischen 1972 und 1984![5]

Wir stehen erst am Anfang

Obwohl ihm seine höchst fragwürdigen Untersuchungsmethoden viel Kritik eingebracht hatten, erwies sich Keys' Sechs-Länder-Analyse von 1953 nur als Vorspiel. 1958 führte er eine groß angelegte Folgestudie durch, die als Sieben-Länder-Studie bekannt geworden ist und in der die behauptete Verbindung zwischen Fett, Cholesterin und Herzkrankheit weiter untersucht wurde. Wiederum wählte Keys willkürlich sieben Länder aus (Finnland, Griechenland, Italien, Japan, Jugoslawien, die Niederlande und die USA). Gruppen von männlichen Einwohnern dieser Länder wurden zu Beginn der Studie untersucht und dann zehn Jahre lang weiter beobachtet.

Statistische Vergleiche zwischen diesen ausgewählten Ländern belegten, dass gesättigte Fettsäuren das beste Anzeichen eines Herzkrankheitsrisikos waren. *Innerhalb* der einzelnen Länder verschwand diese Korrelation allerdings. Dies ist ein wichtiger Punkt, denn Vergleiche in einzelnen Ländern, in denen für die Einwohner ähnliche Umwelteinflüsse sowie kulturelle, wirtschaftliche und politische Bedingungen gelten, werden wahrscheinlich weniger durch den Einfluss von Störfaktoren verzerrt als Vergleiche zwischen verschiedenen Ländern.

Innerhalb der Länder schwankte die Herz-Kreislauf-Sterblichkeit zwischen einzelnen Regionen trotz ähnlicher Ernährungsgewohnheiten und Risikofaktoren ganz erheblich. In Griechenland gab es unter den Einwohnern von Kreta wesentlich weniger Fälle von KHK als unter den Einwohnern von Korfu, obwohl der Verzehr an gesättigten Fettsäuren auf beiden Inseln in etwa gleich war. Auch die Auswertung der Elektrokardiogramme (EKG) ergab keinerlei Beziehung zwischen der Ernährung und dem Herzkrankheitsrisiko. Anders als die klinische Diagnostik, die von den Ärzten vor Ort – mit unterschiedlicher Kompetenz – durchgeführt wurde, wurden alle EKG-Auswertungen im amerikanischen Studienzentrum vorgenommen.

Die Studie behauptete auch einen Zusammenhang zwischen dem Serum-Cholesterinspiegel und der Herzkrankheit. Die niedrigsten Cholesterinspiegel fand man bei den Japanern, wo es erheblich weniger Fälle von Koronartod gab als in den USA und Finnland, den beiden Ländern mit dem höchsten durchschnittlichen Cholesterinwert. Die geringste Häufigkeit der Herzkrankheit in der Studie fand sich bei den Einwohnern der griechischen Insel Kreta, deren durchschnittliche Cholesterinwerte genau auf der Mitte zwischen den beiden Extremen lagen. Die Kreter waren tatsächlich die gesündesten Teilnehmer an der gesamten Studie; bei ihnen gab es die wenigsten Todesfälle, nicht nur aufgrund der Herzkrankheit, sondern auch aufgrund sonstiger Krankheiten.

Die Kreter hatten einen durchschnittlichen Cholesterinwert von 202; in ganz Griechenland und auf der Insel Korfu lag der Wert bei 198, aber Fälle von Koronartod waren dort fünf Mal höher als in Kreta. In den beiden italienischen Regionen Crevalcore und Montegiorgio waren die durchschnittlichen Cholesterinwerte zwar identisch, aber die Sterberate aufgrund der Herzkrankheit war in Crevalcore 2,5 Mal so hoch wie in Montegiorgio. Auch in Rom, Kroatien und den Niederlanden zeigte das Serum-Cholesterin keinerlei Beziehung zur KHK-Sterblichkeit. Wie bei den gesättigten Fettsäuren waren auch die Cholesterinwerte *innerhalb* eines Landes kein verlässlicher Indikator für das Risiko einer Herzkrankheit.[6]

Trotz dieser Ergebnisse behauptete Keys, seine Studie zeige, dass niedrige Cholesterinwerte und ein niedriger Verzehr von Fett, insbesondere der gesättigten Fettsäuren, das Risiko einer Herzkrankheit senken. Zwar stellten zahlreiche Forscher diese Schlussfolgerungen infrage, doch Keys' Theorie vom niedrigen Fettverzehr wurde nur umso breiter propagiert. Keys gehörte zum Ausschuss für Ernährungsberatung der höchst einflussreichen *American Heart Association* (AHA), und seine irrigen Theorien wurden 1961 in die offiziellen AHA-Ernährungsrichtlinien übernommen.[7] Das war der Beginn einer langen Tradition, die darin bestand, dass die Mainstream-Behörden selektiv epidemiologische Forschungen zweifelhafter Stichhaltigkeit zitierten.

Nachweislich haben uns die 1950er-Jahre weit mehr als nur den Rock'n Roll beschert; Keys gilt trotz der vielen Ungereimtheiten in seiner Argumentation allgemein als der Urheber der Bewegung gegen gesättigte Fettsäuren.

Die Statistik den Kundenwünschen anpassen

Von Dr. Malcolm Kendrick, einem Forscher und Arzt aus England, stammt der Nachweis, dass Keys, wenn er die Staaten

1. Finnland
2. Israel

3. die Niederlande
4. Deutschland
5. Schweiz
6. Frankreich
7. Schweden

statt

1. Italien
2. Griechenland
3. das ehemalige Jugoslawien
4. die Niederlande
5. Finnland
6. die USA
7. Japan

gewählt hätte, das exakt gegenteilige Ergebnis erhalten hätte, nämlich: Je mehr gesättigte Fettsäuren und Cholesterin aufgenommen werden, desto geringer ist das KHK-Risiko![8]

Warum hat sich Keys also entschlossen, eine solch selektive und irreführende Analyse durchzuführen? Die Antwort könnte in Ereignissen des Jahres 1954 liegen, als die Weltgesundheitsorganisation (WHO) ihre erste Expertentagung über die Pathogenese der Arteriosklerose abhielt, auf der über die sich damals ausbreitende KHK-»Epidemie« beraten werden sollte. Viele führende KHK-Forscher waren zu dieser Konferenz nach Genf gekommen, darunter Berühmtheiten wie Paul Dudley White aus Boston, Gunnar Björk aus Stockholm, Noboru Kimura aus Japan, George Pickering aus Oxford und ein gewisser Ancel Keys aus Minnesota.

Ancel Keys, der für seine scharfen, offenen und bissigen Kommentare bekannt war, trat bei dieser Konferenz anfänglich auch so auf, wird berichtet. Als der forsche Mann aus Minnesota jedoch vertraulich seine Ernährungstheorie der Herzkrankheit bei dieser richtungweisenden Konferenz vorstellte, begegneten ihm die anderen Wissenschaftler mit erheblicher Skepsis. Henry Blackburn, ein langjähriger Mitarbeiter von Keys, erinnert sich, Keys sei *»völlig verblüfft darüber [gewesen], dass seine Ideen nicht auf der Stelle akzeptiert wurden«.*

Der britische Professor George Pickering unterbrach Keys' Vortrag mit einer Frage, die etwa folgendermaßen lautete: *»Professor Keys,* *könnten Sie so freundlich sein, uns den Hauptbeweis zu beschreiben, der Ihrer Meinung nach Ihre Theorie von Ernährung und Herz untermauert?«*

In diesem entscheidenden Moment wurde Keys, sonst nicht ums Wort verlegen, auf dem falschen Fuß erwischt. Blackburn erinnert *sich: »... Ancel tappte in eine Falle, er machte einen Fehler; er zitierte einen Beweis und sie konnten ihn entkräften. Anstatt zu sagen: ›Also, diese Theorie basiert auf Beweisen, die wir hier, von dieser Klinik, von diesem Labor, und anhand dieses Bevölkerungsvergleichs erhalten haben‹, lieferte er keine starken Argumente. Er zitierte einen Beweis – der wurde entkräftet. Als er nach diesem Schlag wieder vom Boden aufstand, verließ er den Raum und meinte: ›Den Burschen werd' ich's zeigen‹ – und plante die Sieben-Länder-Studie.«*[9]

Keys war angeblich *»von diesem Ereignis so stark getroffen, dass er die Konferenz in Genf verließ, entschlossen, den endgültigen Beweis für die Bestätigung oder die Nichtigkeit seiner Ernährungs-Herz-Theorie zu finden.«*[10]

Um die Erniedrigung und den Spott, den er bei der WHO-Konferenz geerntet hatte, zu rächen, scheint Keys wild entschlossen gewesen zu sein, seine Theorie um jeden Preis zu bestätigen. Eine große internationale Studie, die nur Länder umfasste, die seine Theorie bestätigten, sollte ihm den schlüssigen Beweis liefern, den er dringend brauchte. Das war die Geburtsstunde der »Sieben-Länder-Studie«.

Es ist absolut verwerflich, dass zugelassen wurde, dass das fehlgeleitete Streben eines einzelnen Mannes nach persönlicher Genugtuung unwiderruflich den gesamten Verlauf der modernen Medizin verändert hat. Kendricks Urteil trifft zu: Würde sich heute jemand an einen Forschungsrat wenden und die Genehmigung und Finanzmittel für eine Studie beantragen, die dermaßen begrenzt und voreingenommen wäre wie diese »Sieben-Länder-Studie«, dann würde er höhnisch ausgelacht. Und das mit Recht. Ob persönliche Vendetta oder nicht, zu einer redlichen Wissenschaft gehört, dass ein Forscher erst dann zu einer Schlussfolgerung gelangt, nachdem er das gesamte verfügbare Beweismaterial geprüft hat, und nicht nur die Aspekte, die seine eigenen, vorher feststehenden Schlüsse unterstützten.

»Geschichte ist die Version vergangener Ereignisse, auf die sich die Menschen geeinigt haben.«
NAPOLEON BONAPARTE

KAPITEL 6
DIE STUDIEN, ÜBER DIE MAN IHNEN ERZÄHLT HAT

Die Forschungsstudien über die Verbindung zwischen gesättigtem Fett sowie niedriger Rate von KHK und Schlaganfall

Während die Verfechter der Lipidhypothese unablässig behaupten, bei den Bevölkerungen mit dem geringsten Verzehr gesättigter Fettsäuren gebe es die niedrigste Rate von Herzkrankheit, haben zahlreiche epidemiologische Studien genau das Gegenteil ergeben. Die Forscher haben Beispiele von Bevölkerungen aus aller Welt gegeben, bei denen die Rate der Herzerkrankung extrem niedrig ist, obwohl sie große Mengen gesättigter Fettsäuren verzehren. Die Forschungen haben auch ergeben, dass ein geringer Konsum von gesättigten Fettsäuren keineswegs das seltenere Auftreten der kardiovaskulären Krankheit in Japan oder im Mittelmeerraum erklären kann.

Die Mittelmeerdiät: Tatsachen gegen Erfindung

Die Beobachtung, dass es in bestimmten Ländern Südeuropas unterdurchschnittliche Raten der Herzkrankheit gibt, hat erhebliches Interesse an der sogenannten »Mittelmeerdiät« geweckt. Da ich italienischer Abstammung bin, weckte die wachsende öffentliche Aufmerksamkeit für dieses Produkt natürlich meine Neugierde, und ich las mit Interesse die Beschreibungen einer angeblich typischen südeuropäischen Diät. Frische Früchte, Gemüse, Olivenöl, Rotwein und Hülsenfrüchte, so wurde behauptet, seien gemeinsame Bestandteile der Diät; aus persönlicher Erfahrung wusste ich, dass das zumindest für die italienische Küche stimmte. Als ich aber las, dass ein typischer Südeuropäer eine fettarme Diät mit minimalem Verzehr tierischer Nahrung, die gesättigte Fettsäuren enthält, zu sich nähme, da konnte ich nur mit den Augen rollen und den Kopf schütteln.

Wer auch nur im Entferntesten mit der italienischen, französischen oder griechischen Küche vertraut ist, der weiß, dass sie alles andere als mager ist. Ich erinnere mich lebhaft an Besuche des Bauernhofs meiner Großeltern in meiner Kindheit. Meine geliebte Nonna (italienisch für Großmama) gab uns Wurst zu essen, die aus Schweine- oder Kalbfleisch hergestellt war, und frisch gelegte Eier. Auch selbst gemachter Käse und Salami waren regelmäßig Bestandteil der Ernährung meiner Großeltern, ebenso Hühner, Fasane und Tauben. Rindfleisch, Schweinefleisch und Geflügel wurden im Ganzen verzehrt – von der heute oft praktizierten Gewohnheit, das Fett chirurgisch vom Fleisch zu trennen oder die Haut vom Geflügel zu entfernen, hatte man noch nie gehört, und das wäre sicherlich als äußerst merkwürdig, ja als Verschwendung missbilligt worden. Beim Kochen wurde oft Speck verwendet und zusätzlich zu all diesem tierischen Fett wurden verschwenderische Mengen Olivenöl an Saucen, Salate und zum Gemüse gegeben.

Meine Großeltern waren kein Sonderfall, denn praktisch alle Menschen ihrer Generation, die aus derselben Gegend Italiens eingewandert waren, aßen genauso. Außerdem hatten sie ihre Essgewohnheiten nicht spontan nach der Einwanderung entwickelt, sondern genauso hatten sie zu Hause im süditalienischen Kalabrien gegessen. Und die Italiener dieser Generation wurden keineswegs von Krankheiten geplagt, im Gegenteil: Sie waren stark, widerstandsfähig und langlebig. Erst unter der folgenden Generation, die viel öfter als ihre Eltern und Großeltern zu Zucker, verfeinertem Mehl, mehrfach ungesättigten Ölen und anderen verarbeiteten Nahrungsmitteln griff, trat die Herzkrankheit deutlich häufiger und in einem immer jüngeren Alter auf.

Süditaliener sind nicht die einzigen Mittelmeeranwohner, die gern fettreich essen. Im gesamten Adria-Raum sind fette Nahrungsmittel wie Lamm- und Schweinefleisch oder Fetakäse normaler Bestandteil der griechischen Küche, und die Franzosen sind für ihren großzügigen Verzehr von gesättigtem Fett bekannt. Das sogenannte »französische Paradox« beschreibt die Tatsache, dass ein reichlicher Verzehr von gesättigtem Fett dortzulande mit einer besonders geringen Sterblichkeitsrate bei der Herzkrankheit einhergeht – eine Beobachtung, die all denen, die mit der fettarmen Doktrin geimpft sind, erhebliches Kopfzerbrechen bereitet. Der Verzehr von gesättigtem Fett ist in Frankreich fast doppelt so hoch wie in den USA, trotzdem ist die KHK-Sterblichkeit in Frankreich noch nicht einmal halb so hoch wie in den »Staaten«.

Dass die Franzosen dem antioxidantienreichen Rotwein eifrig zusprechen, wird oft als Erklärung für dieses angebliche Paradox herangezogen, kann aber den Unterschied nicht hinreichend erklären. Schließlich lieben auch die Italiener den Rotwein; ihr Pro-Kopf-Verbrauch liegt ähnlich hoch wie in Frankreich. Trotzdem sind in Italien die Sterberaten an der KHK – wenn auch deutlich niedriger als in den USA – erheblich höher als in Frankreich.

Was machen die Franzosen also anders bei der Ernährung? Im Vergleich mit den Amerikanern verbrauchen die Franzosen durchschnittlich acht Prozent weniger Kalorien aus ernährungsphysiologisch leeren, den Blutzucker in die Höhe treibenden Süßmitteln wie Zucker. Sie verbrauchen viereinhalb Mal so viel Butter, während die Amerikaner erheblich größere Mengen ungesättigten Pflanzenöls verzehren, hauptsächlich in Form von mehrfach ungesättigtem Sojaöl und Margarine. Dagegen verzehren die Menschen in anderen Mittelmeerländern mit einer niedrigen KHK-Rate, wie Griechenland, Italien, Portugal und Spanien, ebenfalls große Mengen ungesättigter Fettsäuren, aber meistens in Form von Olivenöl, das reich an ungesättigten Fettsäuren ist. Alle diese Länder haben zwar eine geringere KHK-Rate als die USA, aber keines von ihnen kann es mit Frankreich aufnehmen, wo der Verzehr an gesättigten Fettsäuren am höchsten ist.

In allen oben erwähnten südeuropäischen Ländern stieg der Verzehr tierischen Fetts zwischen 1961 und 2000 deutlich an. Auch der Gesamtfettverzehr stieg in diesem Zeitraum erheblich, was der verbreiteten Vorstellung über den Mittelmeerraum als eine Art fettarmes Nirwana widerspricht. Der Anstieg beim Gesamtfettverzehr und beim Verzehr tierischen Fetts ging mit einem Anstieg der KHK-Sterblichkeit in Spanien und Griechenland einher, aber gleichzeitig sank die Zahl entsprechender Todesfälle in Frankreich, Italien und Portugal.[1] Die Vorstellung, eine Ernährung, die reich an ungesättigten Fettsäuren ist, trüge zu der bei den Einwohnern südeuropäischer Länder geringen Rate von Herzkrankheit bei, scheint lediglich Wunschdenken zu sein.

Das ostafrikanische »Paradox«

Der berühmte Stamm der Massai in Kenia widerlegt ebenfalls die Lipidhypothese. Diese Nomaden sind ein Volk schlanker Menschen; ihre Stämme haben jahrtausendelang als Schäfer überlebt. Den meisten hier im Westen erschiene ihre Diät, sagen wir, ein wenig extrem. Die Massai leben prächtig auf der Grundlage fettreicher Milch, von der die männlichen Stammesangehörigen mehr als drei Liter täglich trinken. Zu behaupten, die Massai äßen von Zeit zu Zeit gern einmal ein saftiges Steak, wäre eine Untertreibung; es ist berichtet worden, dass sie an Markt- und Festtagen enorme Mengen Fleisch essen – zwischen zwei und fünf Kilogramm fettes Rindfleisch pro Mahlzeit!

Zwar nehmen die jungen und älteren Massai auch pflanzliche Nahrung zu sich, aber der Brauch will, dass die Massai-Männer im Alter zwischen zwölf und 30 Jahren sich streng an diese Diät von Milch und Fleisch halten, die in der Trockenzeit gelegentlich durch frisches Rinderblut ergänzt wird. Der Fettverzehr dieser jungen Männer ließe die meisten Gurus der fettarmen Ernährung an ihren Reiskeksen ersticken; dank der fetten Milch und dem Fleisch bringen es gesunde Massai-Krieger im Durchschnitt auf satte 300 Gramm tierischen Fetts pro Tag.[2]

In den 1960er-Jahren entschloss sich Professor George Mann, Kenia zu besuchen und die Wirkung einer solchen Ernährung auf die Herz-Kreislauf-Gesundheit der Massai zu untersuchen. Der herrschenden Lehrmeinung zufolge müsste die Herzkrankheit unter den Massai wüten, aber Mann traf auf eine schlanke und extrem gesunde Bevölkerung, bei der es praktisch keine KHK gab. Als er ihr Blut-Cholesterin untersuchte, fand er einen der niedrigsten Werte, der je bei einer Bevölkerung gemessen worden ist. Die meisten männlichen Massai hatten einen Cholesterinwert unter 160, ein überraschender Gegensatz zu der Annahme, eine Ernährung, die viel tierisches Fett enthält, führte automatisch zu erhöhten Cholesterinwerten.[3]

Anhänger der Cholesterinhypothese haben spekuliert, dies müsse auf eine Art genetischer Abweichung zurückzuführen sein; also haben sich die Forscher entschlossen, die Serum-Cholesterinwerte von Massai in der Stadt und auf dem Lande zu vergleichen. Die Untersuchung von männlichen Massai, die nach Nairobi gezogen waren und dort eine »verfeinerte« urbanisierte Ernährung und einen eher sitzenden Lebensstil entwickelt hatten, zeigten einen durchschnittlichen Cholesterinspiegel, der etwa 25 Prozent höher war als der ihrer Rinder hütenden Stammesgenossen.[4] Genetische Faktoren allein konnten die niedrigen Cholesterinwerte der Massai nicht erklären, denn sie schienen in Bezug auf Cholesterin den Umweltbelastungen genauso ausgesetzt wie wir alle.

Als Mann die Herzen und Aorten verstorbener männlicher Massai untersuchte und sie mit obduzierten Amerikanern gleichen Alters verglich, fand er, dass es bei den Massai praktisch keine Atherome (fortgeschrittene arterielle Plaques) gab, diese bei den Amerikanern aber weit verbreitet waren. Mann fand auch keine Hinweise auf Infarzierungen des Herzgewebes bei den untersuchten Massai.[5] Da sie ein athletisches Volk von außergewöhnlicher physischer Kondition sind, glaubte Mann, ein wichtiger Grund dafür, dass es bei den Massai keine Herzkrankheit gibt, liege in der überdurchschnittlichen Größe ihrer Koronararterien. Mann beobachtete, dass sich bei Männern zwischen 15 und 30 Jahren fibröse Plaques in den Arterien zu stabilisieren und konstant zu bleiben schienen, bevor sie sich im Alter über 30 weiter ausbildeten.

Es ist interessant festzuhalten, dass das Alter zwischen zwölf und 30 Jahren die Zeit ist, in der bei den Massai Fettverzehr und körperliche Aktivität am höchsten sind. Während die Männer in dieser Altersgruppe an eine Ernährung mit Milch und Fleisch gebunden sind, beobachtete Mann, dass die jungen und älteren Massai-Männer weniger körperlich aktiv waren und auch in geringem Maße verarbeitete Nahrungsmittel wie Mehl, Zucker, Süßigkeiten und Backfett zu sich nahmen. Manns Beobachtungen der Massai aus erster Hand überzeugten ihn davon, dass die Lipidhypothese *»das Täuschungsmanöver des Jahrhunderts in der öffentlichen Gesundheit … [und] der größte Schwindel in der Geschichte der Medizin«* war.[6]

Wenige Jahre später führte eine weitere Gruppe amerikanischer Forscher ähnliche Obduktionsuntersuchungen an verstorbenen Massai durch und bestätigte das von Mann beschriebene *»seltene Auftreten der Arteriosklerose«*.[7]

Kurz vor Manns Besuch in Kenia untersuchte Dr. Gerald Shaper von der *Makerere College Medical School* in Uganda die Samburus, einen etwas weiter nördlich lebenden Stamm. Wie die Massai, so verschmähen auch die Samburus pflanzliche Nahrung und verzehren eine extrem fette, eiweißreiche Kost von Milch und Fleisch. Sie essen zwar weniger Fleisch als die Massai, trinken dafür aber erheblich mehr Milch. Die Samburu-Krieger und die älteren Männer können bei einer Mahlzeit viereinhalb bis sieben Liter fettreicher Milch trinken. In der Regenzeit, wenn viel Gras wächst und ihre Kühe deshalb mehr Milch geben, tun sie dies zwei Mal am Tag. Diese Menge kann in der Trockenzeit auf »nur« zwei bis dreieinhalb Liter sinken.

Als Ergebnis ihres reichen Milchverzehrs sind die gertenschlanken Samburus in Bezug auf ihren Fleischkonsum keine Leichtgewichte: Männer verzehren pro Tag bis zu 400 Gramm tierisches Fett. Wenn also die Lipidhypothese richtig wäre, dann ginge der Rekordverzehr an Fett der Samburus mit schwindelerregend hohen Cholesterinwerten und astronomischen Raten der Herzkrankheit einher. Doch Shaper fand das genaue Gegenteil. Ähnlich wie die Massai haben auch die schlanken, athletischen Samburus niedrige Cholesterinwerte, und es gibt bei ihnen kaum KHK.[8]

Sie können nun denken, der hohe Grad an körperlicher Aktivität sei für die niedrige KHK-Rate bei diesen afrikanischen Nomaden, die bis zu 30 Kilometer pro Tag zu Fuß unterwegs sind, verantwortlich. Diese körperliche Aktivität war durchaus hilfreich, aber nicht deshalb, weil sie der behaupteten schädlichen Wirkung des gesättigten Fetts entgegenwirkte. Schließlich half viel körperliche Aktivität auch der Bevölkerung in Nordkarelien, im Norden Finnlands, in den 1960er-Jahren nicht. Obwohl viele von ihnen Holzfäller oder Bauern waren, gab es unter dieser isolierten Gruppe eine der höchsten KHK-Raten der Welt. Auch auf der Insel St. Helena, auf der es seinerzeit kaum Autoverkehr gab und die Einwohner die hügelige Landschaft zu Fuß durchqueren mussten, war in den 1960er-Jahren die KHK-Rate hoch. Der Fettkonsum auf St. Helena war relativ gering, aber der Zuckerverzehr war hoch.[9]

Kokosnuss und Cholesterin: das Pazifikinsel-»Paradox«

In den 1960er-Jahren untersuchten Forscher auch die Bewohner von Pukapuka und Tokelau, zwei winzigen Atollen im Südpazifik. Der weitaus größte Bestandteil der Ernährung auf Pukapuka und Tokelau ist die Kokosnuss, die fast bei jeder Mahlzeit gegessen wird. Die Kokusnuss nimmt unter den Pflanzen eine Sonderstellung ein, denn der Anteil an gesättigten Fettsäuren ist bei ihr sehr hoch, sogar noch höher als bei tierischen Fetten. Die Forscher fanden, dass bei den Einwohnern von Pukapuka und Tokelau 35 beziehungsweise 53 Prozent der täglichen Kalorienzufuhr aus Fett bestanden, das wegen ihres hohen Kokusnusskonsums fast ausschließlich gesättigt war. Die Ernährung der Insulaner verstieß so ziemlich gegen alles, was die Lipidtheoretiker empfehlen – und es ging ihnen dabei hervorragend. Die Forscher stellten fest, dass es unter den Einwohnern von Pukapuka und Tokelau überhaupt keine Herz-Kreislauf-Erkrankungen gab.[10] Tatsächlich waren degenerative Erkrankungen aller Art unter den Insulanern äußerst selten.

Es ist interessant festzuhalten, dass der durchschnittliche Serum-Cholesterinspiegel unter den Einwohnern von Tokelau 240 betrug, nach den gegenwärtigen Richtlinien viel zu hoch. Diese Menschen erfreuen sich zwar bester Gesundheit – doch würden sie heute in einer Arztpraxis einen Gesundheitscheck machen lassen, würde man ihnen dringend raten, eine lipidsenkende Therapie einzuleiten, um ihr »erhöhtes KHK-Risiko« zu senken!

Wiederum könnten diejenigen, die an die Cholesterintheorie glauben, versucht sein, die gute Gesundheit der Insulaner als genetisches Phänomen abzutun. Aber Beobachtungen an Insulanern, die nach Neuseeland gezogen waren, wo sie eine westliche Diät mit einem hohen Anteil verarbeiteter Nahrungsmittel zu sich nahmen, ergaben einen ungünstigen Anstieg der Blutfettwerte, erhöhten Blutdruck und eine erheblich höhere Rate von Krankheiten wie Diabetes und Gicht. Diese Krankheiten traten umso häufiger auf, je länger die Insulaner in Neuseeland blieben.[11–14]

Tierisches Fett und KHK in Indien

Dr. S. L. Malhotra aus der indischen Stadt Bombay untersuchte die Häufigkeit der koronaren Herzkrankheit bei mehr als einer Million männlicher Angestellten der indischen Eisenbahn. Er fand die höchste Rate der Herzkrankheit (135 je 100 000 Angestellte) im südindischen Madras; dagegen gab es die geringste Rate (20 je 100 000 Angestellte) im nordindischen Punjab. Im Vergleich zum Punjab war der Fettverzehr in Madras, wo es mehr Herzkrankheit gab, viel geringer und stammte überwiegend aus Gemüsesorten, die reich an mehrfach ungesättigtem Fett waren. Im Punjab bildete gesättigtes Fett aus Milch und anderen Molkereiprodukten einen erheblichen Teil der Nahrung, mehrfach ungesättigte Fette machten nur zwei Prozent des Gesamtfettkonsums aus.

Trotz einer erheblich höheren Rate von Rauchern bestand für die Angestellten aus dem Punjab mit ihrer Nahrung, die reich an gesättigtem Fett war, ein siebenfach geringeres Risiko, an der Herzkrankheit zu sterben, als für ihre Kollegen aus Madras. Zusätzlich war die durchschnittliche Lebenserwartung der Angestellten aus dem Punjab, die im Zeitraum der Studie starben, um acht Jahre höher als in Madras.[15] Wie die meisten Forschungen, deren Ergebnisse nicht passen, wird auch Malhotras gigantische Studie von all denen, die fettarme Diäten propagieren, völlig ignoriert.

Was ist mit den Japanern?

Die Japaner, die nur relativ niedrige Raten von Herzkrankheit haben, werden oft zur Untermauerung der Lipidhypothese angeführt. In einer großen Studie an japanischen Emigranten zeigten Dr. Michael Marmot und Kollegen, dass die Wahrscheinlichkeit, dass sie nach ihrer Einwanderung in die USA an einem Herzinfarkt starben, erheblich stieg und fast das Niveau der Amerikaner selbst erreichte. Da die Ernährung der Japaner charakteristischerweise weniger Fett enthält als die durchschnittliche amerikanische, haben sich die Verfechter einer fettarmen Diät auf diese Studie gestürzt, weil sie angeblich ein »Beweis« für die Lipidhypothese sei. Diese Leute haben Marmots Studie offensichtlich nicht zu Ende gelesen; denn weder die Ernährung noch der Serum-Cholesterinspiegel standen mit der gestiegenen Sterblichkeit aufgrund einer Herzkrankheit unter diesen Emigranten im Zusammenhang.[16]

In einer Folgestudie fand Dr. Marmot, dass der stärkste Hinweis auf ein Risiko der Grad war, zu dem die japanischen Emigranten ihre traditionelle Kultur aufrecht erhielten. Japano-Amerikaner, die am stärksten ihrer ursprünglichen Kultur anhingen, erkrankten nur ähnlich selten an einer Herzkrankheit wie ihre daheim gebliebenen Landsleute. Die Gruppe jedoch, die am stärksten die westliche Kultur übernahm, hatte ein zweieinhalb- bis fünffach erhöhtes Risiko, an der KHK zu erkranken. Um den Zusammenhang zwischen Kultur und Diät zu enträtseln, unterteilten Marmot und seine Kollegen die traditionelle und die nicht-traditionelle Gruppe weiter, auf der Grundlage ihrer Ernährungsgewohnheiten. Sie fanden, dass die Japano-Amerikaner, die die japanische kulturelle Tradition wahrten, sich aber von fettreicheren amerikanischen Nahrungsmitteln ernährten, wesentlich besser vor der KHK geschützt waren als diejenigen, die den US-Lebensstil übernahmen, aber fettärmere japanische Speisen konsumierten.[17]

Marmots Studie legt nahe, dass das seltene Auftreten der KHK bei den Japanern eher auf kulturelle und soziale Gründe als auf die Ernährung zurückzuführen ist. Marmot betonte, dass die Japaner normalerweise viel mehr Wert auf Gruppenzusammenhang und gesellschaftliche Stabilität legen – diese stützende gesellschaftliche Struktur ist möglicherweise ein wichtiger Puffer gegen Stress. Wie wir in Kapitel 14 sehen werden, ist Stress der Herz-Kreislauf-Gesundheit höchst abträglich.

Japanische Bürger haben nicht nur die geringste Rate der Herzkrankheit, sondern sie genießen gegenwärtig auch die höchste Lebenserwartung der ganzen Welt. Wiederum behaupten die Verfechter fettarmen Essens, dies sei so wegen des geringen Konsums tierischen Fetts. Die historischen Daten belegen etwas ganz anderes.

1961 hielt Griechenland, nicht Japan, den Langlebigkeitsrekord. Im Jahr 2000 war der Gesamtverzehr an Fett und tierischem Fett in Japan gegenüber dem Niveau von 1961 um 250 Prozent gestiegen. Wenn gesättigte Fettsäuren ungesund sind, dann hat jemand vergessen, dies den Japanern zu erzählen, denn ihr Aufstieg an die Spitze der Langlebigkeitsleiter scheint in keiner Weise durch den Verzehr tierischen Fetts behindert worden zu sein. Es ist interessant zu betonen, dass Schweden, wo viel tierisches Fett verzehrt wird, auf der Langlebigkeitsskala gegenwärtig hinter Japan auf Platz zwei liegt: Schwedische Männer liegen nur zwei Monate hinter der durchschnittlichen Lebenserwartung der Japaner.[18]

In den 1960er-Jahren war der Schlaganfall Todesursache Nummer eins in Japan, aber in den nachfolgenden Jahrzehnten ging die Schlaganfallsterblichkeit *und* -häufigkeit dort dramatisch zurück, besonders zur Zeit hohen wirtschaftlichen Wachstums zwischen 1960 und 1975. In dieser Zeit stieg der Verzehr von tierischem Fett und Eiweiß ganz erheblich an, die Blut-Cholesterinwerte ebenfalls, aber der Verzehr von Speisesalz und die Blutdruckwerte sanken.[19,20]

Der Rückgang beim Schlaganfall ist wahrscheinlich kein Umstand, der sich auf veränderte diagnostische Methoden zurückführen lässt, denn langfristige Folgestudien zeigen, dass der Verzehr von tierischem Eiweiß und Fett das Schlaganfallrisiko von japanisch-stämmigen Männern und Frauen deutlich senkt. Als zum Beispiel japanische Forscher über 3700 Männer und Frauen im Alter von 35 bis 89 Jahren im Zeitraum von 1984 bis 2001 beobachteten, fanden sie, dass bei den Patienten mit dem höchsten Verzehr tierischen Fettes ein 62 Prozent geringeres Risiko bestand, an einem ischämischen Hirnschlag zu sterben![21]

Eine viel breiter angelegte Studie mit über 40 000 erwachsenen Japanern ergab, dass in der 16-jährigen Folgezeit bei denjenigen, die die meisten Eier, Milchprodukte und den meisten Fisch aßen, ein um 28 Prozent niedrigeres Schlaganfallrisiko bestand als bei denen, die am wenigsten davon gegessen hatten.[22] Eine weitere Studie an 5000 japanischen Männern und Frauen ergab, dass im Verlauf von 14 Jahren bei den Untersuchten, die in Bezug auf den Verzehr von gesättigten Fettsäuren zum oberen Viertel zählten, im Vergleich zu denen im untersten Viertel, ein um 70 Prozent niedrigeres Risiko bestand, einen hämorrhagischen Schlaganfall zu erleiden![23] Die Japaner erfreuen sich eines langen Lebens und einer niedrigen Herz-Kreislauf-Sterblichkeit, nicht wegen, sondern *trotz* ihres fettarmen Essens!

Zurück nach Framingham

Wir haben bereits den angeblichen Zusammenhang zwischen Cholesterin und KHK, den die Framingham-Studie behauptete, besprochen; aber was ist mit den gesättigten Fettsäuren? Hat die langfristigste unter allen medizinischen Studien irgendeine Verbindung zwischen gesättigten Fettsäuren und der KHK festgestellt? In einem 1992 in den *Archives of Internal Medicine* veröffentlichten Meinungsbeitrag räumte der Leiter der Studie, Dr. William Castelli, ein: »… *in Framingham, Massachusetts, war der Serum-Cholesterinwert umso geringer, je mehr gesättigte Fettsäuren, je mehr Cholesterin, je mehr Kalorien ein Proband gegessen hatte … Wir stellten fest, dass die Menschen, die das meiste Cholesterin mit der Nahrung zu sich nahmen, die meisten gesättigten Fettsäuren und die meisten Kalorien verzehrten, am wenigsten wogen und am stärksten körperlich aktiv waren.«*[24]

Ein weiterer Forschungsbericht, der benutzt wurde, um fettarme, kohlehydratreiche Diäten zu stützen, erschien in der 1981er-Märzausgabe von *Circulation.* 16 000 männlichen Teilnehmern dreier verschiedener Studien – der erwähnten Framingham-Studie, der Honolulu-Herzstudie und des Herzprogramms von Puerto Rico – wurde ein Ernährungsfragebogen vorgelegt. Die Daten zeigten, dass in Honolulu und Puerto Rico diejenigen, die einen Herzinfarkt erlitten, weniger Stärke (Kohlehydrate aus Nahrungsmitteln wie Brot, Pasta, Kartoffeln und Reis) verzehrten, als diejenigen, die von der KHK verschont blieben, während man in Framingham das genaue Gegenteil beobachtet hatte. Die Ergebnisse von Honolulu und Puerto Rico legten nahe, so die Forscher, dass eine stärkereiche Kost vor der KHK schütze. Allerdings aßen die Patienten mit KHK weniger Fett und Eiweiß, aber eine schützende Wirkung dieser beiden großen Ernährungsbestandteile wurde nicht diskutiert!

Bei der Untersuchung der Daten aus diesem Bericht fällt auf, dass alle drei Gruppen eine umgekehrte Beziehung zwischen Gesamtkalorien und dem Auftreten der KHK zeigten. Je mehr die Menschen aßen, umso geringer schien ihr Herzinfarktrisiko zu sein. Diejenigen, die gesund blieben, hatten auch das geringste durchschnittliche Körpergewicht, trotz ihrer höheren Energieaufnahme. Das ist ein starker Hinweis darauf, dass körperliche Aktivität, und nicht etwa stärkehaltiges Essen, der wichtigste Schutzfaktor ist; denn wenn alle Teilnehmer gleich aktiv (oder inaktiv) wären, dann könnte man bei denen mit der höchsten Kalorienaufnahme auch das höchste, nicht aber das niedrigste Gewicht erwarten.

Die Forscher betonten, dass die KHK-Opfer in Honolulu und Puerto Rico höhere Fettanteile verzehrten als die, die von der KHK verschont blieben. Allerdings betrug der Unterschied nur winzige 2,2 Prozent in Honolulu und 1,7 Prozent in Puerto Rico, und er bestand überwiegend aus ungesättigten Fettsäuren, die doch angeblich »gesund für das Herz« sind; aber diesen Punkt erwähnten die Autoren nicht.

Den Autoren zufolge führte kein Ergebnis der Studien *»zu einer Veränderung der derzeitig empfohlenen präventiven Ernährung, die* *eine Senkung des Fettverzehrs empfiehlt.«*[25] So kann man es natürlich auch formulieren, es wäre aber genauer gewesen, darauf hinzuweisen, dass die Ergebnisse aus Honolulu und Puerto Rico eine solche Ernährung nicht unterstützten, und dass die Framingham-Studie der Anti-Fett-Theorie vollkommen widersprach!

»MONICA? Wir kennen keine Monica!«

Nur wenige Menschen haben je von dem Projekt *MONito Trends der (K)CArdiovaskulären Krankheiten* (MONICA) gehört, obwohl es die bei Weitem größte je durchgeführte Untersuchung der Beziehung zwischen Ernährung, Lebensstil und kardiovaskulärer Sterblichkeit ist. MONICA entstand Anfang der 1980er-Jahre als gemeinsames weltweites Projekt von 32 Zentren in 21 Ländern, wobei die Daten von immerhin zehn Millionen Männern und Frauen im Alter zwischen 25 und 64 Jahren überprüft wurden. Die Teilnehmer wurden über einen Zeitraum von zehn Jahren beobachtet.

Für die Unterstützer der Lipidhypothese muss MONICA eine riesige Enttäuschung gewesen sein; die höchste kardiovaskuläre Sterblichkeit wurde in Zentral- und Osteuropa beobachtet, obwohl in diesen Regionen Blut-Cholesterinwerte und Fettverbrauch ähnlich waren wie in Westeuropa und den USA.[26] Zentral- und Osteuropa unterschieden sich aber in anderer wichtiger Hinsicht vom Westen: Der Verzehr von Antioxidantien aus heimischem oder importiertem Obst, Gemüse und Nüssen war deutlich niedriger, während die schwierigen wirtschaftlichen und politischen Systeme Anlass für mehr Stress waren. Auch der Alkoholmissbrauch war in den Ländern des Ostblocks weit verbreitet.[27]

Obwohl MONICA eine viel breiter angelegte und viel genauere Untersuchung war als Ancel Keys unverschämt voreingenommene und selektiv interpretierte Sieben-Länder-Studie, und obwohl die Ergebnisse von MONICA seit über zehn Jahren bekannt sind, erwähnen die Gesundheitsbehörden diese große Untersuchung so gut wie nie. Stattdessen nutzen die KHK-Forscher weiterhin ohne nachzudenken die sogenannte »Keys-Gleichung« – angeblich *»die genaueste Art, die Auswirkung der Ernährung auf den Blut-Cholesterinspiegel von Einzelnen und ganzen Bevölkerungen und damit ihr Risiko einer koronaren Herzkrankheit vorherzusagen«*[28] –, obwohl sie auf einem der schäbigsten, einseitigsten Forschungsprojekte beruht, die es in der Epidemiologie je gegeben hat.

Das INTERHEART-Projekt war eine weitere große internationale Studie, die Ernährung und Lebensstil von über 12 000 Herzinfarktopfern mit einer Kontrollgruppe von über 14 000 Personen verglich, bei denen vorher weder Herzkrankheit noch Angina pectoris diagnostiziert worden war. Die Teilnehmer an dieser Studie kamen aus 262 Zentren in Asien, Europa, Nord- und Südamerika, dem Mittleren Osten, Afrika und Australien.

Die INTERHEART-Forscher stellten fest, dass Rauchen sowie ein erhöhtes Verhältnis von Apolipoprotein B zu Apolipoprotein Al, früherer Bluthochdruck, Diabetes, abdominale Fettleibigkeit und psychologischer Stress das Risiko eines Herzinfarkts erhöhten, während der tägliche Verzehr von Früchten und Gemüse, regelmäßiger Alkoholkonsum und regelmäßige körperliche Aktivität davor schützten. Diese Beziehungen zeigten sich bei Männern und bei Frauen, ob alt oder jung, und überall auf der Welt. Zusammengenommen machten diese neun Risikofaktoren 90 Prozent des feststellbaren Risikos bei Männern und 94 Prozent bei Frauen aus.[29]

Interessanterweise kümmerten sich die Forscher bei INTERHEART gar nicht erst darum, die Blut-Cholesterinwerte zu messen, und untersuchten stattdessen das Verhältnis von Apolipoprotein B zu Apolipoprotein Al. ApoB und ApoAl sind Lipide im Blut, die nach Erkenntnissen anderer Forscher wesentlich bessere Indikatoren eines drohenden akuten Myokardinfarkts sind als die Werte für das Gesamt-Cholesterin oder LDL-Cholesterin (ein gestiegener ApoB-Wert wird mit einem höheren Herzinfarktrisiko in Verbindung gebracht, während ein erhöhtes ApoAl für ein vermindertes Risiko spricht).[30]

Um weitere Einsicht in die alarmierend hohe kardiovaskuläre Sterblichkeit in Zentral- und Osteuropa zu bekommen, entschied sich eine Gruppe amerikanischer Forscher, Daten über die Nahrungsaufnahme und die Sterblichkeit verschiedener Länder in der Welt zu untersuchen. Sie bildeten vier Gruppen mit unterschiedlichen kulturellen Mustern: Zentral- und Osteuropa; Westeuropa und USA; Mittelmeerraum; Asien. Mit Ausnahme von drei Ländern in Asien standen für alle Nationen Daten über die koronare Sterblichkeit zur Verfügung.

Die koronare Sterblichkeit in Zentral- und Osteuropa war sechs bis sieben Mal höher als in Japan, drei bis vier Mal höher als in den Mittelmeerländern und eineinhalb Mal höher als in Westeuropa und den USA. Diese Unterschiede ließen sich nicht durch den Cholesteringehalt in der Ernährung oder den Verzehr gesättigter Fettsäuren erklären, denn diese Werte waren in allen Ländern ähnlich (mit Ausnahme von Japan, wo der Verzehr von gesättigten Fettsäuren geringer als der Durchschnitt war).

Stattdessen fanden die Forscher, dass sich die Unterschiede in der koronaren Sterblichkeit zum größten Teil durch die unterschiedliche Aufnahme von Folsäure und Carotinoiden (Beta-Carotin, Lutein und Zeaxanthin) sowie von Omega-6- und Omega-3-Fettsäuren erklären ließ. Ein höherer Verzehr von Folsäure, Carotinoiden und Omega-3-Fettsäuren wirkte als Schutz, während ein höherer Verbrauch von Omega-6-Fettsäuren mit einer höheren KHK-Sterblichkeit in Verbindung gebracht wurde.[31] (Die Bedeutung von Ernährungsantioxidantien, Omega-6- und Omega-3-Fettsäuren, Früchten und Gemüsen sowie Stress wird ausführlich im zweiten Abschnitt dieses Buches behandelt.)

Widersprüche ignorieren, Paradoxe erfinden

Verfechter der Lipidhypothese scheitern immer wieder daran, uns etwas über den häufigen Fall zu verraten, wo eine Bevölkerung trotz des hohen Verzehrs gesättigter Fettsäuren nie ein erhöhtes KHK-Risiko gezeigt hat; oder über die Studien, bei denen die gesättigten Fettsäuren tatsächlich mit niedrigen Raten der KHK in Verbindung gebracht wurden. Wenn sie in seltenen Fällen diese Bevölkerungen doch erwähnen, dann nur, um sie als »paradox« abzutun (wie bei den Franzosen) oder fälschlich zu behaupten, sie seien ein Beweis für den Wert einer Ernährung mit wenig gesättigten Fettsäuren (wie im Fall der Japaner)!

Hoffentlich dämmert es dem Leser jetzt, wie wichtig es ist, Informationen selbst zu überprüfen und nicht die gängige Ernährungs-»Weisheit« unkritisch zu übernehmen. Um Ihnen die Aufmerksamkeit dafür zu erleichtern, wird das nächste Kapitel weitere Studien anführen, die Ihnen das »Anti-gesättigte-Fettsäuren-Establishment« lieber vorenthalten möchte.

»Wenn alle gleich denken, denkt keiner viel.«
WALTER LIPPMANN

KAPITEL 7

NOCH MEHR STUDIEN, VON DENEN MAN IHNEN NICHTS ERZÄHLT HAT!

Aber auch mehr widersprechende epidemiologische Beweise

Im vorigen Kapitel haben wir erfahren, wie aus Studien, die zur Einschränkung gesättigter Fettsäuren zitiert werden, selektiv zitiert wird, und wie Beweise, die der Theorie widersprechen, falsch zitiert oder gar ganz unter den Teppich gekehrt werden. In diesem Kapitel werden wir nun dem epidemiologischen Argument gegen gesättigte Fettsäuren gewissermaßen den Todesstoß versetzen. Vorher müssen wir aber erst noch die unterschiedlichen epidemiologischen Beweise zusammenfassen und aufzeigen, welche Fallen sie möglicherweise bieten.

Epidemiologie für Anfänger

Epidemiologische Beweise gliedern sich meist in drei Kategorien, mit einem unterschiedlichen Grad von Verlässlichkeit:

1. **Ökologische Daten**, die auf Vergleichen zwischen verschiedenen Ländern basieren. Weil bei dieser Methode auch Äpfel mit Birnen verglichen werden – das heißt Länder mit einem unterschiedlichen kulturellen, sozialen, politischen und physischen Umfeld – sind ökologische Daten die am wenigsten verlässlichen unter allen epidemiologischen Beweisen. Derartige Beweise werden aber zur Untermauerung der Lipidhypothese am häufigsten herangezogen.
2. **Fall-Kontroll-Studien**, in denen Ernährungsgewohnheiten von Personen untersucht werden, die kürzlich ein KHK-Ereignis durchgemacht haben und mit »Kontroll«-Personen aus derselben Gegend verglichen werden, die keine KHK erlitten haben.
3. **Prospektivstudien** (manchmal auch als **Kohorten-** oder **Nachfolgestudien** bezeichnet), bei denen Menschen einer Bevölkerungs-

gruppe, die in einer bestimmten Gegend wohnt, über ihre bisherigen Essgewohnheiten befragt und anschließend über einen bestimmten Zeitraum beobachtet werden, um zu sehen, wer eine KHK entwickelt und wer gesund bleibt.

Von den Fall-Kontroll-Studien und den Prospektivstudien gelten Letztere – wenn auch alles andere als perfekt – als die zuverlässigsten. Für Fall-Kontroll-Studien braucht man Menschen, die sich an ihre vorherigen Essgewohnheiten, die manchmal noch in ihrer Kindheit liegen, erinnern können. Da sich manche Menschen schon schlecht daran erinnern können, was sie vor einer Woche gegessen haben, ganz zu schweigen Jahrzehnte vorher, sieht man leicht, wie die Ergebnisse von Fall-Kontroll-Studien dadurch verdreht sein können, dass die Erinnerung getrübt ist.

Weiterhin kann die Erinnerung der Patienten an bestimmte Nahrungsmittel dadurch beeinflusst sein, dass sie einige für ihre Krankheit verantwortlich machen. Beispielsweise werden Herzinfarktpatienten in einer Umgebung, die gesättigte Fettsäuren und Cholesterin für Auslöser einer KHK hält, bei einer Befragung mehr Gewicht auf den vorherigen Konsum fettreicher Nahrungsmittel legen als auf andere.

Dagegen enthalten Prospektivstudien die Ernährungsdaten am Beginn der Befragung, also bevor irgendein koronares Ereignis oder eine sonstige Beeinträchtigung der Gesundheit aufgetreten ist; deshalb sind sie wesentlich weniger anfällig für Voreingenommenheiten. Ein Problem der Prospektivstudien liegt jedoch darin, dass anhand von Fragebögen zu Beginn der Studie Ernährungsweisen erforscht werden, die Jahrzehnte zurückliegen können. Diese Studien gehen von der Annahme aus, dass das Ernährungsmuster, das auf dem Fragebogen erfasst wird, das normale Essen des Befragten über Jahre hinaus gewesen ist.

Einige dieser Fragebögen befragen die Untersuchten über ihre Nahrungsaufnahme während eines einzigen Tages – der Forscher hat also Pech gehabt, wenn die Essensaufnahme an diesem einen Tag den normalen Essgewohnheiten des Untersuchten nicht entsprach, oder wenn der Befragte die Ernährung in der Zeit danach umgestellt hat! Einige besser geplante Studien versuchen, dieses Problem zumindest teilweise dadurch zu umgehen, dass sie die Teilnehmer im Verlauf der Studie alle paar Jahre zusätzliche Fragebögen ausfüllen lassen.

Die Suche nach einer Verbindung

Untermauern nun Prospektivstudien, die allgemein als zuverlässigste Form epidemiologischer Studien gelten, die Annahme, gesättigte Fettsäuren führten zur KHK?

Tabelle 7a fasst die Ergebnisse von 26 Prospektivstudien über die Verbindung zwischen Fettaufnahme mit der Nahrung und KHK zusammen, die zwischen 1963 und 2005 durchgeführt wurden.[1–26] Bei diesen Projekten wurden insgesamt über 268 000 Personen über einen Zeitraum von vier bis zu 23 Jahren beobachtet. Unter Berücksichtigung möglicher Störfaktoren hatten nur bei vier dieser Studien Personen, die eine tödlich und/oder nicht-tödlich verlaufende KHK entwickelten, »bedeutend« größere Mengen an gesättigten Fettsäuren zu sich genommen[9,11,19,25]; bei einer weiteren Studie »bedeutend« weniger.[21]

Wie bedeutend ist »bedeutend«?

Bevor wir fortfahren, sollte ich noch erklären, was Forscher meinen, wenn sie das Wort »bedeutend« verwenden. Wenn Sie oder ich das Wort benutzen, dann bezeichnen wir damit normalerweise etwas Großes oder Ausgeprägtes, aber wenn Forscher dasselbe Wort benutzen, dann reden sie über eine *statistische Bedeutung.*

Wenn sich zeigen lässt, dass die Wahrscheinlichkeit, allein durch Zufall auf einen Unterschied zu stoßen, relativ gering ist, dann heißt es, der Unterschied ist »statistisch bedeutsam«, unabhängig vom Ausmaß des Unterschieds. Forscher berechnen routinemäßig die statistische Bedeutung ihrer Erkenntnisse, das heißt, die Wahrscheinlichkeit, dass die von ihnen beobachteten Unterschiede kein einfacher Zufall sind.

Betrachtet man die Prospektivstudien genauer, die auf »statistisch bedeutsame« Unterschiede beim Fettverzehr zwischen KHK-Patienten und gesunden Probanden stießen, dann zeigt sich, wie irreführend dieses Konzept sein kann. Nehmen wir nur die Ernährungsdaten aus der »Irland-Boston-Herzstudie«, bei der der Unterschied im durchschnittlichen Verzehr gesättigten Fetts nur magere 0,5 Prozent des Gesamtkalorienwerts betrug! Bei der *Lipid-Research-Clinics-Prevalence-Follow-Up*-Studie[19] betrug der Unterschied zwischen KHK-Patienten und gesunden Probanden im Alter zwischen 30 und 59 Jahren

Tabelle 7a. Prospektivstudien über die Verbindung zwischen gesättigten Fettsäuren und KHK

Autoren	Beobachtungszeitraum (Jahre)	Geschlechterverteilung (m / w)	Alter zu Beginn der Studie	Anzahl der Teilnehmer (KHK / nicht KHK)	Anstieg des KHK-Riskos bei gesätt. Fettsäuren festgestellt?
Paul et al 1963 (1)	4	100 % m	40 – 55	88 / 1797	NEIN
Gordon 1970 (2)	16	49 % / 51 %	37 – 69	47 / 799	NEIN
Medalie et al 1973 (3)	5	100 % m	45 – 64	431 / 9764	NEIN
Morris et al 1977 (4)	20	100 % m	40 – 69	45 / 292	NEIN
Yano et al 1978 (5)	6	100 % m	45 – 68	179 / 7411	NEIN
Garcia-Palmieri et al 1980 (6)	6	100 % m	45 – 64	286 / 7932	NEIN
Gordon et al 1981 (7)	4 – 6	100 % m	45 – 64	629 / 15720	NEIN
Shekelle et al 1981 (8)	20	100 % m	40 – 55	215 / 1900	NEIN
McGee et al 1984 (9)	10	100 % m	45 – 68	456 / 6632	JA
Kromhout & de Lezenne Coulander 1984 (10)	10	100 % m	40 – 59	30 / 827	NEIN
Kushi **et al** 1985 (11)	20	100 % m	30 – 69	110 / 891	JA
Lapidus et al 1986 (12)	12	100 % w	38 – 60	28 / 1424	NEIN
Khaw & Barrett-Connor 1987 (13)	12	41 % / 59 %	50 – 79	65 / 794	NEIN
Farchi et al 1989 (14)	15	100 % m	45 – 64	58 / 1536	NEIN
Posner et al 1991 (15)	16	100 % m	45 – 65	213 / 600	NEIN
Dolecek 1992 (16)	10,5	100 % m	35 – 57	175 / 5728	NEIN
Fehily et al 1993 (17)	10	100 % m	45 – 59	137 / 2197	NEIN
Goldbourt et al 1993 (18)	23	100 % m	40+	1098 / 8961	NEIN
Esrey et al 1996 (19)	12 12	53 % / 47 % 45 % / 55 %	30 – 59 60 – 79	52 / 3873 40 / 581	JA NEIN
Ascherio et al 1996 (20)	6	100 % m	40 – 75	734 / 43757	NEIN
Pietinen et al 1997 (21)	6,1	100 % m	50 – 69	635 / 21930	NEIN
Hu et al 1997 (22)	14	100 % w	34 – 59	939 / 80082	NEIN
Tanasescu et al 2004 (23)	10,8	100 % w	30 – 55	451 / 5674	NEIN
Laaksonen et al 2005 (24)	14,6	100 % m	42 – 60	78* / 1551	NEIN
Walker et al 2005 (25)	18	100 % m	34 – 80	71 / 430	JA
Leosdottir et al 2005 (26)	6,6	39 % / 61 %	45 – 73	339* / 27759	NEIN

** Zahl schließt alle Herz-Kreislauf-Todesfälle ein;*
keine Angaben der gesonderten Zahlen für KHK-Todesfälle in dem veröffentlichten Papier.

lumpige 1,7 Prozent (bei den zwischen 60- und 79-Jährigen verzehrten die nicht von der KHK Betroffenen 0,5 Prozent *mehr* Kalorien in Form gesättigten Fetts). Bei der *Baltimore Longitudinal Study of Aging* [Bostoner Langzeitstudie über das Altern] verzehrten diejenigen, die später eine KHK entwickelten, nach eigenen Angaben durchschnittlich 1,5 Prozent mehr Kalorien in Form von gesättigten Fettsäuren als diejenigen, die keine Koronarprobleme entwickelten.[25]

Um diese Zahlen richtig einzuordnen: Ein Anstieg um 0,5 bis 1,7 Prozent der Energie aus dem Verzehr gesättigter Fettsäuren entspricht bei einem Menschen, der täglich 2500 Kalorien aufnimmt, mageren 1,4 bis 4,7 g zusätzlichen gesättigten Fetts pro Tag.

Bei der Zehnjahresstudie des *Honolulu Heart Program* behaupteten die Autoren, nach Ausschluss aller Störfaktoren gehe die Aufnahme gesättigter Fettsäuren in bedeutsamer Weise mit einer tödlich verlaufenden KHK einher. Der Unterschied im täglichen Verzehr gesättigter Fettsäuren zwischen denen, die keine KHK entwickelten und denen, die an einem Herzinfarkt starben, betrug *magere 0,5 g* (31,9 g im Vergleich zu 32,4 g)! Ein statistisch bedeutsamer Unterschied? Ja. Physiologisch bedeutsam? Sie machen wohl Witze!

Selbst wenn man bewusst glaubt, solche mikroskopisch kleinen Unterschiede könnten tatsächlich einen Unterschied bedeuten, ob man einem tödlichen Herzinfarkt erliegt oder von der KHK verschont bleibt, dann sollte man wissen, dass McGee und seine Kollegen herausgefunden haben, dass der Verzehr von gesättigten Fettsäuren in der Gruppe mit tödlich *und* nicht-tödlich verlaufender KHK geringer war, als in der Gruppe, die keine KHK entwickelte (31,7 g im Vergleich zu 31,9 g). Der Verzehr von gesättigten Fettsäuren war auch bei der Gruppe geringer, die an einer nicht-tödlichen Angina pectoris oder Koronarinsuffizienz litt (30,4 g im Vergleich zu 31,9 g). Wenn diese Resultate für bare Münze genommen werden, dann heißt das, dass solche winzigen Unterschiede beim Verzehr gesättigter Fettsäuren paradoxerweise das Risiko einer nicht-tödlich verlaufenden KHK senken, das Risiko einer tödlich verlaufenden KHK aber erhöhen!

Zu ähnlich unlogischen Ergebnissen kam die *Baltimore Longitudinal Study of Aging*, bei der Männer, die angaben, weniger als zwölf Prozent ihrer Kalorienaufnahme in Form gesättigter Fettsäuren zu sich zu nehmen, mit 36 Prozent weniger Wahrscheinlichkeit an einer KHK starben, als diejenigen, die über zwölf Prozent ihrer Kalorien in Form gesättigter Fettsäuren aufnahmen. Bei derselben Studie aber waren die Probanden im unteren Bereich des Verzehrs gesättigter Fettsäuren nicht nennenswert vor dem Auftreten einer KHK geschützt!

Eine weit logischere und plausiblere Schlussfolgerung ist die, dass die winzigen Unterschiede im Verbrauch gesättigten Fetts zwischen den einzelnen Gruppen bei den erwähnten Studien überhaupt keine kausale Verbindung mit der KHK bedeutet. Diese Behauptung wird durch die Tatsache unterstützt, dass keine der verbleibenden Studien – mit Ausnahme einer einzigen, in der eine schützende Verbindung festgestellt wurde – irgendeine statistisch bedeutsame Verbindung zwischen dem Verzehr gesättigter Fettsäuren und einer gestiegenen KHK-Sterblichkeit belegten.

Also: Die prospektiven Daten können herangezogen werden, um eine Verbindung zwischen gesättigtem Fett und KHK zu demonstrieren, aber nur, wenn man sich auf die vier Studien beschränkt, die zu »statistisch bedeutsamen« Ergebnissen kamen, und die anderen 22, die dies nicht belegten, ignoriert.

Unter die Oberfläche schauen

In Kapitel 4 haben wir erfahren, dass Obduktionsstudien keine Verbindung zwischen einer Blut-Cholesterinkonzentration und dem Ausmaß der Arteriosklerose in den Arterien des verstorbenen Opfers ergeben haben. Was ist mit dem Verzehr gesättigter Fettsäuren – hat sich da bei Obduktionen eine Beziehung zur Schwere einer Arteriosklerose gezeigt?

In zwei Prospektivstudien wurde die Möglichkeit einer solchen Beziehung untersucht. Gesättigte Fettsäuren standen bei keiner im Zusammenhang mit einer nach dem Tode festgestellten Arteriosklerose.[27,28] Eine weitere Studie, bei der die Ernährungsgewohnheiten von 253 verstorbenen Männern aus New Orleans durch Personen bestätigt wurden, die im Durchschnitt 18 Jahre lang mit diesen Männern zusammengelebt hatten, ergab keinen Zusammenhang zwischen dem berichteten Verzehr gesättigter oder ungesättigter Fettsäuren und der Schwere einer Arteriosklerose.[29]

Schlaganfall und Fett

Bei eingehender Sichtung der Literatur fand ich fünf Prospektivstudien, in denen über einen Zusammenhang zwischen Schlaganfall und Nahrungsfett berichtet wurde. Die jüngste dieser vier Studien umfasst beinahe 44 000 männliche Angehörige aus Gesundheitsberufen im Alter zwischen 40 und 75 Jahren, die 1986 weder an einer Herz-Kreislauf-Erkrankung noch an Diabetes litten. Nach einem Beobachtungszeitraum von 14 Jahren zeigte sich kein Zusammenhang zwischen der Menge oder Art des Nahrungsfetts und dem Risiko eines ischämischen oder hämorrhagischen Schlaganfalls.[30]

Die umfassendste Prospektivstudie, die Schlaganfall und Fettverzehr untersuchte, war die *Nurses' Health Study*, die nach einer Beobachtungszeit von 14 Jahren zu dem Ergebnis kam, dass das Risiko einer intraparenchymalen Hämorrhagie (einer Blutung an der Oberfläche des Gehirns) bei Frauen in der *niedrigsten* Kategorie des Verzehrs gesättigten Fetts um 2,36 Mal höher war, als in allen anderen (höheren) Verzehrkategorien. Nahrungsfett stand in keinerlei Zusammenhang mit anderen Schlaganfallformen.[31]

Eine Prospektivstudie über einen Zeitraum von 14 Jahren mit 4775 Japanern im Alter zwischen 40 und 69 Jahren ergab, dass das Risiko einer intraparenchymalen Hämorrhagie höher war, je *geringere* Mengen an gesättigten Fettsäuren und tierischem Eiweiß verzehrt wurden.[32] Eine ähnliche umgekehrte Beziehung zwischen tierischem Fett und intrazerebraler Hämorrhagie wurde auch in der *Hiroshima/Nagasaki Life Span Study* festgestellt, bei der die Entwicklung von über 15 000 Männern und 25 000 Frauen 16 Jahre lang beobachtet wurde.[33]

In Framingham ergab die Beobachtung von 832 Männern im Alter zwischen 45 und 65 Jahren, die zu Beginn der Studie keine Herz-Kreislauf-Erkrankungen aufgewiesen hatten, nach 20 Jahren, dass sich das Risiko eines ischämischen Schlaganfalls mit zunehmendem Verzehr von Gesamtfett, gesättigten Fettsäuren und einfach ungesättigten Fettsäuren – nicht aber von mehrfach ungesättigten Fettsäuren – *verringert* hatte.[34]

Im Falle der Fall-Kontrolle

Was ist mit Fall-Kontroll-Studien? Wir wissen, dass sie als weniger aussagekräftig als die Prospektivstudien gelten, aber wir wollen uns trotzdem damit befassen.

Bei zwei Fall-Kontroll-Untersuchungen sind die Forscher zu dem Ergebnis gelangt, dass der Gesamtfettverzehr bei KHK-Patienten erheblich erhöht war, doch in Bezug auf den Verzehr gesättigter Fettsäuren zeigte sich kein Unterschied.[35,36] In den übrigen Studien konnten keine statistisch bedeutsamen Unterschiede bei dem Verzehr gesättigter Fettsäuren *oder* dem Gesamtfettverzehr festgestellt werden.[37–41]

»Epidemi«-Quatsch

Mit fast langweiliger Vorhersagbarkeit zitieren alle, die uns glauben machen wollen, gesättigte Fettsäuren verursachten die KHK, epidemiologische Beweise. Solche Beweise unterstützen die Behauptung allerdings nur so lange, wie man

- mit künstlerischer Freiheit über die Ergebnisse berichtet;
- die zahllosen Berichte über gesunde Bevölkerungen, die sich mit einem hohen Anteil gesättigter Fettsäuren ernähren, unter den Tisch fallen lässt;
- passenderweise die Tatsache ignoriert, dass der überwiegende Anteil der Prospektiv- und Fall-Kontroll-Studien keinerlei Verbindung zwischen gesättigten Fettsäuren und der Entwicklung einer KHK oder einem Schlaganfall festgestellt hat.

Die fehlende Verbindung zwischen gesättigten Fettsäuren und der KHK, die sich bei epidemiologischen Studien zeigt, berührt einen sehr wichtigen Punkt: Was auch immer die erhöhten Cholesterinwerte verursacht, die einige Studien bei der erhöhten KHK-Sterblichkeit gefunden haben – gesättigte Fettsäuren können es nicht sein!

Offensichtlich geben uns die epidemiologischen Daten keinerlei Veranlassung, das Brutzeln eines Steaks, bei dem uns das Wasser im Munde zusammenläuft, gegen den gummiartigen Geschmack von Tofu einzutauschen, aber was ist mit klinischen Beweisen? Haben nicht streng kontrollierte klinische Untersuchungen gezeigt, dass Diäten, die nur wenig tierisches Fett enthalten, das KHK-Risiko senken? Dieser Frage wollen wir im folgenden Kapitel nachgehen.

»Bei fast allen Fragen gibt es die ›allgemein bekannten‹ Tatsachen, und dann gibt es noch die wahren.«
Ernest G. Ross

KAPITEL 8

DIE CHOLESTERINTHEORIE AUF DEM PRÜFSTAND

Der Irrtum, klinische Versuche hätten bewiesen, gesättigtes Fett sei schädlich

Stellen wir uns einen Augenblick lang vor, wir wollten über jeden vernünftigen Zweifel erhaben beweisen, dass gesättigte Fettsäuren die KHK auslösten. Wie wir bereits gesehen haben, beruhen epidemiologische Daten, so sehr sie die Annahme auch untermauern mögen, bestenfalls auf Indizien. Um eine wirkliche Beziehung zwischen gesättigten Fettsäuren und der KHK zu etablieren, müssen wir sogenannte randomisierte, streng kontrollierte klinische Studien durchführen.

Eine solche Untersuchung vergleicht zwei Gruppen gleichen Geschlechts sowie vergleichbaren Alters und Gesundheitsstatus', die willkürlich ausgewählt sind; die Mitglieder beider Gruppen werden angehalten, bestimmte Diäten zu essen, die in jeder Hinsicht gleich sind, außer, dass die eine einen bedeutenden Teil gesättigter Fettsäuren erhält (die Diät der Kontrollgruppe) und die andere einen erheblich reduzierten Teil (die Diät der Prüfgruppe). Idealerweise würde eine solche Studie im »Doppelblindverfahren« durchgeführt, was bedeutet, dass weder die Forscher noch die Teilnehmer wissen, wer zur Prüfgruppe und wer zur Kontrollgruppe gehört; diese Absicherung schaltet eine mögliche Voreingenommenheit der Forscher und einen Placeboeffekt bei den Probanden aus.

Da Doppelblindstudien den besten verfügbaren Schutz gegen derartige Beeinflussungsfaktoren bieten, sind sie gewissermaßen der Königsweg der klinischen Forschung. Leider lassen sich bei Ernährungsexperimenten Doppelblindbedingungen nur sehr schwer herstellen. Die Probanden stellen sehr schnell fest, ob ihr Fleisch vom Fett befreit wurde, ob ihre Milch wässrig schmeckt oder ob man ihnen statt Butter Pflanzenöl zu essen gibt. Nur sehr wenige Studien haben durch die Verwendung besonders zubereiteter Nahrungsmittel Doppelblindbedingungen herstellen können; die meisten Diätstudien sind nur teilweise verblindet. Das bedeutet, dass die Menschen, die an diesen Studien teilnahmen, gemerkt haben, welche Diät man ihnen verabreicht hatte, aber die Forscher, die letztendlich dann die Todesursachen untersucht haben, nicht.

Die Frage der Verblindung ist nicht trivial, denn selbst der objektivste Wissenschaftler kann unbewusst von eingewurzelten Überzeugungen beeinflusst werden. Trotz bester Absichten wird ein Forscher, der glaubt, gesättigte Fettsäuren führten tatsächlich zur Herzkrankheit, weniger dazu neigen, die KHK als Todesursache zu benennen, wenn er weiß, dass die fragliche Person eine Diät verzehrt hat, die wenig gesättigte Fettsäuren enthielt. Schon 1969 haben Forscher beobachtet, dass Versuche zur Feststellung der Ernährungseinflüsse auf die KHK, die nicht im Blindverfahren durchgeführt worden waren, viel häufiger zur Bestätigung der Lipidhypothese führten als die Versuche, die entweder im Doppelblind- oder im Teilblindverfahren durchgeführt wurden.[1]

Wenn wir davon sprechen, dass eine klinische Untersuchung »randomisiert« wird, dann bedeutet dies, dass die Teilnehmer willkürlich für die Prüfgruppe oder für die Kontrollgruppe ausgewählt werden. Die Randomisierung verhindert, dass Patienten mit einer günstigeren Prognose der von den Forschern bevorzugten Diät-Kur zugeteilt werden. Wird beispielsweise eine große Zahl von Rauchern oder Diabetikern der Kontrollgruppe zugewiesen, dann verschafft das der Prüfgruppe einen deutlichen Vorteil. Da dieser Prozess erheblich von der Glücksgöttin abhängt, ist er nicht perfekt; manchmal unterscheiden sich bei klinischen Untersuchungen trotz Randomisierung die Prüfgruppe und die Kontrollgruppe in Hinsicht auf ihr grundlegendes KHK-Risiko ganz erheblich.

Die Randomisierung wird auch angewandt, um den möglichen Einfluss der »selbst gewählten Voreingenommenheit« auszuschalten. Bei diesem Phänomen neigen die Probanden, die gesundheitsbewusster und motivierter sind, dazu, die Diät der Prüfgruppe zu wählen, weil sie diese, ob nun richtiger- oder fälschlicherweise, für »gesünder« halten.

Wenn sich in der Prüfgruppe nun viele dieser gesundheitsbewussten Personen befinden, kann dies wiederum einen erheblichen Vorteil bedeuten. Jedes positive Ergebnis bei dieser Gruppe hat vielleicht wenig mit den untersuchten Einflüssen zu tun, sondern hängt eventuell viel mehr mit anderen positiven Aspekten der Ernährung oder des Lebensstils zusammen, die diese besonders gesundheitsbewussten Mitglieder der Gruppe beachten. Aus diesen Gründen wird bei den am strengsten kontrollierten Studien das Randomisierungsverfahren angewandt.

Mampf-Zeit

Am Ende unserer klinischen Untersuchungsreihe würden wir die Gesamtzahl koronarer Ereignisse und, wichtiger noch, die Zahl der Todesfälle nach KHK ermitteln, die es in jeder der beiden Gruppen gegeben hat. Dabei müssten wir aber auf jeden Fall auch die Gesamtsterblichkeit berücksichtigen, das heißt die Zahl aller Todesfälle – also nicht nur die nach einer KHK, sondern aufgrund *aller* Krankheitsursachen. Da die meisten Menschen eine Herzkrankheit vermeiden möchten, um länger leben zu können, müssten wir sicherstellen, dass jeder beobachtete Rückgang der KHK-Sterblichkeit nicht etwa durch einen ähnlich hohen Anstieg der Todesfälle aufgrund sonstiger Krankheiten wettgemacht würde.

Nehmen wir also an, dass wir beim Abschluss unserer Studie tatsächlich ein höheres Vorkommen der KHK und eine allgemein höhere Sterblichkeit bei den Probanden der Diät mit einem höheren Anteil gesättigter Fettsäuren feststellten. War das jetzt ein zufälliges Ergebnis, oder war es real? Wenn unsere Studie blind durchgeführt und streng kontrolliert wurde sowie eine große Zahl von Personen umfasst hat, die wirklich die vorgeschriebene Diät eingehalten haben, dann sinkt die Wahrscheinlichkeit, dass der Unterschied rein zufällig war, ganz erheblich. Doch immer noch müssten wir die Ergebnisse anderer Studien abwarten, damit unser Verdacht bestätigt werden kann, dass der Übeltäter wirklich gesättigtes Fett war.

Wenn eine ganze Reihe hochqualifizierter Studien zu ähnlichen Ergebnissen käme, könnten wir zuversichtlich daraus schließen, dass sich die Einschränkung des Verzehrs gesättigter Fettsäuren positiv auf die Senkung der Sterblichkeitsrate nach KHK auswirkte. Aber wenn diese anderen Studien unsere Ergebnisse nicht bestätigten oder unseren Ergebnissen gar widersprächen, dann könnten wir nicht berechtigterweise behaupten, dass sich die Einschränkung des Verzehrs von gesättigtem Fett positiv auf die Senkung der KHK auswirkt. Die Beweise würden eine solche Annahme schlicht nicht bestätigen.

Bedenken wir all dies und wenden uns nun der Tabelle 8a zu, die die Ergebnisse von Ernährungsstudien zeigt, die seit 1946 durchgeführt wurden. Betrachten wir diese Tabelle lange und eingehend; sie repräsentiert sechs Jahrzehnte klinischer Forschung, die Steuergelder in Höhe von vielen hundert Millionen und endlose Stunden wissenschaftlicher Arbeit gekostet hat. Dieser Aufwand wurde hauptsächlich deshalb betrieben, um zu beweisen, dass eine Ernährung, die wenig gesättigte Fettsäuren enthält, das Auftreten der KHK verringert. Wenn man die Tabelle studiert, dann wird schnell deutlich, warum die Verfechter der Lipidhypothese sich so stark auf selektiv zitierte und notorisch unzuverlässige epidemiologische Beweise stützen; denn klinische Untersuchungen, die die Vorteile einer an gesättigten Fettsäuren armen Ernährung beweisen sollten, sind kläglich gescheitert.

Fangen wir mit den Untersuchungen an!

Die erste klinische Untersuchung, bei der die Auswirkung einer Fettrestriktion auf die KHK-Sterblichkeit getestet wurde, hat Dr. Lester M. Morrison durchgeführt; sie begann im Jahr 1946. Der Arzt aus Los Angeles nahm sich 100 Herzinfarktpatienten vor und wies die Hälfte von ihnen – die Prüfgruppe – an, eine proteinreiche und fettarme Diät sowie Nahrungszusätze wie Kalzium, Phosphor, Weizenkeime und Brauhefe zu sich zu nehmen. Acht Jahre später waren 38 der 50 Kontrollpatienten gestorben, im Vergleich zu nur 22 der ebenfalls 50-köpfigen Prüfgruppe.[2]

Einige der unverblümteren Verfechter der Lipidhypothese wie Dean Ornish haben diese Studie zitiert, um eine fettarme Ernährung anzupreisen. Aber die von Morrison verordnete Ernährungsumstellung war vielschichtig, denn zusätzlich zu der Einschränkung des Fetts wurde bei der Prüfgruppe auch der Gesamtkalorienverzehr verringert, der zur Gewichtsabnahme führte; außerdem bekamen die Mitglieder der Prüfgruppe mehr Eiweiß und Nahrungsergänzungsmittel.

Übergewicht ist oft mit einer höheren KHK-Rate in Verbindung gebracht worden, da klinische Studien ergeben haben, dass Gewichtsverlust verschiedene Aspekte der Herz-Kreislauf-Gesundheit verbessert. Epidemiologische Beweise deuten darauf hin, dass ein höherer Proteinverzehr zu einer niedrigeren KHK-Sterblichkeit führt.[3] Die Weizenkeime und Brauhefe wurden wegen ihres hohen Gehalts an Vitamin B verabreicht, Letztere enthält auch das wichtige antioxidantisch wirkende Mineral Selen. Heute gilt es als gesichert, dass gewisse B-Vitamine den Gehalt einer bestimmten potenziell arteriogenischen Substanz, bekannt als Homocystein, im Blut senken (siehe Anhang E), während eine kleine Pilotstudie eine deutlich verringerte Sterblichkeit bei KHK-Patienten zeigte, die täglich selenreiche Hefe zu sich nahmen.[4,5]

Morrison führte seine Untersuchung nicht im Blindverfahren durch und randomisierte sie auch nicht. Die erste randomisierte, im Blindverfahren erstellte klinische Studie, die systematisch die Wirkung der Beschränkung gesättigter Fettsäuren auf die KHK untersuchte, wurde von Londoner Wissenschaftlern an 80 Probanden durchgeführt. Dabei verglichen die Forscher, welche Wirkung es hatte, gesättigte Fettsäuren durch Maisöl zu ersetzen. Die 1965 veröffentlichten Ergebnisse waren miserabel. Die Zahl von KHK und damit zusammenhängender Todesfälle sowie die Zahl der Todesfälle aufgrund sonstiger Krankheiten war in der Maisölgruppe gestiegen, obwohl die Serum-Cholesterinwerte dieser Gruppe im gesamten Untersuchungszeitraum im Schnitt um 23 mg/dl niedriger gelegen hatten. Auch eine Prüfgruppe, die Olivenöl zu sich genommen hatte, zeigte viel schlechtere Werte als die Probanden, die gesättigtes Fett gegessen hatten. Ein ähnlicher Trend zeigte sich bei Patienten, die noch weitere zwölf Monate lang beobachtet wurden. Die Londoner Forscher kamen zu dem Schluss, dass *»sich unter den Umständen dieser Untersuchung Maisöl bei der Therapie der ischämischen Herzkrankheit nicht empfehlen lässt. Es hat wahrscheinlich keinen positiven Einfluss und kann möglicherweise schädlich sein.«*[6]

Ebenfalls 1965 wurden die Ergebnisse einer Untersuchung von Bell und Kollegen veröffentlicht, die bei 252 Probanden, die durchschnittlich drei Jahre lang entweder eine fettreiche oder fettarme Diät erhielten, keinen Unterschied in der Häufigkeit oder Sterblichkeit der KHK sowie der Gesamtsterblichkeit feststellen konnten. Wiederum lagen die durchschnittlichen Cholesterinwerte in der fettarmen Gruppe um 25 mg/dl niedriger. Die Forscher erklärten, die Diät werde möglicherweise schlecht vertragen und kamen zu dem Schluss: *»Eine fettarme Diät hat in der Therapie des Myokardinfarkts keinen Platz.«*[7]

1965 wurde eine weitere Studie erstellt: Diese Studie von Hood und Mitarbeitern in Schweden war eine nicht-randomisierte und nicht im Blindverfahren erstellte Untersuchung von 460 Patienten. Die Autoren beobachteten einen erheblichen Rückgang der Gesamtsterblichkeit in der Prüfgruppe, deren Mitglieder sich nach einem Diätplan ernährten, der arm an gesättigten und reich an mehrfach ungesättigten Fettsäuren war. Es gab aber einige eklatante Diskrepanzen. Der Prozentsatz der Teilnehmer in der am meisten für eine KHK anfälligen Altersgruppe (61 Jahre und darüber) war in der Kontrollgruppe erheblich höher. Weiterhin wurden die 121 Probanden, die die »strikte« Diät befolgten, streng überwacht, während die Kontrollpersonen *»die meiste Zeit unserem Gesichtskreis entzogen waren«*, wie die Forscher berichteten.[8]

Bei dieser Untersuchung wurde mithin eine Prüfgruppe, die ihren Fettverzehr umstellte und dabei sehr genau medizinisch beobachtet wurde, mit einer Kontrollgruppe verglichen, die ihren Fettverzehr nur wenig änderte und nicht genau beobachtet wurde. War also die Diät oder die intensive medizinische Beobachtung für den Unterschied verantwortlich? Das lässt sich nicht mit Sicherheit feststellen, aber ein Vergleich der 112 Probanden der Prüfgruppe mit den 112 Probanden einer Kontrollgruppe, die ein ähnliches Alter und ähnliche Ursprungssymptome aufwiesen, liefert einen Schlüssel zur Beantwortung der Frage: Herzinfarkte traten zwar bei beiden Gruppen ähnlich häufig auf, doch die Sterblichkeit sank nur in der Prüfgruppe, was einen deutlichen Hinweis auf den positiven Effekt einer genauen Beobachtung liefert. Auch sank bei den Männern in der Kontrollgruppe der Cholesterinwert stärker als bei denen in der Prüfgruppe; welcher Faktor auch immer für die geringere Sterblichkeit in der Prüfgruppe ausschlaggebend war: Es war sicherlich kein von der Diät bewirkter Rückgang des Serum-Cholesterins.

Die Studie des *Anti-Coronary Club* war die erste je veröffentlichte Diätstudie in Amerika; sie markiert den Beginn einer langen und verwirrenden Tradition, negative, der Lipidhypothese widersprechende Ergebnisse herunterzuspielen oder gar völlig zu ignorieren. Bei der Studie dieses Clubs wurden 800 Männer auf eine sogenannte »Prudent Diet« [kluge Diät] gesetzt, bei der der Verzehr tierischer Fette dramatisch eingeschränkt und durch den großzügigen Verzehr von Öl mit mehrfach ungesättigten Fettsäuren ersetzt wurde. Weitere 463 Männer, die ihre normalen Ernährungsgewohnheiten beibehielten, dienten als Kontrollgruppe. Die Autoren betonten vorschnell das seltenere Auftreten nicht-tödlicher KHK-Ereignisse in der Prüfgruppe und priesen wiederholt die Fähigkeit der »Prudent Diet«, den Serum-Cholesterinwert zu senken. Nach vier Jahren hatten die Mitglieder der Prüfgruppe ihren Cholesterinwert auf durchschnittlich 225 gesenkt, während die in der Kontrollgruppe weiterhin bei ihrem ursprünglichen Wert von 260 lagen.

Las man nur die Zusammenfassung dieser Untersuchung, bei der die Todesraten überhaupt nicht erwähnt wurden, konnte man leicht zu dem Schluss kommen, die »Prudent Diet« sei ein riesiger Erfolg. Man musste das Dokument schon sehr sorgfältig lesen, um zu entdecken, dass es bei keinem Probanden in der Kontrollgruppe ein koronares Ereignis mit tödlichem Ausgang gegeben hatte, dass aber neun Probanden in der Prüfgruppe an der KHK gestorben waren! Todesfälle aufgrund aller Ursachen hatte es in der »Prudent-Gruppe« 27 gegeben und nur neun in der Kontrollgruppe. Diese Zahlen wurden zwar in der Studie hin und wieder beiläufig erwähnt, aber hauptsächlich wurde im Text die Tatsache behandelt, dass bei der Prüfgruppe eine »beeindruckende« Senkung des Serum-Cholesterins beobachtet worden war.[9]

1967 veröffentlichten Dr. Marvin Birenbaum und seine Kollegen vom *St. Vincent's Hospital* in Montclair, New Jersey, die Ergebnisse einer fünfjährigen Untersuchung, bei der die Wirkung von zwei unterschiedlichen fettarmen Diäten auf KHK-Patienten im Alter zwischen 20 und 50 Jahren verglichen wurde. Die Forscher begannen mit der willkürlichen Auswahl von 100 Männern, die eine Diät mit einem Fettanteil von 28 Prozent einhielten, wobei die vorherrschende Fettquelle entweder eine Mischung zu gleichen Teilen aus Mais- und Färberdistelöl mit mehrfach ungesättigten Fettsäuren war, oder eine Mischung zu gleichen Teilen aus Erdnussöl mit mehrfach ungesättigten Fettsäuren und Kokosnussöl mit einem hohen Anteil an gesättigten Fettsäuren. Bei der Prüfgruppe, die das Kokosnussöl erhielt, lag der Verzehr der gesättigten Fettsäuren doppelt so hoch wie bei der Mais-/Färberdistelöl-Gruppe, aber nach fünf Jahren war die Sterblichkeitsrate in beiden Prüfgruppen fast gleich. Die Blut-Cholesterinwerte bei den Probanden, die inzwischen gestorben waren, und bei denen, die überlebten, waren ebenfalls fast identisch (239 im Vergleich zu 235).[10]

Die *National Diet-Heart Study* war ein »Machbarkeits«-Projekt, bei dem die durchschnittliche amerikanische Ernährung mit verschiedenen Diäten verglichen wurde, bei denen tierisches Fett durch mehrfach ungesättigte Öle ersetzt worden war. Sie war ursprünglich als Vorspiel zu einer lange erwarteten bundesweiten Superstudie an 100 000 Männern geplant. Durch die wöchentliche Verteilung speziell zubereiteter Nahrungsmittel an die Teilnehmer der Studie wurden Doppelblindverhältnisse hergestellt. Die Ernährungsumstellung bei der Prüfgruppe betraf einen geringeren Gehalt an gesättigten, aber einen höheren Gehalt an mehrfach ungesättigten Fetten; es zeigte sich aber überhaupt keine Auswirkung auf das Auftreten einer KHK bei den 2032 Teilnehmern. Nach den schlechten Ergebnissen dieses *Diet-Heart*-Projekts wurde die angepeilte Mega-Untersuchung *»aus Kostengründen«* stillschweigend aufgegeben.[11]

Im Verlauf der »Londoner Sojaölstudie« mit 393 Teilnehmern lagen die Cholesterinwerte in der Prüfgruppe im Schnitt zwischen 24 und 46 mg/dl niedriger als bei der Kontrollgruppe. Trotzdem zeigte sich kein Vorteil bei der Sterblichkeit, wenn die gesättigten Fettsäuren durch mehrfach ungesättigtes Fett ersetzt wurden, und die Autoren stellten fest: *»Die Ergebnisse dieser Studie allein unützen kaum … die Annahme, zur Behandlung von Patienten, die einen Myokardinfarkt erlitten haben, sollte eine Diät empfohlen werden.«*[12]

Die *Los Angeles Veterans Administration Study* verglich bei 846 im Krankenhaus untergebrachten Veteranen die Wirkung einer Diät, die reich an Öl mit mehrfach ungesättigten Fettsäuren und arm an gesättigten Fettsäuren war, mit den Mitgliedern einer Kontrollgruppe, die eine Diät erhielten, die reich an gesättigten Fettsäuren war. Die Ärzte verzeichneten zwar einen Rückgang an KHK-Todesfällen in der Prüfgruppe, deren Mitglieder die Diät erhielten, die reich an ungesättigten

Fettsäuren war. Jedoch machte ein deutlicher Anstieg von Todesfällen aufgrund von Krebs in dieser Diätgruppe die Senkung der KHK-Sterblichkeit völlig zunichte. Nach acht Jahren war die Gesamttodesrate in der Diät- und der Kontrollgruppe fast identisch.

Tatsächlich war diese *Veterans-Administration*-Studie die einzige Doppelblindstudie, bei der ein erwähnenswerter Rückgang beim Auftreten der KHK in der Diätgruppe beobachtet wurde. Aber kam dieser Unterschied aufgrund der verabreichten Diät zustande? Bei der Obduktion der verstorbenen Probanden fanden die Forscher nur einen geringen Unterschied im Grad der Arteriosklerose zwischen beiden Gruppen. Wenn überhaupt, dann zeigte die Gruppe mit der Sojaöl-Diät zwar einen geringeren Serum-Cholesterinwert, aber eine etwas höhere Plaquebildung in der Aorta, der Hauptarterie, die das But vom Herzen weg befördert.

Wenn man die erfassten Daten der *Veterans-Administration*-Studie genauer untersucht, dann erkennt man, dass sich in der Diätgruppe mehr Nichtraucher befanden und eine deutlich höhere Zahl von starken Rauchern in der Kontrollgruppe.[13] Forschungen haben ergeben, dass die Arterien von Rauchern mit viel größerer Wahrscheinlichkeit den Blutfluss hemmende Spasmen aufweisen als die von Nichtrauchern, auch wenn die Ergebnisse von Koronarangiografien normal sind.[14] Das könnte leicht das seltenere Auftreten der KHK in der Diätgruppe erklären. Krebs trat dagegen in der Diätgruppe am häufigsten auf und zeigte keinen Zusammenhang mit der Anzahl der gerauchten Zigaretten. Tierstudien zeigen, dass Pflanzenöle mit mehrfach ungesättigten Fettsäuren regelmäßig das Auftreten von Krebs erhöhen und das Tumorwachstum beschleunigen.[15] Man fragt sich, wie die Ergebnisse der *Veterans*-Studie wohl ausgesehen hätten, wenn es in beiden Gruppen einen vergleichbaren Anteil starker Raucher gegeben hätte …

An der randomisierten *Oslo Diet-Heart Study* nahmen 400 Männer im Alter zwischen 30 und 64 Jahren teil, die ein oder zwei Jahre nach ihrem ersten Herzinfarkt entweder einer Diät- oder einer Kontrollgruppe zugeteilt wurden.[16,17] Die Teilnehmer in der Prüfgruppe wurden angewiesen, eine Diät zu sich zu nehmen, die wenig gesättigtes Fett und viel mehrfach ungesättigtes Fett enthielt. Bei der Prüfgruppe zeigte sich ein selteneres Auftreten der KHK, geringere kardiovaskuläre Sterblichkeit und eine geringere allgemeine Sterblichkeit. (Letztere war angesichts der niedrigen Zahl statistisch allerdings unbedeutend.) War die Einschränkung bei den gesättigten Fettsäuren in der Diätgruppe für die Verbesserung der kardiovaskulären Ergebnisse verantwortlich? Oder wirkten vielleicht andere mögliche Faktoren?

Zu Beginn der Studie war die Diätgruppe aufgrund einer höheren Zahl von Männern mit Bluthochdruck im Nachteil; dagegen gab es in der Kontrollgruppe eine höhere Zahl von 60-Jährigen oder noch Älteren. Ein zusätzliches Handikap der Kontrollgruppe war eine größere Zahl von Übergewichtigen vor Behandlungsbeginn – ein Ungleichgewicht, das sich nach Beginn der Studie noch dadurch verschlimmerte, dass einige in der Diätgruppe schon bald Gewicht abnahmen. Übergewicht wird in hohem Maße mit einer größeren Anfälligkeit für eine KHK und früher Sterblichkeit in Verbindung gebracht, und schon ein mäßiger Gewichtsverlust verbessert die Herz-Kreislauf-Gesundheit. Wenn der Gewichtsverlust einen Schutz bildet, dann sollte man nicht vergessen – alle Propaganda einmal außer Acht gelassen –, dass eine Einschränkung des Verzehrs von gesättigten Fettsäuren *keine* Vorbedingung für einen Fettabbau ist. Tatsächlich haben klinische Forschungen gezeigt – und Millionen Menschen in aller Welt haben es an sich selbst gemerkt –, dass Diäten, die reich an tierischen Fetten und arm an Kohlehydraten sind, extrem effektiv sind, wenn es gilt, Fett abzubauen. Was das Rauchen angeht, so gab es in beiden Gruppen zu Beginn der Studie eine etwa gleich große Zahl starker Raucher; am Ende der Studie befanden sich in der Kontrollgruppe etwa doppelt so viele starke Raucher.

Seien wir über Gebühr großzügig und nehmen einen Augenblick lang an, keiner der oben genannten Faktoren hätte den geringsten Einfluss auf die beobachteten Ergebnisse der Herz-Kreislauf- oder allgemeinen Gesamt-Sterblichkeit; die Männer in der Diätgruppe verdankten tatsächlich ihr verbessertes Befinden der Ernährungsumstellung. Dann sollte man aber nicht vergessen, dass der Ersatz tierischer Fette durch cholesterinsenkende, mehrfach ungesättigte Pflanzenfette nur eine von mehreren Veränderungen des Speiseplans war. Den Probanden in der Diätgruppe wurde auch empfohlen, mehr Obst,

Gemüse und Nüsse zu essen, was einen höheren Verzehr an Antioxidantien und vielen anderen herzschützenden Nährstoffen bedeutete (siehe Teil 2). Außerdem wurden sie angewiesen, keine Margarine mehr zu essen, weil diese viel Transfettsäure enthält und deshalb möglicherweise auch an der Entstehung der KHK beteiligt ist. Den Männern in der Diätgruppe wurde auch nahegelegt, mehr Fisch zu essen, und sie erhielten kostenlos große Mengen von in Lebertran eingelegten Sardinen. Sowohl Sardinen als auch Lebertran sind reich an herzschützenden »langkettigen« Omega-3-Fettsäuren. Nach Angaben der Forscher erwies sich die zusätzliche Kombination von Sardinen und Lebertran bei den Diätprobanden als ein sehr beliebter Brotaufstrich.

Welche der Nahrungsumstellungen hätte am wahrscheinlichsten zu den positiven Herz-Kreislauf-Veränderungen beigetragen? Angesichts der mageren Ergebnisse in den anderen früher besprochenen sieben Studien war es höchst unwahrscheinlich, dass die Einschränkung der gesättigten Fettsäuren der positive Faktor war. Tatsächlich war der Ersatz gesättigter Fettsäuren durch unchristliche Mengen von Sojaöl (bis zu 500 ml pro Woche) eher kontraproduktiv; so ein hoher Verzehr dieses oxidationsfördernden und linolsäurereichen Öls könnte sogar erklären, warum die Diätgruppe nicht die wesentlich dramatischeren Rückgangsraten an Herz-Kreislauf-Sterblichkeit und der Sterblichkeit aufgrund sonstiger Krankheiten aufwies, die sich bei späteren Studien zeigte, bei denen der Verzehr von Fisch und Fischöl sowie Obst und Gemüse erhöht wurde.

Die *Finnish Mental Hospital Study* wurde in zwei verschiedenen Krankenhäusern in den Städten Kellokoski und Nikkila durchgeführt.[19] Die Studie war keine Blindstudie und auch nicht randomisiert. Die Forscher entschieden sich für einen sogenannten »Crossover«-Plan, bei dem zwischen 1959 und 1965 das Krankenhaus N die cholesterinsenkende Diät anwandte und das Krankenhaus K normale Kost verabreichte. 1965 wurde die Ernährung dann getauscht und wiederum sechs Jahre lang beibehalten. Wie andere degenerative Krankheiten auch, entwickelt sich die KHK nicht über Nacht; es ist ein schrittweiser Prozess, der sich über Jahre hinzieht. Wenn wir die Todesraten aus der zweiten Phase der Studie untersuchen, beobachten wir dann die

Auswirkungen der Diät, die in diesen zweiten sechs Jahren eingehalten wurde, oder die der früheren? Man beachte, dass es die einzig nennenswerte Veränderung – das heißt Erhöhung – der Gesamtsterblichkeit im Krankenhaus N gab, wo der Normalkost die cholesterinsenkende Diät vorausgegangen war. War dieser Anstieg die Folge der Normaldiät, oder kam es dazu, weil die Patienten zuvor sechs Jahre lang eine Diät mit mehrfach ungesättigten Fettsäuren gegessen hatten?

Solche Fragen gehen davon aus, dass die Diät in der Tat bei dieser Studie einen Einfluss auf die Sterblichkeit hatte, eine höchst fragwürdige Annahme. Außer der bizarren Idee an sich war vor allem auch die wissenschaftliche Durchführung dieser Studie haarsträubend; Patienten, die nur einen Monat im Krankenhaus waren, wurden in die Ergebnisse mit einbezogen, genauso wie Patienten, die zeitweilig aus dem Krankenhaus entlassen und später wieder aufgenommen wurden. Irgendwelche Lehren aus einer so schlecht geplanten und lasch kontrollierten Studie zu ziehen, wie es die Autoren taten, kann nur als ein schlechter Witz betrachtet werden.

Diese *Finnish Mental Hospital Study* wurde so mangelhaft durchgeführt, dass selbst die NHLBI sie 1973 in einer Ausgabe der renommierten britischen Zeitschrift *The Lancet* ausführlich kritisierte.[18] Tatsächlich wich das Vorgehen bei den Studien aus Nordeuropa (als »NE« gekennzeichnet) im Allgemeinen so ungeheuerlich von einem wissenschaftlichen Standard ab, dass Dr. Russell L. Smith, der Autor des Buches *Blood Cholesterol and Coronary Heart Disease: a Critical Review of the Literature*, der größten je veröffentlichten kritischen wissenschaftlichen Beurteilung der Lipidhypothese, schrieb: »*... es ist höchst verblüffend, dass einige dieser Studien überhaupt jemals von den zahlenden Behörden zugelassen wurden, weil sie womöglich auch dann nicht schlechter hätten geplant sein können, wenn die Forscher dies absichtlich versucht hätten.«*[20]

In Australien nahmen 458 Männer mit KHK im Alter zwischen 30 und 59 Jahren an der *Sydney Diet-Heart Study* teil. 221 von ihnen wurden angewiesen, den Anteil mehrfach ungesättigter Fettsäuren in ihrer täglichen Nahrung auf 15 Prozent der Kalorien zu erhöhen, gleichzeitig aber den Anteil gesättigter Fettsäuren auf etwa zehn Prozent der Kalorien zu senken und auch das mit der Nahrung aufgenommene Cholesterin auf 300 mg oder weniger zu begrenzen. Die Mitglieder der Kontrollgruppe erhielten keine besonderen Ernährungsanweisungen, *»außer der, ihre Kalorienaufnahme zu senken, wenn sie sich für übergewichtig hielten«*, und »... *mehrfach ungesättigte Margarine statt Butter zu essen, wenn sie wollten«*. Nach fünf Jahren waren die Todesraten in der Prüfgruppe höher (17,6 Prozent) als in der Kontrollgruppe (11,8 Prozent), obwohl der durchschnittliche Cholesterinwert in der ersten Gruppe um fünf Prozent niedriger war.[21]

Die Doppelblindstudie *Minnesota Coronary Survey* wurde von den Autoren als *»Folge der* National Diet-Heart Feasibilily Study« bezeichnet. Sie umfasste über 9000 männliche und weibliche Patienten sechs psychiatrischer Krankenhäuser und eines Pflegeheims im US-Bundesstaat Minnesota. Etwa die Hälfte der Patienten wurde auf eine Diät gesetzt, die reich an mehrfach ungesättigten und arm an gesättigten Fettsäuren war, während die übrigen eine Diät erhielten, die arm an mehrfach ungesättigten und reich an gesättigten Fettsäuren war. Die Patienten wurden im Durchschnitt 384 Tage lang beobachtet. Die Cholesterinwerte sanken bei der Prüfgruppe deutlicher als in der Kontrollgruppe (auf 175 mg/dl im Vergleich zu 203 mg/dl), aber es gab zwischen beiden Gruppen keinen Unterschied in Bezug auf das Auftreten einer KHK, Todesfälle aufgrund von KHK oder in Bezug auf die allgemeine Sterblichkeit.[22]

Nachdem man jahrzehntelang auf ein totes Pferd eingeprügelt hatte, gingen die Forscher nun endlich daran, andere Ernährungsstrategien zu untersuchen als nur die, die sich auf eine Reduzierung der gesättigten Fettsäuren konzentrierten. Für die Studie *Diet And Reinfarction Trial* (DART) wurden über 2000 Männer ausgewählt, die die folgenden Ratschläge entweder erhielten oder auch nicht:

1. Erhöhter Verzehr von Fisch (Männer, die keinen Fisch mochten, durften stattdessen Fischölnahrungszusätze verwenden);
2. Reduzierung des Gesamtfettverzehrs, wobei das Verhältnis zugunsten mehrfach ungesättigter Fettsäuren gegenüber gesättigten Fettsäuren erhöht werden sollte;
3. Erhöhter Verzehr von Getreideballaststoffen.

Als die Resultate vorlagen, gab es bei der Gruppe, die ihren Fettverzehr umgestellt hatte, keine Veränderung bei der Gesamtsterblichkeit; ein leichter Anstieg der Sterblichkeit wurde bei der »Getreidegruppe« beobachtet, und bei der Gruppe, der ein erhöhter Fischverzehr geraten worden war, zeigte sich ein deutlicher Rückgang der Gesamtsterblichkeit. Die Autoren mutmaßten, dass die mangelnde Fettreduktion von einer unzureichenden Abnahme der Serum-Cholesterinwerte herrührte. Dieses Argument kann nun überhaupt nicht überzeugen, denn bei der »Fischgruppe« kam es zu einem deutlichen Rückgang der Sterblichkeit bei einem gleichzeitigem *Anstieg* des durchschnittlichen Cholesterinwertes![23]

Bei der *St. Thomas Atherosclerotic Regression Study* (STARS) wurden 30 Patienten angewiesen, ihren Verzehr an Pflanzenölen und transfettreicher Margarine zu senken. Außerdem wurden die Mitglieder dieser Prüfgruppe angewiesen, mehr Obst und Gemüse sowie mehr starkekomplexhaltige Kohlehydrate zu essen, wie Brot, Pasta oder Kartoffeln. Ihnen wurde zusätzlich geraten, den Verzehr verarbeiteter Nahrungsmittel einzuschränken – einschließlich kohlehydratreichem »Junk« wie *»Plätzchen, Gebäck und Kuchen«*. Die den Patienten gegebenen Ernährungsrichtlinien forderten auch, den Verzehr von Fleisch, Fisch und Milchprodukten *»strikt einzuschränken«*. Die Diätprotokolle zeigten jedoch einen höheren Verzehr von Decosahexanenoic-Säure (DHA) bei den Probanden in der Prüfgruppe, was anzeigt, dass zumindest einige von ihnen mehr Fisch gegessen hatten.

Am Ende der Studie war eine Person der Prüfgruppe gestorben, verglichen mit drei Patienten in der 30 Personen umfassenden Kontrollgruppe. Koronarangiografien zeigten bei zehn Patienten in der Diätgruppe eine Erweiterung der Arterien, im Vergleich zu nur einem Fall in der Kontrollgruppe.[24] Diese positiven Ergebnisse werden oft zitiert, um die Einschränkung gesättigter Fettsäuren zu rechtfertigen. Aber diese Studie hat sehr effektiv den Einfluss mehrerer unterschiedlicher, aber gleichzeitig vorgenommener Ernährungsumstellungsmaßnahmen untersucht. Welche davon war für die deutlichen Verbesserungen in der Untersuchungsgruppe verantwortlich? War es die Senkung der gesättigten Fettsäuren? Die Senkung der Transfettsäure? Die Senkung von nährstoffarmem »Junkfood«? Oder der gestiegene Verzehr von antioxidantienreichem Obst und Gemüse?

In ihrer ersten Dokumentation gingen die Autoren nicht auf diese

Frage ein, aber vier Jahre später veröffentlichten sie eine weitere Analyse der Studie, die belegte, dass der verringerte Verzehr von gesättigten Fettsäuren, Transfettsäuren und einfach ungesättigten Fettsäuren in erheblichem Maße mit den verbesserten angiografischen Ergebnissen in Zusammenhang stand.[25] Ein begleitender Kommentar pries diese Beobachtung sogar als *»entscheidenden«* Beweis dafür, dass *»Nahrungsmittel, die gesättigte und Transfettsäuren enthielten, die Aussicht auf einen koronaren Verschluss erhöhen …«*[26] Die Autoren des Papiers behaupteten, eine kausale Rolle dieser Fette werde durch die positiven Resultate bei zwei angiografischen Untersuchungen nach der Verabreichung von fettarmen Diäten gestützt.[27] Allerdings nahmen die Prüfgruppen bei diesen anderen beiden Untersuchungen regelmäßig an körperlichen Bewegungs- und Stressbewältigungsübungen teil. Es ist bekannt, dass körperliche Bewegung die Arterien weiten kann, während Stress nachweislich das Gegenteil bewirkt!

In Wirklichkeit beweist diese Retrospektivanalyse des Fettverzehrs unter den Teilnehmern von STARS nicht einmal ansatzweise einen kausalen Zusammenhang. Sie zeigt nur, dass die Einhaltung einer verordneten Diät – zu der in diesem Fall mehrere unterschiedliche Ernährungsumstellungen gehörten – ein häufigeres Auftreten von angiografisch bestätigter Weitung der Arterien zur Folge hatte. Die Studie, so wurde betont, *»fand keine anderen Ernährungsfaktoren, die vor einer koronaren Erkrankung schützen«* – was kaum überraschend ist, da doch die Autoren eine ganze Reihe möglicher anderer Ernährungsfaktoren gar nicht untersucht hatten. Sie berichteten nichts über den Effekt raffinierter im Vergleich zu nicht-raffinierten Kohlehydraten und scheinen mit Ausnahme von Vitamin E auch keinen Versuch unternommen zu haben, den Gehalt der normalerweise im Obst oder Gemüse enthaltenen schützenden Nährstoffe in der aufgenommenen Nahrung oder im Blut zu untersuchen.

Die Autoren der kleinen STARS-Studie haben natürlich völlig Recht, wenn sie behaupten, dass die von ihnen verordnete Diät, bei der die Senkung des gesättigten Fetts nur eine von mehreren Ernährungsumstellungen war, zu dem positiven Ergebnis beigetragen hat. Allerdings können sie nach objektiven Kriterien nicht behaupten, die Senkung der gesättigten Fettsäuren habe einen *»entscheidenden Einfluss«* auf das Zustandekommen eines solchen Resultats gehabt – der multiple Ansatz ihrer Studie verbietet ihnen diese Behauptung.

Im Rahmen der *Lyon Diet Heart Study* wurden 605 Patienten, die kurz zuvor ihren ersten Herzinfarkt erlitten hatten, willkürlich auf zwei Gruppen aufgeteilt. Die Mitglieder der Kontrollgruppe erhielten keine besonderen Ernährungsratschläge, abgesehen von solchen, die ihnen eventuell ihr Arzt oder eine Diätberaterin des Krankenhauses gegeben hatten. Im Gegensatz dazu wurden die Mitglieder der Prüfgruppe angewiesen, eine »Mittelmeerdiät« einzuhalten, bei der der Verzehr von Wurzelgemüse, grünem Gemüse, Fisch und Brot erhöht sowie kein Rind-, Lamm- oder Schweinefleisch, sondern Geflügelfleisch verzehrt werden sollte. Zudem wurden die Mitglieder der Prüfgruppe angehalten, jeden Tag Obst zu essen, Butter durch Olivenöl zu ersetzen und anstelle der normalen Margarine eine Rapsmargarine zu verwenden, die mehr einfach ungesättigte und Omega-3-Fettsäuren enthielt.

Eigentlich sollten die Patienten im Rahmen dieser Studie vier Jahre lang begleitet werden, aber weil die Todesraten schon früh dermaßen stark voneinander abwichen, entschieden die Ärzte, eine Fortsetzung sei unethisch, und brachen die Studie ab. Im Durchschnitt sanken nach 27 Monaten die KHK-Sterblichkeit und die Gesamtsterblichkeit bei der Prüfgruppe um 81 beziehungsweise 60 Prozent. Doch wiederum ließ sich der Unterschied nicht durch eine Cholesterinsenkung erklären, denn sowohl der Gesamt- als auch der LDL-Cholesterinwert waren bei der Prüfgruppe und bei der Kontrollgruppe während der gesamten Laufzeit der Studie fast identisch.[29]

Allerdings stellten die Forscher im Blut der Probanden der Prüfgruppe einen erheblich höheren Spiegel von Omega-3-Fettsäuren und niedrigere Konzentrationen von Omega-6-Fettsäuren fest. Diese Beobachtung bestätigt die Ergebnisse anderer Forscher, die Herzinfarktopfer mit gesunden Kontrollprobanden verglichen und bei Letzteren höhere Blutspiegel von Omega-3- und niedrigere Spiegel von Omega-6-Fettsäuren beobachtet haben.[30–32]

Bei streng kontrollierten klinischen Forschungen hat die Gabe von Omega-3-Fettsäuren aus Fischöl zu einem bedeutenden Rückgang der Sterblichkeit nach einer Herzkrankheit geführt.[33] Auch die Blutspiegel von Vitamin C und E stiegen bei der Prüfgruppe. Neben Vitamin A waren dies die einzigen gemessenen Vitamine. Aber man kann vernünftigerweise annehmen, dass die »Mittelmeerdiät« auch den Spiegel anderer wichtiger Antioxidantien ansteigen ließ, die durch den höheren Verzehr von Obst und Gemüse zugeführt wurden.

Diese *Lyon Diet Heart Study* ist wichtig, weil sie die Tatsache unterstreicht, dass es weit erfolgversprechender ist, für eine regelmäßige Aufnahme lebenswichtiger Fettsäuren und wichtiger Antioxidantien zu sorgen, als stumpfsinnig nach niedrigen Blut-Cholesterinwerten zu streben. Aber als die Ergebnisse der *Lyon*-Studie erstmalig dem *New England Journal of Medicine* zur Veröffentlichung vorgestellt wurden, lehnte die Redaktion diese Studie mit der Begründung ab, *»die Ernährungsumstellung habe zu keiner Veränderung der Serum-Lipide geführt«*. Dieses »paradoxe« Ergebnis veranlasste die Redakteure des Journals als gläubige Anhänger des Cholesterindogmas sich *»zu fragen, wie ein so hoher Rückgang der Sterblichkeit erzielt werden konnte«*.[34] Dankenswerterweise waren die Redakteure von *The Lancet* etwas aufgeschlossener, und die *Lyon Diet Heart Study* wurde 1994 endlich veröffentlicht.

Im Februar 2006 veröffentlichte das *Journal of the American Medical Association* die Ergebnisse der größten bisher durchgeführten Untersuchung über die Auswirkungen einer Diät auf die Häufigkeit der KHK. Bei der riesigen *Women's Health Initiative* wurden fast 49 000 Frauen im Alter zwischen 50 und 79 Jahren im Durchschnitt 8,1 Jahre lang beobachtet. Den Probanden in der Prüfgruppe wurde eindringlich geraten, ihren täglichen Fettverzehr auf 20 Prozent der Gesamtkalorien zu senken, ihren täglichen Verzehr an Obst und Gemüse auf mindestens fünf Portionen pro Tag zu steigern, und mindestens sechs Mal am Tag Getreide zu essen. Im sechsten Jahr nahm die Prüfgruppe im Schnitt 29 Prozent der Kalorien in Form von Fett zu sich, im Vergleich zu 37 Prozent bei der Kontrollgruppe. Die entsprechenden Zahlen bei den gesättigten Fettsäuren waren 9,5 Prozent und 12,4 Prozent. Die Probanden der Prüfgruppe aßen auch 0,5 Portionen Getreide mehr und magere 1,1 Portionen mehr Obst und Gemüse pro Tag. Der Leser sollte nun kaum mehr überrascht sein, wenn er erfährt, dass es in Bezug auf die Häufigkeit von KHK oder Schlaganfällen, bei der Sterblichkeit aufgrund von KHK oder Schlaganfall oder bei der

Tabelle 8a. KHK-Diätstudien				
Studie	**Diät**	**KHK-Sterblichkeit** Diät/ Kontrolle (%)	**Gesamt-Sterblichkeit** Diät/ Kontrolle (%)	**Statistisch signifikante Verminderung der Gesamt-Sterblichkeit durch die Behandlung?**
Morrison LM. 1955 nicht verblindet/ nicht randomisiert, 8 Jahre	Eiweißreiche/fettarme Diät & Nahrungsergänzungsmittel	–	44/76	**JA**
Rose et al. 1965 verblindet/randomisiert, 2 Jahre	Ersatz der tierischen Fette durch Maisöl	17,8 / 3,8	17,8 / 3,8	**NEIN**
Ball et al. 1965 verblindet/randomisiert, 3 Jahre	Vermindertes Gesamt- & gesättigtes Fett	8 / 9,3*	8 / 9,3*	**NEIN**
Hood et al. 1965 nicht verblindet/ nicht randomisiert, 5 – 17 Jahre	Ersatz der tierischen Fette durch mehrfach ungesättigtes Pflanzenfett	–	14 / 47	**JA** (NE)
Anti-Coronary Club 1966 nicht verblindet/ nicht randomisiert, 4 Jahre	Ersatz des tierischen Fetts durch mehrfach ungesättigtes Pflanzenfett	1,1 / 0	3,3 / 1,4	**NEIN**
Bierenbaum et al. 1967 nicht verblindet/ randomisiert, 5 Jahre	Vergleich zwischen mehrfach ungesättigter fettreicher Diät und gesättigter fettreicher Diät	–	10 / 8	**NEIN**
National Diet-Heart Study 1968 doppelt verblindet/ randomisiert, 2 Jahre	Ersatz des tierischen Fetts durch mehrfach ungesättigtes Pflanzenfett	*Keine Datenangaben über Sterblichkeit, nur Gesamtzahl der KHK-Ereignisse (bei denen es zwischen beiden Gruppen keine signifikanten Unterschiede gab)*		**NEIN**
Medical Research Council 1968 verblindet/randomisiert, 2 – 7 Jahre	Tierisches Fett durch Sojabohnenöl ersetzt	12,6 / 12,9	14 / 16,5	**NEIN**
Los Angeles Veterans Admin. Study 1969* doppelt verblindet/ randomisiert, 8 Jahre	Tierisches Fett durch mehrfach ungesättigtes Pflanzenfett ersetzt	9,7 / 11,8	41 / 42,2	**NEIN**
Oslo Diet-Heart Study 1970 verblindet/randomisiert, 5 Jahre	Tierisches Fett ersetzt durch mehrfach ungesättigtes Pflanzenfet / erhöhter Verzehr von Fisch, Früchten & Gemüse	18/25**	20/27	**NEIN** *(NE)*

Tabelle 8a. (Forts.) ∘ KHK-Diätstudien				
Studie	**Diät**	**KHK-Sterblichkeit** Diät/ Kontrolle (%)	**Gesamt-Sterblichkeit** Diät/ Kontrolle (%)	**Statistisch signifikante Verminderung der Gesamt-Sterblichkeit durch die Behandlung?**
Finnish Mental Hospitals 1972 nicht verblindet/ nicht randomisiert 12 Jahre	Tierisches Fett ersetzt durch Sojabohnenöl & Margarine	*Hospital K* 1,3 / 2,4 *Hospital N* 5,8 / 6,7	*Hospital K* 2,3 / 5,7 *Hospital N* 14 / 19,7	**JA** *(NE)*
Medical Research Council 1968 verblindet/randomisiert 2 – 7 Jahre	Tierisches Fett durch Sojabohnenöl ersetzt	12,6 / 12,9	14 / 16,5	**NEIN**
Sydney Diet-Heart Study 1978 nicht verblindet/randomisiert 5 Jahre	Tierisches Fett ersetzt durch mehrfach ungesättigtes Pflanzenfett	–	17,6 / 11,8	**NEIN**
Minnesota Survey 1989 Doppelt verblindet/ randomisiert 384 Tage	Tierisches Fett ersetzt durch mehrfach ungesättigtes Pflanzenfett	1,3 / 1,2	5,9 / 5,5	**NEIN**
DART 1989 verblindet/randomisiert 2 Jahre	Reduzierter Verzehr von Fett oder erhöhter Verzehr von Fisch oder von Ballaststoffen	*Fett* 9,5 / 9,6 *Ballaststoffe* 10,7 / 8,4 *Fisch* 7,7 / 11,4	*Fett* 10,9 / 11,1 *Ballaststoffe* 12,1 / 9,9 *Fisch* 9,3/12,8	**NEIN** **NEIN** **JA**
STARS 1992 verblindet/randomisiert 3 Jahre, 3 Monate	Reduzierter Verzehr von hochverarbeiteten Nahrungsmitteln & Gesamtfett / erhöhter Verzehr von Omega-6- & Omega-3-Fettsäuren, Früchten, Gemüse & komplexe Kohlenhydrate	3,7 / 10,7	3,7 / 10,7	**JA**
Lyon Diet Heart Study 1994 verblindet/randomisiert 2 Jahre, 3 Monate	Erhöhter Verzehr von Omega-3-Fettsäuren, Früchten, Gemüse, Hülsenfrüchte & Brot / weniger gesättigtes Fett	1 / 5,4**	2,6 / 6,6	**JA**
Women's Health Initiative 2006 verblindet/randomisiert 8 Jahre, 1 Monat	Reduzierter Verzehr von Gesamtfett, erhöhter Verzehr von Getreide, Früchten und Gemüse	0,08 / 0,08	4,9 / 5,0	**NEIN**

*Nur Prozentzahlen der Todesfälle nach dem ersten Herzinfarkt.

** Zahl schließt alle Herz-Kreislauf-Todesfälle ein; keine Angaben der gesonderten Zahlen für KHK-Todesfälle in dem veröffentlichten Papier.

Gesamtsterblichkeit kaum einen Unterschied gab. Unter den 3,4 Prozent der Probanden mit einer bereits bestehenden Herz-Kreislauf-Erkrankung *stieg* das relative Risiko einer tödlich oder nicht-tödlich verlaufenden KHK um 26 Prozent.[35] Die Forscher der *Women's Health Initiative* untersuchten auch die Auswirkung der fettarmen Diät auf die Krebshäufigkeit; es gab keinen Rückgang beim Auftreten oder bei der Sterblichkeit in Bezug auf Brustkrebs, Dickdarmkrebs oder sonstigen Krebserkrankungen.[36,37]

Multiple Interventionsstudien

Die in diesem Kapitel besprochenen Studien waren ausgelegt, den Einfluss einer Ernährungsumstellung auf die Häufigkeit und Sterblichkeit der KHK zu untersuchen. Bevor wir dieses Gebiet verlassen, soll noch auf die zahlreichen »multiplen Interventionsstudien« hingewiesen werden, die zusätzlich zur Ernährungsumstellung auch Strategien wie Medikamente gegen Bluthochdruck, Rauchstopp und Stressbekämpfung untersuchten. Ähnlich wie die Studien, bei denen nur die Ernährung untersucht wurde, waren diese Ansätze einer multiplen Intervention, zu denen die umfangreichen Studien MRFIT und die *European Collaborative* der WHO gehörten, ein völliger Fehlschlag: Sie konnten keinen Rückgang der KHK- oder der Gesamt-Sterblichkeit belegen.[38–41]

Der Endeffekt

Wenn gesättigte Fettsäuren auch nur einen Bruchteil der Schäden verursachten, für die man sie oft verantwortlich macht, dann sollte sich ihre Negativwirkung leicht und wiederholt bei streng kontrollierten klinischen Untersuchungen nachweisen lassen. Lässt man einmal die schlecht geplanten und schlampig durchgeführten Studien aus Nordeuropa außer Acht, dann wird schnell klar, dass es keine einzige streng kontrollierte Untersuchung gibt, die zeigt, dass die Einschränkung gesättigter Fettsäuren auch nur ein einziges Leben retten kann.

Einige dieser Studien weisen sogar auf das Gegenteil hin. Die Studien *Rose et al.* sowie *Anti-Coronary Club* und *Sydney Diet Heart* belegten alle einen deutlichen Anstieg der Gesamtsterblichkeit, wenn tierische Fette durch Omega-6-reiche Pflanzenfette ersetzt werden. Die langfristigste Studie, die sich auf die Beschränkung der gesättigten Fettsäuren konzentrierte (die *Los-Angeles-Veterans*-Studie), ergab einen deutlichen Anstieg der Krebssterblichkeit bei den Probanden in der Prüfgruppe – obwohl sie weniger rauchten!

Die einzigen gut dokumentierten Studien über die Wirkung von Diäten, bei denen tatsächlich ein Rückgang der koronaren und Gesamtsterblichkeit nachgewiesen wurde, betrafen Ernährungsumstellungen, bei denen die Versorgung mit Omega-3-Fettsäuren erhöht und mehr antioxidantienreiches Gemüse beziehungsweise Früchte verzehrt sowie Nahrungszusätze verabreicht, der Verzehr von Fertiggerichten eingeschränkt und das Körpergewicht reduziert wurden.

Man muss auch betonen, dass die Einschränkung gesättigter Fettsäuren kläglich daran scheiterte, die KHK-Sterblichkeit zu senken, obwohl diese Einschränkung den Serum-Cholesterinwert bei allen Prüfgruppen erheblich gesenkt hat. Die Verteidiger der Cholesterinsenkung haben sich beschwert, im Laufe dieser Studien sei der Serum-Cholesterinwert eben nicht stark genug gesenkt worden. Doch dieses Argument riecht nicht nur danach, die Torpfosten verschieben zu wollen, weil man keine Tore schießt – es widerspricht ihrem geliebten und oft wiederholten Dogma, wonach eine einprozentige Reduzierung des Serum-Cholesterins einer zweiprozentigen Senkung des KHK-Risikos entspricht.

Es lässt außerdem in eklatanter Weise die Tatsache außer Acht, dass es bei erfolgreich durchgeführten Studien – also denen, die eine größere Umstellung der Ernährung als nur die Einschränkung der gesättigten Fettsäuren untersucht haben – zu einer deutlichen Senkung der Sterblichkeit kam, obwohl es nur geringe Unterschiede beim HDL-, LDL- oder beim Gesamtcholesterin zwischen der Prüfgruppe und der Kontrollgruppe gab!

Noch einmal sei betont, dass die Diätstudien, die wir in diesem Kapitel besprochen haben, 60 Jahre intensiver Forschung reflektieren und damit den Aufwand von mehreren hundert Millionen Dollar an öffentlichen Geldern und einen enormen Zeit- und Kraftaufwand der Beteiligten. Jetzt sollte klar sein, warum dieser massive Aufwand so kläglich gescheitert ist, irgendeine Verursacherrolle von hochgradig gesättigtem tierischen Fett oder tropischen Fetten bei der Entstehung der KHK zu belegen – *es gibt sie nicht!*

»Die medizinische Fachwelt hat nach mehr als 30 Jahren ausgezeichneter Propaganda erfolgreich die vollkommen iatrogene ›Pseudo-Krankheit‹ genannt ›Hypercholesterinämie‹ und die damit zusammenhängende Störung namens ›Cholesterin-Neurose‹ geschaffen. Nach Jahrzehnten erfolgloser Versuche, diese ›Krankheit‹ durch eine fettarme Ernährung und ein ganzes Arsenal von cholesterinsenkenden Medikamenten zu heilen, ist die medizinische Fachwelt über die magische Kugel gestolpert, die Heilung dieser gefürchteten künstlichen Krankheit – Statine.«

DR. PETER LANGSJOEN

KAPITEL 9

DIÄT, MEDIKAMENTE UND WUNSCHDENKEN

Irrtümlich wird die Wirkung einer Diät und cholesterinsenkender Medikamente gleichgesetzt

Nach Jahrzehnten gescheiterter Studien über die Wirkung von Diäten und Medikamenten[1] sah die Cholesterinhypothese, in die die Gesundheitsorthodoxie so massiv investiert hatte, allmählich wie ein völliger Fehlschlag aus. Es war deshalb keine Überraschung, dass sich die selbst ernannten Machthaber auf diesem Gebiet vor Freude kaum beherrschen konnten, als Anfang der 1990er-Jahre positive Ergebnisse von Studien bekannt wurden, bei denen die Wirkung lipidsenkender »Statin«-Medikamente untersucht wurde. Endlich hatte man den Beweis, dass die Cholesterinsenkung wirklich funktionierte!

Statine galten schon bald als »Wunderdroge«; sie wurden zum Lieblingsmedikament der Ärzte und zur bestverkauften Arzneigruppe der Welt. Das derzeit meistverkaufte pharmazeutische Produkt der Erde, das 2004 atemberaubende 10,9 Milliarden Dollar einbrachte, ist Atorvastatin, das von der Firma *Pfizer* hergestellt und unter dem Namen Lipitor verkauft wird.[2] An zweiter Stelle liegt Zocor (Simvastatin) von *Merck*, mit Verkäufen in Höhe von 5,2 Milliarden Dollar im Jahr 2003.

Statine: Retter der Lipidhypothese?

Bis Mitte der 1990er-Jahre hatten sich Studien über lipidsenkende Mittel für das Anti-Cholesterin-Kartell als Quelle ständiger Frustration erwiesen, denn jeder bewirkten Senkung der KHK-Sterblichkeit stand gewöhnlich ein entsprechender Anstieg einer nicht-KHK-bezogenen Sterblichkeit gegenüber; meistens war der Tod aufgrund von Gewalteinwirkung oder Krebs eingetreten. Erfolgreiche Versuche mit Statinen haben dagegen tatsächlich einen Rückgang der Gesamt- und der KHK-Sterblichkeit bewirkt.

Einige Vertreter der Lipidhypothese haben den Statinen einen ziemlichen Vertrauensvorschuss gegeben und behauptet, die positiven Ergebnisse einiger Statinstudien unterstützten den Wert cholesterinsenkender Diäten. Das ist bestenfalls eine fragwürdige Hochrechnung. Zunächst einmal reduzieren lipidsenkende Mittel den Blut-Cholesterinwert weit stärker, als es die meisten Patienten allein mit einer Diät fertigbrächten – und genau das ist natürlich der Grund, warum sie so oft eingesetzt werden. Zudem haben wir bereits gesehen, dass Blutfettwerte kaum ein verlässlicher Hinweis auf eine spätere KHK sind, und dass jede Verbindung zwischen Serum-Cholesterin und der KHK bestenfalls sekundär ist. Deshalb muss man die Möglichkeit in Betracht ziehen, dass lipidsenkende Medikamente die KHK auf andere Weise als nur durch die Senkung des Cholesterinwertes beeinflussen. Zahlreiche Studien haben belegt, dass genau dies der Fall ist.

Statine: Cholesterinsenkung bringt keinen Vorteil

Die Behauptung, der bei klinischen Studien mit Statinen beobachtete Rückgang der KHK gehe auf deren deutliche cholesterinsenkende Wirkung zurück, wird zwar mit großem Elan und lautstark verbreitet, lässt sich aber wissenschaftlich nicht begründen. Ein genauerer Blick auf die Daten der großen kontrollierten und randomisierten klinischen Untersuchungen mit Statinmedikamenten zeigt, dass es in den meisten Fällen keinen Bezug zwischen dem Grad der Gesamt-Cholesterinsenkung und der Überlebensrate bei der KHK gab. Mit anderen Worten: Das Risiko eines tödlichen Herzinfarkts sank unabhängig davon, ob der Cholesterinwert stark oder schwach zurückging. Dasselbe gilt für das LDL-Cholesterin – man hat uns förmlich einer Gehirnwäsche unterzogen, um uns glauben zu machen, dies sei das »schlechte« Cholesterin: Die Todesraten bei den Patienten mit den höchsten und denen mit den niedrigsten LDL-Werten sind praktisch identisch.[4–11]

Es gibt mindestens zwei Statinstudien, die tatsächlich einen Zusammenhang zwischen der Cholesterinsenkung und dem Überleben gezeigt haben – einer der dem Mainstream-Dogma geradezu widerspricht. Bei der PROSPER-Untersuchung, die an älteren Hochrisikoprobanden vorgenommen wurde, zeigten sich die größten Überlebensraten sowohl in der Verum- als auch in der Kontrollgruppe bei den Patienten mit den *höchsten* LDL-Cholesterinwerten. Bei der japanischen Studie *Lipid Intervention Trial* (J-LIT), bei der sechs Jahre lang über 47 000 mit Simvastatin behandelte Personen beobachtet wurden, zeigten die Patienten mit einem Gesamtcholesterinwert von 200 bis 219 mg/dl eine niedrigere Rate an koronaren Ereignissen als die, deren Wert über oder unter diesem Bereich lag. Die geringste Gesamtsterblichkeit wurde bei den Patienten beobachtet, deren Gesamt- und LDL-Cholesterinwerte zwischen 200 bis 259 mg/dl beziehungsweise 120 bis 159 mg/dl lagen. Die höchste Todesrate wurde im Laufe der Studie bei den Patienten beobachtet, deren Cholesterinwerte unter 160 mg/dl lagen.[12]

Wenn Statine eine positive Wirkung auf die Herzgesundheit haben, dann höchstwahrscheinlich nicht durch die Senkung des Cholesterins!

Wie Statine wirklich wirken

Statinmedikamente entfalten ihre lipidsenkende Wirkung durch die Blockade der *3-Hydroxy-3-Methylglutaryl-Koenzym-A-Reduktase,* einem Enzym in der Leber, das an der Anfangsphase der Cholesterinsynthese beteiligt ist.[13] Statine hemmen die Synthese nicht nur des Cholesterins, sondern einer ganzen Reihe weiterer wichtiger intermediärer Stoffwechselprodukte, darunter *Mevalonat Pyrophosphat, Isopentylpyrophosphat, Geranyl-Geranyl Pyrosphospat* und *Farnesyl Pyrophosphath.* Da sie die Synthese all dieser Bestandteile hemmen, haben Statine eine Menge weiterer Effekte, die mit der Cholesterinsenkung nicht im Zusammenhang stehen. Es folgen zahlreiche Beispiele dafür, wie diese Lipid-unabhängigen Wirkungen sich tatsächlich positiv auf das Herz-Kreislauf-System auswirken können:

- **Hemmung oder Rückbildung von arteriosklerotischen Plaquebildungen.** Statine kehren bei Kaninchen das Fortschreiten der Arteriosklerose um oder hemmen sie, ohne eine damit einhergehende Veränderung des Serum-Cholesterins.
- **Verbesserung der Arterienfunktion.** Bei älteren Patienten mit Diabetes verbesserte Cerivastatin nach nur drei Tagen die Erweiterung der Oberarmschlagader, noch bevor sich eine Veränderung des Cholesterinwertes zeigte.[15] Bei gesunden jungen Männern mit normalen Cholesterinwerten zeigte sich innerhalb von 24 Stunden nach Beginn einer Behandlung mit Atorvastatin eine Verbesserung der Endothelfunktion; wiederum ging diese Verbesserung nicht mit sinkenden Cholesterinwerten einher.[16]
  Längerfristige Verbesserungen der Arterienfunktionen durch Statine zeigen ebenfalls keinen Bezug zum Grad der Cholesterinsenkung. Im Rahmen einer Studie mit freiwilligen Patienten mit einem leicht erhöhten Cholesterinwert stellte sich heraus, dass eine Behandlung mit Simvastatin über vier Wochen zu einer deutlichen Verbesserung der Unterarmdurchblutung führte. Die Verbesserung wurde bei fortgesetzter Verabreichung mit Simvastatin sogar noch deutlicher, obwohl es keine weitere Senkung des Serum-Cholesterins gab und sich auch kein Zusammenhang zwischen dem Rückgang des Cholesterins und der Verbesserung der Endothelfunktion zeigte.[17]
- **Wirkung auf die Blutgerinnung.** Man hat nachgewiesen, dass Statine die Produktion von Thromboxan in den Blutplättchen senken, einem Eicosanoid, das die Blutgerinnung fördert. Diese Wirkung hatte sich bei den älteren Medikamenten, die Gesamt- oder LDL-Cholesterin senkten, wie Cholestyramin, Cholestipol und Fibrate, nicht nachweisen lassen.[18] Italienische Forscher beobachteten, dass Simvastatin, Atorvastatin und Fluvastatin die Reaktivität der Blutplättchen senkten, bevor sich eine deutliche Senkung des LDL-Cholesterins zeigte.[19,20]
- **Entzündungshemmende Wirkungen.** Wie wir in Teil 2 weiter besprechen werden, ist die Arteriosklerose eine entzündliche Störung. Bei Forschungen an Mäusen senkten Statine sowohl die Entzündung als auch die Arteriosklerose, trotz nur geringer Veränderungen beim Serum-Cholesterinwert.[21] Beim Menschen bewirkt die

Statintherapie eine erhebliche Senkung des C-reaktiven Proteins (CRP), ein Entzündungsmarker, der wiederholt mit einem gesteigerten Herz-Kreislauf-Risiko in Verbindung gebracht wird. Diese durch Statine bewirkte Senkung des CRP-Werts geht mit keiner Senkung des LDL-Cholesterinwerts einher.[22–25] Adhäsionsmoleküle und sogenannte Chemoattractants spielen bei diesem Entzündungsprozess eine Schlüsselrolle. Sie fördern die Adhäsion und die Wanderung von Leukozyten in die Arterienwand, was die Entwicklung arteriosklerotischer Plaques fördert.[26] Bei einem wichtigen Experiment produzierten Schweizer Forscher eine besondere modifizierte Form von Lovastatin (Mevacor), ohne hemmende Wirkung auf die HMG-CoA-Reduktase. Dieses »Designer-Statin« hatte noch immer eine deutliche anti-adhäsive und anti-chemoattraktive Wirkung, obwohl es die cholesterinsenkende Wirkung völlig verloren hatte.[27]

- **Antioxidantische Wirkung.** Schädigung durch freie Radikale, auch als oxidative Schädigung bekannt, spielt bei der Entwicklung der Arteriosklerose eine Schlüsselrolle. Studien an Tieren ergaben, dass Statine mehrere exidative Stressverhaltensweisen dämpfen, selbst wenn die Cholesterinwerte unverändert bleiben.[28–30] Bei Menschen bewirkte die Einnahme von Atorvastatin (20 mg/Tag) über nur neun Tage deutliche verringerte Blutplättchenwerte des oxidierten LDL-Cholesterins. Diese Veränderungen wurden bereits beobachtet, bevor sich eine Senkung des LDL-Cholesterins bemerkbar machte.[20] Bei Patienten, die, willkürlich ausgewählt, zwölf Wochen lang entweder 10 mg Pravastatin oder 20 mg Fluvastatin einnahmen, zeigte sich ein bemerkenswerter Rückgang oxidierten LDL-Cholesterins bei beiden Gruppen. Der Rückgang war in der Fluvastatingruppe deutlich höher als in der Pravastatingruppe (47,5 verglichen mit 25,2 Prozent). Der Rückgang des Gesamt- und des LDL-Cholesterins war jedoch in beiden Gruppen gleich.[30]
- **Hemmung der Migration und Proliferation glatter Muskelzellen, die sich bei der arteriosklerotischen Plaquebildung zeigt.**[31,32] Dass dieses Phänomen unabhängig von der Lipidsenkung auftritt, wurde zuerst bestätigt, als Forscher beobachteten, dass der Zusatz von Mevalonat, Geraniol, Farnesol und Geranylgeraniol, aber nicht der von LDL-Cholesterin, die antiproliferative Wirkung der Statine

verhinderte.[33–35] Auch bei Forschungen an Tieren zeigt sich keine Verbindung zwischen der lipidsenkenden und der antiproliferativen Wirkung der Statine. Als man bei Kaninchen Manschetten um eine der Halsschlagadern legte, senkte die Behandlung mit Lovastatin, Simvastatin und Fluvastatin deutlich die Bildung von Intimaschäden, obwohl die Cholesterinwerte der Tiere unverändert blieben.[14]

- **Verhinderung der arteriosklerotischen Plaque-Ruptur.** Eine Plaque-Ruptur gilt bei einem erheblichen Teil koronarer Ereignisse als auslösender Faktor.[36] Bei Patienten mit Symptomen einer Arteriosklerose der Halsschlagader senkte die Gabe von 40 mg/Tag Pravastatin den lipid- und oxidierten LDL-Cholesteringehalt, steigerte aber den Kollagengehalt der Plaques im Vergleich mit Kontrollpersonen. Diese Veränderungen entsprechen denen von stabilen Plaques, bei denen ein geringeres Risiko einer Ruptur besteht.[37] Bei Experimenten an Mäusen *erhöhte* Simvastatin den Serum-Cholesterinwert erheblich, führte aber zu einer Verringerung der Häufigkeit von Blutungen in den Plaques um 49 Prozent und einem 56-prozentigen Rückgang der Häufigkeit der Kalzifizierung – beides Anzeichen für fortgeschrittene und instabile arteriosklerotische Plaques.[37]
  Im Vergleich mit Kontrolltieren zeigten erwachsene Affen, denen eine artherogene Diät sowie Pravastatin oder Simvastatin verabreicht wurden, eine deutlich verringerte entzündliche Aktivität in den Plaques bei einem deutlichen Anstieg des Kollagengehalts. Dieser Effekt war völlig unabhängig von der Cholesterinsenkung; die Blutfettwerte der Tiere wurden durch die Manipulation der Cholesterinzufuhr mit dem Diätfutter konstant gehalten.[39]
- **Verhinderung der kardialen Hypertrophie.** Takemoto und seine Mitarbeiter haben gezeigt, dass Statine in der Lage sind, bei Mäusen kardiale Hypertrophie zu verhindern. Dieser positive Effekt trat auf, obwohl sich die Serum-Cholesterinwerte nicht veränderten. Forschungen dieser und anderer Gruppen weisen darauf hin, dass die anti-hypertrophe Wirkung der Statine von ihren antioxidativen Eigenschaften herrühren könnte.[40,41]
- **Erhöhte Nitrkloxid-Aktivität.** Nitritoxid-Synthase (NOS) ist das Enzym, das die Produktion von Nitritoxid anregt, eine Substanz, die

für die Gesunderhaltung der Arterien wichtig ist (siehe Kapitel 21). Ratten, die eine Woche lang entweder mit Cerivastatin oder einem Placebo vorbehandelt worden waren, wurden einem 30-minütigen Verschluss einer Koronararterie und einer anschließenden 180-minütigen Reperfusion unterworfen – eine Prozedur, die dem Stoffwechselstress gleicht, der bei einem Herzinfarkt durchgemacht wird. Cerivastatin verringerte die Größe des Infarktes (das heißt den beschädigten Teil des Herzmuskels) um 49 Prozent – ohne den Plasma-Cholesterinwert zu senken. Die Wirkung von Cerivastatin beruhte auf einer Erhöhung der NOS-Aktivität um über 50 Prozent. Eine andere Gruppe von Ratten, die einen NOS-Hemmer zusammen mit Cerivastatin erhielt, zeigte weder eine erhöhte NOS-Aktivität noch irgendeine schützende Wirkung in Bezug auf das Herz.[42]

Cholesterin-Tarnung

Die Beweise dafür, dass Statine unabhängig von der Cholesterinsenkung eine ganze Reihe von positiven Wirkungen auf das Herz-Kreislauf-System ausüben, sind unbestreitbar. Trotzdem behauptet die Schulmedizin weiterhin, die Senkung des LDL-Cholesterins erkläre weitgehend die bei manchen Statinstudien beobachtete verringerte koronare Sterblichkeit. Jetzt wird zunehmend für eine aggressive Therapie mit Statinen geworben, da eine größere Senkung des LDL-Cholesterins zu wesentlich günstigeren Ergebnissen bei der koronaren Sterblichkeit führe. Wir wollen uns die Studien, die diese fragwürdige Behauptung untermauern, einmal genauer ansehen …

PROVE-IT hat nichts bewiesen

Die »PROVE-IT-Studie« randomisierte 4162 Patienten, die kürzlich wegen eines akuten koronaren Ereignisses stationär aufgenommen worden waren, und behandelte sie entweder mit 40 mg Pravastatin oder 80 mg Atorvastatin täglich. Während der Laufzeit der Studie wurden mittlere LDL-Cholesterinwerte von 95 mg/dl bei der Gabe von 40 mg Pravastatin und 62 mg/dl bei 80 mg Atorvastatin erreicht. Nach durchschnittlich zwei Jahren zeigte die höher dosierte Atorvastatingruppe eine Verringerung der KHK-Sterblichkeit um 30 Prozent und eine um 28 Prozent niedrigere Gesamtsterblichkeit.[43] Über dieses

Ergebnis geriet das Establishment vor Freude fast außer sich. Laut dem Tenor der Medienwelle, die die Veröffentlichung von PROVE-IT begleitete, bewies diese Studie ein für alle Mal: je niedriger der LDL-Cholesterinwert, desto besser!

Tatsächlich hatte PROVE-IT überhaupt nichts Derartiges bewiesen!

Dass Statine eine ganze Reihe biochemischer Wirkungen über die einfache Lipidsenkung hinaus entfalten, ist unbestreitbar; wie können wir dann aber wissen, dass die gesunkene Sterblichkeit nicht auf eine Verstärkung anderer positiver Statinwirkungen zurückzuführen war? Darüber hinaus hat die PROVE-IT-Studie nicht nur zwei verschiedene Statindosen untersucht, sondern *zwei unterschiedliche Statine!* Deshalb verletzte die Studie zwei der wichtigsten Regeln klinischer Forschung: *Man muss alle Variablen kontrollieren!* Statine gehören vielleicht zu derselben Familie, aber sie sind kaum identische Klone. Jede noch so kleine Veränderung in der Struktur eines Medikaments kann seine pharmakologische Wirkung dramatisch verändern. Tatsächlich ergab ein Vergleich von Atorvastatin mit Fluvastain, Lovastatin, Pravastatin und Simvastatin, dass Ersteres nicht nur das LDL-Cholesterin deutlich senkte – es führte auch zu einer deutlichen Senkung von CRP und anderen Entzündungsmarkern, die als Lipoprotein-associated Phospholipase A2 (Lp-PLA2) bekannt sind.[44] Solche Unterschiede könnten leicht zu der veränderten Sterblichkeit beigetragen haben.

Angesichts der vielfältigen Wirkungen der Statine ist es völlig unlogisch zu behaupten, eine positive Veränderung der Sterblichkeit sei auf die Senkung der LDL zurückzuführen. Solche inneren Widersprüchlichkeiten konnten einige Teilnehmer einer NCEP-Podiumsdiskussion aber nicht daran hindern, die Resultate von PROVE-IT im Juli 2004 umgehend für eine Änderung der offiziellen Richtlinien zu benutzen und eine noch aggressivere LDL-Senkung zu fordern.[45] Über Nacht schufen diese veränderten NCEP-Richtlinien Millionen neuer Patienten, die für eine Cholesterin-Medikamenten-»Therapie« infrage kamen. Gewiefte Beobachter waren kaum überrascht, als sich später erwies, dass die meisten Redner finanzielle Verbindungen zu den Statinherstellern hatten.[46]

Das Mediengetöse, das die Veröffentlichung der PROVE-IT-Studie begleitet hatte, blieb bei der nachfolgenden »A-bis-Z-Studie« aus.

Dabei handelte es sich um eine randomisierte Doppelblindstudie an Koronarpatienten, die entweder einen Monat lang täglich 40 mg Simvastatin und anschließend täglich 80 mg dieses Medikaments erhielten, oder vier Monate lang Placebos und anschließend täglich 20 mg Simvastatin. Unter den Patienten in der Placebo-plus-niedrig-dosiertes-Simvastatin-Gruppe wurde nach acht Monaten ein mittlerer LDL-Cholesterinwert von 77 mg/dl erreicht. Bei der Gruppe mit der hohen Simvastatindosis sank der LDL-Cholesterinwert nach acht Monaten auf 63 mg/dl. Bei 5,4 beziehungsweise 4,1 Prozent der Patienten in der niedrig beziehungsweise hoch dosierten Gruppe trat ein Herz-Kreislauf-Tod ein. Die Gesamtsterblichkeit betrug 6,7 beziehungsweise 5,5 Prozent, aber dieser Unterschied war statistisch gesehen nicht von Belang. Damit nicht genug: Es gibt keine Garantie dafür, dass der größere Rückgang des LDL-Cholesterins für den nicht gerade spektakulären Trend zu einer geringeren Sterblichkeit in der hoch dosierten Gruppe verantwortlich war. Auch die Werte für C-reaktives Protein sanken nur in der hoch dosierten Simvastatingruppe, was auf eine entzündungshemmende Wirkung hindeutet.[46]

Fehlschlag TNT

Während die wenig inspirierenden Ergebnisse der »A-bis-Z-Studie« stillschweigend ignoriert wurden, wurde eine Folgestudie, die anscheinend die Ergebnisse von PROVE-IT stützte, im März 2005 freudig begrüßt. Es handelte sich um die »TNT-Studie«, bei der 10 001 KHK-Patienten mit LDL-Cholesterinwerten von unter 130 mg/dl randomisiert in zwei Gruppen eingeteilt wurden, die entweder 10 oder 80 mg Atorvastatin täglich erhielten. Die Probanden, die das niedrig dosierte Atorvastatin bekamen, senkten ihren LDL-Cholesterinwert auf durchschnittliche 101 mg/dl, während die in der höher dosierten Gruppe ihre Werte auf 77 mg/dl senken konnten. Nach einer Folgezeit von durchschnittlich 4,9 Jahren waren 2,5 Prozent in der niedrig dosierten Gruppe aufgrund koronarer Ursachen gestorben, im Vergleich zu zwei Prozent in der hoch dosierten Gruppe – eine relative Risikosenkung um 20 Prozent. In Medienberichten wurden diese die Lipidhypothese stützenden Ergebnisse als triumphale Bestätigung der Ergebnisse der PROVE-IT-Studie gefeiert. Nach Ansicht der Marktschreier war beim LDL-Cholesterin das Zeitalter des *»niedriger ist besser«* offiziell angebrochen.

Nicht so freudig wahrgenommen wurde das vielleicht wichtigste Ergebnis der »TNT-Studie« – nämlich die Tatsache, dass es bei der allgemeinen Sterblichkeit keinen Unterschied zwischen den beiden Behandlungsgruppen gab. Die Gesamtsterberaten in den niedrig und hoch dosierten Atorvastatin-Gruppen lagen bei 5,6 beziehungsweise 5,7 Prozent. Die Krebsraten lagen in der 80-mg-Atorvastatin-Gruppe um 13 Prozent höher, und nicht verletzungsbedingte Todesfälle aus anderen Ursachen als Krebs stiegen um ein Drittel an. Trotz allen Tumults: Die Probanden, die die höhere Atorvastatindosis einnahmen, lebten nicht einen Tag länger, obwohl bei ihnen ein weit höheres Risiko negativer Nebenwirkungen bestand (5,8 Prozent im Vergleich zu 8,1 in der niedrig beziehungsweise hoch dosierten Gruppe – ein relativer Risikoanstieg um 40 Prozent). Und wieder gab es keinerlei Grund zu behaupten, die Senkung des LDL-Cholesterins sei für den Rückgang der koronaren Sterblichkeit verantwortlich; der TNT-Bericht erwähnte keine Anzeichen entzündungshemmender, gefäßerweiternder oder gerinnungshemmender Aktivitäten.[48]

Die offizielle Antwort auf Bedenken darüber, dass es zu keinem Rückgang der allgemeinen Sterblichkeit gekommen war, ist ein leuchtendes Beispiel dafür, wie sehr sich die medizinische Orthodoxie auf das stürzt, was sie glauben will, und alles andere wegrationalisiert. Nach Aussage des Leiters der TNT-Studie, Dr. John LaRosa, *»müssen wir annehmen, dass die Sterblichkeit bewiesen hat, dass die LDL-Senkung tatsächlich die Gesamtsterblichkeit senkt«*. Aus einer Studie, die absolut keinen Rückgang der allgemeinen Sterblichkeit zeigt, darauf zu schließen, höhere Statindosen senkten tatsächlich die Gesamtsterblichkeit, bedeutet, dass man sein eigenes Denkvermögen völlig abgeschaltet hat.

Dr. Roger Blumenthal von der Medizinischen Fakultät der *Johns Hopkins University* in Baltimore bezeichnete die TNT-Ergebnisse über die Sterblichkeit als *»bedauerlich«* und *»ein wenig überraschend«*, meinte aber, der Anstieg der Sterblichkeit aufgrund nicht-kardiovaskulärer Ursachen sei wahrscheinlich Zufall. Nach Ansicht von Blumenthal *»belegen die Beweise insgesamt nicht, dass die Senkung* *des LDL-Cholesterins auf sehr geringe Werte mit einer nicht-kardiovaskulären Sterblichkeit in Verbindung steht«* (die Teile 2 und 3 dieses Buches erklären ausführlich, warum solch eine Annahme absurd ist). Indessen wurde Steve Nissen, ein bekannter Forscher und Befürworter von Statinmedikamenten, mit den Worten zitiert: *»Wenn Sie nicht an der koronaren Herzkrankheit sterben, dann werden sie an etwas anderem sterben.«*[49] Wow, dass solche Koryphäen an der Spitze der modernen Koronarbehandlung stehen, erleichtert mich und stimmt mich wirklich zuversichtlich!

Das CRP reduzieren

Auch die Wirkung von Statinen auf den CRP-Wert verdient Beachtung. Im Januar des Jahres 2005 veröffentlichte das *New England Journal of Medicine* zwei Studien, die die Wechselwirkung zwischen Statingebrauch, CRP-Werten und nachfolgenden koronaren Ereignissen untersuchten. Die erste, die die Daten der PROVE-IT-Studie verwendete, gelangte zu dem Ergebnis: *»Patienten mit niedrigen CRP-Werten zeigen nach einer Statintherapie bessere klinische Ergebnisse als die mit höheren CRP-Werten, unabhängig von dem resultierenden LDL-Cholesterinwert.«*[50] Bei der zweiten Studie benutzten die Forscher intravaskuläre Ultraschalluntersuchungen an 502 KHK-Patienten, um die Verbindung zwischen LDL und CRP mit der weiteren Entwicklung einer Arteriosklerose zu untersuchen. Sie stellten fest, dass *»die Arteriosklerose bei Patienten mit der größten Senkung der CRP-Werte am deutlichsten zurückging, aber nicht bei denen mit der stärksten Senkung des LDL-Cholesterinwerts«.*[51]

Eine weitere Untersuchung, die belegte, dass die Hauptbedeutung der Statine in der entzündungshemmenden Wirkung liegt, war die »CARE-Studie«, bei der Patienten mit durchschnittlichen Cholesterinwerten, die kürzlich einen Herzinfarkt erlitten hatten, randomisiert entweder 40 mg Pravastatin täglich oder ein Placebo erhielten. Die Ergebnisse von CARE zeigen deutlich, dass das Risiko eines größeren koronaren Ereignisses bei den Patienten, die Pravastatin einnahmen, unabhängig von ihrem Ausgangsgesamt- oder LDL-Cholesterinwert sank. Es gab eine Ausnahme: Patienten mit einem Ausgangs-LDL von unter 125 mg/dl zeigten einen vierprozentigen relativen *Anstieg* des Risikos eines größeren koronaren Ereignisses im Verlauf der Studie.[6] So viel zum Paradigma des *»niedriger ist besser«*...

Das Bild änderte sich dramatisch, als die Autoren anschließend die CARE-Daten nach Beweisen für die entzündungshemmende Wirkung genauer durchsuchten. Sie stellten fest, dass die Teilnehmer mit den höchsten Ausgangswerten von CRP und Serum-Amyloid A (SAA, ein weiteres Protein, das als Marker entzündlicher Prozesse dient) einen 54-prozentigen Rückgang erneuter koronarer Ereignisse im Vergleich zu einem 25-prozentigen Rückgang bei denen mit geringen CRP- und SAA-Werten aufwiesen. Und das, obwohl die Ausgangs-Cholesterinwerte bei beiden Gruppen annähernd gleich waren![52]

Erwähnenswert ist auch die »PRISM-Studie«. Bei dieser Untersuchung wurde die Wirkung einer Statintherapie auf die Häufigkeit eines koronaren Ereignissen an über 1600 Patienten untersucht, die eine nachgewiesene Erkrankung der Koronararterien und in den 24 Stunden vor der Einweisung ins Krankenhaus an Brustschmerzen gelitten hatten. Nach 30 Tagen senkte die Statintherapie die Sterblichkeit und das Auftreten nicht-tödlicher Myokard-Infarzierungen im Vergleich zu den Patienten, die keine Statine erhielten, deutlich. Die Notwendigkeit einer Revaskularisierung und die Länge des Krankenhausaufenthalts sank durch die Statintherapie ebenfalls. Diese positive Wirkung trat unabhängig von der Cholesterinsenkung auf – die Gesamt-Cholesterinwerte waren während der gesamten Studie bei beiden Gruppen ähnlich hoch![53]

Da die arteriosklerotische Herzkrankheit eine Entzündungskrankheit ist, überrascht es kaum, dass der Rückgang an Markern wie CRP mit einem deutlichen Rückgang des Fortschreitens der Arteriosklerose und des KHK-Risikos einhergeht. Die Wissenschaft muss noch herausfinden, ob das CRP selbst nur ein sekundärer Risikofaktor ist, oder ob es eine direkte kausale Rolle bei der kardiovaskulären Krankheit spielt. Unabhängig davon, was die Forschung in der Zukunft erweisen wird, ist es gut zu wissen, dass man sich nicht auf potenziell giftige Medikamente wie Statine verlassen muss, um die CRP-Werte zu senken.

Bei einer kontrollierten klinischen Studie zeigten Probanden, die viele Früchte, Nüsse und viel Obst verzehrten, einen ähnlichen Rückgang des CRP wie Teilnehmer, die randomisiert 20 mg Lovastatin täglich erhielten; das CRP war bei der Diätgruppe um 28 Prozent und bei der Lovastatingruppe um 33 Prozent verringert.[54] Eine weitere randomisierte Studie zeigte, dass diejenigen, denen eine kalorienreduzierte fettarme Diät verordnet wurde, nur einen Rückgang des CRP-Werts von fünf Prozent zeigten; im Gegensatz dazu zeigte sich bei den Patienten, die eine kalorienreduzierte Diät mit einem höheren Protein- und Fettanteil sowie mehr Kohlehydraten, aber ohne Fruchtsäfte und andere schnell metabolisierte Kohlehydrate erhielten, ein kräftiger Rückgang des CRP-Werts.[55] Körperliche Bewegung, Gewichtsabnahme und der Nahrungszusatz von Omega-3-reichem Fischöl trugen auch nachweislich zur Senkung der CRP-Werte bei.[56–60] Wichtiger noch: Alle diese erwähnten Einwirkungen führten in klinischen Untersuchungen nachweislich zur Senkung der kardiovaskulären Sterblichkeit.

Die Wahrheit kommt ans Licht – endlich!

Ende 2006 veröffentlichten zwei angesehene medizinische Fachzeitschriften Artikel, die mit dem etablierten Trend brachen, jede positive Wirkung der Statintherapie einer LDL-Senkung zuzuschreiben. Im September 2006 publizierten die *Archives of Internal Medicine* der *American Medical Association* eine zusammengefasste Analyse von 13 randomisierten Kontrollstudien, bei denen die intensive Statintherapie mit einer Kontrollbehandlung (keine Statine, niedrig dosierte Statine oder die übliche Behandlung) an Patienten verglichen wurde, die kürzlich wegen akuter Koronarsymptome ins Krankenhaus eingewiesen worden waren. Als die Resultate dieser Untersuchungen kollektiv analysiert wurden, ergab dies nach 24 Monaten einen 19-prozentigen Rückgang bei der Zusammenfassung aller kardiovaskulären Ereignisse (wiederkehrende Myokardinfarzierung oder Ischämie, Herz-Kreislauf-Tod). Aber diese Risikosenkung war unabhängig von der LDL-Cholesterinsenkung. Die Autoren erkannten die Bedeutung der pleiotropen Wirkung der Statine an und äußerten in ihrem Papier klar und deutlich: *»Es gibt keinen hinreichenden Beweis dafür, dass die Senkung LDL-C-Werts diese positive Wirkung erklärt.«*[61]

In der Oktoberausgabe 2006 der *Annals of Internal Medicine* untersuchten Forscher erneut alle kontrollierten Studien, Kohortenstudien und Fall-Kontroll-Studien, in denen die unabhängige Beziehung zwischen LDL-Cholesterin und deutlichen Herz-Kreislauf-Ereignissen bei Patienten mit LDL-Cholesterinwerten unter 130 mg/dl untersucht worden waren. Die NCEP hält einen LDL-Wert unter 130 mg/dl für erstrebenswert und in ihren Richtlinien von 2004 rät das »Experten«-Gremium der NCEP den Ärzten, behutsam eine Lipidtherapie einzusetzen, um bei Patienten mit sehr hohem KHK-Risiko Cholesterinwerte von unter 70 mg/dl zu erreichen. Das Gremium behauptete, konsistente und überzeugende Forschungsergebnisse zeigten eine enge Beziehung zwischen dem LDL-Cholesterinwert und dem kardiovaskulären Risiko. Als die Forscher sich auf die Suche nach diesen »überzeugenden« Beweisen begaben, die die »Experten« der NCEP zitierten (die meisten von ihnen profitieren finanziell von der Pharmaindustrie), fanden sie *»... keine klinische Studien-Untergruppen-Analyse, keine gültige Kohorten- oder Fall-Kontroll-Analyse, die darauf hindeutete, dass der Grad, zu dem das LDL-Cholesterin auf ein Statin reagiert, unabhängig etwas darüber aussagt, in welchem Grad ein künftiges Herz-Kreislauf-Risiko gesenkt wird.«*[62]

So viel zu der Therapie, derzufolge die Statine ihre Effizienz der Cholesterinsenkung verdanken! Wie ist es nun um deren Sicherheit bestellt?

Die Kehrseite der Statine

Ein Besuch bei einem der zahlreichen gesundheitsorientierten Internetforen fördert schnell viele hundert Einträge von unzufriedenen Statinanwendern ans Licht, die über ein alarmierendes Spektrum von Nebenwirkungen berichten: die häufigsten sind extreme Müdigkeit, Brechreiz, Magen-Darm-Probleme, Muskelschwäche und Schmerzen.[63] Beschwerden von Patienten darüber, dass ihre Ärzte die neuen Gesundheitsprobleme nicht mit der Statineinnahme in Verbindung bringen konnten, finden sich häufig. In vielen Fällen berichten Anwender, sie hätten selbst zwei und zwei zusammengezählt, das Medikament abgesetzt und einen deutlichen Rückgang oder gar das komplette Verschwinden ihrer Symptome erlebt. Häufige Nebenwirkungen sind zweifellos ein Hauptgrund, warum bis zu 75 Prozent aller Patienten, die Statine einnehmen, das Medikament absetzen.[64,65]

Zu diesen Sicherheitsbedenken befragt, verweisen die Statinverteidiger wiederholt und enthusiastisch darauf, wie selten negative Wirkungen bei kontrollierten randomisierten klinischen Untersuchungen vorkommen. Diese Untersuchungen demonstrierten eindeutig, so wird behauptet, dass Statine sichere, effektive und sehr gut verträgliche Medikamente seien. Glauben Sie das nicht! Als Beweis für ihre angebliche Sicherheit für die Bevölkerung ist die Erfahrung aus klinischen Untersuchungen mit Statinen so gut wie wertlos.

Warum?

Weil Forscher, die Teilnehmer für klinische Untersuchungen mit Statinen auswählen, gründlich ganze Personengruppen untersuchen – und viele ausschließen, wie beispielsweise Frauen im gebärfähigen Alter, Personen mit vorangegangener Drogen- oder Alkoholabhängigkeit, reduzierter Geistesfunktion, Herzinsuffizienz, Arrhythmie und anderen Herzbeschwerden, Störung der Leber- und Nierenfunktion, Krebs sowie Patienten mit *»anderen schweren Erkrankungen«* und *»erhöhter Empfindlichkeit gegenüber Statinen«*. Somit kommt das Missverhältnis zwischen dem Auftreten von Nebenwirkungen bei der Statineinnahme »in der realen Welt« und dem seltenen Auftreten von Nebenwirkungen bei klinischen Studien nicht überraschend. Diese Untersuchungen schließen Gruppen aus, die einen erheblichen Teil der Bevölkerung der realen Welt ausmachen, und können somit kaum als realistischer Gradmesser für das erwartete Auftreten von Nebenwirkungen in der Allgemeinbevölkerung betrachtet werden.

Diese Art sorgfältiger Vorauslese entspricht dem Verlauf der klinischen Untersuchungen, also ist es kein Wunder, dass sich bei 51 Prozent der verschreibungspflichtigen Medikamente später negative Wirkungen zeigen, die vor der Zulassung nicht entdeckt worden waren! Und selbst bei diesen strikten Ausschlusskriterien lässt sich beweisen, dass die klinische Erfahrung mit Statinen alles andere als unproblematisch verlief. Daten aus der größten Statinuntersuchung, der *Heart Protection Study* (HPS) ergeben, dass die tägliche Dosis von 40 mg Simvastatin nicht annähernd so gut vertragen wurde, wie die Autoren uns glauben machen wollen. Eine erhebliche Anzahl Patienten nahm erst nach einer sechswöchigen Vorlaufzeit, bei der sie mit Simvastatin behandelt wurden, an der Studie teil und wurde dann erst randomisiert;

von den 32 145 Teilnehmern der Vorlaufphase schieden 11 609 Patienten – mehr als ein Drittel – vor dem offiziellen Beginn der Untersuchung aus.

Von diesen 11 609 Patienten, die nicht an der Studie teilnahmen, *»entschieden sich«* 65 Prozent *»gegen eine Fortsetzung«* aus nicht näher erläuterten Gründen; 17 Prozent *»machten nicht den Eindruck, langfristig therapietreu zu sein«*; bei 13 Prozent *»waren ihre eigenen Ärzte der Ansicht, dass bei ihnen eine klare Indikation (oder Kontraindikation) für eine Statintherapie vorlag, nachdem sie die Ergebnisse der Lipidvoruntersuchung gesehen hatten«*; zehn Prozent *»zeigten unnormale Blutwerte bei der Voruntersuchung«*; neun Prozent *»berichteten über Probleme im Zusammenhang mit der Vorbehandlung«* (die aus 40 mg Simvastatin plus Vitamin E, C und Betakarotin bestand); und ein Prozent hatte *»andere Gründe, die Studie nicht fortzusetzen«*.[67] Diese Zahlen deuten an, dass das Auftreten negativer Reaktionen auf Simvastatin bei den Personen, die dann nicht in die HPS-Studie aufgenommen wurden, in der Größenordnung von Tausenden lag, ein erheblicher Kontrast zu der Handvoll negativer Reaktionen, die bei den penibel ausgesuchten Patienten auftraten, die an der offiziellen Studie teilnahmen.

Die Ergebnisse der im Dezember 2002 veröffentlichten »ALLHAT-Studie« liefern noch weitere Beweise dafür, dass die Nebenwirkungen der Statine weit häufiger sind als normalerweise behauptet. ALLHAT war deshalb einmalig, weil diese Studie auch Personen umfasste, die bei vorhergehenden Statinstudien unterrepräsentiert waren oder sogar ausgeschlossen wurden, das heißt insbesondere Ältere, Frauen, rassische und ethnische Minderheiten sowie Diabetiker. Während die meisten der üblichen Ausschlusskriterien, wie das Vorliegen einer Fehlfunktion von Leber und Nieren, noch immer galten, führte der größere Umfang und der nicht-verblindete Charakter der Studie dazu, dass sie den Bedingungen des realen Lebens etwas stärker entsprach als andere Statinstudien. Mit einer Laufzeit von sechs Jahren war ALLHAT auch eine der längsten Statinstudien.

Im sechsten Jahr hatten 23 Prozent der ALLHAT-Teilnehmer, die nach randomisierter Auswahl Pravastatin eingenommen hatten, das Medikament nicht mehr benutzt. Ungefähr die Hälfte der Betroffenen gab dafür keine Gründe an, der Rest nannte *»negative Wirkungen und andere medizinische und nicht-medizinische Gründe«*. Leider werden wir nicht erfahren, welche Art und Häufigkeit von Nebenwirkungen bei den ALLHAT-Teilnehmern auftraten, denn bei der Studie wurden keine spezifischen Daten über negative Wirkungen gesammelt.[68]

Bei der jubelnden Berichterstattung in den Medien über die Ergebnisse der bereits erwähnten PROVE-IT-Studie fehlte auch die Tatsache, dass bei 3,3 Prozent der Gruppe, die 80 mg Lipitor einnahmen, die Leberenzyme erhöht waren, im Vergleich zu 1,1 Prozent bei der Gruppe, die 40 mg Pravachol eingenommen hatten (wenn die Werte der Leberenzyme steigen, müssen die Patienten angewiesen werden, das Medikament abzusetzen oder die Dosis zu verringern). Noch bedeutsamer ist die Rate der Abbrecher: 33 Prozent der Patienten setzten das Pravachol und 30 Prozent das Lipitor nach zwei Jahren aufgrund von negativen Ereignissen oder aus anderen Gründen ab.[43]

Mögliche und tatsächliche tödliche Wirkung von Statinen

Unabhängig davon, was uns die Schulmedizin glauben machen will, sind die Gefahren der Einnahme von Statinen sehr real, wie sich an dem tragischen Tod von Frau Elnoisa Calabio zeigt. Über das Schicksal von Frau Calabio wurde bei einer öffentlichen Anhörung der FDA im Mai 2000 berichtet: *»Am 7. Oktober 1999 erlag Elnoisa Calabio, Krankenschwester, Ehefrau und Mutter, dem Endstadium einer irreversiblen Dermatomyositis und einer interstitiellen pulmonaren Fibrose, die direkt durch die Einnahme eines verordneten cholesterinsenkenden Medikaments, Simvastatin (Zocor), verursacht worden war. Frau Calabio zeigte keine deutlichen Risikofaktoren einer Herzkrankheit. Ihr Blutdruck war unter Kontrolle. Ihr Cholesterin war leicht erhöht, wurde aber nicht für gefährlich gehalten. Tragischerweise wusste sie in ihren letzten Tagen, dass das cholesterinsenkende Medikament, das ihr Arzt empfohlen hatte, weil es angeblich ihr Leben verlängern würde, in Wahrheit der Grund für ihre tödliche Erkrankung war.«*[69]

Entgegen der jahrzehntelangen Anti-Cholesterin-Propaganda bedeutet das alleinige Vorliegen eines erhöhten Cholesterinwertes noch keine »Krankheit«. In einer rationalen Welt gälte die Verschreibung eines potenziell tödlichen Medikaments an Personen, die nicht an einer Herzkrankheit leiden, und nur weil ihr Cholesterinwert nicht der willkürlich festgesetzten Höhe entspricht, als ein klarer ärztlicher Kunstfehler.

Leider ist die Familie von Frau Calabio nicht die einzige, die den unnötigen, Statin-induzierten Tod eines geliebten Menschen beklagen muss. Im August 2001 war der Pharmariese Bayer AG gezwungen, Baycol (Cerivastatin) vom Markt zu nehmen, nachdem mindestens 52 Todesfälle mit dem Medikament in Verbindung gebracht worden waren. Baycol verursachte Rhabdomyolyse, ein Krankheitsbild mit schwerer Muskelschädigung. Diese seltene Störung tritt auf, wenn viele Skelettmuskelzellen absterben und dabei große Mengen von Muskeleiweiß im Blutkreislauf freigesetzt werden. Das Muskelprotein sättigt die Nieren und überfordert deren Filterkapazität. Nach der letzten Zählung standen über 100 Todesfälle und 1600 Verletzungen im Zusammenhang mit Baycol. Bayer hat in den Vereinigten Staaten angeblich 477 Millionen Dollar zur außergerichtlichen Einigung in über 1300 Baycolfällen gezahlt und ist noch mit rund 11 000 weiteren Fällen konfrontiert, für die das Unternehmen bislang keine rechtliche Verantwortung übernommen hat.[70]

Tatsächlich war Nierenversagen angeblich eine Haupttodesursache bei den Baycolopfern. Baycol steht mit seiner muskelschädigenden Wirkung nicht alleine da – alle Statine haben bei empfindlichen Patienten zu Muskelstörungen geführt, und Muskelschmerzen sind der häufigste Grund dafür, dass Statine bei Patienten abgesetzt werden.[71] Es ist auch bekannt, dass einige Patienten an durch Statine verursachtem Muskelrückgang leiden, aber weiterhin unauffällige Werte der Kreatininkinase, das häufigste Kennzeichen einer Muskelschädigung, aufweisen.[72]

Trotz dieser Ergebnisse unterstützen viele Forscher weiterhin die offizielle Parteilinie, wonach Muskelschäden bei mit Statinen behandelten Patienten nur selten auftreten. Aber im Juni 2006 veröffentlichten schwedische Forscher ihre Ergebnisse, die darauf hinweisen, dass Statin-induzierte Muskelschäden weit häufiger vorkommen als selbst von den entschiedensten Statinkritikern vorhergesagt. Die Forscher hatten bei 14 mit Statinen behandelten und acht nicht mit Statinen behandelten Patienten, von denen keiner zuvor je an Rhabdomyolyse oder einer Myalgie gelitten hatte, Muskelbiopsien entnommen. Als sie die Gewebeproben untersuchten, fanden sie bei zehn der mit Statinen behandelten Patienten, aber nur bei einem der acht Teilnehmer der Kontrollgruppe klare Anzeichen einer Muskelschädigung. Es zeigte sich eine, wenn auch asymptotische, Muskelschädigung bei den Statinanwendern. Obwohl das Ausmaß der Gesamtschäden gering war, konnte ein charakteristisches Muster von Schäden an den cholesterinreichen Muskelfasern nachgewiesen werden, die als *T-Tubuli* und *Sarcolemme* bekannt sind. Um zu entscheiden, ob diese Ergebnisse reiner Zufall waren, nahmen die Forscher isolierte Muskelfasern und befreiten sie vom Cholesterin. Als sie diese cholesterinfreien Fasern unter dem Mikroskop betrachteten, beobachteten sie die gleichen strukturellen Anomalien, die sie auch bei den geschädigten Muskelfasern der mit Statinen behandelten Patienten gefunden hatten![73]

Wer noch mehr Beweise für die Verschiedenheit zwischen Nebenwirkungen bei sorgfältig kontrollierten klinischen Studien und der realen Welt sucht, der sollte sich die Ergebnisse der »PRINCESS-Studie« genau ansehen. Bei dieser Studie sollten 3605 Herzinfarktpatienten beobachtet werden, die nach willkürlicher Auswahl drei Monate lang entweder Baycol oder ein Placebo erhalten sollten. Die Studie sollte ursprünglich zwei Jahre lang durchgeführt werden, wurde aber abgebrochen, als Cerivastatin 2001 vom Markt genommen wurde, sodass nur die Daten nach Ablauf von 4,5 Monaten gezählt wurden. Bei den Probanden, die bereits 4,5 Monate lang Cerivastatin genommen hatten, gab es wenig Hinweise auf ein gestiegenes Myopathie- oder Rhabdomyolyse-Risiko, bei ähnlichen negativen Ereignissen in der Verum- und in der Kontrollgruppe. Hätte man sich auf die Daten verlassen, um das Risikoprofil von Baycol zu bestätigen, wäre man zu dem Schluss gekommen, es handele sich um ein bemerkenswert sicheres Medikament und nicht um die tödliche Bedrohung, als die es sich schon bald in der Praxis erweisen sollte![74]

Diejenigen, die auf die ungeheuren Übertreibungen in Bezug auf Statine hereingefallen sind, wären gut beraten, sich die Erfahrungen von Brian Barker aus dem neuseeländischen Auckland anzusehen. Im April 2002 war Baker ein gesunder und körperlich fitter 44-Jähriger, der auf seine Ernährung achtete und jede Woche 25 Kilometer wanderte. Er nahm Medikamente gegen einen leicht erhöhten Blutdruck, zeigte aber sonst keine Anzeichen irgendwelcher Herzprobleme. Sein jüngerer Bruder war jedoch nicht in solch einer glücklichen Lage, er hatte bereits einen Herzinfarkt und eine dreifache Bypass-Operation hinter sich. Aufgrund der frühzeitigen Herzprobleme seines Bruders wurde Barker geraten, zu einer vorsorglichen Untersuchung einen Arzt aufzusuchen. Der Arzt unternahm einen Belastungstest, den Brian glänzend absolvierte. Seine Erholung nach dem Laufbandtest war ausgezeichnet, und Ultraschallaufnahmen zeigten keine Anzeichen arterieller Blockaden. Die Blutuntersuchung ergab einen Cholesterinwert im »Normbereich« um 200 mg/dl. Jedem vernünftigen Untersucher wäre Barker kaum als geeigneter Kandidat für eine Therapie mit stark cholesterinsenkenden Medikamenten erschienen. Doch trotz seiner sehr guten Untersuchungsergebnisse entschied Barkers Arzt, er solle von nun an – *»als zusätzliche Vorsichtsmaßnahme«* – täglich Simvastatin einnehmen. Barker gehorchte und begann mit der allabendlichen Einnahme des oft verschriebenen Statins.

Am Morgen des 23. Juni 2002 saß Barker am Frühstückstisch und las die Sonntagszeitung, wie er es unzählige Male vorher getan hatte. Nach der zweiten Scheibe Toast fühlte er plötzlich einen stechenden Schmerz im unteren Teil der Wirbelsäule. Er begann zu zittern und stark zu frieren. Seine Beine fühlten sich schwach an, seine Hautfarbe wurde grau, seine Sprache wurde unzusammenhängend und seine Augen glasig. Seine Frau Heather packte ihn in eine Winterjacke, legte ihm zusätzlich eine Bettdecke um und schaltete die Heizung ein, aber Barker zitterte weiter. 20 Minuten später stand er auf, wankte zur Toilette, wo er sich stark erbrach. Barker wurde nun bewusst, dass sein plötzliches Gesundheitsproblem schwerwiegend war. Fünf Tage nach dem abrupten Beginn seiner Krankheit wurde der stark dehydrierte Neuseeländer mit akutem Nierenversagen ins Krankenhaus eingeliefert. Er litt an der lebensbedrohlichen Rhabdomyolyse aufgrund des Simvastatins, das ihm als *»zusätzliche Vorsichtsmaßnahme«* gegen eine Herzerkrankung verschrieben worden war.

Mitte 2004 konnte Barker die Dialyse beenden, obwohl ihm seine Ärzte erklärt haben, sie könnte in Zukunft wieder notwendig sein. Er hat noch immer ständige Muskel- und Gelenkschmerzen. Er leidet auch noch immer an Brechreiz und musste wegen einer Hiatushernie, die seine ständigen Brechanfälle verursachte, bereits operiert werden. Wahrnehmungsschwierigkeiten haben es für Barker unmöglich gemacht, seinen früheren Beruf weiter auszuüben. Am frühen Nachmittag übermannt ihn die Müdigkeit, und er schläft ein. Seine Sprache ist behindert, er hat traumatische Albträume, häufigen Harndrang, einen erhöhten PSA-Spiegel und eine Neuropathie. Barkers Frau Heather sagte mir: *»Es gibt noch viel mehr unerklärliche und besorgniserregende Phänomene, die sich hoffentlich in nächster Zukunft aufklären. Er hatte verschiedene Therapeuten, einen Psychologen und viele ausgezeichnete Ärzte. Aber nur wenige Antworten.«*

Statine und der Abbau von Coenzym Q10

Es hat sich auch erwiesen, dass Statine dem Körper die lebenswichtige Substanz namens Coenzym Q10 (CoQ10) entziehen.[75] CoQ10 ist ein wichtiger Bestandteil der Mitochondrien, der »Triebwerke« in den Zellen, die für die Produktion fast des gesamten Energieverbrauchs in einer Zelle verantwortlich sind. Zusätzlich zu dieser grundlegenden Rolle bei der Energieproduktion wirkt CoQ10 als potentielles Antioxidantium. Es überrascht daher nicht, dass CoQ10 extrem wichtig für die kardiovaskuläre Gesundheit ist, und dass hohe Konzentrationen davon in gesundem Herzgewebe gefunden werden.

Paradoxerweise werden Statine, die zwar das Risiko der arteriosklerotischen Herzkrankheit vermindern können, durch ihre CoQ10-abbauende Wirkung mit dem gesteigerten Risiko einer kongestiven Herzinsuffizienz in Verbindung gebracht. Das erste Statin (Lovastatin) kam 1987 auf den Markt. Zahlen des *National Center for Health Statistics* belegen, dass seit Anfang der 1990er-Jahre – wenige Jahre, nachdem Statine in den Apotheken auftauchten – die Häufigkeit von kongestiver Herzinsuffizienz stark gestiegen ist.[76] Die kongestive Herzinsuffizienz ist in den USA die am schnellsten zunehmende kardiovaskuläre Störung. Leider gibt es für die kongestive Herzinsuffizienz außer einer Transplantation keine Therapie.

Bei schätzungsweise 4,8 Millionen Amerikanern wurde die kongestive Herzinsuffizienz festgestellt. Jedes Jahr gibt es 400 000 neue Fälle und etwa die Hälfte dieser Patienten stirbt innerhalb von fünf Jahren. Obwohl die Gründe für diese Epidemie unklar sind, gilt der Statin-induzierte CoQ10-Mangel als potenziell mitwirkender Faktor. Dr. Peter H. Langsjoen, eine führende Autorität auf dem Gebiet des CoQ10-Einsatzes bei der Therapie der Herzkrankheit, hat kaum einen Zweifel, wer der Schuldige für diesen starken Anstieg der kongestiven Herzinsuffizienz ist: *»In meiner 17-jährigen Tätigkeit in Tyler, Texas, habe ich einen besorgniserregenden Anstieg der Fälle von Herzinsuffizienz infolge der Statineinnahme gesehen, eine Statin-Cardiomyopathie. Während der vergangenen fünf Jahre sind die Statine wirksamer geworden, werden in höheren Dosierungen sowie in rücksichtslosem Übermaß Älteren und Patienten mit ›normalen‹ Cholesterinwerten verschrieben. Wir erleben in den USA eine Epidemie der kongestiven Herzinsuffizienz mit einem dramatischen Anstieg in den vergangenen zehn Jahren. Rufen wir diese Epidemie durch den eifrigen Statineinsatz hervor? Ich glaube, großenteils lautet die Antwort: ja.«*[77]

Da bei allen groß angelegten Statinuntersuchungen Patienten mit bekanntem Herzversagen ausgeschlossen wurden, ist die Sicherheit von Statinen für solche Patienten nicht bekannt. Klinische Forschungen geben wenig Anlass zu Optimismus; Langsjoen hat kürzlich 14 Patienten mit vollkommen normaler Herzfunktion untersucht und festgestellt, dass zehn von ihnen nach einer drei- bis sechsmonatigen Einnahme von täglich 20 mg Lipitor Abweichungen in der diastolischen Phase des Herzens (wenn sich der Herzmuskel mit Blut füllt) zeigten.[78] Diastolische Dysfunktion gilt bei 30 bis 50 Prozent aller Fälle von kongestiver Herzinsuffizienz bei älteren Menschen als Verursacher.[79]

Die schädliche Wirkung der Statine auf CoQ10-Werte ist für die Pharmahersteller kaum etwas Neues. 1989 meldete die Firma *Merck & Co. Inc.* zwei Patente für die kombinierte Einnahme von CoQ10 und Statinen an, um den Abbau von CoQ10 und dazugehörende Nebenwirkungen zu verhindern. Die Patentanträge können auf der Internetseite des *United States Patent and Trademark Office* [US-Behörde für Patente und Markenzeichen] eingesehen werden und zeigen eindeutig, dass sich der Statinhersteller des Zusammenhangs zwischen CoQ10-Abbau und Herzversagen bewusst war.[80] In einem der Patentanträge von *Merck* heißt es: *»Da Coenzym Q10 … bei Patienten mit kongesti-*

ver Herzinsuffizienz eine positive Wirkung hat, sollte die Kombination mit HMG-CoA-Reduktasehemmern [Statinmedikamente] bei solchen Patienten von Nutzen sein, bei denen auch das zusätzliche Risiko eines erhöhten Cholesterins besteht.«

Die Forschung hat gezeigt, dass ein Statin-induzierter CoQ10-Mangel durch zusätzliche Gaben von CoQ10 verhindert werden kann, ohne dass es zu negativen Wirkungen auf die cholesterinsenkenden oder entzündungshemmenden Eigenschaften kommt.[75] Erstaunlicherweise hat das Unternehmen, obwohl beide Patente 1990 gewährt wurden, diese weder genutzt, noch Ärzte oder Patienten davon unterrichtet, dass es nötig sein könnte, Coenzym Q10 zusammen mit Statinmedikamenten einzunehmen. Die Konsequenz daraus ist, dass die meisten Ärzte und deren Patienten überhaupt nicht wissen, dass es möglicherweise lebensbedrohende Folgen haben kann, Statinmedikamente ohne den gleichzeitigen Zusatz von Coenzym 10 einzunehmen.

CoQ1O ist, nebenbei bemerkt, nicht das einzige wichtige Antioxidantium, das durch den Gebrauch von Statinen abgebaut wird. Eine Dreimonatsstudie ergab, dass 20 mg Simvastatin pro Tag den Blutspiegel von alpha-Tocopherol (einer Form von Vitamin E) um 16,2 Prozent, von Beta-Carotin um 19,5 Prozent und von CoQ10 um 22 Prozent im Vergleich zu einem Placebo senkten.[81]

Das Gehirn auf Statinen

Zusammen mit den muskulären Symptomen ist eine Wahrnehmungsstörung eine der am häufigsten berichteten Nebenwirkungen der Statineinnahme. In der medizinischen Fachliteratur sind zahlreiche Fallberichte über Wahrnehmungsstörungen und Gedächtnisverlust im Zusammenhang mit der Einnahme von Statinen erschienen, und klinische Untersuchungen haben gezeigt, dass Statine in der Tat zu negativen geistigen Veränderungen führen können.[82] Eine Doppelblindstudie von 1992 ergab, dass gesunde junge Männer, denen Lovostatin verabreicht wurde, nach nur dreiwöchiger Behandlung eine deutlich reduzierte Wahrnehmungsfunktion aufwiesen, während die Probanden, die stattdessen ein Placebo erhielten, keinerlei Veränderung zeigten.[83] Bei einer anderen Untersuchung über sechs Monate verbesserte sich bei der Placebogruppe deutlich bei allen fünf Tests die Wahrnehmungsfunktion, während sich die Lovastatingruppe nur bei einem Test verbesserte.[84]

Eine völlige Amnesie (TGA, Total Global Amnesia) ist eine vorübergehende Form des Gedächtnisverlusts, die zwischen 15 Minuten und einem halben Tag dauern kann. Dr. Duane Graveline, ein ehemaliger Astronaut und Raumfahrtmedizin-Wissenschaftler sowie Flug- und Hausarzt, erlebte dieses normalerweise seltene Phänomen 2001, kurz nachdem ihn Ärzte beim *Johnson Space Center* auf Lipitor gesetzt hatten. Sechs Wochen später war sein Cholesterinwert von 240 auf 150 gefallen, sehr zur Freude seiner Ärzte. *»Alles ging gut, bis mich sieben Tage später meine Frau fand, als ich nach meinem regelmäßigen morgendlichen Waldspaziergang ziellos über den Hof wanderte«,* erinnert sich Graveline. Er erkannte seine eigene Ehefrau nicht, und während er zögernd Plätzchen und Milch annahm, weigerte er sich, das »unbekannte« Gebäude zu betreten, das doch sein Haus war. Gravelines Frau überredete ihn schließlich, seinen Hausarzt aufzusuchen und später einen Neurologen, der die Diagnose TGA *»aus unbekannter Ursache«* stellte. Noch in der Praxis des Neurologen, ungefähr sechs Stunden nach dem Beginn dieser TGA, kehrte Gravelines Gedächtnis schlagartig zurück.

Da seine MRT-Werte normal waren, und da Lipitor das einzige neue Medikament war, das er einnahm, hegte Graveline schon bald den Verdacht, er litte an einer unvorhergesehenen Nebenwirkung und setzte das Medikament umgehend ab. Im Folgejahr kam es bei ihm zu keiner weiteren TGA-Episode. Bei der nächsten Astronautenuntersuchung im darauffolgenden Jahr waren die NASA-Ärzte fassungslos, dass er das von ihnen verschriebene cholesterinsenkende Medikament abgesetzt hatte und bestanden eisern darauf, es habe mit dieser TGA-Episode absolut nichts zu tun. Graveline lenkte ein und nahm wieder Lipitor in der Hälfte der früheren Dosis.

»Sechs Wochen später fiel ich wieder in das schwarze Loch der Amnesie, dieses Mal zwölf Stunden lang und mit einem retrograden Gedächtnisverlust bis in meine Schulzeit zurück. Während dieser schrecklichen Stunden, als mein gesamtes Erwachsenenleben ausgelöscht war, waren mir meine Ehe und meine vier Kinder nicht mehr bewusst, meine Zeit als Medizinstudent, meine zehn abenteuerreichen

Jahre als Luftfahrtarzt der US Air Force, *meine Auswahl zum Wissenschaftsastronauten oder die zehn Jahre als Schriftsteller nach meiner Pensionierung …«*

Graveline war entsetzt über den plötzlichen Beginn dieser TGA-Episoden: *»Was wäre geschehen, hätte ich in diesem Moment mein Flugzeug gesteuert? Meine Flugausbildung hatte ich während meiner zehn Jahre als Flugarzt der US-Luftwaffe erworben. Wenn meine Fähigkeit, ein Flugzeug zu steuern, durch dieses Ereignis ausgeschaltet worden wäre, wie hätte ich reagiert? Wie hätte ich jemals sicher landen können?«*

Graveline setzte das Lipitor wieder ab, dieses Mal für immer. Wieder weigerten sich seine Ärzte, auch nur die Möglichkeit in Erwägung zu ziehen, das bekannte Statin könnte irgendetwas mit seiner TGA zu tun haben. In seiner Verzweiflung schrieb er eine E-Mail an die Autoren von *People's Pharmacy*; diese Kolumne erscheint in vielen Zeitungen der USA. Sein Brief wurde an Forscher weitergeleitet, die gerade an der *University of California* (San Diego) eine Statinstudie durchführten. Die führende Forscherin dieser Studie, Beatrice Golomb, nahm Kontakt zu Graveline auf und versicherte ihm, ihr seien mehrere Fälle wie der seine bekannt. Der wirkliche Durchbruch kam einige Tage später, als seine E-Mail in *People's Pharmacy* erschien. Sowohl Graveline als auch die Autoren der Kolumne erhielten eine Flut von E-Mails, in denen über viele hundert Fälle Statin-bezogener Amnesie, Gedächtnisverlust, Verwirrung und Disorientierung berichtet wurde.

Graveline unternahm eine intensive Untersuchung des Phänomens der Statin-induzierten TGA und entdeckte dabei, wie entscheidend Cholesterin für eine effiziente Gehirnfunktion ist. Laborbeweise deuten darauf hin, dass Cholesterin für die Schaffung der außerordentlich wichtigen Synapsen verantwortlich ist, dem Spalt zwischen Nervenzellen, der es den Neurotransmittern erlaubt, Botschaften über das Nervensystem zu transportieren.[85] Während Cholesterin das häufigste Molekül im Gehirn ist, kann dieses Organ nicht auf das Cholesterin im Blut zurückgreifen, weil die Lipoproteine, die das Cholesterin transportieren, zu groß sind, um die Blut-Hirn-Schranke zu überwinden. Statine wirken, so scheint es, direkt auf die Cholesterinproduktion im Gehirn, wie auch in der Leber.

Graveline entdeckte genügend erschreckende Fakten über Statine, Cholesterin und die Funktion des Nervensystems, um ein ganzes Buch zu schreiben – und das tat er dann auch. Sein Titel: *Lipitor: Thief of Memory* [*Lipitor: Dieb des Gedächtnisses*]. Dieses Buch sollte für jeden Pflichtlektüre sein, der Statine nimmt, und für die Ärzte, die sie verschreiben. Graveline warnt: *»Die Einnahme von Statinmedikamenten bedeutet nicht Glanz und risikofreien Nutzen für den Patienten, wie* Pfizer *und andere Pharmariesen bei ihrer unglaublich erfolgreichen direkten Patienteninformationskampagne unterstellen.«*[86]

Statine und Krebs

1996 veröffentlichte das *Journal of the American Medical Association* einen ausführlichen Bericht über die Forschungen, bei denen die Verbindung zwischen cholesterinsenkenden Mitteln und Krebs untersucht wurde. Die Autoren, Dr. Thomas Newman und Dr. Stephen Hulley, erklärten: *»Alle Sorten der beiden bekanntesten Klassen cholesterinsenkender Mittel (Fibrate und Statine) erzeugen bei Nagetieren Krebs, in einigen Fällen bei Dosierungen, die den Verschreibungen beim Menschen entsprechen.«* Angesichts ihrer Erkenntnisse rieten die Autoren: *»Eine Behandlung mit lipidsenkenden Mitteln, besonders mit Fibraten und Statinen, sollte vermieden werden, außer bei Patienten mit einem hohen Risiko einer baldigen koronaren Herzkrankheit.«*[87]

Newmans und Hulleys Empfehlung wurde fast vollständig ignoriert. Statine werden empfohlen und verschrieben, nicht nur für Menschen mit einem kurzfristigen Risiko, sondern auch für völlig gesunde Personen, die keinerlei klinische Anzeichen einer KHK zeigen, außer der Nichtkrankheit Hypercholesterinämie. Pharmaunternehmen und Gesundheitsbehörden versichern uns wiederholt, Statine seien wunderbare risikoarme Medikamente, die von den meisten Menschen gut vertragen würden. Sie behaupten, bei klinischen Studien habe sich kein Anstieg von Krebserkrankungen während einer Statinbehandlung gezeigt; aber diese Studien liefen nur über höchstens sechs Jahre. Krebs ist eine chronische Krankheit, die sich über Jahrzehnte hinweg als lebensbedrohliche Erkrankung entwickeln kann – können wir deshalb wirklich aus Studien, die nur über sechs Jahre liefen, darauf schließen, Statine seien bei lebenslanger Einnahme sicher? Selbst bei starken Rauchern entwickelt sich der Krebs höchstwahrscheinlich nicht innerhalb von sechs Jahren nach ihrem ersten Zug; die meisten rauchen Jahrzehnte, bevor ihnen der Wert des kleinen Hinweises aufgeht, der die Zigarettenpackung schmückt.

Da bei Studien mit Nagetieren routinemäßig viel höhere Medikamentendosen verwendet werden, als sie Menschen verschrieben werden, haben viele Personen die Relevanz der Erkenntnisse von Newman und Hulley in Zweifel gezogen. Bei vielen Studien hat sich gezeigt, dass Nagetiere Medikamente viel schneller als Menschen ausscheiden, was höhere Dosierungen nötig macht, um konstante Blutspiegel des Medikaments im Blut zu erhalten. Allerdings wiesen die Autoren darauf hin, dass die Karzinogenität ähnlich hoch lag wie beim Menschen, wenn man die Medikamentenbelastung in Bezug auf den Blutspiegel betrachtet. In derselben Zeitschrift, in der dieser Bericht erschien, behauptete ein Kommentator, der Hulley und Newman gegenüber kritisch eingestellt war, die bei den Nagern verwendete höhere Dosierung habe für ihren Verdauungstrakt einen übermäßigen Stress bedeutet, und die meisten bei den Nagetierstudien beobachteten Krebsarten seien bösartige Geschwülste im Magen-Darm-Trakt und in der Leber gewesen.[288] Da Magen-Darm-Beschwerden und Leberschädigung zu den am häufigsten berichteten Nebenwirkungen bei Patienten, denen Statine verschrieben wurden, gehören, ist diese angebotene Erklärung keine wirkliche Beruhigung.

Das Auftreten von Krebs bei Statinuntersuchungen am Menschen – genauer betrachtet

Es gibt zwei Untersuchungen, die sich über einen längeren Zeitraum erstreckt haben als die üblichen vier bis sechs Jahre. Die erste ist die »EXCEL-Studie«, die einen Anstieg der allgemeinen Sterblichkeit nach einem Jahr Einnahme von Lovastatin zeigte, und für die bislang keine späteren Sterblichkeitswerte veröffentlicht worden sind.[89] Die zweite ist die *Scandinavian Simvastatin Survival Study* (4S), deren Daten nach zehn Jahren der Untersuchung in einer Ausgabe von *The Lancet* im Jahre 2004 veröffentlicht wurden. Die 4S-Studie lief offiziell über fünf Jahre, aber die Forscher verfolgten auch weiterhin die Sterblichkeit nach Ablauf dieses doppelt verblindeten Teils der Studie.

In den Jahren nach Abschluss der Studie berichteten über 80 Prozent der Probanden sowohl in der Simvastatingruppe *als auch* in der Placebogruppe, dass sie cholesterinsenkende Mittel, in der Regel Statine, einnahmen. Als die Forscher daraufhin die Zahl der Krebstodesfälle nach zehn Jahren verglichen, stellten sie fest, dass die Krebssterblichkeit in der Placebogruppe 4,5 und in der Simvastatingruppe 3,8 Prozent betrug.[90] Der kleine Unterschied zugunsten der Simvastatingruppe war zwar statistisch nicht erheblich, aber dass sich bei dieser Studie kein Anstieg des Krebsaufkommens zeigte, war ein ermutigender Umstand.

Nicht so beruhigend waren die Ergebnisse der »PROSPER-Studie«, die einen 25-prozentigen Anstieg neu diagnostizierter Krebsfälle bei älteren Patienten, die mit Pravastatin behandelt wurden, zeigte. Es gab zwar 20 KHK- und Schlaganfall-Todesfälle weniger in der Prüfgruppe, aber man beobachtete 24 Tode mehr aufgrund von Krebs, und, als merkwürdige Bestätigung der Ergebnisse an Tieren, zeigte sich einer der höchsten Anstiege bei Magen- und Darmkrebs.[11] Die Autoren von PROSPER wischten diese Ergebnisse weg mit dem Hinweis auf ihre Sammelanalyse von acht Statinstudien, die über einen Zeitraum von drei oder mehr Jahren durchgeführt worden waren und keinen statistisch bedeutsamen Unterschied in der Krebshäufigkeit zwischen der Placebo- und der Statingruppe gezeigt hatten (6,9 im Vergleich zu 7,1 Prozent). Aber an allen diesen Studien waren nur jüngere Probanden beteiligt. Da das Krebsrisiko mit steigendem Alter zunimmt, ist ein solcher Vergleich für die Ergebnisse von PROSPER wenig relevant. Aufgrund ihres höheren Risikos sind ältere Patienten ein viel empfindlicherer Gradmesser einer krebsfördernden Wirkung von Statinen. Weiterhin schloss die Analyse der PROSPER-Forscher den Hautkrebs nicht ein. Angesichts der relativ kurzen Dauer der Statinstudien wäre das Vorkommen eines so leicht zu entdeckenden Oberflächenkrebses höchst aufschlussreich für das künftige krebserzeugende Potenzial der Statine. Nur zwei der Statinstudien berichteten über das Auftreten von Hautkrebs: die S4- und die HPS-Simvastatin-Studien. Bei beiden zeigte sich ein Anstieg der Häufigkeit von Hautkrebs.[9,91]

Ebenfalls wenig beruhigend war ein Anfang 2006 veröffentlichter Bericht japanischer Forscher über das Auftreten bösartiger Erkrankungen des Lymphsystems (Lymphome und Myelome) bei Patienten, die Statine einnahmen. Da bekannt ist, dass immunsuppressive Medikamente das Risiko dieser bösartigen Krankheiten erhöhten und dass Statine möglicherweise eine immunsuppressive Wirkung haben[92], untersuchten die Forscher in einer Fall-Kontroll-Studie die Verbindung zwischen der Statineinnahme und der Entwicklung von lymphoiden bösartigen Erkrankungen. Die untersuchten Fälle betrafen 221 Patienten mit nachgewiesenen bösartigen lymphoiden Erkrankungen, die zwischen 1995 und 2001 in der hämatologischen Abteilung des Toranomon-Hospitals in Tokio behandelt wurden. Die zwei Kontrollgruppen bestanden aus 442 und 437 stationär aufgenommenen Patienten ohne bösartige Erkrankungen aus den Abteilungen für Orthopädie und Hals-Nasen-Ohren-Krankheiten desselben Krankenhauses. Die Kontrollpatienten wurden so gewählt, dass sie an Alter, Geschlecht und Aufnahmezeitpunkt den untersuchten Patienten glichen. Es stellte sich heraus, dass bei den Patienten mit bösartigen lymphoiden Erkrankungen die Einnahme von Statinen um 224 Prozent höher lag als bei den Patienten in der Kontrollgruppe.[93]

Die CARE-Studie ergab, dass sich bei zwölf Frauen aus der Prüfgruppe, aber nur bei einer in der Kontrollgruppe ein Brustkrebs entwickelte – ebenfalls eine einfach zu entdeckende bösartige Erkrankung und wiederum eine höchst bedeutende Differenz.[6] Brustkrebs war auch die bösartige Erkrankung, die im Verlauf der PROSPER-Studie am stärksten zunahm. Die Möglichkeit, dass Statine in Zukunft zu einem gehäuften Auftreten von Krebs führen, kann nicht leichtfertig vom Tisch gewischt werden.

Statine und Missbildungen

Man schätzt, dass ein bis drei Prozent der Statinverschreibungen für Frauen im gebärfähigen Alter ausgestellt werden. NIH-Forscher untersuchten 52 Fälle, die zwischen 1987 und 2001 an die *Food and Drug Administration* (FDA) gemeldet worden waren, bei denen in den ersten drei Monaten der Schwangerschaft Statine eingenommen wurden. Dabei fanden sie ein unverhältnismäßig hohes Auftreten von schweren Missbildungen des Zentralnervensystems und Gliedermissbildungen. Die Ergebnisse, die in der Ausgabe des *New England Journal of Medi-*

cine vom 8. April 2004 veröffentlicht wurden, zeigten, dass 20 von 52 Babys, die im Mutterleib Statinen ausgesetzt waren, mit Missbildungen geboren wurden.[94] »*Wir können nicht sagen, ob diese Missbildungen durch die Gabe von Statinen verursacht wurden, aber andere Studien über Missbildungen bei der Geburt legen nahe, dass es zu diesen Problemen kommt, wenn der Embryo zu Beginn der Schwangerschaft nicht genügend Cholesterin bekommt, um sich normal entwickeln zu können*«, sagte Dr. Maximilian Muenke, der leitende Forscher und Chef der Abteilung für medizinische Genetik am *National Human Genome Research Institute in* Bethesda im US-Bundesstaat Maryland.

Von den 20 mit Missbildungen geborenen Säuglingen wiesen vier schwere Schäden des Zentralnervensystems auf und fünf hatten missgebildete Gliedmaßen. Es gab auch einen Fall eines sehr seltenen Geburtsfehlers mit Namen Holoprosencephalie, der auftritt, wenn sich das Gehirn nicht richtig teilt. »*Das sind derart seltene Geburtsfehler, dass man sie bei der kleinen Zahl der Untersuchten nicht erwarten würde*«, erklärte Muenke.[95]

Die Autoren wiesen darauf hin, dass all diese Geburtsschäden mit der Einnahme von »lipophilen« Statinen (die von Fettsubstanzen im Körper angezogen werden) in Verbindung standen, wie Cerivastatin, Lovastatin, Atorvastatin und Simvastatin. Die lipophilen Statine erreichen im Embryo und in der Plazenta ähnlich hohe Konzentrationen wie im Plasma der Mutter; außerdem haben lipophile Statine bei Tierversuchen zu Geburtsfehlern geführt. Keine Missbildungen wurden bei 14 Neugeborenen berichtet, die Pravastatin ausgesetzt gewesen waren, einem hydrophilen Medikament, das das Gewebe nur schwer durchdringen kann und bei Tierversuchen zu keinen Missbildungen geführt hat.

Forschungen im Labor, die seit Muenkes Bericht durchgeführt worden sind, deuten darauf hin, dass Statine tatsächlich eine toxische Wirkung auf den Fötus haben können. Als israelische Forscher menschliche Plazenta-Expiantate im ersten Drittel der Schwangerschaft einem Simvastatin enthaltenden Medium aussetzten, beobachteten sie, dass das Medikament die normale Migration und Proliferation der Zellen im Expiantat behinderte, während es die Apoptose (den Zelltod) beförderte.[96]

Schwangere Frauen sollten Statine meiden wie die Pest. Das Problem besteht allerdings darin, dass Schwangerschaften oft ungeplant sind und die Frauen erst nach vier bis sechs Wochen überhaupt wissen, dass sie schwanger sind. Es kann also sein, dass der Fötus unabsichtlich Statinen ausgesetzt ist, bevor eine Frau ihre Schwangerschaft bemerkt. Das größte Paradox liegt darin, dass es überhaupt keinen Grund gibt, dass Frauen Statine einnehmen: Wie im Kapitel 23 genau erklärt wird, haben klinische Tests wiederholt bewiesen, dass Statine für Frauen nicht den geringsten Vorteil in Bezug auf die Sterblichkeit gewähren.

Statine und Impotenz

Als wären Rhabdomyolyse, Wahrnehmungseinschränkung, potenziell tödliches Nierenversagen und ein möglicherweise erhöhtes Risiko von Geburtsfehlern, Krebs und Herzversagen noch nicht schlimm genug, haben die Forscher kürzlich noch ein weiteres Leiden der wachsenden Liste von Nebenwirkungen der Statine hinzugefügt: Erektionsstörungen.

Englische Wissenschaftler, die Fallberichte, klinische Untersuchungen und Informationen von Regulierungsbehörden genau überprüften, erkannten, dass sowohl Statine als auch Fibrate mit Erektionsstörung und beeinträchtigter Libido einhergingen. In vielen Fällen verbesserten sich die Symptome nach dem Absetzen des Medikaments, setzten aber wieder ein, wenn die lipidsenkende Therapie erneut aufgenommen wurde.[97]

Forscher vom niederländischen *Pharmacovigilance Centre* haben ebenfalls über mehrere Fälle von sexueller Dysfunktion im Zusammenhang mit Statinen berichtet. Sie beschrieben zwei Fälle, bei denen die Dysfunktion mit einer erheblichen Senkung von Testosteron einherging, was einen Schlüssel liefert, um zu verstehen, warum Statine auf das Sexualvermögen Einfluss nehmen können. Der erste Patient war ein 46-jähriger Mann mit einem ursprünglichen Cholesterinwert von 275 mg/dl. Der Patient begann dann eine Therapie mit der Einnahme von 20 mg Fluvastatin täglich, die später auf 40 mg täglich erhöht wurde. Kurz nach Beginn der Statintherapie bemerkte der Patient eine abnehmende Libido. Sein Testosteronwert wurde gemessen – er betrug 207 ng/dl (die Normalwerte für erwachsene Männer liegen zwischen

345 und 1008 ng/dl). Zu diesem Zeitpunkt war sein Cholesterinwert auf 228 mg/dl gesunken. Fluvastatin wurde abgesetzt und fünf Tage später lag sein Testosteronwert bei 380 ng/dl. Auch die Libido des Patienten war wieder normal.

Der zweite Patient, ein 54-jähriger Mann, begann eine Behandlung mit Pravastatin, um seinen Cholesterinwert von 236 mg/dl zu senken. Innerhalb von Tagen nach Beginn der Einnahme von Pravastatin bemerkte er einen Rückgang der Libido. Sein Testosteronwert betrug 167 ng/dl, während sein Cholesterinwert auf 174 mg/dl gesunken war. Als die Pravastatinbehandlung sieben Monate später beendet wurde, kehrte seine Libido innerhalb weniger Tage zurück. Vier Monate später war sein Testosteronwert auf 657 ng/dl gestiegen. Dem Zentrum liegen sechs weitere Berichte über abnehmende Libido im Zusammenhang mit der Statineinnahme vor, einer davon von einer Frau. In drei Fällen ist das Ergebnis bekannt: Zwei Patienten erholten sich nach dem Absetzen des betreffenden Medikaments, und einer erholte sich nach Einnahme eines anderes Statins.[98]

In jüngster Zeit analysierten Forscher Fälle von Impotenz im Zusammenhang mit Statinen aus dem französischen und spanischen *Pharmacovigilance*-Netzwerk. 38 Fälle von Impotenz im Zusammenhang mit Statinen wurden in der spanischen Datenbank identifiziert, bei 93 Prozent davon verschwand die Impotenz, nachdem das Medikament abgesetzt wurde. In Frankreich wurden 37 Fälle gemeldet und in 85 Prozent der Fälle kam es nach dem Absetzen zu einer Erholung.[99]

Statine gegen Testosteron

Auch wenn missmutige Feministinnen aus aller Welt es nicht gern hören: das Hormon Testosteron ist für Männer *und* Frauen gleichermaßen extrem wichtig. Die Libido, die Wahrnehmung, das Muskel- und Knochenwachstum sind nur einige der lebenswichtigen Funktionen, die von gesunden Testosteronwerten bei beiden Geschlechtern beeinflusst werden.

Statin blockiert die Wirkung eines für die Cholesterinproduktion wichtigen Enzyms namens HMG-CoA Reduktase und kann daher potenziell auch die Synthese von Steroidhormonen blockieren, die aus Cholesterin gebildet werden, einschließlich des Testosterons. Weiterhin hat sich bei Labortests gezeigt, dass hohe Dosen von Simvastatin die Testosteronsynthese direkt unterdrücken, indem sie die durch das Enzym 17-Ketosteroid-Oxidoreduktase katalysierte Umwandlung von Dehydeoepiandrosteron und Dehydroandrostenedion zu Androstenediol beziehungsweise Testosteron blockieren. Bei empfindlichen Personen können diese Auswirkungen von cholesterinsenkenden Medikamenten sich in einer sehr realen Minderung der sexuellen Funktionen äußern.

Die negative Wirkung von Statinen auf die Hormonproduktion zeigt sich nicht nur unter der Gürtellinie; das *Australian Adverse Drug Reaction Advisory Committee* berichtet auch über elf Fälle von Gynäkomastie (Vergrößerung der Brustdrüse bei Männern) im Zusammenhang mit der Einnahme von Statinen. Das englische *Committee on Safety of Medicines* hat ebenfalls Fälle von Gynäkomastie im Zusammenhang mit der Einnahme von Cholesterinmedikamenten gemeldet.[97]

Statine: eine Reise ins Ungewisse

Um ihre lipidsenkende Wirkung zu behalten, müssen Statine lebenslang verabreicht werden. Da gesichert ist, dass Statine zu Rhabdomyelose und Wahrnehmungsstörungen führen können, da eine plausible Verbindung mit Geburtsfehlern und Herzversagen besteht, da es Berichte über eine krebsauslösende Wirkung bei Nagetieren gibt und eine Zunahme oberflächlicher Krebsgeschwulste beim Menschen, ist äußerste Vorsicht geboten. Da es weiterhin keinerlei Daten über die Langzeitwirkungen von Statinen gibt, können sich alle, die Statine einnehmen, als Teil eines laufenden Massenexperiments fühlen, dessen Ergebnis weitgehend unbekannt ist. Warnungen, Statine nur bei Hochrisikopatienten zu verordnen – bei denen die drastisch verkürzte Lebenserwartung vor der Besorgnis über langfristige Schäden rangieren kann –, sind von den enormen Werbekampagnen der Pharmaunternehmen völlig in den Schatten gestellt worden.

Diese Bemühungen haben durch die enthusiastische Unterstützung der Gesundheitsbehörden weiteren Auftrieb erhalten, die außer sich sind vor Freude darüber, dass sie endlich klinische Daten in Händen halten, die, zumindest oberflächlich, die Lipidhypothese zu untermauern scheinen.

Erleben wir die Entwicklung einer neuen offiziell unterstützten Gesundheitskatastrophe? Nur die Zeit wird es uns lehren. Für alle diejenigen, die es nicht schmerzlich erfahren wollen, gibt es zahlreiche Wege, das Risiko einer KHK zu senken, auch ohne Medikamente. In den Teilen 2 und 3 werden wir sehen, dass für alle Menschen ohne klinische Anzeichen einer KHK der erhöhte Verzehr von Omega-3-Fetten, Obst, Nüssen, Gemüse und bestimmten Nahrungsergänzungsmitteln zusammen mit körperlicher Aktivität, Stressabbau, gesundem Schlaf und einer Ernährung mit einem geringen oder nur mäßigem Anteil von Kohlehydraten eine weit klügere präventive Alternative zu den giftigen Statinmedikamenten ist.

»Eine fast endlose Zahl von Beobachtungen und Experimenten haben die Hypothese verfälscht, Nahrungscholesterin und Fette sowie ein hoher Cholesterinspiegel spielten eine Rolle bei der Entstehung der Arteriosklerose und der Herz-Kreislauf-Erkrankung. Diese Hypothese wird aufrechterhalten, weil angeblich stützende, aber unbedeutende Erkenntnisse aufgebauscht und die meisten widersprüchlichen Ergebnisse falsch interpretiert, falsch zitiert oder einfach ignoriert werden.«

DR. MED., DR. PHIL. UFFE RAVNSKOV

KAPITEL 10

GELD, POLITIK UND CHOLESTERIN

Eine unbewiesene Theorie wird zum akzeptierten Dogma

Mit einer so fadenscheinigen wissenschaftlichen Grundlage hätte die Lipidhypothese längst ad acta gelegt werden sollen. Stattdessen ist sie zu einem zentralen Grundsatz der modernen Gesundheitsversorgung geworden, hauptsächlich dank der Bemühungen einflussreicher Gesundheitsorganisationen, mächtiger Finanzinteressen, Regierungsbürokraten und Forscher, die sich auf fragwürdige wissenschaftliche Praktiken einlassen. Durch clevere Manipulation der Medien, der medizinischen Fachwelt und der Öffentlichkeit ist es ihnen gelungen, eine mit Ungereimtheiten gespickte Theorie zur offiziellen Gesundheitspolitik zu machen.

Die Anfänge

1957 veröffentlichte die *American Heart Association* (AHA) einen Bericht, der die Beweise für die neu gebildete Hypothese untersuchte, wonach das Nahrungsfett irgendwie an der Entstehung der Herzkrankheit beteiligt war.[1] Liest man diesen Bericht, so kann man sich kaum vorstellen, dass er von derselben Organisation veröffentlicht wurde, die nur wenige Jahre später aus vollem Herzen die Ansicht unterstützte, tierisches Fett und Cholesterin erhöhten das KHK-Risiko.

Die Autoren dieses Berichts fassten die wichtigsten zugunsten der Lipidhypothese vorgebrachten Argumente zusammen und achteten sorgfältig darauf, sowohl die Beweise für, als auch die Beweise gegen die frisch gebackene Theorie aufzuführen. In ihrem Bericht vermerkten sie ganz richtig, dass die in Tierversuchen hervorgerufene Arteriosklerose ähnlich, aber nicht identisch mit der beim Menschen ist und mahnten, die Ergebnisse von Tierversuchen und klinischen Studien am Menschen seien *»nicht notwendigerweise bei Gesunden anwendbar«*.

Über eine angeblich stark steigende Häufigkeit der KHK schrieben die Autoren: *»Zweifellos spielen der weit verbreitete Einsatz des Elektrokardiogramms … und die Aufnahme der Arteriosklerotischen Herzkrankheit in die Internationale Liste der Todesursachen im Jahr 1949 eine Rolle dabei, dass oft geglaubt wird, diese Krankheit nähme tatsächlich ›überhand‹.«*

In dem Bericht wurde betont, Regionalstatistiken der KHK-Häufigkeit seien bestenfalls *»ein grober Index«*, und Vergleiche zwischen einzelnen Ländern, die ja später zur tragenden Säule der Argumentation gegen Cholesterin werden sollten, seien sogar noch weniger zuverlässig. Der Nutzen von Ernährungsdaten wurde besprochen, und Beweise dafür vorgelegt, dass solche Daten, die oft herangezogen werden, um einen Zusammenhang zwischen Fett und der KHK herzustellen, häufig den Kalorienanteil aus Fett überschätzten. Das galt besonders für tierisches Fett, von dem während der Mahlzeit oft erhebliche Mengen nicht gegessen würden, oder das aufgrund bestimmter Zubereitungsmethoden entfernt würde.

Die Autoren erkannten an, dass zwar bei bestimmten Bevölkerungen erhöhte Cholesterinwerte und hoher Fettverzehr mit einer höheren KHK-Rate einhergingen, bei anderen Populationen aber das genaue Gegenteil beobachtet werde.

In Bezug auf den Gesamtfettverzehr bemerkten die Autoren, der Fettverzehr habe sich seit der Jahrhundertwende kaum verändert, aber der Gebrauch gehärteten Fetts sei erheblich gestiegen. Es wurde betont, dass mehrfach ungesättigte Öle den Cholesterinwert zwar senken könnten, es aber keinen Beweis dafür gebe, dass sie tatsächlich die Häufigkeit der KHK beeinflussen könnten. Die Autoren kamen zu dem Schluss: *»Die derzeit vorliegenden Beweise legen keine besonderen Auswirkungen einer drastisch veränderten Ernährung, insbesondere* *nicht in Bezug auf die Menge oder Art des mit der Nahrung aufgenommenen Fetts … nahe in dem Sinne, dass solche Veränderungen definitiv die Entstehung der Erkrankung der Koronar- oder Zerebralarterien verringern.«*

Man vergleiche nun diese vorsichtige Zusammenfassung mit der folgenden Empfehlung an Personen mit einem erhöhten KHK-Risiko, die dieselbe AHA in einem weiteren, nur vier Jahre später veröffentlichten Bericht gab: *»Die Senkung oder Kontrolle des Fettverzehrs unter ärztlicher Aufsicht und mit einem vernünftigen Ersatz gesättigter Fettsäuren durch mehrfach ungesättigte Fettsäuren wird als mögliche Maßnahme zur Prävention einer Arteriosklerose und zur Senkung des Herzinfarkt- und Schlaganfalirisikos empfohlen. Diese Empfehlung beruht auf der besten derzeit verfügbaren wissenschaftlichen Information.«*[2]

Während der frühere Bericht zwölfeinhalb Seiten umfasste und 87 Quellen zitiert hatte, füllte die »aktualisierte« Version wenig mehr als zwei Seiten und zitierte nur 23 Quellen.

Man muss sich fragen, was in diesen vier kurzen Jahren passiert ist, um die Ansichten der Mitglieder des AHA-Komitees zur Rolle des Nahrungsfetts bei der KHK dermaßen zu verändern. Es waren sicher keine überzeugenden neuen wissenschaftlichen Forschungsergebnisse, denn die erste randomisierte Studie, in der man den Ersatz gesättigter Fettsäuren durch mehrfach ungesättigte Fettsäuren untersuchte – und die einen Anstieg der KHK-Todesfälle bei den Probanden zeigte, die Maisöl erhielten –, wurde erst 1965 veröffentlicht. Was sich allerdings in diesen vier Jahren deutlich änderte, war die Zusammensetzung der Mitglieder des Ernährungsausschusses der AHA. Nur zwei der fünf Autoren, die für den vorsichtigen Bericht von 1957 verantwortlich zeichneten, waren an der Abfassung der Richtlinien von 1961 beteiligt; zu den Neuhinzugekommenen gehörten Ancel Keys und Jeremiah Stamler, ein weiterer berühmter Verfechter der Lipidhypothese. Die übrigen Mitglieder des Ausschusses waren Irvine Page, Frederick Stare, Edgar Allen und Francis Chamberlain.

Die von der AHA behauptete Verbindung zwischen Cholesterin und KHK sowie experimentelle Beweise, denen zufolge mehrfach ungesättigte Fettsäuren das Cholesterin senkten, boten der Pflanzenölindustrie eine willkommene Gelegenheit, die auch sofort ergriffen wurde. Ein intensiver Werbefeldzug begann, der darauf abzielte, die Aufmerksamkeit auf die Vorteile von Öl mit mehrfach ungesättigten Fettsäuren zu richten, das angeblich »gesund für das Herz« sei. Anzeigen in den Massenmedien und in den medizinischen Fachzeitschriften machten Ärzte und die Allgemeinheit auf diese wundersamen (und unbewiesenen) Vorteile aufmerksam, und viele Forscher, die die Cholesterintheorie für richtig hielten, wurden zu Fürsprechern des Öls mit mehrfach ungesättigten Fettsäuren.

1963 gaben Alan Blaketon und Jeremiah Stamler gemeinsam das Buch *Your Heart Has Nine Lives* [*Dein Herz hat neun Leben*] heraus, das die Prudent-Diät empfahl.[3] Dieses Buch zur Selbsthilfe animierte die Leser, gesättigtes Fett aus tierischer Nahrung durch Öl mit mehrfach ungesättigten Fettsäuren zu ersetzen und forderte sie auf, Eier, Butter, Vollfettkäse und Fleisch, von dem das Fett nicht vorher entfernt wurde, *»weniger zu essen«*. Die Unterstützung der Autoren für mehrfach ungesättigte Fettsäuren beruhte keineswegs auf sicheren Beweisen, sondern vielmehr auf kreativer Spekulation, die von der Wissenschaft hoffentlich irgendwann einmal bestätigt würde. Nach eigenen Angaben in der »Danksagung« hatte Stamler *»erhebliche Unterstützung für seine Forschungen«* (das heißt: Geld) von dem *Corn Products Institute of Nutrition* [etwa: Ernährungsinstitut für Maisprodukte, d. Ü.] und vom *Wesson Fund for Medical Research* erhalten (*Wesson* ist ein Hersteller von Pflanzenöl). Stamler dankte auch der *American Oil Company* für die *»unschätzbare Zusammenarbeit«* bei seinen Forschungsaktivitäten.

Ein rasches Durchlesen von *Your Heart Has Nine Lives* vermittelt eine aufschlussreiche Einsicht in das Denken der frühen Befürworter der Cholesterintheorie. Blaketon und Stamler schreiben: *»Ohne Zweifel ist die Herz-Seuche, besonders bei Männern mittleren Alters, eine relativ neue Entwicklung. Eine solche Epidemie hat es in der Geschichte bisher noch nicht gegeben.«* Die Autoren behaupten weiter: *»Heute basiert unser Wissen über die Risiken und Ursachen des Herzinfarkts auf einer soliden wissenschaftlichen Grundlage.«* Offensichtlich konnten die Autoren keine Untersuchungen über kontrollierte Diäten anführen, die diese *»solide wissenschaftliche Grundlage«* belegt hätten. Sie konnten lediglich betonen, die Forschung sei im Gange und das *»viel versprechende* National Diet-Heart Project« erwähnen, eine damals laufende Pilotstudie, die aber dann keinen Unterschied in der KHK-Häufigkeit zwischen Kontrollprobanden und denen, die sich nach der Prudent-Diät ernährten, feststellen konnte.

Trotz der mageren Beweise zur Unterstützung ihrer These zögerten die Autoren nicht, Kritiker der neuen Richtlinien zu verspotten: *»Diejenigen, die gegen die allgemeine Anwendung des jetzigen Wissens argumentieren, haben auf Jahre hinaus keine Schutzmaßnahmen gegen einen vorzeitigen Herzinfarkt zu bieten. Sie sollten sich dieser Tatsache über ihre Position stellen und sich fragen, ob sie tatsächlich vorsichtig vorgehen und wirklich das menschliche Leben schützen wollen.«*[3]

Während sie diejenigen schlecht machten, die es nicht über sich bringen konnten, Ernährungsrichtlinien zu unterstützen, die bestenfalls spekulativ waren, hatten die Autoren keine Bedenken, ihre große Sorge um das Wohlergehen der Menschen dadurch zum Ausdruck zu bringen, dass sie empfahlen, nie dagewesene Mengen an Öl mit mehrfach ungesättigten Fettsäuren zu verzehren, obwohl die gesundheitlichen Folgen damals noch völlig unbekannt waren. Sie zitierten ausgerechnet Ancel Keys mit den Worten: *»Wenn es noch keinen endgültigen Beweis für die Richtigkeit einer Hypothese gibt, dann ist die Hypothese deshalb noch lange nicht falsch.«* Natürlich nicht, aber ebenso wenig kann sie benutzt werden, um Empfehlungen rückhaltlos zu unterstützen, die sich eines schönen Tages als schädlich herausstellen könnten.

Frederick Stare wurde mit seiner Kolumne in der *Los Angeles Times* zu einem erfolgreichen Fürsprecher von Öl mit mehrfach ungesättigten Fettsäuren. In einem Artikel erklärte er 1969: *»Ich kann mich nicht erinnern, je zu viel über ungesättigte Fettsäuren für den Menschen gehört zu haben …«*[4] Anschließende Werbekampagnen für »Puritan Oil« von *Procter and Gamble* benutzten den Leiter der Framingham-Studie, Dr. William Castelli, und den ehemaligen AHA-Präsidenten Dr. Antonio Gotto jr. als Werbeträger. Gotto richtete 1988 einen Brief mit dem Briefkopf des DeBakey-Herzzentrums an praktizierende Ärzte, in dem er »Puritan Oil« empfahl.[5] Das DeBake-Herzzentrum beim

Baylor College of Medicine ist nach dem berühmten Herzchirurgen Michael DeBakey benannt; dass Gotto nun den Briefkopf des Zentrums verwandte, ist paradox, hatte doch DeBakey selbst Anfang der 1960er-Jahre eine Untersuchung an 1700 Patienten durchgeführt, die nur eine geringe Verbindung zwischen Cholesterin und KHK ergeben hatte.[6]

In den 1960er-Jahren führten die Aktivitäten der AHA dazu, dass die Cholesterintheorie eine immer breitere Akzeptanz fand; doch trotzdem waren viele immer noch nicht überzeugt. Selbst die *American Medical Association* (AMA) war zunächst gegen die Lipidhypothese und warnte, dass *»die Anti-Fett- und Anti-Cholesterinmode nicht nur höchst unklug ist …, sie birgt auch einige Risiken«.*

1959 warnte die *Food and Drug Administration* (FDA): *»Die Rolle von Cholesterin bei der Herzkrankheit ist nicht erwiesen. Ein Kausalzusammenhang zwischen Blut-Cholesterinwerten und diesen Krankheiten ist nicht bewiesen. Es hat sich kein hinreichender Grund dafür ergeben, den Menschen in unserem Land zu empfehlen, größere Umstellungen bei dem mit der Nahrung aufgenommenen Fett vorzunehmen.«*[7]

Im Jahr 1965 betonte die FDA erneut ihre Haltung, es gäbe keine wissenschaftliche Grundlage für die Lipidhypothese mit den Worten: *»… jede Behauptung, sei sie direkt oder indirekt, Fette, Öle und andere im Handel erhältliche fetthaltige Substanzen dahingehend zu kennzeichnen, dass sie Erkrankungen des Herzens oder der Arterien verhindern, lindern oder heilen, ist falsch oder irreführend und stellt nach dem Bundesgesetz über Nahrungsmittel, Medikamente und Kosmetika einen Fall von falscher Kennzeichnung dar.«*[8]

Im Jahr 1965 hatten die Pharmaunternehmen noch keine cholesterinsenkenden Medikamente entwickelt. Heute sind die Lipidsenker weltweit die meistverkaufte Gruppe verschreibungspflichtiger Medikamente; heute zählt die FDA – ohnehin berüchtigt für ihr besonders herzliches Verhältnis zur Pharmaindustrie – zu den glühenden Verfechtern der Lipidhypothese.

1969 erklärte der *Heart Review Panel* [Diät-Herz-Ausschuss] des *National Heart Institutes* in einem Bericht: *»Es ist nicht bekannt, ob eine Änderung der Ernährung überhaupt irgendeine Auswirkung auf* *die koronare Herzkrankheit hat.«* Die Mitglieder des Ausschusses waren besorgt, dass es unvorhersehbare Folgen für die Gesundheit haben könnte, wenn man das Gesamtfett einschränkte und gesättigte Fettsäuren durch mehrfach ungesättigte Fettsäuren ersetzte. Aus dem *National Heart Institute* wurde das *National Heart, Lung and Blood Institute* (NHLBI), das zusammen mit der AHA zu einem Hauptbetreiber der Kampagne wurde, die Lipidhypothese hoffähig zu machen. Allerdings sahen sich die Mitglieder des *Diet-Heart Review Panels* damals außerstande – das sei zu ihrer Ehrenrettung gesagt –, spekulative Diätempfehlungen zu geben, deren Sicherheit und Effektivität weitgehend ungeklärt waren. Andere Schlüsselfiguren der kommenden Cholesterin-Saga hatten in dieser Hinsicht aber keinerlei Hemmungen.

Die Bürokraten betreten die Bühne

Gary Taubes ist ein amerikanischer Wissenschaftsjournalist, der sich hauptsächlich darauf konzentriert, fragwürdige Praktiken der Wissenschaft bloßzustellen, was ihm zahlreiche internationale Preise eingebracht hat. Es überrascht nicht, dass er sich irgendwann der Frage annahm, was sich hinter dem Phänomen der Kampagne gegen gesättigte Fettsäuren und gegen Cholesterin verbarg, also einem Bereich, in dem schludrige Wissenschaft fröhliche Urständ feiert. Taubes ist wahrscheinlich am besten bekannt wegen seines umstrittenen Artikels »What if it's all a big FAT lie? [zu dt.: »Und wenn nun alles eine dicke, FETT(E) Lüge ist?«], der eine regelrechte Sensation auslöste, als er im Juli 2002 im *New York Times Magazine* erschien.

Etwa ein Jahr vor seinem NYT-Artikel hatte Taubes den Artikel »The Soft Science of Dietary Fat« [»Die sanfte Wissenschaft vom Nahrungsfett«] verfasst, der im *Science Magazine* veröffentlicht wurde.[9] Bevor er diesen Artikel schrieb, hatte Taubes viele Forscher und Regierungsbeamte befragt, Stapel von offiziellen Berichten und Niederschriften von Kongressdebatten durchforstet und die wissenschaftliche Literatur studiert. Das Ergebnis war eine Enthüllung der politischen Schachzüge hinter den Kulissen, die entscheidend dabei mitwirkten, der Cholesterintheorie breite Anerkennung zu verschaffen.

Wie Taubes beschreibt, war das *Select Committee on Nutrition and*

Human Needs [Unterausschuss für Ernährung] von Senator George McGovern einer der ersten Beförderer der Cholesterintheorie, die später die Szene dominieren sollte. Der Ausschuss war 1968 eingerichtet worden, um die Unterernährung in den USA zu bekämpfen. In der Folge wurden bahnbrechende Nahrungsmittelhilfsprogramme eingerichtet und Mitte der 1970er-Jahre hatte McGoverns Ausschuss seine ursprüngliche Aufgabe weitgehend erfüllt, sodass er seine Arbeit hätte einstellen können. Dazu kam es aber nicht. Wahre Bürokraten sterben nicht freiwillig; sie beantragen stattdessen weitere Gelder, um sich »neuen drängenden Fragen« zu widmen. In diesem Fall beschlossen der Beiratsvorsitzende Marshall Matz und der Stabsdirektor Alan Stone, zwei junge Anwälte, sie würden sich des Phänomens der »Überfütterung« annehmen: der Neigung vieler Amerikaner, zu viel und das Falsche zu essen. Wie Matz gegenüber Taubes erklärte, sei das ein *»zufälliges Unternehmen«* gewesen. *»Wir waren wirklich völlig naiv, junge Leute, die sich sagten: ›Zum Teufel, wir sollten etwas dazu sagen, bevor wir den Laden dicht machen.‹«* Marshalls und Alans *»zufälliges Unternehmen«* wurde von McGovern und den anderen Senatoren sofort unterstützt; viele von ihnen folgten angeblich den damals angesagten Empfehlungen des berühmten Anti-Fett-Autors Nathan Pritikin.

Im Juli 1976 hielt der Ausschuss eine zweitägige Anhörung zum Thema Diät und Krankheit ab und bestimmte später Nick Mottern, einen ehemaligen Gewerkschaftsjournalisten ohne wissenschaftlichen Hintergrund und Erfahrung in der Berichterstattung über wissenschaftliche Fragen oder Fragen der Gesundheit und Ernährung, die ersten *Dietary Goals for the United States* [US-Ernährungsziele] zusammenzustellen. Bei seinen Recherchen über Fett verließ sich Mottern fast ausschließlich auf Mark Hegsted, einen Ernährungswissenschaftler der *Harvard School of Public Health,* der bedingungslos an den Nutzen der Fetteinschränkung bei der Nahrungsaufnahme glaubte.

Unter Hegsteds Einfluss betrachtete Mottern langsam das Nahrungsfett als Ernährungsäquivalent der Zigaretten. Motterns Abschlussbericht empfahl den Amerikanern, ihren täglichen Fettverzehr auf 30 Prozent der Gesamtkalorienmenge und den Anteil von gesättigten Fettsäuren auf lediglich zehn Prozent zu begrenzen; damit lag Mottern auf der Linie der AHA. Als *Dietary Goals* 1977 veröffentlicht wurde, gab es eine Kritikwelle durch Forscher, Gesundheitsbehörden und durch die milch-, rindfleisch- und eierverarbeitende Industrie. Allerdings erwies sich die Kritik von Vertretern, deren erhebliche finanzielle Interessen auf dem Spiel standen, für die Autoren des Berichts als vorteilhaft, denn es war nun leicht, jeden Kritiker des Berichts als Verteidiger der Nahrungsmittelindustrie abzutun.

McGoverns Ausschuss wurde schließlich 1977 aufgelöst. Aber beim US-Landwirtschaftsministerium hielt es die ehemalige Konsumentenaktivistin und neu ernannte Staatssekretärin Carol Tucker Foreman für geboten, McGoverns Empfehlungen zur offiziellen Politik zu machen. Auf der Suche nach wissenschaftlicher Unterstützung wandte sie sich an die *National Academy of Sciences* (NAS) [Nationale Akademie der Wissenschaften], doch der Präsident der Akademie, Philip Handler, ein Stoffwechselexperte, erklärte Foreman, Motterns *Dietary Goals* seien *»Unsinn«*. Auf Anraten von McGoverns Stab heuerte Foreman dann Hegstedt an. Das Ergebnis ihrer Zusammenarbeit war die erste Ausgabe von *Using the Dietary Guidelines for Americans* [*Wie man die Ernährungsrichtlinien für die Amerikaner anwendet*], die Empfehlungen über das Nahrungsfett enthielt, die mit denen der *Dietary Goals* praktisch identisch waren.

Kurze Zeit darauf veröffentlichte die Ernährungsabteilung der NAS ihre eigenen Richtlinien, *Toward Healthful Diets* [*Weg zu gesunder Ernährung*], die den Amerikanern riet, sich nicht den Kopf über ihren Fettverbrauch zu zerbrechen, sondern einfach auf ihr Gewicht zu achten und alles andere sich selbst zu überlassen. Besonders die Medien kritisierten die Empfehlungen dieses Gremiums aufs Schärfste und warfen der NAS vor, Ratschläge zu erteilen, die denen des Landwirtschaftsministeriums und McGoverns Ausschuss widersprachen. Aus dem Landwirtschaftsministerium sickerte ein Bericht an die Presse durch, demzufolge zwei der zwölf Mitglieder des NAS-Gremiums die Nahrungsmittelindustrie berieten und das ganze Gremium selbst durch Spendengelder der Industrie finanziert wurde. Als diese Verbindungen in den Medien breitgetreten wurden, war die Glaubwürdigkeit der NAS dahin und Nahrungsfette und Cholesterin waren ebenfalls schwer getroffen. Das Argument für fettarme Ernährung erhielt enormen Auftrieb, denn die Presse, die Politiker und auch die Laien übernahmen zunehmend die Linie, Fett zu essen sei schädlich und sollte deshalb eingeschränkt werden.

Das Pferd vom Schwanz aufzäumen

Die Theorie vom niedrigen Fettverzehr wandelte sich schnell von einem Mythos zur akzeptierten Wahrheit, aber es gab immer noch ein kleines Problem. Für die Verfechter der Lipidhypothese war es allerdings ein möglicherweise riesiges Problem: Allen Veröffentlichungen über Cholesterin und tierisches Fett zum Trotz gab es keine einzige gut konzipierte Untersuchung, anhand derer man irgendeinen Vorteil der Diäten, bei denen wenig gesättigte Fettsäuren verwendet wurden, für die KHK oder ein längeres Leben beweisen konnte. Das lag aber nicht daran, wie wir in Kapitel 8 gesehen haben, dass man es nicht versucht hätte – man hatte sogar viele Untersuchungen durchgeführt, aber alle waren kläglich an der Aufgabe gescheitert, die Stichhaltigkeit der Lipidhypothese zu beweisen. Die Forscher knüpften jetzt alle Hoffnungen an mehrere Superstudien, die vom NHLBI mit vielen Millionen Dollars finanziert wurden und die – hoffentlich – den endgültigen Beweis für die Stichhaltigkeit des cholesterinsenkenden Arguments liefern würden.

Die Ergebnisse der ersten vier dieser Studien wurden zwischen 1980 und 1984 veröffentlicht; dazu gehörten die Projekte von Framingham, Honolulu und Puerto Rico (siehe Kapitel 6) sowie eine Studie aus Chicago, die keinerlei Nutzen einer fettärmeren Ernährung nachweisen konnte. Die fünfte war die umfangreiche klinische Studie MRFIT, die als einzigen Nutzen feststellte, das Rauchen einzustellen. Damit hatte das NHLBI mehrere hundert Millionen Dollar ausgegeben, um die Lipidhypothese zu bestätigen und stand noch immer mit leeren Händen da.

Bei der sechsten Studie handelte es sich um die 140 Millionen Dollar teure Studie *Lipid Reseach Clinics Coronary Primary Prevention Trial* (LRC-CPPT), die die Wirkung von Cholestyramin (einem Medikament, das zur Fibratfamilie, den Vorläufern der Statine, gehört) bei Männern mittleren Alters mit extrem hohen Cholesterinwerten untersuchen sollte. LRC-CPPT war keineswegs eine Ernäh-rungsstudie – die Verum- und Kontrollgruppe erhielten dieselben Ernährungsratschläge.[10]

Als die abschließenden Ergebnisse der LRC-CPPT tabellarisch angeordnet wurden, ergab sich, dass 30 Patienten (1,6 Prozent) der Verumgruppe einen tödlichen Herzinfarkt erlitten hatten, verglichen mit 38 (2,0 Prozent) in der Kontrollgruppe – ein minimaler absoluter Unterschied von nur 0,04 Prozent. Diese wenig beeindruckenden Zahlen nahmen die Forscher natürlich nicht in die Zusammenfassung der Studie auf. Stattdessen zitierten sie die überraschendere, aber irreführende Senkung des »relativen Risikos« von 24 Prozent. Dieses relative Risiko (RR) ist der Prozentsatz von 0,04 in den zwei Prozent (der Todesrate bei der Kontrollgruppe); dieser Wert hat wenig Aussagekraft, wenn die absoluten Zahlen, die die genaue Anzahl der KHK-Todesfälle beziffern, nicht genannt werden.

Bei fehlenden absoluten Zahlen das RR zu zitieren, ist ein bevorzugtes Mittel der Forscher, die die Wirkung von ansonsten wenig inspirierenden Ergebnissen verstärken wollen. Der Unterschied in der Sterblichkeit in Form von acht Todesfällen zwischen der Cholestyramingruppe und der Kontrollgruppe ergab sich bei 3806 Männern im Verlauf von 7,4 Jahren. Wie wollen wir denn wissen, ob dieser winzige Unterschied auf den Effekt von Cholestyramin zurückzuführen ist und kein reiner Zufall war?

Bei dem Versuch, solche Fragen zu beantworten, bedienen sich die Forscher mathematischer Formulierungen, die als »statistische Tests« bezeichnet werden. Die Ergebnisse dieser Tests werden zeigen, ob die Ergebnisse statistisch von Bedeutung sind – also möglicherweise real – oder eben statistisch nicht signifikant –, was bedeutet, dass sie wahrscheinlich nicht real sind. Statistische Tests sind keinesfalls unfehlbar, denn es besteht immer die Möglichkeit, dass sie das Resultat ergeben, ein Unterschied sei von Bedeutung, während er in Wirklichkeit rein zufällig ist. Alles in allem sind statistische Tests eine Annahme »nach bester Einschätzung«; man müsste allmächtig sein, um sicher entscheiden zu können, ob kleine Unterschiede wie die bei der LRT-CPPT real waren oder nicht.

Um die Chancen auf eine korrekte Einschätzung zu verbessern, können sich die Wissenschaftler für die genauestmöglichen statistischen Tests entscheiden. Die beiden meistverwendeten Tests gehen von einem »Wahrscheinlichkeits«bereich von entweder 0,05 aus (was heißt, dass die Wahrscheinlichkeit eines Irrtums bei fünf von 100 oder fünf Prozent liegt) oder von 0,01 (dabei beträgt die Wahrscheinlichkeit eines Irrtums eins von 100 oder ein Prozent).

Besonders wichtig ist es, bei der Bestimmung der statistischen Bedeutung von Untersuchungsergebnissen den größtmöglichen Genauigkeitsgrad zu erreichen, wenn diese Ergebnisse dazu benutzt werden können, viele Millionen Menschen zu veranlassen, eine teure und lebenslange Behandlung mit potenziell giftigen Medikamenten zu beginnen. Dieser Standard galt offenbar auch für die Autoren der Studie LRC-CPPT – zumindest anfänglich.

Die Bücher frisieren

Zu Beginn einer großen Studie ist es üblich, dass die beteiligten Forscher einen Protokollbericht in einer medizinischen Fachzeitschrift veröffentlichen, in dem Ziel und Verfahren der Studie erläutert werden. Die Autoren der LRC-CPPT erklärten in ihrem Protokollbericht von 1979, *»... da Zeit, Umfang und Kosten es unwahrscheinlich erscheinen lassen, dass sie je wiederholt wird, war es wichtig, sicherzustellen, dass jeder beobachtete positive Effekt der Cholesterinsenkung real war. Deshalb wurde [die Bedeutung] auf 0,01 statt der üblichen 0,05 festgesetzt.«* Der Wert von 0,01 *»wurde als Standard gewählt, um einen überzeugenden Unterschied zwischen den behandelten Gruppen zu zeigen«.*[11]

Als 1984 die abschließenden Ergebnisse veröffentlicht wurden, schien es, als hätten die LRC-CPPT-Forscher einen kollektiven Anfall von Gedächtnisverlust erlitten. Sie hatten bei ihren statistischen Tests nicht den Wert von 0,01, sondern von 0,05 gewählt! Außerdem ging das unverhohlene Aufgeben des Standards im fünf Jahre früher veröffentlichten und präzise formulierten Protokoll damit einher, dass nur ein sogenannter »einseitiger« Test durchgeführt wurde. Wer mit statistischen Tests vertraut ist, weiß, dass die Entscheidung, nur einen »einseitigen« anstatt des genaueren »zweiseitigen« Tests durchzuführen, zur Folge hat, dass die Bedeutsamkeit des Ergebnisses noch weiter gesenkt wird.

Damit nicht genug: Neben der Anwendung statistischer Tests, die lascher waren, als die von Besitzern einer Single-Bar am späten Abend, mussten die LRC-CPPT-Forscher sogar noch tödliche *und* nicht-tödliche koronare Ereignisse zusammenzählen, bevor sie zu statistisch kaum bedeutsamen bestätigenden Ergebnissen kamen! Weder die Unterschiede bei den tödlichen noch bei den nicht-tödlichen koronaren Ereignissen waren einzeln für sich betrachtet statistisch bedeutsam.

Erst nachdem sie ihre vorherigen Standards statistischer Bedeutsamkeit erheblich gelockert und selektiv die irreführenden RR-Zahlen benutzt hatten, konnten die LRC-CPPT-Forscher behaupten, sie hätten *»starke Hinweise auf eine kausale Rolle von Gesamt-Cholesterin und LDL in der Pathogenese der KHK«* gefunden.

Weiterhin behaupteten sie, die schamlos übertriebenen Ergebnisse *»unterstützen die Ansicht, dass auch eine Cholesterinsenkung über die Ernährung positiv wirken würde«,* obwohl sich in zahlreichen klinischen Studien schon gezeigt hatte, dass die Cholesterinsenkung in der Ernährung ein völliger Fehlschlag war.

Doch damit hörten die Diskrepanzen bei der LRC-CPPT beileibe nicht auf. Als die Gesamtsterblichkeit berechnet wurde, lagen die KHK-unabhängigen Todesraten bei den Cholestyramin-Probanden höher als bei denen der Kontrollgruppe. Tatsächlich waren die Todesraten zwischen beiden Gruppen fast identisch: 68 (3,6 Prozent) starben in der Prüfgruppe im Vergleich zu 71 (3,7 Prozent) in der Kontrollgruppe.

In Wirklichkeit hatte das NHLBI wiederum enorm viel Geld für eine Studie ausgegeben, die keinen Vorteil in Bezug auf die Sterblichkeit durch eine cholesterinsenkende Behandlung ergeben hatte. Natürlich wurden die Ergebnisse so nicht berichtet – die Forscher ließen einfach den Anstieg der Todesfälle aus anderen Ursachen außer Acht und priesen den minimalen Rückgang der KHK-Todesfälle als Durchbruch.

Die Autoren der Studie behaupteten, der angebliche Nutzen der Cholesterinsenkungen *»könnte und sollte auf andere Altersgruppen und Frauen … sowie auf mäßigere Erhöhungen der Cholesterinwerte ausgedehnt werden«.* Das wurde behauptet, obwohl die Teilnehmer der Studie allesamt Männer im mittleren Alter waren und Cholesterinwerte hatten, die vergleichsweise höher als bei 95 Prozent der Gesamtbevölkerung lagen.

Bewaffnet mit den »unterstützenden« Ergebnissen der LRC-Studie, startete das NHLBI mithilfe der bereitwilligen Medien eine massive Werbekampagne. So veröffentlichte beispielsweise das *Time Magazine* einen Bericht mit der übertreibenden Überschrift »Sorry, It's True. Cholesterol really is a killer« [»Es ist leider wahr. Cholesterin ist wirklich ein Killer«]. Das Titelblatt einer Ausgabe mit der Folgegeschichte »And Cholesterol and Now the Bad News« [»Und Cholesterin und jetzt die schlechte Nachricht«] zeigte einen Teller, auf dem zwei Eier und eine Scheibe Speck so angeordnet waren, dass es wie ein trauriges, stirnrunzelndes Gesicht aussah. Solche Albernheiten vermittelten den Eindruck, Organisationen wie die AHA oder das NHLBI und Wenigfett-»Gurus« wie Nathan Pntikin hätten schon immer recht gehabt.

Während die Schwindeleien bei der Berichterstattung über die LRC-Studie so dick aufgetragen waren, dass jeder vernünftige Beobachter ungläubig den Kopf schütteln musste, so waren sie nichts im Vergleich zu dem, was noch kommen sollte …

»Die Alternative zum wissenschaftlichen Experiment ist das Expertenkomitee. Aber genauso wenig, wie wir über das Verhältnis zwischen Risikofaktoren und Krankheit sicher sein können, können wir leider auch über das Verhältnis zwischen der Meinung des Komitees und der Wahrheit sicher sein: Die Meinung des Komitees hängt davon ab, wer ausgewählt ist, dazuzugehören.«
DR. J. R. A. MITCHELL

KAPITEL 11

WIE MAN »KONSENS« HERSTELLT

Wie sich die Wissenschaftler »darauf einigten«, die Cholesterinhypothese von einer dubiosen Wissenschaft bestätigen zu lassen

Die weitaus übertriebenen Ergebnisse der LRC-CPPT-Studie inspirierten das NHLBI, im Dezember 1984 die sogenannte *Consensus Development Conference* [Konferenz zur Entwicklung eines Konsenses] in Bethesda im US-Bundesstaat Maryland einzuberufen. Auf dieser Versammlung sollte festgelegt werden, wie die bombastisch dargestellten Resultate dieser einen Studie in Ernährungsrichtlinien für die amerikanische Öffentlichkeit umgewandelt werden konnten. Professor Basil Rifkind, der Leiter der Studie, war Vorsitzender der Konferenz und entschied auch darüber, wer dem Gremium angehörte, das die Empfehlungen konzipierte.

Der Titel *Consensus Conference* legt nahe, dass die Mitglieder des Gremiums bei ihrem zweieinhalbtägigen Treffen zu einer einmütigen Entscheidung kamen, aber diese Annahme wäre völlig falsch. Denn einige der Konferenzteilnehmer wollten unbedingt Richtlinien auf der Grundlage der LRC-CPPT-Studie festlegen, doch andere standen diesem Vorhaben höchst kritisch gegenüber.

Der Biostatistiker Paul Meyer erklärte dazu: *»Eine Studie als ›schlüssig‹ zu bezeichnen, die keinen Unterschied in der allgemeinen Sterblichkeit und nach den üblichen statistischen Kriterien nur einen unbedeutenden Unterschied in der Häufigkeit koronarer Ereignisse ergab, scheint mir ein erheblicher Missbrauch des Begriffes zu sein.«* Professor Michael Oliver aus England verwies ebenfalls auf den Anstieg der

KHK-unabhängigen Todesfälle, der den Rückgang der KHK-Todesfälle zunichte machte, und fragte: *»Warum werden diese Ergebnisse einfach wegdiskutiert?«*

Dass die Behandlung mit cholesterinsenkenden Medikamenten nicht zu einem Rückgang der allgemeinen Sterblichkeit geführt hatte, wurde von dem britischen Epidemiologen Richard Peto leichtfertig beiseitegewischt, der erklärte, es habe *»bereits 15 oder 20 Studien gegeben, aber bei jeder passierte etwas Komisches«*. Peto erklärte außerdem, dass eine einzelne Studie zwar nicht überzeugend sei, aber die Summe der Studienergebnisse sei in ihrer Gesamtheit beeindruckend. Wie eine Serie von Fehlschlägen irgendwie in ihrer Gesamtheit doch einen Erfolg ergeben konnte, bleibt ein Rätsel, denn schließlich ist 20 Mal null immer noch null.

Die Teilnehmer waren sich auch nicht über die Ernährungsrichtlinien einig, die eingeführt werden sollten; zudem äußerten sich einige Wissenschaftler kritisch darüber, dass hier so schnell Empfehlungen auf der Grundlage so wenig schlüssiger Beweise formuliert werden sollten. Diese zu Vorsicht mahnenden Stimmen wurden einfach ignoriert.

Am Ende des zweiten Konferenztages schockierte der Tagungsvorsitzende viele der Teilnehmer, als er sich erhob und verkündete: *»Es ist ohne vernünftigen Zweifel erwiesen, dass die Senkung des Blut-Cholesterinwerts das Risiko senkt, an einem Herzinfarkt aufgrund einer Erkrankung der Koronararterien zu sterben.«* Laut *Consensus-Report*[1] hatte sich das Gremium auf Folgendes *»geeinigt«:*

- *»Der Blut-Cholesterinwert der meisten Amerikaner ist über Gebühr hoch, weitgehend deshalb, weil sie zu viele Kalorien, gesättigte Fettsäuren und Cholesterin zu sich nehmen.«* Die Ergebnisse zahlreicher klinischer Untersuchungen und epidemiologischer Studien, einschließlich der vom NHLBI unterstützten Studien, die ergeben hatten, dass gesättigte Fettsäuren in keinem Zusammenhang mit der KHK stehen, wurden einfach ignoriert.
- *»In den Ländern, in denen die Ernährung weniger dieser genannten Bestandteile enthält, sind die Blut-Cholesterinwerte niedriger, und die koronare Herzkrankheit seltener.«* Wie wir gesehen haben, sind Vergleiche verschiedener Länder fraglos der am wenigsten verlässliche Beweis. Peinliche »Paradoxa« wie Frankreich, wo ein hoher

Verzehr an gesättigten Fettsäuren mit einer niedrigen KHK-Rate einhergeht, wurden genauso wenig diskutiert, wie die veröffentlichten Berichte über Nomaden in Ostafrika, bei denen es keine KHK gibt, oder über die Bewohner pazifischer Inseln, deren Ernährung sehr reich ist an gesättigten Fettsäuren.

- *»Es gibt keinen Zweifel, dass angemessene Umstellungen unserer Ernährung den Blut-Cholesterinwert senken werden. Epidemiologische Daten und über ein Dutzend klinische Studien erlauben uns die vernünftig gesicherte Vorhersage, dass eine solche Maßnahme einen deutlichen Schutz vor der koronaren Herzkrankheit bieten wird.«* Den Autoren des Berichts müssen Studien vorgelegen haben, die in weit entfernten Galaxien durchgeführt wurden; hier auf der Erde sind über ein Dutzend klinische Studien, bei denen versucht wurde, einen Nutzen in der Senkung des Nahrungscholesterins zu beweisen, kläglich gescheitert.
- *»Alle Amerikaner (Kinder unter zwei Jahren ausgenommen) sind gehalten, sich so zu ernähren, dass sie den Fettgehalt von derzeit etwa 40 Prozent der Kalorienaufnahme auf 30 Prozent senken, den Verzehr gesättigter Fettsäuren auf unter zehn Prozent der Gesamtkalorien verringern und den Verzehr mehrfach ungesättigter Fettsäuren erhöhen, allerdings auf nicht mehr als zehn Prozent der Gesamtkalorien; die Cholesterinaufnahme mit der Nahrung sollte auf 250 bis 300 mg oder sogar darunter gesenkt werden.«* Die Empfehlung, die Aufnahme gesättigter Fettsäuren zu reduzieren, wurde von keinem klinischen Beweis, sondern nur von der selektiven Interpretation epidemiologischer Daten unterstützt. Die Empfehlung, den Verzehr mehrfach ungesättigter Fettsäuren zu erhöhen, wurde ausgesprochen, obwohl diese Fettquelle bei streng kontrollierten klinischen Studien die Sterblichkeitsrate in keiner Weise positiv verändert hatte. Es hatte sich gezeigt, dass das Nahrungscholesterin fast keinen Einfluss auf den Blut-Cholesterinspiegel hatte, außer bei Tierversuchen von zweifelhafter Relevanz, doch das Gremium meinte wohl, man sollte die Einschränkung des Nahrungscholesterins auf jeden Fall empfehlen. Selbst junge Kinder waren von den neuen Richtlinien nicht ausgenommen – eine haarsträubende Entwicklung. In der Wachstumsphase braucht der Kör-

per essenzielle Fettsäuren und fettlösliche Vitamine; und dass es keine Erkenntnisse über die Langzeitwirkung einer Fettreduktion bei Kindern gab, schien nicht zu zählen. Die Autoren des Berichts scherten sich nicht darum, Kinder der möglicherweise gefährlichen Wirkung des erhöhten Verzehrs mehrfach ungesättigter Fettsäuren auszusetzen.

- *»Pläne sollen entwickelt werden, die es erlauben, im Laufe der Umsetzung die Wirkung der hier vorgeschlagenen Veränderungen zu überprüfen und die Grundlage für Veränderungen zu geben, wo und wann immer es nötig sein wird.«* Die Amerikaner sollten also ohne ihr Wissen Teilnehmer an einem riesigen Ernährungsexperiment werden. Da man ihnen nahelegte, ihr Leben lang eine Diät einzuhalten, über deren Wirkung wenig bekannt war, hielten die Autoren es für richtig, die Ergebnisse zu überprüfen, falls Änderungen nötig sein sollten. Wie fürsorglich!

Hintergedanken

Am Ende des zweiten Konferenztages wurde auch angekündigt, die Tagungsleitung habe empfohlen, landesweit einen Plan zur Cholesterinerziehung einzurichten; gedruckte Exemplare des Plans würden schon am nächsten Morgen um 8.30 Uhr vorliegen, eine Pressekonferenz sei drei Stunden später angesetzt, um die Öffentlichkeit zu informieren. Als sie diese Ankündigung hörten, meinten viele Teilnehmer, jetzt wäre die wirkliche Tagesordnung der Konferenz endlich ans Licht gekommen; die *Consensus*-Konferenz schien lediglich ein vorgeplantes Ereignis zu sein, um die Akzeptanz der Cholesterintheorie zu beschleunigen.[2]

Knapp ein Jahr später, im November 1985, setzte das NHLBI das *National Cholesterol Education Program* (NCEP) [Nationales Programm zur Cholesterinerziehung] in Gang, um *»die Zahl der Erkrankungen und Todesfälle an der Koronaren Herzkrankheit (KHK) in den Vereinigten Staaten zu senken«*. Erreicht werden sollte dieses Ziel dadurch, dass die Amerikaner ihre Cholesterinwerte senkten. Organisationen auf der Ebene von Bund, Ländern und Kommunen wurden in eine massive Kampagne integriert, die noch immer andauert. Diese Kampagne sollte das Bewusstsein für den »Nutzen« einer Blut-

Cholesterinsenkung steigern. Dazu empfahl der *Consensus-Report* seine Richtlinien, die sich explizit an Ärzte und andere im Gesundheitswesen Tätige sowie die allgemeine Öffentlichkeit wandten.

Die Folgen

Man muss kein Hellseher sein, um zu erkennen, dass die Propagandakampagne um das Cholesterin ein absolut erstaunlicher Erfolg war. Die Fett-Phobie hat sich nicht nur über die gesamten USA verbreitet, sondern über die ganze Welt. Eine immens profitable Industrie ist aufgrund des »Bedarfs« der Menschen an fettarmer Nahrung entstanden, wobei sich die Nahrungsmittelhersteller überschlagen, jede Menge hochveränderter Nahrungsmittel zu produzieren und zu vermarkten, die meist kaum noch etwas mit ihrem Ausgangsstoff zu tun haben und trotzdem als gesund gelten, weil überall auf der Packung stolz der Hinweis prangt: *»Fettarm und cholesterinfrei!«*

Der Trend zur Sensationsdarstellung ist ungebrochen, die populären Medien bringen täglich Warnungen vor den schrecklichen Folgen des Verzehrs angeblich gefährlicher »arterienverstopfender« gesättigter Fettsäuren. Nach den Zahlen des *National Heart, Lung and Blood Institute* (NHLBI) zu urteilen, haben noch viele Millionen Menschen mehr das Vergnügen entdeckt, sich über ihre Cholesterinwerte zu ärgern; die Zahl der Amerikaner, die ihren Cholesterinwert überprüfen lässt, ist zwischen 1983 und 1995 von 35 auf 57 Prozent gestiegen. Das NHLBI ist auch stolz darauf, dass *»1995 die Ärzte darüber berichteten, schon bei viel niedrigeren Cholesterinwerten eine Diät- und Medikamentenbehandlung zu beginnen als 1983, bei Werten, die den Empfehlungen des NCEP nahekommen.«*[3]

1984 wird als das Jahr des »Cholesterin-Putsches« in die Geschichte eingehen, das Jahr, in dem die Verfechter der Lipidhypothese endlich durchsetzen konnten, dass ihre Theorie offiziell anerkannt wurde. Wie leicht ihnen das gelang, war beispiellos und erschreckend für alle, die an die wissenschaftliche Methode glauben. Wenn jemand eine neue Theorie vorstellt, besonders eine, die allen vorhandenen Beweisen widerspricht, dann liegt es an ihm, überzeugend zu beweisen, warum seine Hypothese in Erwägung gezogen werden sollte. Damit eine neue Theorie dann als wissenschaftliche Tatsache anerkannt wird, müssen die sie stützenden Beweise überwältigend, schlüssig und wiederholt demonstrierbar sein, dürfen keine Unschlüssigkeiten und Widersprüchlichkeiten enthalten, die dann ignoriert und verdreht werden, um die Theorie gültig erscheinen zu lassen.

Die Behauptung, gesättigte Fettsäuren und Cholesterin, seit Millionen Jahren natürliche Bestandteile unserer Ernährung, verursachten Herzkrankheit, war in der Tat eine radikale Vorstellung, besonders angesichts der Tatsache, dass der sogenannte »Anstieg« der KHK viel eher mit dem gestiegenen Verzehr von historisch relativ neuen Nahrungsmitteln wie Zucker, raffinierten Kohlehydraten und mehrfach ungesättigten Pflanzenölen zu tun zu haben schien. Der *Consensus*-Bericht des NHLBI klagte Cholesterin und gesättigte Fettsäuren rückhaltlos an, und zwar auf der Grundlage höchst unbedeutender Ergebnisse einer einzigen Medikamentenstudie. Es gibt zahllose Beispiele in der Geschichte, wo Forscher neue Theorien mit weit solideren Beweisen vorgestellt haben, als es sich das NHLBI-Gremium jemals erträumen könnte, und deren Ideen dennoch verlacht und manchmal sogar gewaltsam bekämpft wurden.

Dieses paradoxe Bild hat viele Menschen veranlasst, nach den wahren Gründen dafür zu fragen, warum die Empfehlungen dieses »Konsenses« so schnell übernommen wurden. Einige dieser Gründe werden im nächsten Kapitel besprochen.

»Was für Wissen gehalten wird, ist oft nichts weiter als gut organisierte Ignoranz.«
DR. J. R. A. MITCHELL

KAPITEL 12

»WENN WIR EURE MEINUNG HÖREN WOLLEN, DANN WERDEN WIR EUCH SCHON SAGEN, WAS EURE MEINUNG IST!«

Wie die Nahrungsmittelindustrie alles daransetzt, die höchst profitable Cholesterinhypothese aufrechtzuerhalten

1984, als das NHLBI die *Consensus Development Conference* einberief, hatten sich diese Organisation wie auch die AHA bereits öffentlich auf das Konzept gegen gesättigte Fettsäuren und gegen Cholesterin festgelegt und mehrere hundert Millionen Dollar ausgegeben, um dessen Gültigkeit zu beweisen. Wenn diese Behörden nun gezwungen wären, zuzugeben, dass die Lipidhypothese hinfällig wäre, dann wäre das höchst peinlich und verheerend für deren Prestige und Finanzlage gewesen. Nur sehr schwer hätten Organisationen wie die AHA und das NHLBI ihre überschwängliche Begeisterung rechtfertigen – und weiterhin jedes Jahr Millionen an Spendengeldern kassieren – können, wenn sie hätten zugeben müssen, dass ihre Cholesterintheorie ein Schlag ins Wasser war. Die vielen Millionen Menschen, die man beschwatzt hatte, ihr Lieblingsessen aufzugeben, und die man bedrängt hatte, cholesterinsenkende Mittel einzunehmen, hätten es bestimmt nicht wohlwollend aufgenommen, wenn man ihnen nunmehr erklärt hätte, ihre Anti-Fett- und Anti-Cholesterin-Paranoia, die man ihnen so erfolgreich eingetrichtert hatte, wäre ganz und gar überflüssig gewesen.

Aber dass die Gesundheitsorganisationen ihr Gesicht wahren wollten, ist keineswegs die einzige Triebkraft für das Überleben der Lipidhypothese. Ein weiterer gewichtiger Grund sind die atemberaubenden

Summen, die sich mit cholesterinfreien und fettarmen Nahrungsmitteln sowie mit cholesterinsenkenden Medikamenten verdienen lassen.

Eine Hand wäscht die andere

Den meisten unter uns ist nicht einmal ansatzweise bewusst, mit welchen Geldsummen Pharma- und Nahrungsmittelfirmen die »unparteiischen« Gesundheitsbehörden eindecken. Über 630 Firmen tragen das (amerikanische) »heart-check«-Siegel; die AHA verdiente 2002 schätzungsweise mindestens zwei Millionen Dollar an ihrem Zertifizierungsprogramm.[1] Zu den »gesundheitsfördernden« Nahrungsmitteln, denen die AHA das »Herz-Siegel« verliehen hat, zählen:[2]

- *General Mills Cheerios, Cocoa Puffs, Cookie Crisp, Corn Chex* und *Count Chocula;*
- *Healthy Choice Low Fat Ice Creams;*
- *Chocolate Moose Milk Chocolate Drinks;*
- *Malt-O-Meal Frosted Mini Spooners, Honey Graham Squares* und *Honey Nut Toasty 0's;*
- *Kellogg's Frosted Mini-Wheats Big Bite;*
- *Kellogg's Nutri-Grain Cereal Bars;*
- *Pop-Secret 94% Fat Free Butter Microwave Premium Popcorn.*

Die offizielle Unterstützung für solches Zeug, dem die wertvollen Nährstoffe entzogen wurden und das reich an raffinierten Kohlehydraten ist, ist bestimmt ein wichtiger Grund dafür, dass es heute eine nie dagewesene Zahl Fettsüchtiger und Diabetiker gibt, sowie dafür, dass die Häufigkeit der Herzkrankheit nicht zurückgegangen ist, obwohl die Zahl der Raucher deutlich gesunken ist. Um sich vor Herzkrankheiten zu schützen, sollte eine wirklich gesunde Ernährung die zwei folgenden Charakteristika besitzen:

1) Sie sollte die Entwicklung eines erhöhten Blutzuckerspiegels verhindern.
2) Sie sollte pro Kalorie möglichst viele herzschützende Vitamine, Mineralien, Spurenelemente, Aminosäuren und antioxidative sekundäre Pflanzenstoffe enthalten.

Die oben aufgeführten hochgradig bearbeiteten »Nahrungsmittel« entsprechen diesen Kriterien nicht einmal im Ansatz. Aber das werden die Verbraucher wohl so schnell nicht erfahren, zumindest so lange nicht, wie die riesigen Gesundheitsorganisationen weiterhin bis zu 7500 Dollar jährlich pro Produkt für die Unterstützung genau dieser Nahrungsmittel erhalten.

Der Pharmariese *Merck*, der die cholesterinsenkenden Statine Mevacor und Zocor herstellt, hat 400 000 Dollar für die Finanzierung eines Programms der AHA ausgegeben, mit dem 40 000 Ärzten Richtlinien zur Cholesterinbehandlung eingeschärft wurden (wie wir gleich sehen werden, wurden diese Richtlinien von Forschern verfasst, die enge finanzielle Verbindungen zu Herstellern cholesterinsenkender Mittel, wie *Merck*, haben). Andere Hersteller lipidsenkender Medikamente, die der AHA regelmäßig Spenden zukommen lassen, sind unter anderem die Firmen *Pfizer*, *Astra-Zeneca* und *Bristol-Myers-Squibb*.

Eine weitere Organisation, die es nicht wagt, auch nur ein schlechtes Wort über hochgradig verarbeitete Nahrungsmittel zu sagen, ist die *American Dietetic Association* (ADA). Dieser offizielle Verband der amerikanischen Ernährungswissenschaftler hat beispielsweise von folgenden Verbänden und Unternehmen Spenden erhalten: *National Soft Drink Association* (Herstellerverband für alkoholfreie Getränke), *ConAgra, Grocery Manufactures of America, Monsanto, Procter and Gamble, Potato Board, National Pasta Association, American Soy Products, National Dairy Council* und *National Cattleman's Beef Association.* Der ADA gibt sogenannte »Merkblätter« heraus, die über Ernährungs- und Gesundheitsfragen informieren; die meisten davon werden von Firmen gezeichnet, deren Produkte in dem jeweiligen Merkblatt beschrieben werden. Zu den amerikanischen Herstellern, die für solche Merkblätter jeweils mindestens 100 000 Dollar ausgegeben haben, zählen unter anderem *Coca-Cola, Kellogg, Kraft Foods, Weight Watchers International, Campbell Soup, National Dairy Council, Nestle USA, General Mills, Monsanto, Nabisco, Procter and Gamble, Ross Produets, Wyeth-Ayerst Labs* und *Uncle Ben's.*[1] Die breite Unterstützung, die die Nahrungsmittelindustrie Organisationen wie dem ADA gewährt, erklärt vielleicht, warum die Ernährungswissenschaftler so stolz behaupten, es *»gibt kein schlechtes Essen«* und *»alles, was in Maßen gegessen wird, hat in einer abwechslungsreichen, gesunden und balancierten Ernährung seinen Platz«* (außer natürlich das, was auch nur den geringsten Anteil gesättigter Fettsäuren enthält). Solch ein pragmatischer und konfliktscheuer Unsinn gewährleistet, dass diese Organisationen und ihre Mitglieder nicht die vielen Äste absägen, auf denen sie sitzen.

Die *American Diabetes Association* [US-Diabetesverband] ist die führende Diabetiker-Organisation in den USA. Aus irgendeinem unerfindlichen Grund beharrt sie darauf, die amerikanischen Diabetiker, die ja keine Kohlehydrate verarbeiten können, sollten eine kohlehydratreiche Diät einhalten. Zu den wenigen, die von diesem bedauerlichen Rat profitieren, zählen die Pharmaunternehmen und die Hersteller von fettarmen und kohlehydratreichen Nahrungsmitteln. Man höre und staune: Diese stehen in großer Zahl auf der Sponsorenliste des Diabetesverbands. Es folgt nur ein Auszug der (amerikanischen) Unternehmen, die 2002 jeweils zwischen 100 000 und 750 000 Dollar an den Verband gespendet haben:[1]

- 750 000 Dollar: *Abbott Laboratories; Aventis Pharmaceuticals; BD Consumer Heaithcare; Bristol-Mers Squibb Company; Eli Lilly and Company; GlaxoSmithKline; Merck & Co., Inc.; Novartis Pharmaceuticals Corporation; Novo Nordisk Pharmaceuticals; Pfizer Inc.; Takeda Pharmaceuticals North America, Inc.*
- 500 000 Dollar und mehr: *Bayer Corporation; Kraft Foods; Roche Diagnostics Corporation.*
- 250 000 Dollar und mehr: *Abbott Laboratories; Ross Product Division (Glucerna); AstraZeneca; Merisant U. S., Inc. (Equal Sweetener); Wyeth Pharmaceuticals.*
- 100 000 Dollar und mehr: *Archway Cookies, LLC; Coolbrands International, Inc. (Eskimo Pie); CVS/pharmacy; General Mills, Inc. (Fiber One); Good Neighbor Pharmacy; KOS Pharmaceuticals, Inc.; Murray Sugar Free Cookies; Ocean Spray Cranberries, Inc.; Ortho-McNeil Pharmaceutical, Inc.; Rite Aid Pharmacy; Roche Pharmaceuticals; Schering Plough Healthcare Products, Inc.; Speciality Brands of America (Cary's Sugar Free Cookies); The Procter & Gamble Company; Voortman Cookies Limited.*

Dass diese Organisationen und Behörden angesichts dieser Schwemme von Geldern aus der Industrie unparteiisch bleiben können, ist fraglich, besonders wenn man sich einige der höchst fragwürdigen Ratschläge ansieht, die sie erteilen.

Wissenschaft zu verkaufen

Während die Nahrungsmittel- und Pharmaindustrie beide ordentlich an der Lipidhypothese verdienen, hängt Letztere wahrscheinlich noch mehr von der fortgesetzten Verbreitung der Cholesterin-Paranoia ab. Die Nahrungsmittelindustrie könnte sich vielleicht noch darauf einstellen, das Cholesterin-Paradigma aufzugeben und ihre Produkte neu zu etikettieren, aber die Pharmariesen sähen die lukrativste Produktlinie aller Zeiten in Gefahr. Also unternimmt die pharmazeutische Industrie alles, um die gegenwärtige Anti-Cholesterin-Manie am Laufen zu halten. Ihre Kampagne stützt sich erheblich auf den Konsens wissenschaftlicher Fachkreise.

Wir stellen uns die Wissenschaftler gern als nicht korrumpierbare Menschen vor, die aufrichtig nach der Wahrheit streben. Viele Beobachter haben bereits davor gewarnt, dass sich die Grenzen zwischen dem großen Geschäft und der Wissenschaft immer mehr verwischen. Zusammen mit Organisationen wie dem NHLBI und der AHA vergeben die großen Pharmaunternehmen viele Forschungsstipendien, die das tägliche Brot des Wissenschaftlers sind. Heute stammen 70 Prozent aller Gelder für Studien über KHK-Medikamente von den Pharmafirmen selbst.

Die finanziellen Verbindungen zwischen den Arzneimittelunternehmen und den klinischen Forschern beschränken sich nicht auf die Vergabe von Stipendien. Die Chefredakteurin des *New England Journal of Medicine*, Dr. Marcia Angell, erklärte im Mai 2000 in einem Leitartikel: *»Forscher dienen als Berater für Firmen, deren Produkte sie untersuchen, gehören Beiräten und Sprechergremien an, schließen Patent- und Lizenzverträge ab und firmieren als Autoren von Artikeln, die in Wirklichkeit von interessierten Unternehmen verfasst worden sind; außerdem lassen sie sich mit teuren Geschenken und Luxusreisen überhäufen. Viele besitzen auch Aktien der Unternehmen.«*[3]

Man braucht nicht eigens zu betonen, dass diese »Begünstigungen« natürlich nicht für die gelten, die für Unruhe sorgen. Als Kommentar zu Angells Leitartikel schrieb ein Arzt: *»Als akademischer Psychiater und Neurologe wurde ich mehrmals von Pharmafirmen zu Schulungen für meine Kollegen über Fragen wie Depression oder Demenz eingeladen … Vor einigen Wochen habe ich jedoch eine Reihe von Fall-*

berichten über meine Erfahrung mit den Nebenwirkungen eines bestimmten Medikaments geschrieben. Das Problem war, dass dieses Profil nicht so günstig ausfiel wie das eines Medikaments eines Konkurrenzunternehmens der Firma, für die ich öfter Vorträge gehalten hatte. Plötzlich sank die Zahl der Einladungen zu Vorträgen, die ich erhielt, von vier bis sechs im Monat auf praktisch null.«[4]

In derselben Zeitschrift zitierte Dr. Thomas Bodenheimer mehrere Studien, die belegten, dass Forscher mit Verbindungen zu Pharmafirmen in der Tat dazu neigten, positiv über die Produkte dieser Firmen zu berichten, als Forscher ohne solche Verbindungen.[5] Nach Interviews mit Vorstandsmitgliedern von Pharmafirmen, klinischen Forschern, Medizinjournalisten und Ärzten von kommerziellen Forschungsorganisationen kam Bodenheimer zu einigen beunruhigenden Erkenntnissen.

Die klinischen Forscher, mit denen Bodenheimer sprach, berichteten über Fälle, bei denen die Pharmariesen vertraglich die Veröffentlichung von Ergebnissen ohne ihre vorherige Einwilligung verboten, um zu verhindern, dass negative Ergebnisse bekannt wurden. Forschern, die erhebliche Nebenwirkungen bei einem Medikament entdeckten, oder die erkannten, dass es keinen Vorteil zu bereits existierenden Medikamenten gab, wurden Prozesse angedroht, falls sie mit ihren Erkenntnissen an die Öffentlichkeit gingen. Als die Forschung an einem bestimmten Medikament gemischte Resultate erbrachte, legten die Forscher die negativen Ergebnisse ad acta und stellten sicher, dass nur die positiven Daten veröffentlicht wurden. Als ein Forscher zu dem Ergebnis kam, dass ein von ihm untersuchtes Medikament Nebenwirkungen hatte und einen detaillierten Bericht darüber an das betreffende Unternehmen schrieb, *»versicherte [dieses], seine Arbeit nie wieder zu finanzieren und veröffentlichte einen Artikel, der die negativen Wirkungen kaum erwähnte«.*

Eine neuere und genauere Analyse der wissenschaftlichen Literatur bestätigt Bodenheimers Ergebnisse. Forscher analysierten Daten aus acht Artikeln, in denen 1140 Studien über die Verbindungen zwischen Industrieförderung und Forschungsergebnissen untersucht wurden. Als man die Ergebnisse aller dieser Studien zusammenfügte, ergab sich, dass die von der Industrie finanzierte Forschung mit 3,6 Mal höherer

Wahrscheinlichkeit positive Ergebnisse ergab als industrieunabhängige Forschungen. Die Studie kam auch zu dem Schluss: *»Etwa jeder vierte Forscher hatte Verbindungen zur Industrie und etwa zwei Drittel aller akademischen Institute halten Aktien von neu gegründeten Unternehmen, die Forschungen finanzieren, die an denselben Instituten betrieben werden.«*[6]

Tendenziöses Vorgehen und Nötigung durch Pharmaunternehmen sind aber keineswegs auf die USA beschränkt: Im Juni 2005 veröffentlichte das *Medical Journal of Australia* die Ergebnisse einer Befragung von Medizinern: 21 Prozent von denen, die aktive Beziehungen mit der Pharmaindustrie unterhielten, berichteten über Fälle von möglicherweise unsauberen Forschungsmethoden, darunter: die verspätete Veröffentlichung oder völlige Unterdrückung von wichtigen negativen Ergebnissen; die redaktionelle Bearbeitung eines Berichts, um das Medikament besser aussehen zu lassen; das Verheimlichen von Ergebnissen, die für die Schlussfolgerung der Studie von Bedeutung waren und die Veränderung der Patientendaten oder der Statistik.[7]

Der Einfluss der Pharmaunternehmen reicht bis ganz oben

Der Geldarm der Pharmaindustrie hat auch die höchste Ebene der Regierungsbürokratie erfasst. Das NHLBI ist ein Zweig der Organisation *National Institutes of Health* (NIH) [Nationale Gesundheitsinstitute], des von der US-Bundesregierung eingerichteten Zentrums für medizinische Forschung am Menschen. Die führenden Wissenschaftler dieses NIH gehören zu den bestbezahlten Regierungsangestellten; ihre Studien können den kommerziellen Wert eines neuen Medikaments und die Aktienkurse von Unternehmen der Biomedizin beeinflussen.

Dr. H. Bryan Brewer jr., ein hochrangiger Wissenschaftler am NIH, galt als *»einer der führenden Cholesterinexperten des Landes«*; er gehörte zu einem Team, das die Cholesterinrichtlinien verfasste, die zu vermehrter Verschreibung von cholesterinsenkenden Medikamenten führten. Die *Los Angeles Times* berichtet: *»Jahrelang hat man den Ärzten Folgendes vorenthalten: Während Brewer im Namen der NIH seine Empfehlungen aussprach, arbeitete er gleichzeitig für die Unternehmen, die diese Medikamente verkaufen. Unterlagen der Regierung* *und des Unternehmens zeigen, dass er zwischen 2001 und 2003 von vier Unternehmen, die Cholesterinmedikamente herstellen oder entwickeln, Beraterhonorare in Höhe von ungefähr 114 000 Dollar kassierte, darunter 31 000 Dollar von dem Crestor-Produzenten (*AstraZeneca*).«*

In der Ausgabe des *Journal of Cardiology* vom 21. August 2003 schrieb Brewer, Crestors *»Nutzen-Risiko-Profil scheint sehr günstig auszufallen«*. Er versicherte den Ärzten, sie brauchten keine Sorgen hinsichtlich Rhabdomyolyse zu haben und behauptete: *»Bei Patienten, die [Crestor] in Dosen von zehn bis 40 Milligramm erhielten, gab es keine Fälle von Rhabdomyolyse.«*

Aber während klinischer Tests an Crestor wurden acht Fälle von Rhabdomyolyse berichtet. Ein Fall betraf einen Patienten, der das Medikament in der Dosierung von 10 mg einnahm – das bestätigen Unterlagen, die bei der *Food and Drug Administration* (FDA) archiviert und gemäß dem *Freedom of Information Act* von der *Los Angeles Times* eingesehen wurden. Die Akten der FDA zeigen auch, dass dort Berichte über 78 Fälle von Rhabdomyolyse bei Patienten, die Crestor einnahmen, eingingen, und zwar im ersten Jahr, als das Medikament auf dem Markt war. Zwei dieser Patienten starben.

AstraZenecas-Pharmavertreter haben routinemäßig Kopien von Brewers Zeitschriftenartikel über Crestor an Ärzte im ganzen Land verteilt, berichtete die *Los Angeles Times.*[8]

Brewer war wohl nicht der einzige NIH-Angestellte, der mit der einen Hand Empfehlungen für die Öffentlichkeit schrieb, während er mit der anderen Gelder der Pharmaunternehmen annahm. Die *Los Angeles Times* enthüllte Ende 2003, dass spätestens seit November 1995 Hunderte von NIH-Angestellten Beraterhonorare von Biotech- und Pharmaunternehmen kassiert hatten; damals hatte NIH-Direktor Harold E. Varmus die Vorschiften der NIH über Interessenkonflikte gelockert. Der jetzige Direktor, Dr. Elias A. Zerhouni, erklärte im Januar 2004 vor einem Unterausschuss des US-Kongresses, eine interne Überprüfung habe ergeben, dass seit 1999 insgesamt 527 Angestellte eine bezahlte Zusammenarbeit mit insgesamt 1515 externen Arbeitgebern unterhalten hätten. Einige dieser Verträge liefen mit Herstellern cholesterinsenkender Mittel, darunter *Pfizer*, *Wyeth Pharmaceuticals* und *AstraZeneca.*[9,10]

Zerhouni enthüllte allerdings nicht, wie viel Geld von diesen externen Unternehmen in Form von Beraterhonoraren oder Aktienbeteiligungen an NIH-Wissenschaftler geflossen war. Tatsächlich brauchten im Jahr 2003 über 94 Prozent der bestbezahlten Angestellten der NIH ihre Einkommen nicht offenzulegen. Anfang Januar 2005 klang jedoch in einem Artikel in der *Los Angeles Times* an, dass es dabei um beträchtliche Summen ging. In dem Artikel wurde über einen Alzheimer-Forscher des NIH berichtet, gegen den ermittelt wurde, weil er angeblich über 500 000 Dollar von einem Pharmaunternehmen angenommen hatte, ohne die Erlaubnis der NIH einzuholen und ohne das Einkommen bei der Behörde anzugeben – obwohl beides Vorschrift war.[11]

Als Antwort auf den öffentlichen Aufruhr darüber, dass Angestellte der führenden staatlichen Forschungsbehörde regelmäßig in potenziell kompromittierenden finanziellen Beziehungen standen, kündigte Zerhouni an, die NIH-Direktoren würden fortan keine Beraterhonorare und Aktienoptionen von Pharmaunternehmen mehr annehmen. Anfang 2005 wurde dieses Verbot endlich auf alle NIH-Angestellten ausgedehnt.[12] Anstatt nun aber erleichtert darüber zu sein, dass ihr Arbeitgeber endlich eingeschritten war, um diesen imageschädigenden Interessenkonflikt zu beenden, äußerten sich NIH-Angestellte empört über diese Entscheidung.[13] Nach 1300 Kommentaren von Angestellten und angedrohten Kündigungen der höheren Angestellten stimmte Zerhouni im August 2005 einer Lockerung der Ethikregeln zu, die er erst im Februar verkündet hatte. Nach den jetzt gültigen Vorschriften müssen 200 höhere Angestellte große Aktienpakete an Pharma- und Biotechunternehmen abstoßen, weit weniger als die 6000 Angestellten, die nach dem ursprünglichen Vorschlag dazu verpflichtet gewesen wären.[14]

FDA: Food-and-Drug-Allianz?

Die *Food and Drug Administration* (FDA) ist in den USA die riesige Regierungsbehörde, die darüber entscheidet, welche neuen Medikamente für den Markt zugelassen werden, wann ein Medikament aufgrund von Sicherheitsbedenken nicht mehr verkauft werden darf und ob bestimmte Behauptungen über eine angeblich gesundheitsfördernde Wirkung bei bestimmten Nahrungs- und Nahrungsergänzungsmitteln angebracht werden dürfen.

Im September 2000 berichtete die Zeitung *USA Today*, 54 Prozent – also mehr als die Hälfte – der von der FDA als Berater über die Sicherheit und Wirksamkeit von Medikamenten verpflichteten Experten hätten finanzielle Beziehungen zu Medikamentenherstellern, denen ihre Entscheidungen nützten oder schadeten. Einige dieser Berater, die einem Pharmaunternehmen geholfen hatten, ein Medikament zu entwickeln, saßen dann im FDA-Beirat, der das Medikament beurteilte!

Zu finanziellen Konflikten gehören üblicherweise Aktienbesitz, Beraterhonorare, Forschungsdarlehen, die Beschäftigung der Ehefrau oder die Bezahlung für Vorträge und Reisen. Normalerweise ist es der FDA gesetzlich untersagt, Experten mit finanziellen Interessenkonflikten zu beschäftigen. Aber die Recherchen von *USA Today* ergaben, dass die FDA seit 1998 *über 800 Mal* auf diese Einschränkung verzichtet hatte!

Als *USA Today* die möglichen finanziellen Interessenkonflikte bei 159 Treffen des FDA-Beirats zwischen Januar 1998 und Juni 2000 untersuchte, kam heraus, dass:

- bei 92 Prozent der Treffen bei mindestens einem der Teilnehmer ein finanzieller Interessenkonflikt bestand;
- bei 55 Prozent der Treffen bei mindestens der Hälfte der FDA-Berater ein Interessenkonflikt bestand;
- bei Treffen, bei denen weitergehende Fragen auf der Tagesordnung standen, bei 92 Prozent der Mitglieder ein Konflikt bestand;
- bei den Treffen, bei denen ein bestimmtes Medikament zur Diskussion stand, bei 33 Prozent der Experten ein finanzieller Konflikt bestand.

So alarmierend diese von *USA Today* ans Licht gebrachten Zahlen auch sein mögen, sie unterschätzen noch immer den wirklichen Prozentsatz der Forscher mit finanziellen Konflikten. Viele dieser Konflikte gelten als so geringfügig, dass weder Offenlegung noch Verzicht erforderlich waren; deshalb wurden sie bei der Untersuchung von *USA Today* auch gar nicht erfasst. Gemäß den FDA-Richtlinien kann ein Ausschussmitglied pro Jahr bis zu 50 000 Dollar von einem Pharmaunternehmen erhalten, ohne dass ein Interessenkonflikt angemeldet werden muss. Voraussetzung ist, dass seine Arbeit ein Gebiet betrifft, das der Ausschuss nicht behandelt. Ausschussmitglieder dürfen auch bis zu 5000 Dollar in Aktien des Unternehmens besitzen, über das im Ausschuss diskutiert wird.

Die FDA stoppte 1992 die öffentliche Berichterstattung über finanzielle Interessenkonflikte, nachdem ein Streit darüber entbrannt war, ob finanzielle Interessen der Ausschussmitglieder Entscheidungen über Brustimplantate, das umstrittene Antidepressivum Prozac und ein Medikament zur Behandlung der Alzheimer'schen Krankheit beeinflusst hatten.[15] Die FDA ist nicht die einzige Behörde, die nach dem Motto »Was ich nicht weiß, macht mich nicht heiß« zu verfahren scheint, wenn es um die öffentliche Darlegung geht – nach Angaben der *Los Angeles Times* wies die NIH in einem Mitteilungsblatt Angestellte, die ihr Einkommen vertraulich berichtet hatten, an, keine Details über finanzielle Verbindungen zur Industrie preiszugeben. Ach, die gute alte Transparenz der Regierung …

Selektive Wissenschaft

1992 untersuchte der schwedische Forscher Dr. med., Dr. phil. Uffe Ravnskov, wie häufig Forscher erfolgreiche und erfolglose Versuche zur Cholesterinsenkung in ihren Veröffentlichungen zitierten. Er fand heraus, dass Untersuchungen, deren Ergebnisse die Lipidhypothese angeblich untermauerten, fast sechs Mal so oft zitiert wurden wie solche, bei denen es nicht so war.[16]

Wenige Jahre später untersuchte Ravnskov eine Reihe oft zitierter wissenschaftlicher Berichte, die die Lipidhypothese unterstützten. Dabei dokumentierte er zahlreiche Fälle, bei denen die Autoren widersprechende Ergebnisse ignoriert, Studien falsch zitiert, die Wichtigkeit von unbedeutenden positiven Ergebnissen übertrieben und Studien, die ein positives Ergebnis nicht belegten, so zitiert hatten, als besagten sie das Gegenteil. Er fand sogar Fälle, bei denen Autoren fremde Zusammenfassungen als unterstützenden Beweis zitiert hatten. Veröffentlichte wissenschaftliche Zusammenfassungen sollen die Schlussfolgerung von Autoren beinhalten, die sich einen Überblick über die vorliegende klinische Beweislage verschafft haben, und nicht die noch einmal durchgekauten Meinungen anderer Autoren von Zusammenfassungen. Darüber hinaus stellte Ravnskov nach einer eingehenden Durchsicht der als Referenz angegebenen Papiere fest, dass sie oft noch nicht einmal das Argument ihrer Zusammenfassungen unterstützten.[17]

Es ist ziemlich einfach, für fast alle Theorien eine überzeugende Begründung zu präsentieren, wenn man nur die Forschungsergebnisse zitiert, die diese Theorie stützen und alle anderen geflissentlich ignoriert. Jedem Wissenschaftler, der sich verpflichtet fühlt, unparteiisch nach der Wahrheit zu suchen, sollten derartige Praktiken ein Graus sein, aber das selektive Zitieren kommt bei Cholesterinforschern durchaus häufig vor. Wenn der eigene Lebensunterhalt von den Geldern abhängt, die man von den großen Verfechtern der Lipidhypothese bezieht, dann gibt es Anreize genug, den Weg des geringsten Widerstands einzuschlagen.

Die Möglichkeiten für die Pharmaindustrie, die öffentliche Gesundheitspolitik zu beeinflussen, lassen sich an den finanziellen Bindungen des NCEP-Ausschusses, der die amerikanischen Cholesterinrichtlinien herausgibt, leicht zeigen. Dieser Leitfaden enthält die offiziell angestrebten Cholesterinziele, denen sich die Ärzte des Landes unterordnen, wenn sie ihre Patienten beraten. Im Laufe der Jahre sind die empfohlenen Obergrenzen für ideale Blut-Cholesterinwerte immer mehr gesunken, weshalb die Ärzte Millionen weiteren Menschen cholesterinsenkende Medikamente verschreiben.

Im Mai 2001 änderte das NCEP seine Richtlinien und ordnete die gesamte Bevölkerung gemäß ihrem KHK-Risiko in drei Kategorien ein. Jede Kategorie hatte eine Obergrenze von LDL-Cholesterin. Personen, die den ihnen zugewiesenen Wert überschritten, wurde drei Monate Zeit gegeben, um ihren angepeilten LDL-Wert zu erreichen; schafften sie dies nicht, wurde ihnen zu einer medikamentösen Therapie geraten. Bestimmten Gruppen wurde empfohlen, keine Zeit mit der anfänglichen medikamentenfreien Phase zu verschwenden; allen Patienten mit Diabetes oder einer bestehenden KHK wurde geraten, sofort eine medikamentöse Behandlung zu beginnen. Die einzigen beiden Nebenwirkungen einer Statineinnahme, die in den NCEP-Richtlinien angegeben wurden, waren die relativ harmlos klingenden Begriffe *»Myopathie«* und *»erhöhte Leberenzyme«*.

Die Offenlegung finanzieller Verbindungen am Ende des Artikels, die das *Journal of the American Medical Association* verlangt, zeigt, dass sechs der 14 Mitglieder des NCEP-Ausschusses finanzielle Zuwendungen von verschiedenen Pharmafirmen bezogen hatten. Diese Auflistung ist ein regelrechtes *Who's Who* der Hersteller lipidsenkender Medikamente.[18]

Im Juli 2004 überarbeitete das NCEP seine Richtlinien abermals und empfahl nun, außer bei Personen mit dem geringsten KHK-Risiko, noch niedrigere LDL-Werte anzustreben, was den Herstellern cholesterinsenkender Mittel erneut viele Millionen neuer Kunden brachte.[19] Wiederum gehörten dem NCEP-Ausschuss Personen mit finanziellen Interessenkonflikten an. Dieses Mal hatten bis auf einen alle neun Ausschussmitglieder Beihilfen oder Berater- beziehungsweise Rednerhonorare von den Herstellern der bekanntesten Statinpräparate auf dem Markt erhalten – darunter die Firmen *Pfizer, Bristol-Myers Squibb, Merck* und *AstraZeneca*.[20]

Wer ist ihr Pusher?

Die klinischen Forscher stellen nicht die einzige Berufsgruppe dar, bei der die Pharmaindustrie sich um eine ihr gewogene Haltung bemüht. In einem Artikel mit der Überschrift »Physicians' ties With the Pharmaceutical Industry: A Critical Element of a Wildly Successful Marketing Network« [»Verbindungen der Ärzte mit der Pharmaindustrie: kritisches Element eines erfolgreichen Marketing-Netzwerks«] lieferte Dr. Jerome P. Kassirer, der ehemalige Chefredakteur des angesehenen *New England Journal of Medicine*, zahlreiche Beispiele dafür, dass Pharmaunternehmen Einfluss darauf nehmen, wie Ärzte Verordnungen schreiben. Dazu bedient sie sich unter anderem folgender Methoden:

- Geschenke an Ärzte und Medizinstudenten;
- Entlohnung angesehener Mediziner, die ihren Namen für Artikel hergeben, die in Wirklichkeit von angestellten Autoren der Pharmaunternehmen verfasst worden sind;
- kostenlose Weiterbildungskurse für Ärzte, bei denen ausschließlich die Produkte der entsprechenden Firma vorgestellt werden;
- Finanzierung von Literatur mit Richtlinien für Diagnose und Thera-

pie für Ärzte, in der die Produkte des Unternehmens herausgestellt werden;

- Bezahlung von Forschern und praktizierenden Ärzten, die Vorträge bei Symposien halten, die von einem Pharmaunternehmen finanziell unterstützt werden und bei denen ebenfalls die Produkte der betreffenden Firma in ein günstiges Licht gerückt werden.

Kassirer erinnert sich, dass es in seiner Zeit als Chefredakteur des Journals zunehmend schwieriger wurde, Autoren zu finden, die keine finanziellen Verbindungen zu den Unternehmen hatten, deren Produkte in eingereichten Artikeln besprochen wurden. Kassirers Nachfolger fand es dann so schwierig, Autoren ohne kollidierende finanzielle Verbindungen zu finden, dass er 2001 die Politik der Zeitschrift in Bezug auf potenzielle Interessenkonflikte ganz aufhob![21]

Wie man sich die Loyalität der Ärzte erkauft

Viele Ärzte, die von einer solchen »Gastfreundschaft« der Pharmaunternehmen etwas abbekommen, würden der Annahme entrüstet widersprechen, dies beeinflusse ihre Verschreibungspraxis in irgendeiner Form. Die vorliegenden Beweise ergeben jedoch ein anderes Bild.

Jedes Jahr geben Pharmaunternehmen viele Milliarden Dollar für eine ganze Armee sehr gut ausgebildeter Vertreter aus, deren Aufgabe darin besteht, die Ärzte vom Wert und der Überlegenheit ihrer Produkte zu überzeugen. *Pfizer* hat zum Beispiel 13 000 Vertreter, die ständig weitergebildet und geprüft werden. Nach Angaben eines im Januar 2003 im Magazin *Forbes* erschienenen Artikels *»… durchlaufen die Trainees mehrere Wochen simulierter Verkaufsgespräche in einer nachgebildeten Arztpraxis, die wie eine Filmkulisse in einem von* Pfizers *Betrieben im Umkreis von New York aufgebaut ist. Auf der Simulationsbühne spielen ehemalige Pharmavertreter gestresste und gereizte Ärzte. Die Trainees werden nach ihrer Fähigkeit beurteilt, ein Verkaufsgespräch für ein* Pfizer-*Medikament zu führen.«*[22]

Vertrauliche Dokumente des Pharmariesen *Merck*, die am 5. Mai 2005 dem *Government Reform Committee* des US-Repräsentantenhauses vorgelegt wurden, vermitteln noch weitere Einsichten, wie akribisch das Verkaufspersonal der Pharmaunternehmen vorbereitet wird. *Mercks* Verkäufer erhielten Anweisungen, die sogar festlegten, wie lang einem Arzt die Hand geschüttelt werden muss – drei Sekunden –, oder wie bei einem Essen mit dem Arzt das Brot gegessen werden soll – *»jeweils nur einen kleinen Bissen«*. Verkaufsvertretern winkten Prämien in Höhe von 2000 Dollar, wenn sie ihre Verkaufsziele erreichten; sie nahmen an Werbekampagnen mit Codenamen wie *Project Offense* (Projekt Angriff) teil, um das meistverkaufte Produkt des Unternehmens, Vioxx, noch besser an den Mann zu bringen, obwohl sich die US-Regulierungsbehörde bemühte, Warnungen über ein erhöhtes Risiko einer Herz-Kreislauf-Erkrankung bei der Einnahme dieses Medikaments auf dem Etikett durchzusetzen. *»Sprechen Sie das Herzrisiko nicht an«*, hieß es in einer Notiz vom 9. Februar 2001.

Sollten die Ärzte Fragen zu diesen Risiken stellen, dann waren die *Merck*-Vertreter gehalten, auf eine »Herz-Kreislauf-Karte« zu verweisen, die Daten enthielt, wonach Vioxx sicherer sein könnte als andere entzündungshemmenden Medikamente. Allerdings enthielt diese Karte genau die Studie, die erstmals vor einer schädlichen Wirkung von Vioxx warnte, nicht.[23]

Pharmaunternehmen tragen die erheblichen Kosten, solche gut ausgebildeten Verkaufsteams zu schulen und zu unterhalten, aus einem ganz einfachen Grund – sie haben damit Erfolg.

In einer ausführlichen Zusammenfassung von Dr. Ashley Wazana, die im Januar 2000 im *Journal of the American Medical Association* veröffentlicht wurde, untersuchte er die Auswirkungen der Einmischung der Pharmaunternehmen auf das Verschreibungsverhalten der Ärzte und kam zu dem Schluss:

- *»Treffen mit Pharmareferenten gingen einher mit Anträgen der Ärzte, die entsprechenden Medikamente auf die Bestellliste der Krankenhäuser zu setzen, sowie mit einer veränderten Verschreibungspraxis«*, selbst wenn die angeforderten Medikamente wenig oder gar keinen therapeutischen Vorteil gegenüber den derzeit verwendeten Medikamenten boten.
- Die Zusammenarbeit mit Pharmareferenten führte auch dazu, dass Ärzte die neuen Medikamente bevorzugten, und erhöhte auch deren Bereitschaft, diese Medikamente zu verschreiben. Die Verschreibung kostengünstigerer Generika verringerte sich in dem Maße, wie diese Kontakte intensiviert wurden.

- Die Annahme von Ärztemustern, Einladungen zum Essen, die Übernahme von Reise- und Unterbringungskosten bei der Teilnahme an »Bildungssymposien« gingen entweder mit der vermehrten Anfrage einher, die Medikamente des Sponsors in das Krankenhausdepot zu übernehmen oder mit einer vermehrten Verschreibung dieser Medikamente.
- *»Die von Pharmaunternehmen bezahlte medizinische Weiterbildung (*continued medical education, *CME) hob im Vergleich mit anderen GME-Programmen die Wirksamkeit der Medikamente des Sponsors hervor«* und beeinflusste ebenfalls das Verschreibungsverhalten zugunsten der Produkte des Sponsors.

Interessanterweise gelangte eine der untersuchten Studien zu dem Schluss, dass 85 Prozent der Medizinstudenten zwar der Meinung waren, es sei für Politiker unangemessen, Geschenke anzunehmen, aber *»nur 46 Prozent fanden es für sich selbst unangemessen, ein Geschenk in ähnlicher Höhe von einem Pharmaunternehmen anzunehmen«.*[24]

Eine neuere Studie von Ärzten in Nordwestengland stützt Wazanas Ergebnisse. Die Studie kam zu dem Schluss, die wichtigste Quelle für Medikamenteninformationen für Ärzte sei die Pharmaindustrie selbst. Die Ärzte würden zumeist durch die Pharmareferenten mit den neuen Medikamenten bekannt gemacht, und die Pharmaunternehmen spielten die wichtigste Rolle bei der Entscheidung, welches Medikament verschrieben werde. Fast drei Viertel der Ärzte betrachteten die Pharmareferenten als effizienten Weg, Informationen über neue Medikamente zu erhalten. Die Ärzte gaben zwar an, im Allgemeinen den Zielen der Pharmaindustrie skeptisch gegenüberzustehen, neigten aber zu der Ansicht, ihre Informationen waren vielleicht selektiv, aber richtig. Die Ärzte glaubten, sie könnten im Allgemeinen irreführende Informationen erkennen, aber nur 17 Prozent suchten sich die Informationen von Experten geprüfter Fachzeitschriften heraus, bevor sie entschieden, welches Medikament sie verschrieben. Nach Angaben der Forscher übernahmen die Ärzte *»Informationen über neue Medikamente weitgehend blind und opportunistisch, und berichteten nur selten über die aktive Suche nach Informationen«.*[25]

Alles wird dadurch noch schlimmer, dass offenbar viel von der

Werbung der Pharmaindustrie, mit der die Ärzte bombardiert werden, nur wenig mit der Realität zu tun hat. Eine neuere Studie unabhängiger Forscher in Deutschland ergab, dass 94 Prozent der Informationen in dem Werbematerial und den Marketingbroschüren, die von den Pharmaunternehmen an praktische Ärzte verschickt werden, von den verfügbaren wissenschaftlichen Beweisen nicht gestützt wird. Die Forscher stellten fest, dass etwa 15 Prozent der Werbebroschüren keinerlei Zitate enthielten, während weitere 22 Prozent Zitate aus unauffindbaren Studien angaben. Die meisten der restlichen 63 Prozent enthielten Informationen, die zwar mit den zitierten Forschungsartikeln zusammenhingen, jedoch deren Ergebnisse nicht wiedergaben. Nur sechs Prozent der Werbebroschüren enthielten Aussagen, die durch identifizierbare wissenschaftliche Literatur gestützt wurden. Außerdem stellten die Forscher Folgendes fest: Medizinische Richtlinien von wissenschaftlichen Gesellschaften wurden falsch zitiert oder verändert; Nebenwirkungen und Risiken der Medikamente wurden heruntergespielt; Studien, die die Angaben nicht stützten, wurden unterdrückt; Behandlungseffekte wurden übertrieben; positive Wirkungen bestimmter Medikamente wurden aus Tierversuchen abgeleitet.[26]

Die Anti-Cholesterin-Miliz

Gesundheitsbehörden, Pharmafirmen und Lebensmittelhersteller waren ohne jeden Zweifel die Hauptantriebskräfte des großen Cholesterinschwindels, aber sie standen nicht allein. Die Diskussion über den Fortbestand der Lipidhypothese wäre nicht vollständig, würde man nicht die wichtige Rolle der riesigen Armee der unabhängigen Anti-Cholesterin-Kommentatoren erwähnen. Dazu gehört der Schwarm der Autoren fettarmer Diäten, die sich in den 1980er- und 1990er-Jahren überall breitmachten sowie zahlreiche gut meinende, aber irregeleitete »Verbraucher«-Gruppen und natürlich die zahllosen quotenhungrigen Medienkanäle, die jahrelang alarmierende Berichte über gesättigte Fette und Cholesterin veröffentlicht haben.

Die Liste der Autoren, die über fettarme Ernährung geschrieben haben, ist länger als der Rhein, aber der bekannteste unter ihnen ist ohne Zweifel der inzwischen verstorbene Nathan Pritikin. 1979 brachte er das *Pritikin Program for Diet and Excercise* [*Pritikin-Programm für Diät und Bewegung*] heraus, dem weitere Bestseller folgten, darunter *Live Longer Now* [*Jetzt länger leben*], *The Pritikin Weight Loss Manual* [*Pritikins Handbuch zum Abnehmen*] und *Diet for Runners* [*Diät für Läufer*]. Pritikin wurde zunächst von der ihm feindlich gesonnenen Ärzteschaft als Quacksalber abgetan, als er behauptete, die Herzkrankheit sei durch eine Kombination von Diät, Bewegung und Stressabbau umkehrbar. Als sich die Beweise mehrten, dass man mit dieser vielseitigen Herangehensweise tatsächlich Diabetes und koronare Herzkrankheit behandeln konnte, begann sich das Blatt zu wenden. Ärzte, Forscher, Politiker und viele Millionen medizinischer Laien auf der ganzen Welt wurden auf Pritikin aufmerksam.

Leider fielen die meisten auf Pritikins Anti-Fett-Tiraden voll und ganz herein und merkten nicht, dass sein vielseitiges Programm nicht wegen, sondern trotz seiner extremen Empfehlungen in Bezug auf Nahrungsfett funktionierte. Andere einflussreiche Autoren, die sich mit ihren fanatischen Predigten für wenig Fett Ruhm und ein Vermögen erwarben, waren beispielsweise Richard Simmons, Susan Powter und Dean Ornish (eine ausführlichere Besprechung über Omish und Pritikin findet sich im Anhang B am Ende dieses Buches).

Ein leuchtendes Beispiel dafür, wie leicht sich finanzielle Interessen die fehlgeleitete Angst unabhängiger Aktivisten zunutze machen können, war die üble Abschreckungskampagne gegen Tropenöle, die Ende der 1980er-Jahre ihren Höhepunkt erreichte. 1986 starteten eine Konsumentengruppe namens *Center for Science in the Public Interest* (CSPI) [Zentrum für Wissenschaft im Dienste der Allgemeinheit] und die *American Soybean Association* [Amerikanischer Sojabohnenverband] eine riesige Kampagne gegen diese Ölsorten. Allerdings kam die Feindseligkeit der CSPI gegen tropische Fette nicht daher, dass diese Öle nachweislich zu gesundheitlichen Schäden führten – denn das taten sie damals nicht, und das tun sie auch heute noch nicht –, sondern nur wegen ihres hohen Gehalts an gesättigten Fettsäuren.

Die Sojabohnenindustrie beteiligte sich, weil Kokos- und Palmkernöl seit Langem sicher und problemlos in der Nahrungsmittelindustrie verwendet wurden und deshalb dem Wachstum der Pflanzenölindustrie im Wege standen. Sojabohnenfarmer und ihre Familien wurden aufgefordert, an die Medien, ihre politischen Vertreter und die

Nahrungsmittelhersteller zu schreiben und ihrer »Sorge« über die Verwendung hochgradig gesättigter Fettsäuren wie Palm- oder Kokosnussöl in der amerikanischen Industrie Ausdruck zu verleihen.

1988 schloss sich Phil Sokolof – ein Milliardär aus Nebraska und der Gründer der *National Heart Savers Association* (NHSA) [Verband der amerikanischen Herzretter] – dieser Kampagne an und schaltete ganzseitige Zeitungsanzeigen voll giftiger Rhetorik gegen tropische Fette. Sokolof, der überzeugt war, ein erhöhter Cholesterinspiegel sei die einzige Erklärung für den Herzinfarkt, den er mit 43 Jahren erlitten hatte, führt bis heute einen aktiven Feldzug gegen gesättigte Fettsäuren und Cholesterin.

Sokolof attackierte mit seiner Kampagne *Poisoning of America* [Amerika wird vergiftet] Unternehmen wegen ihrer Verwendung tropischer Öle; eine Zeitungsanzeige zeigte das Bild einer Kokosnuss mit einer brennenden Lunte, verglich also die arme tropische Nuss mit einer Handgranate. Außerdem ritt Sokolof eine Attacke gegen *McDonald's*, weil dort die Pommes in Rindertalg frittiert wurden. *McDonald's* gab dem öffentlichen Druck nach und tauschte den Rindertalg gegen Öl mit mehrfach ungesättigten Fettsäuren aus. Nahrungsmittelhersteller und andere Verkaufsstellen, die tropische Öle verwendeten, taten es *McDonald's* gleich und wechselten zu den angeblich »gesünderen« Ölen mit mehrfach ungesättigten Fettsäuren, um negative Schlagzeilen zu vermeiden. Bis vor Kurzem brüstete sich die (inzwischen eingestellte) Internetseite der NHSA mit dieser »Leistung«[27]; allerdings wurde nicht erwähnt, dass es die Kampagne geschafft hatte, hitzebeständige gesättigte Fette durch zur Oxidation neigende Pflanzenöle zu ersetzen, die Transfette und Omega-6-Fettsäuren (siehe Kapitel 17) enthielten – und das ist kein Ergebnis, das sich zum Feiern eignet!

Paradoxerweise haben Feldstudien mit Einwohnern der Südseeinseln, die jeden Tag fetthaltige Kokosnusserzeugnisse essen, wie zum Beispiel die Eingeborenen auf Kitawa, Puka-Puka und Tokelau, ergeben, dass diese sich alle einer ungewöhnlichen Herz-Kreislauf-Gesundheit erfreuen.[28,29] Ein neuerer Vergleich zweier Margarinesorten, von denen eine überwiegend Kokosnussöl, die andere hauptsächlich einfach ungesättigte Fettsäuren enthielt, scheint darauf hinzudeuten, dass die erstere Sorte eine positivere Wirkung auf die gerinnungshemmende Funktion im menschlichen Körper hat.[30]

Obwohl es nicht die Spur eines handfesten wissenschaftlichen Beweises für die Negativwerbung gegen tropische Öle gab, griffen die Medien die Geschichte sofort auf und brachten alarmierende Berichte über den Tropenfett-»Skandal«. Zwar versuchte die im Ausland ansässige Tropenölindustrie dieser Abschreckungstaktik zu begegnen, doch man schenkte ihr kaum Aufmerksamkeit. Auch Wissenschaftler, die über tropische Öle geforscht hatten, versuchten – erfolglos – die Dinge richtig zu stellen. Die Kampagne gegen Tropenöle war nur ein weiterer Beweis dafür, dass Geld und Angstmache erfolgreich die Fackel der Unwissenheit entzünden können.

Und das Absahnen geht weiter

Um das Geschäft mit dem Cholesterin in Gang zu halten, unterstützen Nahrungsmittel- und Pharmaunternehmen Wissenschaftler, die den Cholesterinmythos aufrechterhalten, scheuen keine Kosten, um die Ärzte auf Linie zu bringen und setzen große Geldsummen ein, um »unparteiische« Organisationen mit »Spenden« zu unterstützen, die öffentliche Gesundheitsrichtlinien initiieren und verbreiten.

Man sollte dem Leser vergeben, wenn er zu dem Schluss gelangt, in der Diät-Herz-Arena gebe es so viel Integrität wie in einem Raum voller Politiker. Zum Glück für uns alle haben sich nicht alle Forscher an die einschlägigen Interessen verkauft. Auf dem Feld der Wissenschaft findet sich mancher leuchtende Stern, dessen Forschungsergebnisse nicht nur der Lipidhypothese widersprechen, sondern auch starke Hinweise darauf geben, was wirklich die Herzkrankheit hervorruft.

Im zweiten Teil werden wir uns die Entdeckungen dieser Wissenschaftler genau ansehen und herausfinden, was wir selbst tun können, um die Herzkrankheit zu vermeiden.

TEIL 2

Was verursacht w i r k l i c h die Herzkrankheit?

»Es ist entmutigend: Wenn die Medizinergilde mit Krankheiten unbekannter Ursachen konfrontiert ist, schafft sie es mit traumwandlerischer Sicherheit, Ursache und Wirkung komplett falsch herum zu verstehen.«
DR. MALCOLM KENDRICK

KAPITEL 13
JENSEITS VON CHOLESTERIN

Wenn nicht Cholesterin, was dann?

Dank jahrelanger, unglaublich effektiver Propaganda glaubt der durchschnittliche medizinische Laie, die Entwicklung der Koronaren Herzkrankheit laufe etwa so ab: Willi Fett isst regelmäßig fettiges Essen, besonders gesättigte Fettsäuren, sodass sein Blut von schlechtem Fett und Cholesterinteilchen überschwemmt wird. Diese Teilchen zirkulieren nun in beängstigender Weise in Willis Blutkreislauf und suchen nach einem gemütlichen Plätzchen auf einer Arterienwand, wo sie sich niederlassen und mit ihrer Vermehrung beginnen können. Haben sie einen geeigneten Platz gefunden, dann bilden diese fiesen Teilchen ein »Fettdepot«, das immer größer wird, so wie die böse Glibbermasse in dem alten Horrorfilm *Blob, Schrecken ohne Namen.* Dieses Fettdepot wird schließlich so groß, dass es die gesamte Arterie verstopft, den Blutfluss zu Willis Herzen stoppt und damit einen möglicherweise tödlichen Herzinfarkt auslöst. Während der schockierte Willi sich auf die Brust klopft und wartet, dass die Sanitäter endlich kommen, erkennt er schließlich, dass er auf einem falschen Weg war und schwört, sofern er überlebt, niemals in seinem Leben mehr einen Truthahnschlegel oder einen Hähnchenflügel zu essen.

Obwohl die meisten Laien und offenbar auch viele Mediziner dieser Ansicht sind, zeigt der hier beschriebene Ablauf nicht mehr Realitätssinn als die Ansicht, die Erde sei eine Scheibe. Das Szenario, wonach »Cholesterin die Arterien verstopft«, könnte man in einem Kindermärchenbuch noch tolerieren, aber wer ernsthaft über die Koronare Herzkrankheit besorgt ist, der sollte wissen, was wirklich bei der

Entstehung dieses lebensbedrohlichen koronaren Ereignisses vor sich geht.

Der langen Rede kurzer Sinn

Die Koronare Herzkrankheit ist eine komplexe Erkrankung, die man sich am einfachsten so vorstellen kann, dass sie aus zwei Phasen besteht: einer *chronischen* und einer *akuten* Phase. Zur chronischen Phase gehört die Entwicklung der Arteriosklerose, ein Prozess, bei dem sich über Jahre hinweg in den Arterien »Depots«, sogenannte Plaques, bilden.

Im Herz-Kreislauf-System des Menschen tritt die Arteriosklerose am schlimmsten nicht etwa in den Venen oder Kapillargefäßen auf, sondern in den größeren Arterien, wo Blutvolumen und Druck am größten sind. In diesen großen Arterien kommt es vornehmlich in den Abschnitten, wo sich die Arterien krümmen oder verzweigen, zur Arteriosklerose.[1] In diesen anfälligen Abschnitten gibt es die größte »Scherung«: Dieser Begriff aus der Mechanik beschreibt den Druck und die Reibung gegen die Blutgefäße beim Durchfluss des Blutes. Allein diese Beobachtung sollte den Leser auf die mangelnde Logik der Cholesterintheorie aufmerksam machen; denn wäre nur ein einfacher Anstieg des Blut-Cholesterinspiegels für die Arteriosklerose verantwortlich, dann sollten sich doch überall im Herz-Kreislauf-System Plaques bilden – und nicht vornehmlich in dem Bereich der großen Arterien, wo die größte Scherung besteht.

Da diese Scherung unvermeidlich ist, haben selbst die Gesündesten von uns zumindest einen geringen Grad von Arteriosklerose, wenn wir 70 Jahre alt werden.[2] In gesunden, gut versorgten Arterien ist diese Scherung minimal, und die Arteriosklerose erreicht keinen potenziell gefährlichen Grad. Bei vielen Menschen läuft die Bildung der Arteriosklerose aber beschleunigt ab, behindert die normale Arterienfunktion und erhöht dramatisch die Wahrscheinlichkeit eines koronaren Ereignisses.

Fettige Streifen

Fettige Streifen, unregelmäßige gelbe Verfärbungen nahe der Arterienoberfläche, gelten als früheste sichtbare Erscheinungsform einer späteren arteriosklerotischen Plaque. Sie werden zwar immer wieder als Beweis dafür herangezogen, dass die Blutfette Initiatoren der Arteriosklerose sind, aber in Wirklichkeit sind die fettigen Streifen keine Fettschichten, sondern Ansammlungen hauptsächlich von weißen Blutkörperchen, Makrophagen, die sich unter den Endothelzellen ansammeln, die die Arterienoberfläche bilden. Fettige Streifen können auch Lymphozyten, Leukozyten, Blutplättchen und glatte Muskelzellen enthalten.[3] Wegen der hohen Konzentration an Cholesterin und Phospholipiden im Zellplasma sehen die Makrophagen schaumartig aus, aber ein hoher Zellfettgehalt beweist überhaupt nicht, dass Cholesterin der verursachende Faktor wäre. Es ist vielmehr höchst unredlich zu behaupten, erhöhtes Cholesterin verursache fettige Streifen oder beschleunige die Umwandlung von fettigen Streifen zu einer fortgeschrittenen Arteriosklerose; bei wiederholten sorgfältigen Untersuchungen hat sich nämlich keine Beziehung zwischen den Serum-Cholesterinwerten und dem Ausmaß der Arteriosklerose gezeigt. Die starke Beteiligung weißer Blutkörperchen bestärkt vielmehr nur die Annahme, wonach die Arteriosklerose nicht das Ergebnis einer einfachen Blut-Cholesterinerhöhung ist, sondern eine entzündliche Immunantwort auf eine Verletzung der Arterie. Dieses Konzept wird in Kürze ausführlicher behandelt.

Zu der fortgesetzten Entwicklung arterieller Plaques gehört die Verdickung und Verkalkung der Arterienwand, die zu einem Elastizitätsverlust führt. Zu einer fortgeschrittenen Arteriosklerose gehört die zusätzliche Ansammlung von fettigen und fibrösen Depots in der arteriellen Plaque. Dieser arteriosklerotische Plaque-Aufbau kann so weit fortschreiten, dass sich die Plaque dauerhaft, und zwar unterhalb der Innenwand der Arterie, in den Blutstrom vorwölbt und ein sogenanntes *Atherom* bildet. Dieses tumorartige Gebilde ist ein Gemisch aus Kollagen, Kalzium, arteriellen Muskelzellen, weißen Blutkörperchenzellen, Blutplättchen und natürlich auch Fettsäuren und Cholesterin. Diese hervorstehende Masse wird oft von einer fibrösen Kappe bedeckt, die dem Narbengewebe auf der Haut ähnelt, wenn man sich einmal geschnitten hat.

Atherome sind eindeutig keine einfachen Blutklümpchen, die sich zufälligerweise an Arterienwände anheften. Wie Abbildung 13a zeigt, geschieht das Wachstum eines Atheroms *innerhalb* der Arterienwand und nicht auf deren Oberfläche, wie normalerweise in den Medien dargestellt.

Arterielle Verletzung

Eine fortgeschrittene Arteriosklerose ist im Wesentlichen eine Manifestation einer Verletzung einer Arterie. Diese Verletzung kann verschiedene Ursachen haben, wie wir in Kürze besprechen werden. Für den Moment reicht es aus, sich daran zu erinnern, dass der Körper sich unweigerlich selbst zu reparieren versucht, wenn er verletzt wird.

Cholesterin findet sich wahrscheinlich in den Atheromen aus demselben Grund, aus dem es alle anderen Bestandteile eines Atheroms gibt: als Teil des Versuchs des Körpers, eine Verletzung der Arterie zu reparieren. Jede Zelle des Körpers benutzt Cholesterin, um die Zellwände intakt zu halten. Diese wichtige Qualität kann der Grund dafür sein, dass der Körper das Cholesterin in arteriosklerotische Plaques transportiert, die im Wesentlichen Arterienabschnitte sind, in denen es viele beschädigte Zellen gibt. Wenn Arterien nicht beschädigt sind, dann sammelt sich in ihnen auch kein Cholesterin an. Cholesterin für die Arteriosklerose verantwortlich zu machen, wäre ebenso unsinnig, wie Rettungssanitäter für die Blutlachen verantwortlich zu machen, die sie bei einem Autounfall vorfinden.

Die akute Phase

Das Auftreten einer fortgeschrittenen Arteriosklerose in den Koronararterien allein garantiert noch nicht, dass man ein koronares Ereignis erleiden wird. Damit es zu einem Herzinfarkt kommt, muss es eine Art Auslöser geben, irgendeinen Stimulierungseffekt, der plötzlich den Blutfluss in den Koronararterien stoppt.

Jetzt beginnt die akute Phase der KHK.

Es wird angenommen, dass die meisten lebensbedrohlichen koronaren Ereignisse auftreten, wenn es entweder in einem engen Abschnitt einer Arterie zu einem Krampf kommt und die Blutzufuhr zum Herzen unterbrochen wird, oder wenn das fibröse Narbengewebe, das ein Atherom bedeckt, plötzlich aufreißt. In letzterem Fall ergießt sich der Inhalt des Atheroms in den Blutstrom und lässt das Blut schnell gerinnen. Diese Blutgerinnsel oder *Thromben* können die Arterie an der verletzten Stelle völlig verstopfen oder sie können sich losreißen und mit dem Blutstrom fließen, um schließlich an einer anderen durch Plaque-Bildung verengten Stelle »eingeklemmt« zu werden. Wenn eine Koronararterie einmal völlig verstopft ist, dann bekommt das Herz kein sauerstoff- und nährstoffreiches Blut mehr, das es braucht, um

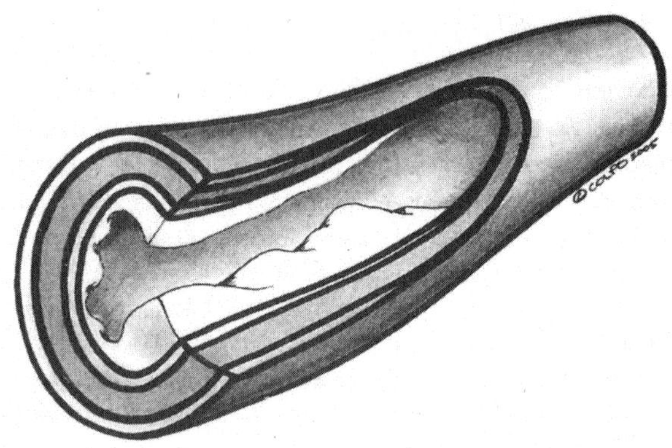

Abbildung 13a zeigt die populäre, aber falsche Darstellung der »Fettablagerungen« bei Arteriosklerose, wie sie der Öffentlichkeit normalerweise dargeboten wird. In dieser Darstellung haften angeblich die Fett- und Cholesterinpartikel an den Arterienwänden wie Schlamm an einer Rohrwand.

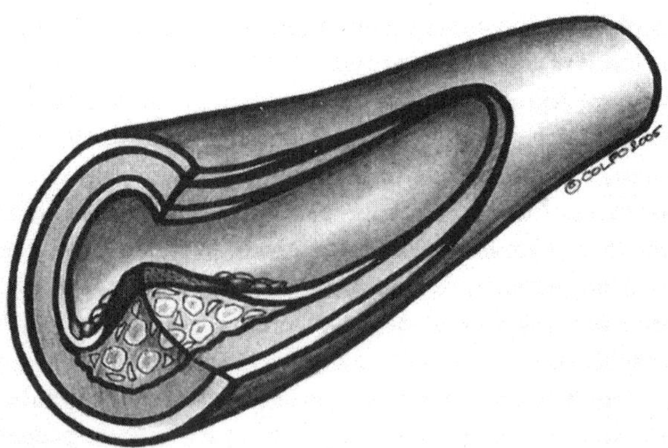

Abbildung 13b zeigt eine viel genauere Darstellung des Aufbaus arteriosklerotischer Plaques. Die Plaques bilden sich nicht auf der Oberfläche der Arterienwand, sondern zwischen der inneren und äußeren Wandschicht der Arterie. Außerdem bestehen die Plaques nicht nur aus Fett und Cholesterin, sondern auch aus arteriellem Muskelgewebe, weißen Blutkörperchen, Kalzium und Blutplättchen.

weiter pumpen zu können – eine Myokard-Infarzierung ist die schreckliche Folge.

Im Falle eines *ischämischen* Schlaganfalls vollzieht sich derselbe Prozess, aber dieses Mal in den Arterien, die zum Gehirn führen, und nicht in den Koronararterien des Herzens. (Der *hämorrhagische* Schlaganfall läuft anders ab; dazu kommt es, wenn Blutgefäße im Gehirn platzen, sodass das umliegende Gewebe mit Blut überschwemmt wird.)

Um die größtmögliche Chance zu haben, eine KHK oder einen ischämischen Schlaganfall zu vermeiden, müssen wir uns von der unhaltbaren Vorstellung lösen, das geistlose Senken des Blut-Cholesterinspiegels auf irgendeinen willkürlichen Richtwert führe zu positiven Ergebnissen. Wir müssen uns vielmehr darauf konzentrieren, die fortgeschrittene Arteriosklerose, den arteriellen Krampf, die Plaque-Ruptur und die Thrombenbildung zu verhindern.

Die Ursache für arterielle Verletzungen

Wodurch werden aber nun unsere Arterien geschwächt, beschädigt und schließlich blockiert? Das Folgende ist eine keineswegs vollständige Liste der meisten bekannten Faktoren:

- **Chronischer Stress.** Psychologischer Stress regt die Bildung von Hormonen an, die unsere Arterien verkrampfen und das Blut gerinnen lassen. Er senkt auch den Spiegel wichtiger anaboler Hormone, die wir für Gewebewachstum und -reparatur benötigen. Schlechte Schlafgewohnheiten können ähnliche Wirkungen hervorrufen wie chronischer Stress.
- **Gesteigerte Aktivität der freien Radikale.** Rauchen, hohe Eisenwerte im Körper, Umweltverschmutzung, übermäßiger Alkoholkonsum, hoher Verzehr ungesättigter Fettsäuren und eine antioxidantienarme Ernährung erhöhen die Produktion freier Radikale im Körper. Dieser Überschuss an freien Radikalen schädigt unsere Arterien direkt.
- **Hohe Blutzuckerwerte.** Wenn unsere Ernährung übermäßig viele Kohlehydrate – besonders raffinierte Kohlehydrate – enthält, oder wenn wir übergewichtig werden und an chronischem Stress oder Schlafstörungen leiden, steigt unser Blutzuckerspiegel. Hohe Blutzuckerwerte erhöhen die Aktivität der freien Radikale, entziehen

unserem Körper Vitamin C und verursachen eine gesteigerte *Glykation,* ein Phänomen, das sowohl für die Herz-Kreislauf- als auch die allgemeine Gesundheit schädlich ist.

- **Unzureichende Ernährung,** besonders die Nichtzufuhr von wichtigen Vitaminen, Mineralien, Aminosäuren, Pflanzenphenolen und langkettigen Omega-3-Fettsäuren. Die Wissenschaft hat eindeutig gezeigt, dass eine unzureichende Ernährung mit diesen Nährstoffen – was bei vielen zutrifft – einer Arterienschädigung mit anschließender Herz-Kreislauf-Erkrankung geradezu Tür und Tor öffnet.
- **Mangelnde körperliche Bewegung.** Ein Mangel an körperlicher Bewegung führt zu einem schlecht ausgewogenen Blutzuckerspiegel, verschlechterter Funktion der Arterien, Zunahme an Körperfett und größerer Empfänglichkeit für die Auswirkungen von chronischem Stress – und all dies erhöht das Herzkrankheitsrisiko.
- **Verminderte Freisetzung von Stickoxid (NO).** Wenn Sie sich fragen, was um alles in der Welt ein hoch reaktives Gas wie NO mit der Herzkrankheit zu tun hat, dann lautet die Antwort: alles. Wie Sie in Kapitel 20 erfahren werden, sind gesunde NO-Werte in den Arterien absolut wichtig für eine richtige Herz-Kreislauf-Funktion. Leider beharren die meisten Menschen auf einer Ernährungsweise und einem Lebensstil, die in hohem Maße die NO-Aktivität unterdrücken.

Die hier aufgeführten Faktoren stehen nicht nur mit der KHK in »Verbindung« – sie beschleunigen den Krankheitsprozess direkt. Interessanterweise können die meisten dieser Faktoren auch das Gesamt- und/oder LDL-Cholesterin erhöhen. Leider verwechseln immer noch ganze Forscherkolonnen Ursache und Wirkung und halten das Cholesterin für den Schuldigen.

Cholesterin ist eine essenzielle Substanz, ohne die unsere Zellen nicht leben können. Die Vorstellung, Cholesterin verursache die Herzkrankheit – oder irgendeine andere Krankheit – wäre einfach lächerlich, wenn sie nicht beschämenderweise als zentraler Schlüsselbegriff der heutigen Medizin akzeptiert würde.

Arterien in Flammen: KHK als entzündliche Krankheit

Wie bei vielen Verletzungen, so gehört eine Entzündung auch zur Reaktion des Körpers auf eine Verletzung einer Arterie. Wenn man sich einen Knöchel schwer verstaucht, sodass er schwillt und schmerzt, dann läuft an dieser Stelle eine Entzündung ab. Die Wärme, Rötung und das Schwellen sind das Resultat von zusätzlichem Blut, das in die betroffene Region gebracht wird und das Immunzellen mit sich führt, die verletztes Gewebe abbauen. In dem Maße, wie diese beschädigten Zellen entfernt werden, beginnt der Körper, gesunde neue Zellen zu bilden, die an ihre Stelle treten. Bekommt ein verletzter Knöchel genügend Ruhe und eine ausreichende Zufuhr der Nährstoffe, die er zu seiner Wiederherstellung braucht, dann ist der Verletzte in aller Regel innerhalb von ein bis zwei Wochen wieder auf den Beinen.

Viele sture Athleten haben es auf schmerzhafte Art an sich selbst erfahren: Wenn man versucht, eine Verletzung »abzuarbeiten«, dann wird es oft schlimmer statt besser. Die verletzte Körperstelle bekommt nie die Chance, sich selbst zu reparieren, sondern wird von Tag zu Tag mehr geschädigt. Die Entzündung wandelt sich schnell von einem hilfreichen kurzfristigen Prozess zu einer eskalierenden Kaskade einer Schädigung von Muskeln und Bindegewebe. Ernsthafte Verletzungen zwingen den getriebenen Athleten schließlich, innezuhalten und auf seinen Körper zu hören. Was nur eine kurze Unterbrechung seines Trainingsplans hätte bedeuten sollen, wird zu einem ernsten Rückschlag, der oft genug die sportliche Karriere beendet.

Stellen Sie sich nun vor, wie sich dasselbe Szenario in Ihren Arterien abspielt. Aufgrund unzureichender Ernährung, übermäßigem Stress, nicht ausreichend tiefem Schlaf, einer Infektionskrankheit, Zigarettenrauchen, übermäßigem Alkoholkonsum – oder vielleicht einer Kombination mehrerer oder aller dieser Faktoren – nimmt die Struktur der Koronararterien langsam Schaden und ein besonders empfindlicher Teil wird verletzt. Ihr Körper wird sofort damit beginnen, die verwundete Stelle zu reparieren und den Entzündungsmechanismus des Immunsystems in Gang setzen.[1]

Wenn Sie dann wie ein sturer Leistungssportler, der trotz seiner Verletzung »durcharbeitet«, all Ihre Aktivitäten fortführen, die ursprünglich zu dieser Verletzung der Arterie geführt haben, dann können Sie Ihr letztes Hemd darauf verwetten, dass der Entzündungsprozess auf dem Fuße folgt. Entzündungsproteine und Enzyme sowie weiße Blutkörperchen aus dem Immunsystem werden sich an der verletzten Stelle ansammeln, zusammen mit arteriellen Muskelzellen, Blutplättchen, Kollagen, Kalzium und Cholesterin. Alle diese Elemente werden zu Teilnehmern eines sich selbst fortsetzenden dauerhaften Entzündungsprozesses, der zu einer sich ständig verschlimmernden Entwicklung einer Arteriosklerose führt, wenn nichts unternommen wird.

Manchmal sendet ein angegriffenes Herz-Kreislauf-System Warnsignale an den betreffenden Menschen, vielleicht in Form von Anginaschmerzen, dass etwas unter der Oberfläche nicht in Ordnung ist. Wenn aber das Herz-Kreislauf-System schon so weit geschädigt ist, dass es einfach nicht mehr richtig funktionieren kann, dann teilt es das dem Menschen unmissverständlich mit. Für viele KHIK-Opfer ist der vernichtende Brustschmerz, der einen Herzinfarkt ankündigt, die erste – und oft letzte – Warnung, dass etwas nicht stimmt.

Die Vorstellung, die Arteriosklerose sei ein entzündlicher »Verletzungs-Reparatur-Prozess«, ist nicht umstritten. Sie wird sogar von den meisten Herz-Kreislauf-Forschern geteilt. Der eigentliche Stein des Anstoßes unter diesen Wissenschaftlern ist die Frage, was zu der Verletzung der Arterien führt, was den Prozess im Gang hält und, natürlich, was man dagegen tun kann.

Die moderne Medizin sucht verzweifelt nach der einen magischen Pille, die die Koronare Herzkrankheit »heilt«, aber alle vorhandenen Beweise deuten darauf hin, dass die KHK eine facettenreiche Erkrankung ist, die von vielen Faktoren beeinflusst wird. Die folgenden Kapitel bringen Beweise dafür, dass die KHK weitgehend eine Krankheit ist, die von falscher und unausgewogener Ernährung, Entzündungswirkstoffen und veränderlichen Faktoren des Lebensstils wie mangelnder Bewegung und chronischem Stress hervorgerufen und weiter verstärkt wird. Sich kurzsichtig nur auf einen oder zwei dieser Faktoren zu beschränken und den Rest zu vernachlässigen, wird bestenfalls zu suboptimalen Ergebnissen führen und sich im schlimmsten Fall als völlig ineffektiv erweisen.

Im nächsten Kapitel machen wir uns daran, die KHK zu bekämpfen, indem wir einen der größten, wenn auch meist unterschätzten, Feinde der kardiovaskulären Gesundheit kennenlernen, von dem die Menschheit weiß.

»Wir sind, vielleicht als einziges Geschöpf auf Erden, das sorgende Tier. Wir sorgen uns um unser Leben und unsere Zukunft, sind unzufrieden mit der Gegenwart, können den Gedanken an den Tod nicht ertragen und nicht stillsitzen.«

LEWIS THOMAS

KAPITEL 14

KEIN STRESS!

Ihr Herz wird es Ihnen allezeit danken

Präventionskampagnen gegen die KHK haben sich lange Zeit auf Ernährungsfaktoren konzentriert. Tag für Tag diskutieren Forscher, Gesundheitsbehörden, Politiker, Medizinschriftsteller, Ärzte, Ernährungswissenschaftler und Teilnehmer an Internetforen aus aller Welt heiß über den Wert von tierischen Fetten, Fisch, rotem Fleisch, Milch, Pflanzenölen, Transfettsäuren, Zucker, Vollkorn, Sojanahrung, Diäten mit hohem oder niedrigem Kohlehydratanteil, Vitaminergänzungen – die Liste lässt sich beliebig fortsetzen. Schwindelerregend hohe Geldmittel, wissenschaftliche Arbeitskraft und Medienberichte werden auf die Verbindung zwischen Ernährung und KHK verwendet, aber einer der größten KHK-Verursacher, der psychologische Stress, bekommt nur ganz wenig Aufmerksamkeit.

Stress und KHK

Vertreter der Diät-Herz-Theorie zitieren oft die gestiegene Häufigkeit der KHK unter Migranten aus weniger entwickelten Gebieten der Welt in modernen Ländern wie Amerika. Fast einstimmig verweisen diese Theoretiker auf die sogenannte »fettige« Ernährung als Ursache. Aber ist das wahr? Könnte es sein, dass die Zunahme der KHK unter Migranten wenig mit der Ernährung, aber dafür umso mehr mit der Migration selbst zu tun hat? Wenn Sie meinen, das klänge weit hergeholt, dann lesen Sie bitte weiter. Die Verbindung zwischen Migration und gestiegener KHK ist zum Verständnis der Ursachen der Herzkrankheit aufschlussreich und kann uns allen nützen – auch dann, wenn wir selbst höchstens einmal ein paar hundert Meter aus unserem Haus herausgekommen sind.

Stress und Japaner

In Kapitel 3 haben wir die Arbeit des britischen Forschers Dr. Michael Marmot betrachtet, der die Häufigkeit der KHK bei japanischen Männern, die nach Amerika ausgewandert waren, untersucht hat. Marmot stellte fest, dass insgesamt bei japanisch-amerikanischen Männern die KHK weit häufiger vorkam als bei den Männern, die in Japan geblieben sind. Marmot beobachtete auch, dass das gestiegene Risiko nichts mit den Blut-Cholesterinwerten zu tun hatte.[1] Was er jedoch entdeckte, war, dass bei den Männern, die in ihrer neuen Heimat ihre traditionelle Kultur bewahrt hatten, die KHK genauso selten vorkam wie bei ihren Landsleuten zu Hause. Dagegen stieg bei den Männern, die die traditionelle japanische Kultur aufgegeben hatten, das KHK-Risiko dramatisch an.[2]

Die traditionelle japanische Kultur betont den Zusammenhalt der Familie und der Gemeinschaft sehr stark. Nach Marmots Auffassung waren die japanisch-amerikanischen Männer, die diese traditionellen gesellschaftlichen Gebräuche aufrecht erhielten, vor den schädlichen Wirkungen des Stresses auf das Herz-Kreislauf-System geschützt. Im Gegensatz dazu genossen diejenigen, die weitgehend die westliche Kultur übernahmen, die stark von Wettbewerb und materiellem Erwerb geprägt ist, keinen solchen Schutz.

Italo-Amerikaner, Stress und KHK

Ab 1962 richtete sich die Aufmerksamkeit der Forscher verstärkt auf die Menschen von Roseto, einer malerischen Stadt im nordöstlichen Zipfel von Northampton County im US-Bundesstaat Pennsylvania. Roseto wurde von italienischen Maurern gegründet, die in den 1880er-Jahren in diese Gegend eingewandert waren. Bis Mitte der 1960er-Jahre waren die Einwohner dieser Stadt eine eng verbundene Gemeinschaft, die fast so lebten, als seien sie noch immer in Italien; die Familienbande und die Beziehungen in der Gemeinschaft waren dort immer noch sehr stark. Diese Loyalität zu traditionellen italienischen Gebräuchen in Roseto ging mit einer sehr niedrigen KHK-Rate einher, die sich mithilfe der üblichen Risikofaktoren nicht erklären ließ. In der nahegelegenen Stadt Bangor dagegen war die Sterblichkeitsrate nach einem Herzinfarkt doppelt so hoch wie in Roseto, obwohl die Rauch- und Ernährungsgewohnheiten sehr ähnlich waren.

Etwa 1965 wehte der Wind der Veränderung auch durch Roseto. Die soziale Struktur orientierte sich immer weniger auf die Familie und den Zusammenhang der Gemeinschaft. Sie richtete sich nun stärker auf individuelle Ziele und materiellere Werte. In dieser Zeit starker gesellschaftlicher Veränderungen stiegen die Häufigkeit der KHK und die Sterblichkeit deutlich an und erreichten schließlich das Niveau der Nachbargemeinde Bangor.[3] Wiederum ließ sich der Anstieg der KHK nicht durch eine Veränderung der klassischen Risikofaktoren erklären, wie Cholesterin, Rauchen, Bluthochdruck, Diabetes oder Fettleibigkeit.

Psychologischer Umbruch und seine gesundheitlichen Auswirkungen

Vor 2500 Jahren schrieb der griechische Arzt Hippokrates, dass *»die Dinge, an die wir seit langer Zeit gewöhnt sind, normalerweise weniger Störungen verursachen, obwohl sie schlimmer sein können als Dinge, an die wir nicht gewöhnt sind«*. Der »Vater der Medizin« wusste, dass Ereignisse im Leben, die zu einem erheblichen psychologischen Umbruch führen, reale und schwerwiegende Folgen für die physische Gesundheit haben könnten.

Es versteht sich von selbst, dass der Umzug in ein neues Land einen erheblichen Umbruch bedeutet. Zu der gewaltigen Migration im 20. Jahrhundert kam es nicht etwa, weil sich die Menschen langweilten und leichtfertig entschieden, ein Wechsel der Umgebung könne ihnen vielleicht guttun; es kam dazu, weil die Menschen der Armut, dem Krieg oder sogar der Verfolgung entfliehen wollten. Sein Heimatland zu verlassen, bedeutete oft genug auch, sich von der Familie und alten Freunden zu verabschieden, ohne sicher sein zu können, sie jemals wiederzusehen.

Nur wenige von uns, die wir in unserem Heimatland aufgewachsen sind, können sich vorstellen, wie man sich fühlt, wenn man in ein neues Land kommt, ausgestattet mit wenig mehr als einem Koffer und den Kleidern, die man am Leibe trägt; vor der beängstigenden Aufgabe zu stehen, ein ganzes Leben in einer völlig ungewohnten Umgebung neu einzurichten; mit der Notwendigkeit konfrontiert zu sein, in einem Land, dessen Sprache man kaum beherrscht, Arbeit und eine Unterkunft zu finden; mit Rassismus konfrontiert zu sein und neue gesellschaftliche Verbindungen knüpfen zu müssen – und das alles auf einmal! Die Aussage, dass die Migration für viele Betroffene ein stressendes Unterfangen ist, wäre die größte Untertreibung aller Zeiten.

Migranten, die sich eng an andere Personen anschließen konnten, die aus demselben Land oder gar derselben Gegend stammten, hätten Trost, Unterstützung und Kameradschaft von Menschen finden können, die genau wussten, was sie durchmachten. Eine solche gesellschaftliche Solidarität hätte die Schwierigkeiten und Unsicherheiten, die das neue Leben in einem fremden Land mit sich bringt, abfedern können. Weil dadurch das Gefühl von Angst, Unsicherheit, Hilflosigkeit und gesellschaftlicher Isolation gemildert worden wäre, wäre ihr Herz-Kreislauf-System vor den schädlichen Stressauswirkungen besser geschützt worden.

Migranten sind wohl kaum die Einzigen, die chronischen Stress erleben. Jeder, der über seine Zukunft im Ungewissen ist, Schwierigkeiten in einer Beziehung erlebt, die Finanzprobleme, Drogenmissbrauch, Familienzerwürfnisse, Schwierigkeiten in der Schule oder im Beruf, Trauerfälle, gesellschaftliche Isolierung oder chronische Gesundheitsprobleme durchmacht, ist für Stressauswirkungen empfindlich. Wir alle werden wahrscheinlich im Laufe unseres Lebens mindestens eine dieser Widrigkeiten erfahren, was bedeutet, dass viele von uns mögliche Kandidaten für stressinduzierte Krankheiten sind – darunter auch die KHK.

Wie Stress Ihnen das Herz brechen kann

Wenn wir akut gestresst werden, dann macht unsere innere Umgebung eine überraschende Veränderung durch: Unser Körper geht gewissermaßen in Alarmbereitschaft. Das Blut wird aus Organen und Geweben, die »nicht-essenziell« tätig sind, abgezogen – wie etwa von der Verdauung, Immunfunktion, von Wachstum und Reparatur – und in die Bereiche umgeleitet, die sich mit der unmittelbaren Gefahr befassen, wie die Muskeln und das Herz. Unsere Reflexe werden geschärft, das Herz schlägt in Erwartung intensiver physischer Beanspruchung schneller. Das ist die berühmte »fight-or-flight«-Reaktion (Kampf oder Flucht), die ausgelöst wird, wenn im Körper die als *Katecholamine* bekannten Substanzen freigesetzt werden. Die beiden in einer Stresssituation in größter Konzentration freigesetzten Katecholamine sind *Norepinephrin* und *Epinephrin* (*Noradrenalin* und *Adrenalin*). Stresssituationen veranlassen den Körper auch zur Freisetzung größerer Mengen des katabolen Hormons *Kortisol.*

Noradrenalin und Adrenalin wirken deutlich auf das Herz-Kreislauf-System: Sie erhöhen den Herzschlag und erweitern die Blutgefäße in Muskeln, sodass mehr Blut für größere Muskelanstrengung zur Verfügung steht. Ein hoher Katecholaminspiegel erhöht auch die Fließgeschwindigkeit des Blutes und die Gerinnungsbereitschaft – eine Entwicklung, die dazu dient, den Blutverlust aus einer Verletzung, die man beim Kampf oder bei der Flucht erleidet, so gering wie möglich zu halten. Gleichzeitig erhöht das Cortisol unseren Blutzuckerspiegel und stellt damit eine schnelle Energieversorgung für das Gehirn sicher. Um diesen erhöhten Blutzuckerspiegel zu erreichen, hebt Cortisol die Wirkung von Insulin auf. Mit anderen Worten: während kurzer Stressphasen werden wir vorübergehend insulinresistent.

In einer Notlage sind all dies positive Veränderungen, die uns in die Lage versetzen, mit der unmittelbaren Bedrohung fertig zu werden oder um unser Leben zu laufen. Erst wenn das sympathische Nervensystem – das für die Auslösung der »fight-or-flight«-Reaktion verantwortlich ist – aufgrund von Stress dauerhaft aktiviert wird, wird dieser Stress zu einer tödlichen Gefahr.

Die richtige und zum richtigen Zeitpunkt freigesetzte Menge von Katecholaminen und Cortisol ist für die Gesundheit außerordentlich wichtig. Dagegen sind überschüssige Katecholaminwerte, zum falschen Zeitpunkt freigesetzt, der Gesundheit höchst abträglich. Wenn uns eine unglückliche Ehe, ein unbefriedigender Job oder finanzielle Schwierigkeiten dauerhaft und über lange Zeit stressen, dann erreicht der Körper ein Stadium, in dem es zu erhöhten Blutzuckerwerten (siehe das nächste Kapitel), einer Fehlfunktion des Immunsystems, Arterienverengung und -spasmen sowie zu Blutverklumpung kommen kann.

Arbeit und Stress

Nur wenige von uns werden die Härte einer Migration in ein anderes Land erleben. Aber die meisten von uns werden für einen erheblichen Teil unseres Lebens mit einer anderen häufigen Ursaehe von Stress zu tun haben – der Arbeit. Da die Mehrzahl der Erwachsenen zumeist von früh bis spät damit beschäftigt ist, den Lebensunterhalt zu verdienen, ist die Wahrscheinlichkeit sehr hoch, dass sich Stress auf die allgemeine Gesundheit auswirkt.

Ungeachtet des stereotypischen Bildes vom gestressten und herzinfarktgefährdeten Manager haben Forscher herausgefunden, dass tatsächlich bei den Menschen am unteren Ende der sozialen Skala Arbeitsstress und Herzkrankheit am häufigsten auftreten.

Im Jahr 1978 veröffentlichte Professor Marmot das erste von vielen Papieren über die *Whitehall*-Studie, bei es sich um die vielleicht längste jemals durchgeführte Gesundheitsuntersuchung innerhalb einer Organisation handelte. Marmot und sein Team begleiteten siebeneinhalb Jahre lang über 17 000 britische Staatsbedienstete und beobachteten dabei, wie die Häufigkeit der KHK von der höchsten zur niedrigsten Beschäftigtengruppe schrittweise zunahm. Bei Männern in der untersten Gruppe, die als Boten beschäftigt waren, lag die KHK-Sterblichkeit 3,6 Mal höher als bei den Männern in der höchsten Gruppe (Verwaltungsbeamte).[4]

In der Nachfolgestudie *Whitehall II*, bei der die Forscher um Marmot ein weit größeres Spektrum an Beziehungen zwischen geistiger und körperlicher Gesundheit untersuchten, entdeckten sie, dass Staatsbedienstete mit der höchsten Arbeitsanforderung und der geringsten Entscheidungskompetenz am häufigsten an der KHK litten.[5] Bei den Bediensteten, die nur wenig Kontrolle über ihre Arbeit hatten, bestand ein fast doppelt so hohes KHK-Risiko als bei denen mit viel Kontrolle über ihre Arbeit.[6] Zahlreiche andere Forschergruppen haben mittlerweile die *Whitehall*-Ergebnisse bestätigt.[7–10]

Eng verbunden mit der Frage der geringen Kontrolle über die Arbeit steht, was die Forscher als »Effort-Reward-Imbalance« (Ungleichgewicht zwischen Anstrengung und Belohnung) bezeichnen – was bedeutet: überaus große Anstrengung, aber kaum Belohnung. Das Gefühl, hart oder lang, oder beides, zu arbeiten, aber nicht weiterzukommen, oder das Gefühl, die eigenen Karriereaussichten seien nicht allzu rosig, ist ein allgemein bekannter Grund für Kummer und Leid. Ebenso das Gefühl, dass der eigene Arbeitseinsatz nicht gerecht belohnt wird. Eine kürzliche Durchsicht der existierenden Fachliteratur ergab, dass dieses Ungleichgewicht zwischen Arbeitseinsatz und Belohnung mit einem Anstieg des KHK-Risikos einherging, der zwischen dem 1,5-Fachen und einem satten 6,1-Fachen lag![11]

Dieselbe Untersuchung kam auch zu dem Ergebnis, dass die berufliche Beanspruchung mit einem bis auf das Fünffache erhöhten KHK-Risiko einherging. Die Verschlankungswelle in den Unternehmen, die seit Ende der 1990er-Jahre ständig zugenommen hat, hat dazu geführt, dass immer mehr Menschen immer länger arbeiten müssen, um ein Arbeitspensum erfüllen zu können, das vorher von zwei, drei oder manchmal sogar noch mehr Personen erledigt wurde. Die Mehrzahl der Studien über die gesundheitlichen Folgen der übriggebliebenen Beschäftigten an »verschlankten« Arbeitsplätzen hat ergeben, dass diese Entwicklung einen deutlichen Anstieg von gesundheitlichen Problemen und medizinisch bestätigten Krankmeldungen mit sich gebracht hat.[12]

Die jüngste Studie in dieser Reihe, eine Nachfolgestudie über 7,5 Jahre an über 22 000 städtischen Angestellten in Finnland, kam zu dem Schluss, dass die Herz-Kreislauf-Sterblichkeit bei den Angestellten, die einen erheblichen Arbeitsplatzabbau »überlebt« hatten, doppelt so hoch war wie bei denen, wo es keine derartige Rosskur gegeben hatte. Das gestiegene Risiko erschien in den ersten vier Jahren nach dem Arbeitsplatzabbau besonders hoch: In dieser Zeit war das Risiko für die Überlebenden in verschlankten Unternehmen, einem kardiovaskulären Ereignis zu erliegen, um das Fünffache erhöht![13]

Eine weitere Nachfolgestudie über einen Zeitraum von 25 Jahren unter finnischen Metallarbeitern – die alle bei Beginn der Studie nicht an einer Herz-Kreislauf-Erkrankung litten – ergab, dass diejenigen mit einer hohen Arbeitsbelastung, die also viel Leistung bei wenig Kontrolle über ihre Arbeit erbringen mussten, ein 2,2-fach höheres Herz-Kreislauf-Sterblichkeitsrisiko trugen, als ihre Kollegen mit niedriger Arbeitsbelastung. Angestellte, die eine »Effort-Reward-Imbalance« verkraften mussten – die sich in niedriger Bezahlung, mangelnder gesellschaftlicher Anerkennung und weniger Karrierechancen im Vergleich zu der geforderten Leistung am Arbeitsplatz äußerte –, trugen ein um 250 Prozent erhöhtes Risiko eines Herz-Kreislauf-Todes.[14]

Arbeit allein macht nicht glücklich

Eine Studie aus dem Jahr 2001 gelangte zu dem Ergebnis, dass angestellte Amerikaner im Schnitt 46 Stunden wöchentlich arbeiten, wobei etwa 40 Prozent heute 50 oder mehr Stunden pro Woche arbeiten. Die Studie ergab auch, dass eine zunehmende Zahl von Amerikanern länger arbeiten als noch fünf Jahre zuvor; sie haben auch weniger Zeit für gesellschaftliche Aktivitäten, für Sex, für die Freizeitgestaltung oder zum Schlafen.[15,16] Das ist ein besorgniserregender Trend, denn Forschungen belegen, dass es für die weitere Gesundheitsentwicklung sehr schlecht ist, die Arbeitsbelastung auf Kosten von Bewegung, Schlaf und anderer erholsamer Aktivitäten zu erhöhen.

Anfang der 1990er-Jahre fanden japanische Forscher heraus, dass bei Männern, die elf Stunden täglich arbeiteten, ein 2,5-fach erhöhtes Risiko eines Herzinfarkts bestand als bei denjenigen, die sieben bis neun Stunden täglich arbeiteten. Ein ähnlicher Anstieg des Herzinfarktrisikos wurde bei denjenigen beobachtet, die ihre tägliche Arbeit in jüngster Zeit um drei Stunden oder mehr erhöht hatten.[17] Eine neuere Studie kam zu dem Schluss, dass Männer, die mehr als 60 Stunden in der Woche arbeiteten, ein doppelt so hohes Herzinfarktrisiko hatten wie diejenigen, die 40 Stunden oder weniger in der Woche arbeiteten. Mehr Arbeitsstunden bedeuteten weniger freie Tage, weniger Schlaf und mehr Tage in der Woche mit weniger als fünf Stunden Schlaf.[18] Viele weitere Studien belegen, dass eine verlängerte Arbeitszeit mit einem gestiegenen Herzinfarktrisiko einhergeht.[19–22]

Mehr als nur ein statistischer Zusammenhang

Wenn wir es mit epidemiologischen Studien zu tun haben, die die KHK mit Stress in Zusammenhang bringen, betrachten wir dann eine kausale oder nur eine sekundäre Verbindung?

Eine Menge experimenteller Beweise deutet darauf hin, dass wir es dabei mit einem direkten Bezug zu tun haben. Als die Forscher bei freiwilligen Probanden psychologischen Stress erzeugten, etwa durch frustrierende Aufgaben, die Erinnerung an ärgerliche Erlebnisse oder einen öffentlichen Auftritt, konnten sie Folgendes beobachten:[23–27]

- eine Dilatation (Erweiterung) gesunder Arterien, aber eine Verengung arteriosklerotischer Arterien;
- einen arteriellen Spasmus, der zu verminderter Blutversorgung des Herzens führte;
- eine verstärkten Aggregation von Blutplättchen;
- die erhöhte Bildung von Fibrinogen, einem Protein, das bei der Bildung von Blutgerinnseln mitwirkt;
- eine anormale Funktion der Herzkammer;
- die verminderte Fähigkeit des Herzens, sich wieder mit Blut zu füllen (Forscher haben eine Minderung um etwa 50 Prozent beobachtet!);
- eine verminderte Herzleistung;
- Veränderungen im EKG, die auf eine Ischämie (Sauerstoffmangel im Herzen) hindeuten, bei niedrigerem Blutdruck und einer Herzschlagfrequenz, die niedriger ist als bei einer durch Bewegung bewirkten Ischämie!

Zahlreiche Forscher konnten diese Ergebnisse durch die Beobachtung untermauern, dass Personen mit wenig Kontrolle über ihre Arbeit, einer hohen Arbeitsbelastung und einer deutlicheren »Effort-Reward-Imbalance« eher zu erhöhten Fibrinogenwerten, erhöhtem Blutdruck und einer größeren Anfälligkeit für unregelmäßigen Herzschlag neigen.[28–32]

Ehe und Stress

Immer wieder werden Witze darüber gemacht, aber Forschungsergebnisse belegen durchweg, dass im Allgemeinen die Ehe mit besserer Gesundheit einhergeht. Im Unterschied zu den verheirateten haben unverheiratete Frauen eine um 50 Prozent höhere Sterblichkeit, und unverheiratete Männer eine um 250 Prozent erhöhte Todesrate.[33] Unverheiratete geben auch viel seltener an, mit ihrem Leben zufrieden zu sein als Verheiratete.

Diese Ergebnisse beziehen sich aber nur auf diejenigen, deren Ehe stabil ist; Unverheiratete sind im Schnitt glücklicher als unglücklich Verheiratete.[34] Die Menschen, die lange in einer stabilen Ehe leben, erfreuen sich im Allgemeinen eines längeren Lebens als diejenigen, die nie verheiratet waren oder die geschieden wurden.[34,35]

Die wissenschaftliche Literatur ist voll von Studien, die unglückliche Ehen mit einem breiten Spektrum von gesundheitlichen Störungen in Verbindung bringen, ganz besonders mit der Herzkrankheit.[36,37] Bei der umfangreichen MRFIT-Studie, bei deren Beginn 10 904 der teilnehmenden Männer verheiratet waren, ergab sich nach Ablauf von neun Jahren, dass bei denjenigen, die in der Zwischenzeit geschieden worden waren, ein erhöhtes Risiko einer Herz-Kreislauf- und Gesamt-Sterblichkeit bestand.[38]

Im Zuge der *Stockholm-Female-Coronary-Risk*-Studie untersuchten und befragten Forscher viele hundert schwedische Frauen im Alter zwischen 30 und 65 Jahren, die wegen eines Herzinfarkts im Krankenhaus lagen, und begleiteten sie fünf weitere Jahre lang. Unter den 187 Frauen, die verheiratet waren oder mit einem Mann zusammenlebten, ging Stress in der Ehe beziehungsweise Partnerschaft mit einem dreifach erhöhten Risiko eines erneuten koronaren Ereignisses einher – selbst wenn man Faktoren wie Alter, Östrogenstatus, Bildungsniveau, Rauchen, Diabetes, Blutdruck, Blut-Triglyzeride und linksventrikuläre Dysfunktion (Fehlfunktion der linken Herzkammer) berücksichtigt.[39]

Bei der *Healthy-Women*-Studie wurde der Familienstand und der Zustand der Ehe von 393 Frauen vor den Wechseljahren, zusammen mit einigen Herz-Kreislauf-Risikofaktoren, untersucht. Über ein Jahrzehnt später untersuchten die Forscher mit der sogenannten Elektronenstrahl-Computertomografie, in welchem Ausmaß sich bei diesen Frauen eine Arteriosklerose entwickelt hatte. Sie stellten fest, dass Frauen – im Vergleich zu denjenigen, die in unglücklichen Ehen beziehungsweise Partnerschaften gelebt hatten – in zufriedenstellenden Ehen die geringste Arteriosklerose in der Halsschlagader und in der Aorta sowie auch eine langsamere Progression der Arteriosklerose in der Halsschlagader aufwiesen. Frauen ohne Partner rangierten in der Mitte der Arterioskleroseskala.[40]

Versuchsergebnisse zeigten, dass Ehekonflikte zu einer Reihe schädlicher biochemischer Veränderungen im Körper führen können. Als Forscher der *John Hopkins University* Ehepaare baten, zehn Minuten lang über ein Thema zu diskutieren, bei dem sie völlig entgegengesetzter Meinung waren, wurde bei beiden Geschlechtern ein Blutdruckanstieg beobachtet.[41]

Bei einer Reihe weiterer aufschlussreicher Experimente wurden frisch verheiratete und ältere Ehepaare beobachtet, die in der Forschungsabteilung eines Krankenhauses untergebracht waren. Probanden, die sich bei einer 30-minütigen Diskussion über Eheprobleme negativer oder gar feindlicher verhielten, zeigten im Vergleich zu weniger negativen Probanden einen stärkeren und länger anhaltenden Anstieg von Blutdruck, Adrenalin, Noradrenalin und dem adrenocorticotrophen Hormon (das die Freigabe von Cortisol anregt) sowie eine stärkere Abnahme der Immunfunktion.[42,43]

Als Forscher bei ähnlichen Experimenten jedoch die Ehemänner und -frauen aufforderten, die Meinung ihrer Partner während der Diskussion aktiv zu beeinflussen oder einfach anderer Meinung zu sein, gewannen sie einige ziemlich interessante Erkenntnisse. Unter den Ehemännern, die versuchten, die Meinung ihrer Frauen zu beeinflussen, zeigten die mit einem feindseligen Verhalten einen deutlichen Blutdruckanstieg. Dagegen trat dieser Blutdruckanstieg bei den Männern, die einfach nur anderer Meinung waren als ihre Ehefrauen, nicht auf. Feindselige Ehemänner zeigten auch einen Anstieg der Herzfrequenz, unabhängig davon, ob sie nur anderer Meinung waren oder ihre Frauen aktiv zu beeinflussen versuchten.[45] Eheliche Zwietracht geht nicht nur auf den Geist, sondern greift auch direkt das Herz-Kreislauf-System an.

Depression und Herzkrankheit

Wissenschaftliche Beweise für eine Verbindung zwischen Depression und Herzkrankheit reichen zurück bis in die 1930er-Jahre, als erstmals in veröffentlichten Studien davon berichtet wurde, dass es bei depressiven Psychiatriepatienten häufiger zu Todesfällen im Zusammenhang mit der Herzkrankheit kam.[46,47] Seit diesen ersten Berichten haben sich ausführliche Beweise angesammelt, die zeigen, dass eine Depression, egal ob schwer oder milde, das Risiko der kardiovaskulären Sterblichkeit deutlich erhöht.[48]

Forscher der *University of Cincinnati* veröffentlichten vor Kurzem einen gründlichen methodischen Überblick der existierenden Prospektivstudien, bei denen Probanden, die ursprünglich nicht an einer KHK litten, über einen Zeitraum von vier bis 40 Jahren beobachtet wurden. In einigen dieser Studien wurde berichtet, dass Patienten mit Symptomen einer Depression ein bis zu 3,5-fach erhöhtes Risiko aufwiesen, eine Koronare Herzkrankheit zu entwickeln. Als man die Ergebnisse von all diesen Studien zusammenfasste, stellten die Forscher fest, dass Probanden mit Symptomen einer Depression im Durchschnitt mit einer um zwei Drittel erhöhten Wahrscheinlichkeit eine KHK entwickelten.[49]

Kürzlich stellten Forscher in einer weiteren zusammenfassenden Analyse, in der die Daten von 35 000 Teilnehmern verarbeitet wurden, fest, dass bei Probanden mit depressiven Stimmungen ein um 50 Prozent erhöhtes Risiko eines tödlichen oder nicht-tödlichen Herzinfarkts bestand. Unter den Probanden, die an einer ernsthafteren Depression litten, war das Risiko eines Herzinfarkts um das 2,7-Fache erhöht.[50] Um diese Zahlen besser einordnen zu können: Eine ähnliche Analyse des amerikanischen Surgeon General – quasi des höchsten Beamten im US-Gesundheitswesen – kam zu dem Schluss, dass sich das Risiko, eine KHK zu entwickeln, um das 2,5-Fache erhöht, wenn man täglich ein Päckchen Zigaretten oder mehr raucht.[47] Mit anderen Worten: Eine schwerere Depression ist genauso schlecht für das Herz wie regelmäßiges Zigarettenrauchen, eine Gewohnheit, die der Surgeon General 1983 als *»... wichtigsten bekannten Risikofaktor für die Koronare Herzkrankheit in den Vereinigten Staaten«* beschrieb.[51]

Was den Schlaganfall angeht, so haben bisher durchgeführte Studien – unter der Berücksichtigung prädisponierender Faktoren wie Alter, Blutdruck, Rauchen und Herzkrankheit – ein 1,7- bis 2,6-fach erhöhtes Risiko bei Patienten mit früheren Depressionen festgestellt.[52,53]

Eine Depression ist aber nicht nur ein Indikator für eine potenzielle Herzkrankheit bei körperlich gesunden Personen, sondern erhöht auch das Risiko der Sterblichkeit bei den Patienten, die bereits an der KHK leiden. In einer Studie wurde festgestellt, dass das Risiko, in den ersten sechs Monaten nach einem Herzinfarkt zu sterben, bei depressiven Patienten fast sechs Mal höher war als bei nicht-depressiven Patienten.[54] Das Problem vergrößert sich noch dadurch, dass bei KHK-Patienten eine Depression sehr häufig vorkommt – etwa 20 bis 45 Prozent der Herzinfarktpatienten zeigen danach Symptome einer Depression.[55]

Lach' zwischendurch auch mal!

Während Hollywood und MTV auch weiterhin die Stereotype vom hitzköpfigen »Bad Boy« glorifizieren, beweisen umfangreiche Forschungen, dass feindseliges und ungeduldiges Verhalten uns für Krankheiten empfänglich macht und uns einen frühen Tod bescheren kann. Kontrollierte Experimente beweisen, dass feindselige Personen auf Provokationen, Konflikte und Widerspruch mit stärkerem Blutdruckanstieg und schnellerem Herzschlag reagieren als angenehmere Zeitgenossen.[56–58] Die folgenden Erkenntnisse sind deshalb vielleicht keine so große Überraschung:

- Eine Studie an fast 13 000 Männern und Frauen mittleren Alters, die sechs Jahre lang begleitet wurden, hat ergeben, dass unter Menschen mit normalem Blutdruck ein starkes, zum Ärger neigendes Temperament – definiert als Tendenz, sofort auf minimale Aktionen oder völlig unprovoziert zu reagieren – mit einem 128-prozentigen Anstieg des Risikos eines tödlichen oder nicht-tödlichen Herzinfarkts einherging.[59]
- In den 16 Jahren seit Abschluss der MRFIT-Studie haben sich Teilnehmer, die als hochgradig feindselig eingestuft wurden, als weit gefährdeter erwiesen, an Herz-Kreislauf-Ursachen zu sterben als andere, die weniger feindselig veranlagt waren; bei den feindseligsten Männern bestand ein 240 Prozent höheres Risiko eines Herz-Kreislauf-Todes als bei den Männern, die weniger feindselig auftraten. Hochgradig feindselige Männer, die im Verlauf der Studie ein nicht-tödliches Ereignis erlitten, waren nach Ende der Studie besonders gefährdet, einen Herz-Kreislauf-Tod zu sterben; für die Probanden in der höchsten Kategorie der Feindseligkeit bestand ein achtfach erhöhtes Risiko![60]
- Eine Nachfolgestudie über neun Jahre an fast 3000 Männern aus South Wales ergab, dass unterdrückte Wut zu einem um 70 Prozent erhöhten Risiko führte, einen Herzinfarkt zu erleiden.[61]

Einen geliebten Menschen verlieren

Einem Todesfall begegnen wir praktisch alle einmal in unserem Leben. Wer einen geliebten Menschen verloren hat, den muss man nicht daran erinnern, wie niederschmetternd diese Erfahrung sein kann. Wenn jemand, den man jahrzehntelang gekannt hat, plötzlich nicht mehr da ist, kann die emotionale Erschütterung leicht Gefühle intensiver Traurigkeit, Verzweiflung, Wut und Schuld hervorrufen. Umfangreiche Forschungsarbeiten zeigen, dass der Verlust eines geliebten Menschen, egal wie gut wir diesen Verlust auch zu verkraften scheinen, einen erheblichen Einfluss auf unser eigenes künftiges Leben haben kann.

In vielen Studien wurde untersucht, wie sich der Verlust eines Ehepartners auf die Sterblichkeit des hinterbliebenen Partners auswirkt. Von wenigen Ausnahmen abgesehen, haben diese Studien gezeigt, dass nach dem Tode eines Partners die Sterblichkeit bei den hinterbliebenen Partnern im Vergleich zu den noch verheirateten Personen ansteigt. Dieses erhöhte Sterblichkeitsrisiko ist in den ersten sechs Trauermonaten am stärksten, danach kehrt es zum Normalwert zurück – meistens in den darauffolgenden sechs Monaten. Zwar gibt es auch häufig Fälle von Selbstmord, Unfall und sogar Mord unter kürzlich Verwitweten, doch der größte Teil der erhöhten Sterblichkeit in den ersten Monaten geht auf das Konto koronarer Ereignisse.[62]

Cholesterin und Stress

In Kapitel 2 haben wir gesehen, wie sich die Verbindung zwischen erhöhtem Cholesterin und KHK-Sterblichkeit jenseits der 50 langsam auflöst. Damit ist das gesamte Anti-Cholesterin-Theater auf epidemiologischen Verbindungen an Untersuchten unterhalb dieser Altersgrenze aufgebaut, die ja nur einen winzigen Teil aller KHK-Opfer ausmachen.

Die herrschende Lehrmeinung hat nie eine vernünftige Erklärung dafür geliefert, warum Cholesterin bei jüngeren Menschen ein KHK-Risikofaktor sein sollte, bei älteren aber nicht. Sollen wir wirklich glauben, Cholesterin sei ein gefährliches Herz-Kreislauf-Gift für Jüngere, werde aber nach dem fünften Lebensjahrzehnt plötzlich harmlos? Eine solche Behauptung ist physiologisch betrachtet schlicht absurd.

Es gibt eine viel realistischere Annahme, und ich möchte versuchen, diese hier so einfach wie möglich wiederzugeben:

1. Arbeit ist eine wichtige Quelle für psychologischen Stress.
2. Psychologischer Stress erhöht den Cholesterinwert (wie sich bei zahlreichen kontrollierten Versuchen gezeigt hat).[63–65]
3. Die meisten Menschen scheiden im fünften und sechsten Lebensjahrzehnt aus dem Arbeitsleben aus.
4. Deshalb gibt es bei jüngeren Menschen eine stressbezogene Erhöhung koronarer Erkrankungen. Diese verliert aber den statistischen Bezug zur KHK, wenn Menschen in Rente gehen und den Arbeitsstress *hinter sich lassen.*

Wenn uns Forscher Daten vorlegen, die eine epidemiologische Beziehung zwischen Cholesterin und Herzkrankheit bei jüngeren Menschen zeigen, dann sehen wir vielleicht in Wirklichkeit die destruktive Wirkung des Arbeitsstresses. In den vergangenen vier Jahrzehnten (und schon etwas länger) hat die Medizin Cholesterin für Verbrechen verantwortlich gemacht, die aller Wahrscheinlichkeit nach durch chronische psychologische Stressfaktoren verursacht worden sind!

Stress und Essen: eine tödliche Mischung?

Ein Herz-Kreislauf-Forscher, der sich von der großen gedankenlosen Masse cholesterinbesessener Untersucher abgesetzt hat, ist Dr. Malcom Kendrick aus dem englischen Cheshire. 2002 hat Kendrick ein Papier in der innovativen medizinischen Zeitschrift *Medical Hypotheses* veröffentlicht, das die KHK in der kritischen postprandialen Periode durchleuchtete.[66] Wer sich nun fragt, was in aller Welt eine »postprandiale Phase« ist: das sind die Stunden nach einem Essen, in denen der Blutwert verschiedener Nährstoffe und Hormone erhöht ist.

Zu diesen erhöhten Nährstoffen und Hormonen gehören Blutzucker und Insulin. Wie wir in Kapitel 18 noch genauer sehen werden, spielt ein erhöhter Glukosespiegel im Blut eine erhebliche Rolle bei der Herz-Kreislauf-Erkrankung und -Sterblichkeit. Auch ein erhöhter Insulinwert wirkt sich unmittelbar negativ auf die Herz-Kreislauf-Gesundheit aus.

Sowohl der Blutzucker- als auch der Insulinwert sind nach einer Mahlzeit wegen der Nahrungsverdauung und dem anschließenden

Transport von Glukose und Aminosäuren in den Blutkreislauf erhöht. Existieren Faktoren, die diesen Anstieg von Blutzucker und Insulin deutlich erhöhen, dann kann die Zeit nach dem Essen zu einer kritischen Phase in der Entwicklung der KHK werden.

Kendrick ist zwar nicht der erste Herz-Kreislauf-Forscher, der sich auf die postprandiale Periode konzentriert, aber er hat als Erster die Hypothese aufgestellt, es könne möglicherweise eine artherogene Beziehung zwischen der Zeit nach dem Essen und psychologischem Stress bestehen. Kendrick ist der Ansicht, dass Stress in der postprandialen Periode – ein Phänomen, das den normalen Insulin- und Blutzuckeranstieg nach dem Essen verstärken kann – die Entwicklung der koronaren Herzkrankheit dramatisch beschleunigen kann. Dieses weitgehend übersehene Phänomen könnte sogar helfen, das berühmte »französische Paradox« zu erklären!

Der Anfang vom Ende: Der Blutzucker gerät außer Kontrolle

Zu reichliches Essen, zu viele Kalorien und/oder Kohlehydrate und zu wenig körperliche Bewegung führen zu hohen Blutzuckerwerten, die dann mithilfe von Insulin in den Normalbereich zurückgeführt werden müssen. Ein wichtiger Mechanismus, mit dem Insulin hilft, die Glukose aus dem Blutstrom zu entfernen, besteht darin, sie in die Muskeln zu transportieren, wo sie als Glykogen gespeichert wird.

Wenn sich erhöhte Spitzen des Blutzuckers regelmäßig wiederholen, dann werden die Muskelzellen langsam unempfindlich für die Wirkung von Insulin. Anstatt die Glukose aus dem Blut aufzunehmen, ignorieren die Insulinrezeptoren an der äußeren Muskelzellwand zunehmend die Signale des Insulins. Die Muskelzellen sind tatsächlich *insulinresistent* geworden.

Anfänglich versucht der Körper, diese mangelnde Antwort dadurch wettzumachen, indem er die Bauspeicheldrüse veranlasst, noch mehr Insulin zu produzieren. Die Bauspeicheldrüse wird aber allmählich überfordert, wenn sie dauernd große Mengen Insulin produzieren und freisetzen muss. Wenn die Insulinproduktion in der überforderten Bauchspeicheldrüse langsam verebbt, steigt der Blutzuckerwert kontinuierlich an. Ist dieser Prozess weit genug fortgeschritten, dann entsteht der Typ-2-Diabetes, der eine orale medikamentöse Therapie oder sogar Insulininjektionen verlangt, damit der Blutzuckerspiegel unter Kontrolle bleibt.

Stress und Blutzucker

Ein weiterer Fall der Insulinresistenz ist, wie schon besprochen, psychologischer Stress. Bei kontrollierten Experimenten führt die Infusion von Stresshormonen bei Gesunden zu einer sofortigen, aber vorübergehenden Insulinresistenz.[67,68] Wenn in der Zeit nach dem Essen aufgrund psychologischen Stresses über Gebühr erhöhte Katecholamin- und Cortisolwerte auftreten, dann ist ein noch stärkerer Anstieg von Blutzucker und Insulinfreisetzung zu erwarten.

Hyperinsulinämie

Wir wissen nunmehr, dass erhöhter Blutzucker ein mächtiger Feind der Herz-Kreislauf-Gesundheit ist, aber eine hohe Insulinfreisetzung stellt eine ganz andere Geschichte dar. Die Hyperinsulinämie kann zu einer verminderten Arterienfunktion führen sowie zur erhöhten Produktion freier Radikale, zur Behinderung des Abbaus von Blutgerinnseln und der Proliferation von arteriellen Muskelzellen – bei all diesen Faktoren handelt es sich um integrale Bestandteile der Plaque-Bildung in den Arterien.[69,70] Geht nun aber ein hoher Blutzucker mit einer gesteigerten Glykation, höherer Aktivität freier Radikaler, verstärkter arterieller Dysfunktion und vermehrter Bildung von Blutgerinnseln einher, dann können diese Effekte der Hyperinsulinämie zu einem höchst gefährlichen Doppelschlag gegen die Gesundheit des Herzens werden.

Das Pima-Paradox

Die nordamerikanischen Pima-Indianer sind für ihre extreme Anfälligkeit einer Insulinresistenz und Typ-2-Diabetes bekannt – 70 Prozent der erwachsenen Männer leiden an Letzterer! Da die Pima-Indianer weltweit an einer der höchsten Raten von Insulinresistenz und Diabetes leiden, müsste man nun auch eine erschreckend hohe Rate bei Herz-Kreislauf-Sterblichkeit erwarten.

Zwar leiden die Pima-Indianer mit Diabetes zwei bis drei Mal so häufig an der KHK wie nicht-diabeteskranke Pima-Indianer, aber sie erkranken trotzdem weniger als ein halbes Mal so oft an der KHK wie eine Population typischer Kaukasier![71,72]

Erinnern wir uns, dass Stress zusammen mit ungesunder Ernährung und mangelnder körperlicher Betätigung eine Insulinresistenz und den Typ-2-Diabetes maßgeblich befördert. Die Hypothalamus-Hypophysen-Nebennierenrinden-Achse (HPA-Achse; Abkürzung des englischen Begriffs hypothalamic-pituitary-adrenal axis) ist ein wichtiger Teil des neuroendokrinen Systems, das die Reaktion auf Stress kontrolliert. Chronischer Stress kann die HPA-Achse angreifen und zu unnormaler Ausschüttung von Cortisol und Katecholaminen führen.

Aber die insulinresistenten Pima-Indianer zeigen wenig Anzeichen einer zentralnervösen oder sympathischen Anormalität.[73] Das deutet darauf hin, dass sich der Einfluss von Diabetes und Insulinresistenz auf die Entwicklung der KHK bei dieser Bevölkerungsgruppe auf Ernährungsmechanismen beschränkt. Die moderne Bevölkerung im Westen verzehrt nicht nur zu viele Kalorien/Kohlehydrate, sondern erlebt auch ein hohes Maß an wiederkehrendem psychosozialem Stress. Da es einen vergleichbaren Stress bei den Pirna-Indianern nicht gibt, erklärt sich vielleicht, warum sie nur eine relativ geringe KHK-Rate aufweisen.

Das französische Paradox

Kendrick zitiert auch das Beispiel der Franzosen, bei denen es eine der niedrigsten KHK-Raten weltweit gibt. Er weist darauf hin, dass die Franzosen eine ähnliche Rate von Diabetes und Fettleibigkeit aufweisen und sich ähnlich häufig körperlich bewegen wie die Engländer. In England und Frankreich gibt es fast gleich viele Raucher, und sowohl Engländer wie Franzosen beziehen ähnlich viele Nahrungskalorien aus tierischen Fetten sowie aus Obst und Gemüse. Außerdem ist bei ihnen der Body-Mass-Index ähnlich und auch ihre Cholesterin- und Blutdruckwerte gleichen sich weitgehend. Darüber hinaus ist in Frankreich der Gebrauch von antidepressiven Medikamenten einer der höchsten in Europa. Daher kann auch ein Mangel an Stress dort nicht für die geringe KHK-Rate verantwortlich sein.[74] Aber vielleicht ist es doch so: nämlich, wenn es in der kritischen Zeit nach dem Essen weniger Stress gibt.

Warum so eilig?

Wer einmal in Südeuropa gewesen ist, hat gesehen, dass dort die Mahlzeiten meistens wesentlich entspannter eingenommen werden als in den meisten anderen westlichen Ländern. Während sich die Südeuropäer traditionell eine zwei- bis dreistündige Mittagspause genehmigen, haben die Arbeiter beziehungsweise Angestellten in Ländern wie den USA kaum die Zeit, ihr Essen sacken zu lassen, bevor sie schon wieder an ihren Arbeitsplatz in der Fabrik oder in ihr Büro zurückstürzen müssen.

Könnte die gesellige Art, wie die Franzosen und ihre Nachbarn im Mittelmeerraum ihre Mahlzeiten genießen, eine Erklärung dafür sein, warum die KHK-Rate bei ihnen niedriger ist als in anderen modernen Ländern – wo die Wecker den natürlichen Schlafzyklus jäh unterbrechen; wo auf ein hochgradig raffiniertes, kohlehydratreiches Frühstück ein Wahnsinnsrennen zum Arbeitsplatz folgt; wo das Mittagessen oft über den Schreibtisch gebeugt gegessen wird und wo das Abendessen oft förmlich hinuntergeschlungen wird, damit man die Kinder schnell zur Probe, zum Sport, zu den Pfadfindern oder sonstwohin fahren kann?

Das Paradox der australischen Einwanderer

Die Erinnerung an meine Jugendzeit sagt mir, dass meine italienischen Großeltern nie zu einer Mahlzeit hetzten, obwohl sie extrem hart arbeiteten. Das Mittag- und Abendessen im Haus meiner Großeltern war ein von keinerlei Hektik geprägtes, joviales Ereignis, das ewig zu dauern schien. Vielleicht erklärt ein solches Verhalten bei den Mahlzeiten wie bei meinen Großeltern, warum die griechischen und italienischen Einwanderer in Australien wesentlich seltener an der KHK litten als ihre in Australien geborenen Landsleute, obwohl sie erheblich anfälliger für Diabetes und Übergewicht sind.[75–78] In den Familien ihrer italienisch-australischen oder griechisch-australischen Nachkommen aber, in denen ein wesentlich schnellerer Lebensstil herrscht und wo man sich mehr auf materielle Leistungen konzentriert, ist die Herzkrankheit häufiger aufgetreten, und das bereits in jüngeren Jahren.

Mutter hatte recht: »Schling das Essen nicht so hinunter!«

Falls es nicht anders geht, dann heben Sie, während Sie essen, den Telefonhörer ab und schalten Sie die Fernsehnachrichten aus, bei denen Sie die Berichte über Korruption und Ungerechtigkeit immer wieder aufregen. Essen Sie in aller Ruhe, kauen Sie ihr Essen sorgfältig und genießen Sie Geschmack und Aroma. Essen gehört zweifellos zu den größten Freuden des Lebens, warum also solche Eile? Wenn Sie mit dem Essen fertig sind, springen Sie nicht vom Tisch auf und nehmen Sie nicht sofort Ihre Arbeit wieder auf. Machen Sie es sich stattdessen zur Gewohnheit, sich nach dem Essen für mindestens 30 Minuten zufrieden in einer entspannten und ruhigen Atmosphäre hinzusetzen.

Vergessen Sie außerdem den Nutzen einer kohlehydratkontrollierten Ernährung nicht – wenn Sie wenige oder nur mäßige Kohlehydratmahlzeiten zu sich nehmen, die hauptsächlich einen geringen oder »keinen« glykämischen Index aufweisen (siehe Kapitel 16), dann wird dies helfen, das Ausmaß des postprandialen Blutzuckeranstiegs in Grenzen zu halten.

Wenn Sie sich regelmäßig muntere, joviale Gesellschaft leisten oder einige lustige Filme und Shows beziehungsweise Lektüre verschaffen können, umso besser – eine Studie an Typ-2-Diabetikem hat gezeigt, dass der postprandiale Blutzuckeranstieg an den Tagen, an denen die Probanden eine Comedy-Show besuchten, im Vergleich zu den Tagen, an denen sie einem monotonen Vortrag lauschten, deutlich niedriger war.[79]

Ein neues Puzzlesteinchen der KHK eingeordnet?

Kendrick ist vielleicht über ein größeres Steinchen im KHK-Puzzle gestolpert. Mehrere Studien haben gezeigt, dass die Höhe des Glukosewerts nach dem Essen ein wesentlich stärkerer Hinweis auf eine spätere Herz-Kreislauf-Erkrankung ist als der Nüchternblutzucker bei nicht-diabetischen Patienten und Diabetikern.[80–82] Stress während und nach dem Essen zu vermeiden, kann helfen, die Insulinresistenz nach dem Essen sowie die daraus resultierenden erhöhten Blutwerte von Glukose und Insulin zu mildem. Das kann wiederum die Bildung arteriosklerotischer Plaques und Blutgerinnsel in der Zeit nach dem

Essen senken; und die erleben die meisten Menschen ja mindestens drei Mal jeden Tag.

Unterschätzen Sie den Stress nicht!

Jedes Jahr verlieren unzählige Menschen das Leben aufgrund einer KHK, die durch chronischen psychologischen Stress hervorgerufen und verstärkt worden ist. Die Behörden haben im Allgemeinen die wirkliche Bedeutung psychosozialer Faktoren wie Stress unterschätzt und sich stattdessen lieber auf simplistische und oft genug nutzlose Gesundheitsmaßnahmen konzentriert, wie beispielsweise die Cholesterinsenkung und einen möglichst geringen Verzehr gesättigter Fettsäuren. Vor Kurzem war in einem Leitartikel des *National Institutes of Health* zu lesen: *»Bislang standen psychosoziale Faktoren nicht im Mittelpunkt öffentlicher Gesundheitsmaßnahmen zur Senkung des Herz-Kreislauf-Erkrankungsrisikos, weder bei primären noch sekundären Präventionsstrategien.«*[83]

Strategien zur Stressreduzierung sind so wichtig, dass ich ihnen in Teil 3 ein ganzes Kapitel gewidmet habe. Bis dahin wollen wir aber zunächst herausfinden, was an der modernen Ernährung falsch ist und warum diese das KHK-Risiko so dramatisch erhöht.

»Essen ist ein wichtiger Teil einer ausgewogenen Diät.«
FRAN LEBOWITZ

KAPITEL 15
ES IST DAS ESSEN, DUMMKOPF!

Gesundheit braucht richtiges Essen

Wie praktisch alle Lebewesen auf der Erde, so hängt auch der Mensch davon ab, dass ihm sein Essen die Nährstoffe liefert, die er braucht, um gesund zu sein. Wir brauchen Essen, und zwar nicht nur die Kalorien für unseren Energieverbrauch, sondern auch die vielen hundert *Vitamine, Mineralstoffe, Spurenelemente, Aminosäuren* und *Fettsäuren,* die für Wachstum, Heilung und Widerstandsfähigkeit gegen Krankheiten wichtig sind. Wenn unser Körper unzureichende Mengen dieser *Mikronährstoffe* erhält, dann können Organe und Gewebe nicht richtig funktionieren und wir werden anfälliger für Krankheiten und einen vorzeitigen Tod.

Wenn Gesundheitsbehörden es ernst damit meinen, die Rolle der Ernährung bei der KHK genauer zu ermitteln, dann müssen sie sich unbedingt von ihrer derzeitigen Besessenheit in Bezug auf Cholesterin sowie von ihrem Feldzug gegen gesättigtes Fett befreien und sich damit vertraut machen, welchen grundlegenden Einfluss die mit der Nahrung zugeführten Mikronährstoffe für die Koronargesundheit haben. Sie müssen erkennen, dass die moderne westliche Ernährung nur unzureichende Mengen vieler Nährstoffe enthält, dafür von anderen aber viel zu viel. Dieses verzerrte Ernährungsmuster ist eine direkte Folge davon, dass sich die Menschheit von ihrer natürlichen Ernährung mit frischem Fleisch, Gemüse und Nüssen weg- und zu der modernen Ernährung hingewendet hat, die auf Getreideprodukten sowie hochgradig verarbeiteten und raffinierten Nahrungsmitteln beruht.

Mikronährstoffe und Herzgesundheit

Die Wechselwirkung zwischen den Mikronährstoffen aus der Nahrung und dem Herz-Kreislauf-System ist sehr ausgedehnt und vielschichtig.

Es folgen nur ein paar Beispiele dafür, wie stark die wirksamen Mikronährstoffe die Gesundheit unseres Herz-Kreislauf-Systems beeinflussen:

- Vitamin C, Kupfer und einige wichtige Aminosäuren wie Prolin und Lysin werden für die Bildung von Kollagen benötigt, dem »Mörtel«, der unsere Arterien buchstäblich zusammenhält.
- Die Aminosäure Arginin ist für die Bildung von Stickoxid nötig, einem Stoff, der unsere Arterien in die Lage versetzt, sich richtig ausdehnen und zusammenziehen zu können.
- L-Carnitin, Coenzym Q10, Taurin und Magnesium spielen allesamt eine wichtige Rolle bei der Energieerzeugung und der Muskelkontraktion und sind deshalb für eine gesunde Herzfunktion unabdingbar.
- Omega-3-Fettsäuren helfen Entzündungen sowie die Bildung von Blutgerinnseln und das Auftreten möglicherweise tödlicher Herzarrythmien zu verhindern.
- Selen und die Vitamine A, C und E wirken direkt als Antioxidantien und verhindern die Schädigung von Herz und Arterien durch freie Radikale.

Ein Mangel an einem dieser für die Herzgesundheit wichtigen Nährstoffe bedroht unsere Herz-Kreislauf-Gesundheit ganz direkt. Da unsere moderne westliche Ernährung zu wenig von vielen der genannten Nährstoffe enthält, braucht man kein Genie zu sein, um zu erkennen, warum es in den westlichen Ländern regelrechte Epidemien von Herzkrankheit und Schlaganfall gibt …

»Designer-Nahrung« oder: Was wir eigentlich essen sollten

Unter dem Strich ist die beste Ernährung für jedes Lebewesen – ob Mensch oder Tier – die, welche die Natur ihnen zu essen vorgegeben hat. Jeder kompetente Tierarzt würde dies sofort bestätigen, aber die meisten menschlichen »Tierärzte« (Ärzte) und die Behörden, von denen sie Ratschläge erwarten, scheinen für diese Tatsache vollkommen blind zu sein.

Den größten Teil ihrer 2,4 Millionen Jahre langen Geschichte lebten die Menschen als Jäger und Sammler, ernährten sich vom Fleisch frisch erlegter Tiere und von Pflanzen, die sie entweder roh oder mit minimaler Zubereitung essen konnten, wie wilde Gemüse, Früchte, Beeren und Nüsse.[1] Vor etwa 10 000 Jahren änderte sich die Geschichte der Menschheit mit dem Aufkommen der landwirtschaftlichen Revolution.[2] Der genaue Grund für den Übergang der Menschheit zur Landwirtschaft ist noch immer ein heiß umstrittenes Thema. Aber eine Kombination aus steigendem Bevölkerungswachstum und dem Rückgang leicht verfügbarer Wildtiere aufgrund von klimatischen Veränderungen und ausgedehnter Jagd scheint die wahrscheinlichste Ursache zu sein.[3]

Mit dem Übergang zur Landwirtschaft vollzog sich innerhalb einer relativ kurzen Zeit eine erhebliche und grundlegende Veränderung in der Ernährung des Menschen: weg von einer eiweißreichen Nahrung, die auf Fleisch und Wildpflanzen beruhte, und hin zu einer kohlehydrathaltigen, auf Nahrungsgetreide beruhenden Ernährung. Die letztere Nahrungsquelle war dem menschlichen Verdauungstrakt eigentlich fremd. Denn anders als das Fleisch und die wilden Pflanzen, mit denen sich die Menschheit entwickelt hatte, ist Nahrungsgetreide im Rohzustand praktisch ungenießbar.[4–6] Es ist kein Zufall, dass das Auftreten der Töpferei, die es den Menschen ermöglichte, Getreide zu wässern und zu kochen und es damit in bedeutsamen Mengen genießbar zu machen, etwa in dieselbe Zeit fällt wie der Beginn der Landwirtschaft.[7]

Wäre Nahrungsgetreide viel gesünder als Fleisch, wie die Gesundheitsbehörden und Ernährungsberater uns ständig erzählen, dann hätte der Übergang von einer überwiegenden Ernährung mit Fleisch zu einer überwiegend auf Getreide basierenden Ernährung am Beginn der landwirtschaftlichen Revolution doch mit einem deutlichen Anstieg der Gesundheit und Langlebigkeit einhergehen müssen. Die archäologischen Funde sprechen aber für das genaue Gegenteil: Die Gesellschaften, die die vornehmlich auf Fleisch beruhende Ernährung der Jäger und Sammler aufgaben und Nahrungsgetreide zum neuen Grundnahrungsmittel machten, schrumpften deutlich, ihre Lebenserwartung ging zurück, die Kindersterblichkeit stieg an, es gab mehr Infektionskrankheiten, eine weit verbreitete Eisenmangelanämie und mehr Knochenverformungen. Auch die Fälle von Karies und Zahnschmelzdefekte nahmen sprunghaft zu. Der Übergang von einer Jäger- und

Sammlergesellschaft zu einer, die nun Landwirtschaft betrieb, war also alles andere als segensreich für die Gesundheit, er ging vielmehr mit einem quantitativen und qualitativen Rückgang des Lebens einher.[8]

Die industrielle Revolution

Nach dem Aufkommen der Landwirtschaft vergingen weitere zehn Jahrtausende, bevor die menschliche Ernährung erneut eine ähnlich dramatische und grundlegende Veränderung erfuhr. Schließlich kam es vor etwa 150 Jahren mit dem Beginn der industriellen Revolution zu einer neuen Serie von schweren Schocks für die Gesundheit der Menschen; denn die neuen Technologien ermöglichten die Produktion von Zucker, raffiniertem Mehl und raffinierten Speisefetten. Dem folgte im 20. Jahrhundert die rasche Ausbreitung von hochgradig verarbeiteten, bunt verpackten und kalorienreichen, aber nährstoffarmen »Fertiggerichten«. In der zweiten Hälfte des vergangenen Jahrhunderts erfuhr der Verzehr dieser nährstoffarmen, künstlich hergestellten Nahrungsmittel ein exponentielles Wachstum, nachdem die Behörden die »Cholesterinrevolution« ausgerufen hatten. Gesunde tierische Nahrungsmittel wie Fleisch und Eier wurden Opfer fanatischer Verleumdung wegen ihres »schädlichen« Gehalts an gesättigten Fettsäuren, und die von den Behörden unterstützten fettarmen und cholesterinfreien »Junkfoods« überschwemmten den Markt. Zusammen mit abnehmender körperlicher Bewegung verhinderte der Verzehr dieser pseudo-gesunden Nahrungsmittel nicht nur einen Rückgang der Häufigkeit der KHK, wie eigentlich zu erwarten gewesen wäre, da immer mehr Menschen das Rauchen aufgaben, sondern er führte auch zu der größten Zahl Fettsüchtiger und Diabetiker, die die Welt je gesehen hat.

Moderne Ernährung, moderne Krankheiten

Als Ergebnis der landwirtschaftlichen, der industriellen und der Cholesterinrevolution erhalten wir Menschen heute den Großteil unserer Kalorien aus Nahrungsmitteln, die dem menschlichen Verdauungstrakt während 99,7 Prozent seiner Entwicklungszeit unbekannt waren. Kaum vorstellbar ist, dass die Amerikaner heute mehr als drei Viertel ihrer Kalorien aus Grundnahrungsmitteln beziehen, die es in der Altsteinzeit überhaupt noch nicht gab, darunter Nahrungsgetreide (22 Prozent aller Kalorien), Kartoffeln (drei Prozent), Zucker und andere Süßungsmittel (18 Prozent), Pflanzenöle (17 Prozent), Molkereiprodukte (elf Prozent) und alkoholische Getränke (vier Prozent). Während nährstoffdichte Grundnahrungsmittel wie Fleisch, Eier, Nüsse, Früchte, Gemüse und Meeresfrüchte einst praktisch unseren gesamten Kalorienbedarf lieferten, tragen sie heute nur noch mit 20 Prozent zu unserer täglichen Energiezufuhr bei![9]

Wer hat mir meine Nährstoffe weggenommen?

Die Gesundheitsbehörden haben sich offenbar selbst überredet, zu dem Weg nach Ernährungs-Utopia gehöre es, raffinierte Nahrungsgetreide durch Vollkom auszutauschen, und jetzt wollen sie mit aller Macht auch uns davon überzeugen. Untersucht man aber die Tatsachen ganz objektiv, dann sind sie leider auf dem Holzweg.

Nahrungsgetreide – ob ganz oder raffiniert – sind Nährstoffzwerge. Sie enthalten kein Vitamin C, kein Vitamin D, kein B12, kein Vitamin A und (mit Ausnahme von gelbem Mais) kein Beta-Carotin. Wichtige Nährstoffe wie Carnitin, Kreatin, Carnosin, konjugierte Linolsäure (CLA), Vitamin B12 und die Omega-3-Fettsäuren EPA und DHA finden sich nur in tierischer Nahrung; in Nahrungsgetreide findet sich kein einziges Vitamin, kein Mineralstoff oder Spurenelement, das nicht entweder durch tierische Produkte oder Nicht-Getreide-Pflanzennahrung wie Gemüse, Obst oder Nüsse ersetzt werden kann.

Nahrungsgetreide und Hülsenfrüchte enthalten auch hohe Konzentrationen von Substanzen, die von den Forschern kollektiv als *»anti-nutrient«* (Antinährstoffe) bezeichnet werden. Dazu zählt *Inositol-Hexaphosphat,* bekannter als *Phytat.* Dieser Stoff verbindet sich im Magen-Darm-Trakt mit Eisen, Kalzium, Magnesium und Zink und senkt damit die Aufnahme in den Körper deutlich.[10–12] Das Letzte, was die meisten Menschen wollen, ist, die Aufnahme dieser Nährstoffe zu senken, die alle für eine gesunde Herz-Kreislauf-Funktion wichtig sind, und von denen die Amerikaner bereits viel zu wenig mit der Nahrung zu sich nehmen.[13–15]

In Nahrungsgetreiden ist der Antinährstoffgehalt am größten in der äußeren Hülle, also hat das »gesunde« Vollkorn einen weit höheren

Phytatgehalt als raffinierte Getreideprodukte. Wenn man versucht, den eigenen Mineralstoffhaushalt dadurch zu verbessern, dass man mehr Vollkornprodukte isst, kommt bestenfalls das berühmte »zwei Schritte vorwärts, einen zurück« dabei heraus. Zwar erhöht ein solches Vorgehen tatsächlich die Aufnahme von Zink, Eisen, Magnesium und Kalzium, sorgt aber auch dafür, dass sie prompt wieder ausgeschieden werden! Das Endergebnis ist, dass sich der allgemeine Mineralhaushalt nur minimal verbessert, unverändert bleibt oder sich sogar verschlechtert![16–20]

Ein als *Pyridoxin-Glucosid* bekannter Stoff, der erwiesenermaßen die Verfügbarkeit von Vitamin B6 um 75 bis 80 Prozent senkt, kommt in pflanzlicher Nahrung, Nahrungsgetreide inklusive, sehr häufig vor.[21] Dementsprechend wird B6 aus Nahrungsgetreideprodukten mit weit geringerer Effizienz aufgenommen als das B6 aus tierischer Nahrung.[22] Forscher, die jungen Menschen unterschiedliche Nahrungsmittel zu essen gaben, die Pyridoxin-Glucosid enthielten, fanden heraus, dass in dem Maße, wie der Glucosidgehalt in der Nahrung stieg, der Vitamin-B6-Status der Probanden sank.[23] Ein erhöhter Weizenfaserverzehr verschlimmert die Lage nur noch: Weizenvollkornbrot enthält fünf bis sechs Prozent weniger B6 als Weißbrot; der Zusatz von Weizenkleie zur Ernährung junger Männer senkte die Verfügbarkeit von B6 um 17 Prozent.[24,25]

Angesichts der Bedeutung von Vitamin B6 für die Funktion des Homocystein-Stoffwechsels (siehe Anhang E), und angesichts der Tatsache, dass ein niedriger B6- und ein hoher Homocysteinwert mit einem erhöhten KHK-Risiko in Verbindung gebracht werden, geben die Auswirkungen einer Ernährung, die reich an Nahrungsgetreide und arm an Fleisch ist, auf das Herz-Kreislauf-System Anlass zur Sorge. Hält man sich an die Verordnungen der Gesundheitsbehörden, die uns exakt diese Ernährung ans Herz legen (man braucht nur die schreckliche Nahrungspyramide des US-Landwirtschaftsministeriums zu betrachten, um zu verstehen, wie tief verwurzelt dies Denken mittlerweile ist), dann verschlechtert diese Ernährung den B6-Status deutlich und erhöht das KHK-Risiko. Als von Ernährungsberatern zusammengestellte Menus untersucht wurden, die diesen Richtlinien für einen niedrigen Fleischverzehr folgten, stellte sich heraus, dass die Hälfte davon noch nicht einmal den empfohlenen Richtwert für Vitamin B6 erfüllte – ein Richtwert, den manche Forscher übrigens noch für zu niedrig angesetzt halten.[26,27]

Nahrungsgetreide enthält nicht nur kein Vitamin D, sondern führt sogar aktiv zum Mangel an diesem wichtigen Vitamin, weil es seine Aufnahme hemmt. Es ist schon lange bekannt, dass ein hoher Nahrungsgetreideverzehr bei bestimmten Tierarten zu Vitamin-D-Mangel führt, darunter auch Menschenaffen, unseren nächsten Verwandten im Tierreich.[28,29] Bei der Untersuchung des Schicksals von radioaktiv markiertem Vitamin D beobachteten Forscher eine deutlich höhere Ausscheidung dieses Vitamins bei gesunden freiwilligen Probanden, die täglich 60 g Weizenfasern verzehrten.[30]

Vitamin-D-Mangel tritt bei Amerikanern überraschend häufig auf, besonders in den Wintermonaten. Professor Michael Hollick und seine Kollegen von der medizinischen Fakultät der Universität Boston beobachteten, dass ein Drittel der gesunden Einwohner von Boston im Alter zwischen 18 und 29 Jahren am Ende des Winters an Vitamin-D-Mangel litt. Das Risiko eines Mangels steigt bei den Älteren und bei Menschen mit dunklerer Hautfarbe; 42 Prozent der afro-amerikanischen Frauen und 84 Prozent der älteren Afro-Amerikaner in den USA waren Ende des Winters Opfer von Vitamin-D-Mangel.[31]

Ein schlechter Vitamin-D-Status wird mit einen erhöhten Risiko folgender Krankheiten in Verbindung gebracht: Brust-, Prostata- und Dickdarmkrebs sowie Osteoporose und Knochenverformungen, Typ-1-Diabetes, Arthritis, Unfruchtbarkeit, prämenstruelles Syndrom (PMS), chronische Mündigkeit und Depression, jahreszeitlich bedingte Depression, Multiple Sklerose, Muskelskelettschmerzen und Herzkrankheit.[31–45] Paradoxerweise sind die wenigen Nahrungsmittel, die Vitamin D enthalten, zumeist der fanatischen Anti-Fett- und Anti-Cholesterin-Kampagne der gängigen Lehrmeinung zum Opfer gefallen, wie beispielsweise Lebertranöl, Butter, Vollmilch, Leber und Eigelb. Auch der Kontakt mit der effizientesten Vitamin-D-Quelle – dem Sonnenlicht – ist dramatisch zurückgegangen, ebenfalls aufgrund der Bemühungen der Gesundheitsbehörden, die fälschlicherweise davon ausgehen, der beste Weg, Hautkrebs zu vermeiden, sei der, der Sonne aus dem Weg zu gehen.

Die zahlreichen Nährstoffmängel von Vollkorngetreide erklären vielleicht, warum die einzige randomisierte klinische Studie, die jemals der Hypothese nachgegangen ist, dass Weizenfasern die KHK reduzieren könnten, tatsächlich einen leichten Anstieg der KHK und allgemeinen Sterblichkeit feststellte.[46] Ein verringerter Widerstand gegen Antioxidantien hat möglicherweise zu diesem »überraschenden« Ergebnis beigetragen: Als Typ-2-Diabetiker sich jeweils drei Monate lang zunächst arm an Weizenfasern und danach reich an Weizenfasern, insbesondere Weizenkleie und Frühstücksmüsli, ernährten, war die LDL-Cholesterin-Oxidation in den drei Monaten mit viel Weizenfasern erhöht.[47]

Die Nährstoffzauberei von Fleisch

Wir wollen nun das wenig reizvolle Nährstoffprofil von Nahrungsgetreide mit dem von Fleisch vergleichen. Es gibt zahllose Empfehlungen, den Konsum von Fleisch einzuschränken, obwohl unbestritten ist, dass es das nährstoffreichste Nahrungsmittel ist, das die Menschheit kennt.

Fleisch enthält hochgradiges Eiweiß, das für Wachstum und Reparatur des Gewebes und der Organe entscheidend ist, auch für das Gewebe und die Organe des Herz-Kreislauf-Systems. Bei der *Nurse's-Health*-Studie ergab die 14-jährige Beobachtung von 80 000 anfänglich gesunden Frauen, dass ein höherer Eiweißverzehr mit einem geringeren KHK-Risiko einherging.[48]

Nahrungsgetreide enthalten nur sehr wenig Eiweiß. Man müsste sieben bis acht Scheiben Vollkornbrot verzehren oder vier bis fünf Tassen gekochten Vollkornreis, um den Gegenwert an Eiweiß zu sich zu nehmen, der in einem Steak von 100 Gramm Gewicht enthalten ist. Weiterhin ist das Getreideeiweiß von sehr schlechter Qualität. Während tierische Produkte alle essenziellen Aminosäuren in hohem Maße enthalten, fehlt dem Nahrungsgetreide die essenzielle Aminosäure Lysin. Tatsächlich enthalten alle eiweißhaltigen Nahrungspflanzen deutlich weniger Aminosäuren im Vergleich zu Fleisch, Eiern und Milchprodukten. Hülsenfrüchte enthalten nur wenig schwefelhaltige Aminosäuren wie Methionin, Typtophan, Threonin und Cystein.[49] Verfechter der vegetarischen Ernährung behaupten, man könne diesen

Mangel der pflanzlichen Nahrungsmittel dadurch wettmachen, dass man Nahrungsgetreide zusammen mit Hülsenfrüchten isst, da sie angeblich gegenseitig den Aminosäuremangel des jeweils anderen pflanzlichen Nahrungsmittels ausgleichen. Das klingt in der Theorie gut, aber Hülsenfrüchte weisen auch einen sehr niedrigen Gesamteiweißgehalt auf; 120 g gekochte Linsen enthalten weniger als 8 g Eiweiß, während dieselbe Menge nicht-parierten Rindersteaks 21 g enthält. Wie kreativ auch immer man darin wird, Getreide und Hülsenfrüchte zu kombinieren, man muss doch stets noch große Volumina dieser Blähungen verursachenden Nahrungsmittel essen, um eine optimale Eiweißversorgung zu erreichen. Zusätzlich dazu, dass sie die Aufnahme von Antinährstoffen in schwindelerregende Höhen treibt, hat eine solche Ernährung wahrscheinlich auch, sagen wir, wenig gesellschaftsfähige Folgen für Ihren Darmtrakt. Wenn Sie immer noch glauben, Sie könnten Ihren Eiweißbedarf ausschließlich durch pflanzliche Nahrungsmittel decken, nur zu, aber setzen Sie sich bitte im Bus nicht neben mich …

Fleisch ist die reichste Quelle der lebenswichtigen B-Vitamine. Dazu gehört Vitamin B12, das sich in geringen Mengen in Eiern und Milch findet und dessen bioverfügbare Form in der pflanzlichen Nahrung nicht existiert. Dass Vegetarier kein Fleisch essen, ist ein wesentlicher Grund dafür, dass diese Menschen weit häufiger an B12-Mangelerscheinungen leiden als Fleischesser.[50]

Fleisch, vor allem Geflügel-, Schweine- und rotes Fleisch, ist die einzig nennenswerte Quelle von *Carnosin.*[51] Neue Forschungen legen nahe, dass diese Aminosäurekombination die Wundheilung beschleunigt, das Immunsystem anregt, den Körper von giftigen Metallen befreit und hilft, den Krebs zu bekämpfen.[52] Carnosin ist ein kräftiges Antioxidanz und schält sich immer mehr als ein besonders effektiver Stoff gegen die *Glykation* heraus, bei der es sich um einen schädlichen Prozess handelt, der durch hohe Blutzuckerwerte beschleunigt wird (siehe Kapitel 18). In Laborstudien erweist sich Carnosin als weit wirksamer, Schäden durch Glykation zu verhindern, als der viel besser untersuchte Wirkstoff gegen die Glykation, Aminoguanidin.[53]

Die starke glykationshemmende Wirkung von Carnosin erklärt vielleicht, warum ein Vergleich zwischen Vegetariern, Veganern und

Fleischessern ergab, dass sich bei Letzteren deutlich geringere Blutwerte an schlechten Endprodukten der Glykation finden. Der Unterschied lässt sich durch den Gesamtverzehr von Kohlehydraten, Blutzucker, Alter oder Nierenfunktion nicht erklären, denn all diese Variablen waren bei den Vegetariern und den Fleischessern ziemlich ähnlich.[55]

Fleisch ist auch die einzig nennenswerte Quelle von L-Carnitin, wobei Lammfleisch die bei Weitem reichste Quelle darstellt. In Kapitel 24 werden wir sehen, dass Herzinfarktpatienten, die Zusätze dieser bemerkenswerten Aminosäure erhielten, gegenüber einer Kontrollgruppe eine deutlich höhere Lebenserwartung hatten.[54] Auch Patienten mit Herzinsuffizienz haben von der zusätzlichen Einnahme von L-Carnitin profitiert.[55,56]

Zusammen mit Fisch ist Fleisch der weitaus beste *Kreatin*-Lieferant. Kreatin ist eine Aminosäure, die der Körper zur Bildung von Adenosintriphosphat (ATP) braucht, der chemischen Energiequelle, die unsere Zellen beliefert. Im Verlauf der vergangenen zehn Jahre sind Kreatin-Ergänzungsstoffe bei Kraftsportlern[58] ungemein beliebt geworden. Aber die Forschung hat auch gezeigt, dass Kreatin die körperliche Belastbarkeit bei Patienten fördert, die an einer kongestiven Herzinsuffizienz leiden.[59,60]

Als gesunde junge Männer, die sich normalerweise ausgewogen ernährten, 26 Tage eine ovo-lacto-vegetarische Diät zu sich nahmen, beobachtete man einen deutlichen Rückgang des Muskel-Kreatin-Gehalts.[61] Eine weitere Studie ergab, dass zwar durch einen Nahrungszusatz höhere Blutspitzenwerte von Kreatin erzeugt wurden, dass aber derselbe Betrag zu wesentlich beständigeren Blutwerten führte, wenn er durch rotes Fleisch zugeführt wurde.[62]

Fleisch ist zusammen mit bestimmten Fischsorten und Meeresfrüchten eine reiche Quelle für *Taurin,* eine wichtige Aminosäure, deren Konzentration in Eiern, Milch und pflanzlicher Kost von vernachlässigbar bis null rangiert.[63,64] Taurin findet sich in hoher Konzentration im Herzen, im Gehirn und im Zentralnervensystem, wo es hilft, die Zellantwort auf Nervenreize stabil zu halten. Taurin wirkt antioxidativ; in Doppelblindstudien hat sich gezeigt, dass es die Herzfunktion bei Patienten mit kongestiver Herzinsuffizienz verbessert.[65–67]

Taurin findet sich nicht in pflanzlichen Nahrungsmitteln, aber pflanzenfressende Tiere können es aus anderen Nahrungsaminosäuren synthetisieren. Auch der Mensch ist fähig, eigenes Taurin herzustellen, ist dabei aber viel weniger effizient als pflanzenfressende Tiere, was sich an deutlich niedrigeren Blut-Taurinwerten bei Veganern gezeigt hat sowie bei mexikanischen Frauen, die auf dem Land leben und sehr wenig Fleisch essen.[68,69]

Früchte, Nüsse und Gemüse: die wahren Superstars des Pflanzenreichs!

Ähnlich wie beim Fleisch, ist auch der Nährwert von Früchten, Gemüsen und Nüssen dem der Nahrungsgetreide haushoch überlegen. Früchte und Gemüse liefern wichtige Nährstoffe wie Folsäure, Vitamin C und die verschiedenen *Carotinoide*, darunter *Alpha-Carotin, Beta-Carotin, Lycopin, Kryptoxanthin* und *Lutein.* Nüsse und Saaten sind dagegen ausgezeichnete Quellen für viele sonst schlecht verfügbare Nährstoffe; so findet sich Magnesium beispielsweise in großer Menge in Paranüssen, Mandeln, Sesamsaat, Sonnenblumenkernen, Kürbiskernen und Cashewnüssen; das hochwichtige Mineral Selen findet sich in Paranüssen; hohe Konzentrationen einer wichtigen Form von Vitamin E, *Gamma-Tocopherol,* sind in Sesamsaat, Pecannüssen, Walnüssen, Pistazien, Kürbiskernen, Pinienkernen, Para- und Cashewnüssen enthalten; die auf das Gramm bezogene reichste Nahrungsquelle für die lebenswichtige Aminosäure *Arginin* sind Erdnüsse. Nüsse und Saaten sind zwar echte Nährstoffkraftwerke, es muss aber auch erwähnt werden, dass sie Antinährstoffe wie Phytate enthalten. Tatsächlich ist der Phytatgehalt von Nüssen und Saaten auf das Gramm berechnet ebenso hoch wie bei Getreide und Hülsenfrüchten. Natürlich essen die wenigsten Menschen Nüsse und Saaten auch nur in annähernd so großen Mengen, wie normalerweise Getreide gegessen wird. Weiterhin kann der Antinährstoffgehalt von Nüssen und Saaten deutlich gesenkt werden, wenn man sie etwa sechs Stunden lang wässert und anschließend röstet.

Außerdem haben Wissenschaftler in der Pflanzennahrung eine verblüffende Vielzahl von Verbindungen entdeckt, die sie kollektiv als *Phytonutrienten* klassifiziert haben. Bis jetzt sind einige zehntausend dieser Phytonährstoffe identifiziert worden, von denen viele eine bemerkenswerte antioxidative und krankheitsbekämpfende Wirkung aufweisen. In direkten Vergleichen konnte nachgewiesen werden, dass Phytonutrient-Verbindungen wie die *Polyphenole* eine sehr viel stärkere Wirkung gegenüber freien Radikalen haben als bekannte Antioxidantien wie Vitamin C und E.[70]

Eine weitere wichtige Gruppe von Phytonährstoffen sind die *Anthocyanine,* die den Früchten, Gemüsen und Pflanzen ihre Farbe verleihen. Anthocyanine gelten als wesentlicher Faktor der oft bei roten und blauen Nahrungspflanzen beobachteten antioxidativen Aktivität.[71] Eine neuere Studie, bei der die antioxidative Wirkung verschiedener Phytonährstoffklassen untersucht wurde, ergab, dass die Anthocyanine die stärksten von allen waren.[72]

In Laborversuchen haben Anthocyanine eine stark arterienerweiternde Wirkung bewiesen.[73] Als man Hamstern Anthocyanine aus Blaubeeren verabreichte, wurden Entzündungen ganz erheblich gemildert; das galt auch für Verletzungen der Blutgefäße in den Kapillaren, die man bewusst schädlichen Antioxidantien ausgesetzt hatte.[74] Wenn man diese Anthocyanine an diabetische Ratten verfüttert, behalten sie ihre normale Kapillarfunktion, während bei den unbehandelten Ratten die für Diabetes typische Verschlechterung der Kapillaren auftritt.[75] Die Oxidation von Blutfetten ist bei Ratten, denen Anthocyanin gegeben wurde, im Vergleich zu anderen Ratten, die kein Anthocyanin erhielten, dramatisch vermindert.[76] Bei Menschen führt der Zusatz von Anthocyaninen aus Apfelbeeren zu einer deutlichen Senkung der Werte des oxidierten LDL-Cholesterins.[77,78]

Bedenkt man die starke und sehr positive antioxidative, entzündungshemmende und arterienerweiternde Wirkung der Anthocyanine, dann überrascht es nicht, dass eine Ernährung, zu der viele Beeren gehören, mit deutlich niedrigerem Vorkommen von Herz-Kreislauf-Erkrankungen und allgemeiner Sterblichkeit in Verbindung gebracht werden kann.[79] Über den Schutz vor Herz-Kreislauf-Erkrankungen hinaus können Anthocyanine möglicherweise auch vor DNA-Schäden und Krebs, Magengeschwüren, Grauem Star, Diabetes, diabetischer Netzhauterkrankung und allergischen Reaktionen schützen.[80–89]

Stark vernachlässigt

Man braucht es nicht extra zu betonen: Die wirksamen, in Pflanzen enthaltenen antioxidativen Phytonährstoffe helfen einem nicht, wenn man sie nicht isst. Leider wird in Amerika sehr wenig frisches Obst und Gemüse gegessen. Ein 1996 veröffentlichter Ernährungsbericht des US-Landwirtschaftsministeriums ergab, dass die Amerikaner im Schnitt winzige 18 g dunkelgrünes und gelbes Gemüse täglich verzehren – das Äquivalent einer halben kleinen Möhre![90]

Einer Umfrage von *AC Nielsen* aus dem Jahr 2004 zufolge essen 85 Prozent der Verbraucher nicht die von den Bundesbehörden empfohlenen fünf Portionen Obst und Gemüse pro Tag, nur zwölf Prozent geben an, täglich fünf oder mehr Portionen zu essen.[91] Fast die Hälfte aller Befragten aßen gerade einmal eine oder zwei Portionen Obst und Gemüse pro Tag. Das Ganze wird dadurch noch schlimmer, dass die bei den Amerikanern beliebtesten Obst- und Gemüsesorten nicht gerade reich an Antioxidantien sind: Eisbergsalat, Tomaten, Kartoffeln (in Form von Pommes Frites), Bananen und Orangensaft sind die am meisten verzehrten Obst- und Gemüsesorten, sie machen fast 30 Prozent aller verzehrten Früchte und Gemüse aus.[92]

Welche pflanzlichen Nahrungsmittel enthalten die meisten Antioxidantien? Die Tabellen 15a und 15b zeigen die antioxidative Aktivität bei verschiedenen häufig verzehrten Nahrungsmitteln. Die Ergebnisse aus Tabelle 15a stammen aus gemeinsamen Arbeiten norwegischer und amerikanischer Wissenschaftler, die in der Tabelle 15b wurden von Forschern des US-Landwirtschaftsministeriums zusammengestellt.[93,94] Jede Gruppe benutzte andere analytische Methoden, die erklären, warum einige der antioxidativen Bewertungen für dieselben Nahrungsmittel bei den beiden Tabellen erheblich differieren.

In Tabelle 15a enthält die jungsteinzeitliche Nahrungsmittelgruppe »Getreide« und »Hülsenfrüchte« nur sehr wenige Nahrungsmittel mit einem Antioxidantiengehalt von über 1 mmol/100 g. Tatsächlich besitzt weißes Mehl aus Weizen und Reis, den beiden gebräuchlichsten Grundnahrungsmitteln der Welt, einen der niedrigsten Antioxidantienwerte der Tabelle. In Tabelle 15b kommen die Getreideprodukte etwas besser weg, wobei einige der Hülsenfrüchte – nämlich blaue, gefleckte und rote Kidneybohnen – sehr niedrige Antioxidantienwerte aufweisen. Man sollte beachten, dass aus irgendeinem Grund die Werte für Hülsenfrüchte in Gramm *Trockengewicht* angegeben sind; Menschen können aber blaue, gefleckte oder rote Kidneybohnen in trockenem Zustand nicht gefahrlos verzehren. Der Kochprozess, bei dem ein Nassgewicht entsteht, das um das Zwei- bis Dreifache über dem Trockengewicht liegt, verwässert offensichtlich die antioxidativen Werte pro Gramm ganz erheblich.

Unabhängig von den Unterschieden, die in den beiden Tabellen sichtbar sind, zeigen beide, dass sich die antioxidantienreichsten pflanzlichen Lebensmittel in essbarer Form von der Kategorie »Früchte, Nüsse und Gemüse« herleiten. Beeren sind an der Spitze der Tabelle besonders stark vertreten, es gibt unter ihnen mehr stark antioxidative Sorten als in allen anderen Pflanzengruppen. Granatäpfel, Pflaumen, Walnüsse, Sonnenblumenkerne, Pekannüsse, Haselnüsse, Pistazien, Ingwer, Trockenfrüchte und Artischocken gehören zu den anderen oben auf der Liste platzierten Nahrungsmitteln.

Wenn Sie die Tabellen 15a und 15b studieren, dann erliegen Sie nicht der Versuchung, eine Handvoll antioxidantienreicher Nahrungsmittel aus der Liste auszuwählen und diese dann in der Hoffnung auf ihre gesundheitsfördernde Wirkung tagtäglich zu essen. Jeden Tag das Gleiche zu essen, ist eine extrem effektive Methode, eine Immunempfindlichkeit gegen bestimmte Nahrungsmittel zu entwickeln. Wenn man eine breitere Auswahl von Nahrungsmitteln – mit all ihren erheblich unterschiedlichen Nährstoffprofilen – zu sich nimmt, dann bekommt man viel mehr schützende Vitamine, Minerale und Phytochemikalien und senkt das Risiko einer Mangelernährung. Forscher der *Cornell University* in New York haben kürzlich geschrieben: »*... die additiven und synergistischen Effekte der Phytochemikalien in Früchten und Gemüse sind für die starke antioxidative und krebsverhindernde Wirkung verantwortlich ..., der Nutzen einer an Obst und Gemüse reichen Nahrung wird der komplexen Mischung aller in der Nahrung enthaltenen Phytochemikalien zugeschrieben.*«[95]

Man darf auch nicht vergessen, dass die antioxidativen Werte in Tabelle 15a und 15b unter Laborbedingungen ermittelt wurden; doch Petrischalen und Reagenzgläser bieten eine ganz andere Umgebung als die innerhalb des Körpers. Im Körper des Menschen kann der

Tabelle 15a. Antioxidative Kapazität verschiedener pflanzlicher Nahrungsmittel, Halvorsen et al.
(mmol aller Antioxidantien/100 g)

Beeren		**Gemüse**	
Blaubeere/		Chili	2,46
wilde Heidelbeere	8,23	Grünkohl	2,34
Schwarze Johannisbeere	7,35	Rotkohl	1,88
Sauerkirsche	5,53	Rote/Grüne	
Brombeere	5,07	Paprikaschote	1,64
Himbeere	3,97	Rosenkohl	1,14
Blaubeere	3,64	Spinat	0,98
Himbeere	3,06	Spargel	0,85
Stachelbeere	2,17	Sellerie	0,80
Rote Johannisbeere	1,78	Zwiebel	0,67
Süßkirsche	1,02	Brokkoli	0,58
		Avocado	0,41
Früchte		Kopfsalat	0,34
Granatapfel	11,33	Tomate	0,31
Orange	1,14	Knoblauch	0,24
Ananas	1,04	Blumenkohl	0,23
Kiwi	0,91	Aubergine	0,17
Papaya	0,62	Kohl	0,09
Aprikose	0,52	Kürbis	0,08
Mango	0,35		
Apfel	0,29	**Cerealien**	
		Buchweizen,	
Nüsse und Samen		Vollkornmehl	1,99
Walnuss	20,97	Hirse, Vollkornmehl	0,82
Sonnenblumenkern	5,39	Mais, Weißmehl	0,60
Haselnuss	0,49	Hafer, Vollkornflocken	0,59
Mandel	0,30	Roggen, Vollkornmehl	0,47
		Weizen, Vollkornmehl	0,33
Trockenobst		Hirse, Weißmehl	0,25
Aprikosen	3,24	Roggen, Weißmehl	0,23
Pflaumen	2,60	Weizen, Weißmehl	0,13
Rosinen	0,80	Reis, Weißmehl	0,04
Feigen	0,76		
		Hülsenfrüchte	
Wurzeln		Dicke Bohnen	1,86
und Knollen		Pintobohnen	1,14
Ingwer	3,76	Sojabohnen	0,82
Rote Rübe	1,98	Linsen	0,49
Rübe	0,29	Kidneybohnen	0,38
Süßkartoffel	0,22	Kichererbsen	0,23
Kartoffel	0,09	Erbsen	0,12
Pastinake	0,09		
Möhre	0,04		

Tabelle 15b. Antioxidative Kapazität verschiedener pflanzlicher Nahrungsmittel, Xu et al.
(mmol aller Trolox-Äquivalente/100 g)

Beeren		**Gemüse**	
Wilde Blaubeere/		Artischocke	94,09
wilde Heidelbeere	92,60	Rotkohl	31,46
Blaubeere/Heidelbeere	62,20	Spinat	26,40
Brombeere	53,48	Aubergine	25,33
Himbeere	49,25	Spargel	16,44
Stachelbeere	35,77	Brokkoli	12,59
Süßkirsche	33,61	Zwiebel, gelb	12,20
		Romanosalat	9,89
Früchte		Blumenkohl	6,47
Pflaume, schwarz	73,39	Sellerie	5,74
Pflaume	62,39	Kürbis	4,83
Apfel, Roter Delicious	42,75	Tomate, roh	4,60
Apfel, Granny Smith	38,99	Eisbergsalat	4,51
Apfel, Golden Delicious	26,70	Gurke	1,23
Birne, grün	19,11		
Pfirsich	18,63	**Getreideprodukte**	
Orange	18,14	Cornflakes	23,59
Pampelmuse, rot	15,48	Brot, Pumpernickel	19,63
Aprikose	13,41	Hafer	17,08
Weintraube, rot	12,60	Brot, Vollkorn	14,21
Banane	8,79		
Ananas	7,93	**Wurzeln und Knollen**	
Nektarine	7,49	Rote Rübe	27,74
Melone	3,12	Kartoffeln	10,81
Wassermelone	1,42		bis 13,26
		Möhre, gekocht	12,15
Nüsse und Samen		Rettich	9,54
Pecannuss	179,40	Süßkartoffel	7,66
Walnuss	135,41	Möhre, roh	3,71
Haselnuss	96,45		
Pistazie	79,83	**Hülsenfrüchte**	
Mandel	44,54	Bohnen, klein rot	149,21
Erdnuss	31,66	Kidneybohnen	144,13
Cashewnuss	19,97	Pintobohnen	123,59
Macadamianuss	16,95	Bohnen, schwarz	
		(getrocknet)	80,40
Trockenfrüchte		Augenbohnen	43,43
Pflaume	85,78	Weiße Bohnen	24,74
Dattel	38,95	Grüne Erbsen (Dose)	3,84
Feige	33,83	Brechbohnen (Dose)	2,90
Rosine	30,37	Limabohnen (Dose)	2,43

übermäßige Verzehr kohlehydratreicher Nahrungsmittel wie Kartoffeln und Getreide den Blutzucker schnell ansteigen lassen, was dann wiederum zu einer erhöhten Aktivität der freien Radikale führt. Aus diesem Grund sollte man auch Trockenfrüchte, die reich an Antioxidantien *und* Kohlehydraten sind, reichlich verzehren; man sollte sie regelmäßig in kleineren Mengen essen und nicht große Mengen auf einmal, um Blutzuckerspitzen zu vermeiden.

Wenn man nicht nur den Gehalt an Antioxidantien berücksichtigt, sondern auch andere wesentliche Qualitäten wie niedriger Kohlehydratgehalt, relativ niedrige Allergenität und eine dauernde Verbindung zu niedrigen Raten bestimmter Erkrankungen, dann könnten die »ultimativen« pflanzlichen Nahrungsmittel die sein, die eine grüne Farbe haben: Artischocken, Spargel, Broccoli, Rosenkohl, Kohl generell, Blumenkohl, Endivienslat, Grüne Bohnen und Romanosalat, um nur einige zu nennen.

Feldzug gegen Getreide

Es ist offensichtlich: Nahrungsgetreide sollte *nicht* die Grundlage einer gesunden Ernährung sein – diese Rolle sollte man vielmehr den Nahrungsmitteln zuweisen, die die menschliche Gattung während ihrer gesamten Entwicklungsgeschichte gegessen hat, nämlich Fleisch, Früchte, Beeren, Gemüse, Nüsse und Saaten. Nahrungsgetreide und Hülsenfrüchte haben die Menschen bis zum Beginn der landwirtschaftlichen Revolution vor 10 000 Jahren nicht in nennenswerten Mengen gegessen. Während geringe Mengen dieser jungsteinzeitlichen Grundnahrungsmittel bei den meisten Menschen nicht zu unerwünschten Folgen führen würden, sollten sie *nie* auf Kosten der oben genannten altsteinzeitlichen Nahrungsmittel gegessen werden.

Nun genug vom Nahrungsgetreide; was ist zu der heutigen Vielfalt an hochgradig verarbeiteten, bunt verpackten und aggressiv beworbenen Lebensmitteln zu sagen?

Sie werden im nächsten Kapitel behandelt.

»Den reichen westlichen Ländern fehlt es nicht an Kalorien.
Ihnen fehlt wahre Ernährung!«
DR. BERNARD JENSEN

KAPITEL 16
DIE PSEUDO-NAHRUNGSMITTEL

Man ist, was man isst – also esssen Sie keinen Junk!

Bei »Junkfood« denkt man meist an Donuts, Schokoladenriegel, Hot Dogs, alkoholfreie Getränke, Cheeseburger, Pommes und so weiter. Die meisten Menschen merken nicht, dass einige der weniger berüchtigten Grundnahrungsmittel, die sie essen und die oft auch noch als gesund und nahrhaft gelten, genauso den Titel »Junk« verdient haben wie die oben genannten Nahrungsmittel. Brot, süße Backwaren, Suppenmischungen, »Gesundheits«-Riegel, Frühstücksflocken, »cholesterinfreie« Pflanzenöle und »fettarme« Plätzchen und Cracker sind noch einige der vielen in diese Kategorie fallenden »Pseudo-Nahrungsmittel«.

Wenn Sie durch die Gänge Ihres Supermarktes laufen, sich einen Wagen voll Waren aus dem enormen Angebot bunt verpackter, verarbeiteter Lebensmittel aussuchen und deren Etiketten sorgfältig prüfen, dann erkennen Sie fast überall, dass ein beträchtlicher Anteil ihres Kaloriengehalts aus den folgenden Zutaten stammt:

- Getreidemehl (meist raffiniertes Weizenmehl);
- Zucker – meistens Maissirup, aber auch Saccharose, Fruktose, Maltodextrin, Dextrose (Glukose), brauner Reissirup, Ahornsirup, Dattelzucker, Rohrzucker, Maiszucker, Rübenzucker usw. usf.
- raffinierte Pflanzenöle;
- gehärtete Pflanzenfette.

Weshalb das schlecht für die Ernährung des Menschen ist? Wir wollen es herausfinden …

Der große weiße Schwindel

Weißes Mehl findet sich in der heutigen Ernährung überall, nicht nur in Brot, Burgerbrötchen, Bagels, Pasta, Donuts und Gebäck, sondern auch als Zutat in Konditoreiwaren, vielen abgepackten Nahrungsmitteln, Burger, Würstchen und sogar in Feinkostgerichten.

Eine Tasse (125 g) weißes Mehl enthält 95 g Kohlehydrate, 13 g Eiweiß, 1 g Fett und 455 Kalorien. Diese Kalorien gehen mit einem verschwindend geringen Gehalt an Spurennährstoffen einher; weißes Mehl enthält zwar relativ viel Kalium und Phosphor, dafür aber nur verschwindend geringe Mengen an Kalzium, Eisen, Magnesium, Zink, Kupfer, Folsäure und den Vitaminen B1, B2, B5, B6, E und K. Weißes Mehl enthält kein Vitamin A, D oder B12.[1] Eine Anreicherung des Mehls erhöht den Gehalt an Eisen, Folsäure und Vitamin B3 beträchtlich und führt auch zu einem geringen Anstieg der Vitamine B1 und B2, behebt aber keineswegs die sonstigen Nährwertmängel dieses allgegenwärtigen Grundnahrungsmittels.

Darüber hinaus rangieren weißes Mehl und fein gemahlenes Vollkornmehl sehr hoch beim *glykämischen Index* (GI), das heißt sie führen zu einem plötzlichen scharfen Anstieg des Blutzuckerwerts. Wie wir in Kapitel 18 weiter besprechen werden, bedeuten hohe Blutzuckerwerte ein kardiovaskuläres Desaster im Wartestand. Wer mit dem Konzept des glykämischen Indexes noch nicht vertraut ist: Dieser Index ist ein Maß dafür, wie schnell eine Portion eines bestimmten Nahrungsmittels den Blutzucker ansteigen lässt; Nahrungsmittel, die zu einer hohen, schnellen Spitze des Blutzuckerwertes führen, haben einen hohen glykämischen Index, während diejenigen, die einen weniger ausgeprägten, allmählicheren Anstieg des Blutzuckers herbeiführen, einen niedrigen GI haben. Tatsächlich benutzen manche GI-Tabellen weißes Brot als Bezugswert![2]

Pro Gramm Kohlehydrate führen Nahrungsmittel mit hohem GI zu einer höheren Spitze des Blutzuckers nach der Nahrungsaufnahme und zu einem allgemein erhöhten Blutzuckerwert in den ersten zwei Stunden nach dem Essen, als Nahrungsmittel mit einem niedrigen GI. Tabelle 16a zeigt die GI-Werte für verschiedene Nahrungsmittel, bezogen auf gesunde, nicht-diabetische Personen und unter Nutzung von Glukose, mit einem GI von 100 als Bezugswert.

Der größte Nutzen, den man von GI-Tabellen haben kann, ist der, dass man sorgfältig darauf achtet, welche Nahrungsmittel *nicht* darin aufgelistet werden. Der Leser wird feststellen, dass Tabelle 16a keine

Tabelle 16a. **Glykämischer Index und glykämische Last verschiedener Nahrungsmittel**

	GI	GL
Getränke		
Apfelsaft, ungesüßt	39-53	12
Möhrensaft, frisch	43	10
Coca Cola	63	16
Cranberrysaft-Cocktail (Ocean Spray)	68	24
Frucht-Mixgetränk, Orange	66	13
Gatorade (Energydrink)	78	12
Grapefruit-Saft, ungesüßt	48	11
Orangensaft	50	13
Tomatensaft, Dose, ungesüßt	38	4
Frühstückscerealien		
All-Bran (Kellogg's)	38	9
Cornflakes (Kellogg's)	75	19
Grapenuts (Kraft Foods Inc)	75	16
Müsli, verschiedene Sorten	39-66	7-17
Haferbrei, Vollkornflocken	52	111
Haferbrei, Vollkornmehl	74	24
Raisin Bran (Kellogg's)	61	12
Weizenflocken	67	13
Special K (Kellogg's)	69	114
Getreidekörner		
Gerstenkörner, gekocht	25	11
Mais, süß	54	17
Hirse, gekocht	71	25
Reis, weiß, gekocht,	48-139	18-60
Naturreis, gekocht	50-87	16-33
Getreide – Pasta		
Spaghetti	50	24
Spaghetti, Vollkorn	42	17
Ravioli, mit Fleischfüllung	39	15
Getreide – Brot		
Roggenbrot (Pumpernickel)	41	5
Roggenbrot, Sauerteig	48	6
Roggenbrot, dunkel, Vollkornmehl	55	7
Weizenbrot, grob, Vollkorn	52	10
Weizenbrot, Sauerteig	54	8
Weizenbrot, Vollkornmehl	75	9
Weißbrot	70	10
Milchprodukte		
Eiscreme, Vollfett, Vanille	38	3
Eiscreme, fettreduziert, Vanille	50	3
Milch, Vollfett	40	3
Milch, mager	32	4
Joghurt	36	3
Joghurt, fettreduziert	27	7
Joghurt, fettfrei	24	3
Milchalternativen		
Sojamilch, Vollfett (3 %)	40	7
Sojamilch, fettreduziert (1,5 %)	44	8
Sojajoghurt, 2 % Fett, mit Zucker	50	13
Tofu-Eiscreme (Schokolade) mit fruktosehaltigem Maissirup	115	10
Früchte und Fruchtprodukte		
Äpfel, roh, Golden Delicious	39	6
Aprikosen, getrocknet	30	8
Bananen	67	16
Datteln, getrocknet	103	42
Weintrauben, blau	59	111
Kiwi	58	7
Mango, roh	57	9
Orangen, roh	37	4
Papaya, roh	59	13
Ananas, roh	66	6
Pflaumen, entsteint	29	10
Rosinen	64	28
Melone, roh	65	4
Stachelbeeren, frisch, roh	40	1
Wassermelone, roh	72	4
Hülsenfrüchte		
Schwarzaugenbohne	33	10
Mondbohne	32	6
Kichererbse	36	11
Weiße Bohnen	35	11
Kidneybohnen	21	7
Linsen	29	5
Mungbohne	31	5
Erdnüsse	13	1
Sojabohnen, gekocht	18	1
Verschiedenes		
Schokolade	43	12
Ironman PR-Riegel, Schokolade	39	10
Jelly beans	78	22
Mars-Riegel	65	26
Pizza, verschiedene	30-80	7-22
Pop Tarts, double chocolate	70	25
Kartoffelchips, gesalzen	54	20
Power Bar, Schokoriegel	56	24
Bretzel	83	16
Pure-Protein-Riegel	22-43	2-6
Würste	28	1
Snickers-Riegel	68	23
Sushi	52	19
Nüsse		
Cashewnüsse	22	3
Gemüse		
Rote Beete	64	5
Möhren, gekocht	40	1.5
Grüne Erbsen	53	4
Kürbis	75	3
Pastinaken	97	1
Kartoffeln, gekocht/gebacken	56-101	14-18
Steckrübe	72	7
Süßkartoffel	46	13
Yamswurzel	37	13

Nach: Foster-Powell K, et al: International table of glycemic index and glycemic load values: 2002; American Journal of Clinical Nutrition, Jul, 2002; 76: 5–56

GI-Werte für nährstoffreiche Nahrungsmittel wie Fleisch, Geflügel, Eier und grünes Gemüse auflistet. Denn diese Nahrungsmittel enthalten keine oder nur wenige Kohlehydrate, was es für Forschungsprobanden extrem schwer macht, so viel davon zu essen, dass es zu einem erkennbaren Blutzuckeranstieg kommt. Selbst wenn man diese Nahrungsmittel in großen Mengen verzehrt, wirken sie nur wenig auf den Blutzuckerwert. Die Kohlehydratanhänger unter den Ernährungsberatern und Forschern diskutieren hitzig den Vorteil von Nahrungsmitteln mit hohem oder niedrigem GI, aber die wirklich Schlauen wissen, dass die »GI-freien« Nahrungsmittel die Grundlage einer gesunden Ernährung bilden sollten!

Dank ihres konzentrierten Kohlehydratgehalts und dem hohen GI dieser Kohlehydrate besitzen Produkte aus weißem Mehl und anderen raffinierten Kohlehydraten eine sogenannte hohe *glykämische Last* (GL). Ist der GI ein Maß für das Potenzial gleicher Mengen von Kohlehydraten aus verschiedenen Nahrungsmitteln, den Blutzucker ansteigen zu lassen, so misst die glykämische Last (GL) die Wirkung typischer Nahrungsmittelportionen auf den Blutzucker. So hat beispielsweise die Wassermelone einen dem weißen Brot ähnlichen sehr hohen glykämischen Index. Damit ein Mensch aber die Menge von 25 g Kohlehydrate, die zur Bestimmung des GI der Wassermelone nötig sind, zu sich nehmen kann, müsste er mindestens 500 g roher Melone essen – eine erhebliche Menge für eine einzige Mahlzeit. Im Gegensatz dazu liefern nur 45 g Weißbrot, das sind eineinhalb Scheiben, dieselbe Menge Kohlehydrate. Im täglichen Leben führt daher Weißbrot mit weitaus größerer Wahrscheinlichkeit zum erhöhten Verzehr von Kohlehydraten – und damit zur Entwicklung eines hohen Blutzuckerspiegels – als voluminöse Nahrungsmittel wie die Wassermelone. Deshalb besitzt das Weißbrot eine GL von zehn, während die Wassermelone es nur auf eine GL von vier bringt.

Zucker – gar nicht so süß

Wenn Sie meinen, das Nährstoffprofil von weißem Mehl sei schlecht, dann warten Sie, bis wir zu den Schwergewichten der Zucker, wie Saccharose und dem hochgradig fruchtzuckerhaltigen Maisfruktosesirup, kommen, dem heute in Amerika am meisten gebräuchlichen

Süßungsmittel. Diese Süßungsmittel, die zusammen mit Pflanzenölen nach dem Nahrungsgetreide die zweitwichtigste Kalorienquelle in der amerikanischen Ernährung darstellen, haben praktisch keinen Mikronährstoffgehalt – und zwar *überhaupt keinen!* Sie liefern nichts als reine Kalorien und bieten damit von allen Nahrungsmitteln das schlechteste Nährstoffwert-/Kalorienangebot. Wie verarbeitetes Mehl erhöhen diese hochglykämischen Süßungsmittel den Blutzuckerwert dramatisch.

Nicht genug damit, dass sie keine Nährstoffe enthalten – diese Süßungsmittel, die Blutzuckerspitzen erzeugen, und das Mehl veranlassen den Körper, große Mengen Chrom auszuscheiden, ein Mineral, das für einen gesunden Glukose- und Insulinstoffwechsel entscheidend wichtig ist.[3] In einer Studie wurde festgestellt, dass die stark zuckerhaltige Nahrung die Chromausscheidung im Urin von zehn Prozent auf 300 Prozent steigert, im Vergleich mit einer Diät, bei der die Mehrzahl der Kohlehydrate aus komplexen Quellen stammte.[4] Mit anderen Worten: Raffinierte Kohlehydratnahrungsmittel erhöhen den Chrombedarf, während sie gleichzeitig den Körper veranlassen, Chrom auszuscheiden!

Der Unsinn von pflanzlichem Fett

Das meiste Pflanzenöl, das in den USA verzehrt wird, ist Sojaöl. Es wird im Verlauf des Herstellungsprozesses einer riesigen Vielfalt von Fertiggerichten zugesetzt, wird in Restaurants und an Imbissständen zum Kochen und Braten benutzt und im Haushalt zum Kochen und für Salatsaucen verwendet. Sojaöl enthält große Mengen Omega-6-Fettsäuren in Form von Linolsäure, die – wie wir in Kapitel 19 noch genauer sehen werden – alles andere als gut ist; ein hoher Verzehr von Linolsäure zerstört im Körper das wichtige Gleichgewicht zwischen Omega-6- und Omega-3-Fettsäuren, was das Risiko einer Herz- oder Krebserkrankung erheblich steigert.

Zusätzlich zu der großen Menge Linolsäure und relativ geringen Mengen an Vitamin E und K enthält Sojaöl praktisch keine anderen Vitamine, Mineralien oder Spurenelemente. Gehärtetes Sojaöl enthält Vitamin A und Natrium, ist aber ansonsten fast genauso leer an Nährstoffen wie das flüssige Sojaöl. Darüber hinaus zeigen Studien an

Tieren und Menschen, dass linolsäurereiche Öle wie Sojaöl den Ernährungszustand verschlechtern, weil sie die Absorption von Eisen, Zink und Kupfer herabsetzen.[5–9]

Es läuft darauf hinaus, dass Sojabohnen- und anderes Pflanzenöl mit einem hohen Omega-6-Gehalt nicht nur bei den Mikronährstoffen spart, sondern der reiche Gebrauch dieser Fette senkt außerdem noch die Mineralienaufnahme, verschlechtert die wesentliche Fettsäurenbalance und erhöht das Risiko schwerer Erkrankungen.

Nahrungsgetreide, Süßungmittel und Pflanzenöl machen satte 57 Prozent des Kalorienverzehrs in den USA aus! Wenn über die Hälfte aller Kalorien aus diesem nährstoffmäßig blassen »Anti-Essen« stammt, dann ist es kein Wunder, dass chronisch degenerative Erkrankungen in modernen Ländern wie den USA um sich greifen!

Der große Nährstoffschwindel

Also gut: Sie essen nicht viel Getreideprodukte, denken nicht im Traum daran, solchen Mist wie Donuts oder Bonbons zu essen, gehen nur selten zu *McDonalds* und haben Limonade schon lange von ihrem Speiseplan gestrichen. Das ist wunderbar, aber Sie können noch nicht erleichtert aufatmen.

Neuere Forschungen zeigen, dass selbst die gutwilligsten und gesundheitsbewusstesten Verbraucher sich ohne es zu merken der guten Nährstoffe frischer Nahrungsmittel berauben, wenn sie das Essen falsch zubereiten, kommerziell angebotenes Tiefkühlgemüse verwenden oder Dosengemüse essen.

Kommerziell hergestellte Tiefkühlkost wird oft vor dem Einfrieren in heißes Wasser getaucht, ein als »Blanchieren« bekannter Prozess. Bei der Überprüfung von 20 verschiedenen, oft gegessenen Gemüsesorten entdeckten finnische Forscher, dass durch das Blanchieren bis zu einem Drittel des Vitamin-C-Gehalts des Gemüses zerstört wird, und dass ein weiterer geringer Teil bei der Tiefkühllagerung verloren geht. Folsäure erwies sich als besonders anfällig durch das Blanchieren, über 50 Prozent gingen verloren, obwohl der Gehalt während der anschließenden Lagerung stabil blieb. Während der Mineraliengehalt derselbe blieb, wurde bei vielen Gemüsesorten ein erheblicher Verlust (20 bis 30 Prozent) der antioxidativen Wirkung und des Phenolgehalts (pflanzliche Verbindungen mit antioxidativen Eigenschaften) beobachtet. Carotinoide (wie Beta-Carotin und Lycopin) wurden durch das Blanchieren und die Tiefkühllagerung nicht beeinflusst.[10]

In Spanien untersuchten Ernährungswissenschaftler, wie viel Flavonoide nach vier unterschiedlichen Garmethoden noch in Brokkoli verblieben: Dämpfen, Kochen im Drucktopf, Kochen oder Zubereitung in der Mikrowelle. Bei den vier Garmethoden zeigten sich deutliche Unterschiede in Bezug auf den Flavonoidgehalt von Brokkoli. Das normale Kochen führte zu einem deutlichen Verlust von Flavonoid (66 Prozent), auch das Kochen im Drucktopf führte zu starker Abgabe eines der untersuchten Flavonoidderivate (47 Prozent) ins Kochwasser. Wirklich schockierend waren aber die Ergebnisse der Zubereitung in der Mikrowelle, diese Methode führte zu einem Flavonoidverlust in Höhe von sage und schreibe 97 Prozent! Das Dämpfen hatte dagegen nur eine minimale Wirkung sowohl auf den Gesamtflavonoidgehalt als auch auf den von einzelnen Flavonoiden.[11]

Das bedeutet im Wesentlichen: Wenn Sie tiefgefrorenes Gemüse kaufen und es vor dem Essen in die Mikrowelle stellen, dann kann es sehr gut sein, dass Sie *kein bisschen* von den antioxidatiyen Flavonoiden bekommen, die die Pflanze ursprünglich enthalten hatte!

Als japanische Wissenschaftler die Wirkung unterschiedlicher Garmethoden auf den Mineralstoffverlust in den Nahrungsmitteln untersuchten, fanden sie einen durchschnittlichen Verlust zwischen 60 und 70 Prozent bei gekochten Nahrungsmitteln im Vergleich zu rohen oder ungekochten. Der durch das Kochen verursachte Mineralstoffverlust war bei Gemüse besonders hoch. Bei den von ihnen untersuchten Garmethoden war der Mineralstoffverlust nach dem Kochen am höchsten, gefolgt von Rösten, Braten und Schmoren. Gemüse dünn zu schneiden und ins Wasser zu legen, führte ebenfalls zu großen Mineralverlusten. Um den Mineralstoffverlust zu verhindern, schlugen die Forscher vor, gekochtes Essen mit der Brühe zu essen, beim Kochen *wenig* Salz hinzuzugeben und eine Garmethode zu wählen, die zu geringerem Mineralstoffverlust führt, wie Schmoren, Braten, Rösten und Dämpfen.[12] Kaufen Sie so oft wie möglich Ihr Gemüse frisch, und machen Sie das Dämpfen zu ihrer bevorzugten Garmethode.

Auch das Konservieren in Dosen führt zu erheblichem Nährstoffverlust; Fisch und andere Meeresfrüchte verlieren im Durchschnitt 49 Prozent Vitamin B6 und 20 Prozent an Vitamin B5. Bei Dosenfleisch beträgt der durchschnittliche Verlust an B6 und B5 43 beziehungsweise 23 Prozent. Beim Dosengemüse gehen 57 bis 77 Prozent des B6 und 46 bis 78 Prozent des B5 verloren. Eingedoste Früchte und Fruchtsäfte verlieren dagegen 38 und 51 Prozent B6 beziehungsweise B5. Außerdem zeigte sich bei Dosengemüse im Vergleich zu frischem Gemüse ein erheblich geringerer Gehalt an Mangan, Kobalt, Zink und Folsäure.[13]

Nahrungsmittelanreicherung: kein Ersatz für das Echte

Inzwischen haben die Nahrungsmittelhersteller auf die Bedenken in Bezug auf den erheblichen Nährstoffverlust bei der Verarbeitung reagiert und reichern ihre Produkte mit synthetischen Vitaminen und Mineralien an. Auf den Etiketten wird dann diese »Anreicherung« stolz angepriesen, als ob der Zusatz von einem oder zwei isolierten Vitaminen den bei der Herstellung auftretenden weitreichenden Nährstoffverlust wettmachen könnte.

Wir leben in einer Welt, in der die Schulmedizin mit einem »Einzeltäter«-Denken behaftet ist, in der Wissenschaftler verzweifelt versuchen, die eine magische Pille zu entwickeln, die die Herzkrankheit ein für allemal heilt, während eine zweite Tablette den Krebs kuriert und eine dritte die Zuckerkrankheit abschafft, und so weiter. Daher ist es vielleicht keine so große Überraschung, dass die Nahrungsmittelanreicherung mit isolierten Vitaminen und Mineralien einen derart breiten Anklang gefunden hat. Zwar bietet die Nahrungsmittelanreicherung einigen Nutzen, kann aber keineswegs eine Jäger-und-Sammler-Ernährung durch frische Lebensmittel ersetzen.

Um dieses Phänomen besser zu verstehen, wollen wir nun das vielleicht berühmteste Vitamin, das Vitamin C (Ascorbinsäure) genauer betrachten.

C oder nicht C, das ist die Frage

Vor etwa 50 Millionen Jahren begannen unsere frühesten Vorläufer unter den Menschenaffen, sich von einer auf Insekten basierenden Ernährung auf eine Ernährung durch Früchte und andere Vitamin-Creiche Pflanzen umzustellen. Nach dieser Ernährungsumstellung brauchte der Körper keine Ascorbinsäure mehr zu produzieren und verlor diese Fähigkeit im weiteren Verlauf der Evolution. Daher gehört der Mensch seiner Natur gemäß zu den wenigen Arten, deren Körper kein eigenes Vitamin C produzieren können. Während die meisten anderen Arten Ascorbinsäure aus Glukose bilden können, müssen wir Menschen uns das Vitamin C mit der Nahrung zuführen.

Eine ihrer zahlreichen Wirkweisen besteht darin, dass Ascorbinsäure einem als *Prolyl-Hydroxylase* bekannten Enzym hilft, die Kollagenvorstufe *Prokollagen* in das eigentliche Kollagen umzuwandeln. Das Kollagen hilft dann, die Struktur von Haut, Knochen, Sehnen, Bändern, Zähnen und Blutgefäßen aufrechtzuerhalten. Da eine ungestörte Kollagenbildung für gesunde Arterien unabdingbar ist, lässt sich auch leicht verstehen, dass eine unzureichende Zufuhr von Vitamin C ungünstig auf unser Herz-Kreislauf-System wirkt.

Durch die Inaktivierung des Gens für *L-Gulonolacton-Gamma-Oxidase* (GLO) – das Enzym, das nötig ist, um Glukose in Ascorbinsäure umzuwandeln – gelang es Forschern, Mäuse zu züchten, die – wie auch der Mensch – keine eigene Ascorbinsäure bilden können. Dem Trinkwasser dieser genveränderten Mäuse muss Ascorbinsäure zugesetzt werden, damit sie nicht an Vitamin-C-Mangelerscheinungen leiden. Wenn man das Vitamin aus der Nahrung von Nagetieren entfernt, sinkt der Blut- und Gewebespiegel von Ascorbinsäure rasch ab; nach wenigen Wochen werden die Tiere blutarm, verlieren an Gewicht und sterben.

Bei Autopsieuntersuchungen dieser GLO-inaktivierten Mäuse haben die Forscher arterielle Läsionen im Aortabogen in der Brust gefunden, und zwar genau an der Stelle, wo die Karotisarterie abzweigt – an dieser Stelle ist die Scherungsbelastung durch den Blutfluss besonders hoch, und dort entwickelt sich auch beim Menschen gewöhnlich Arteriosklerose. Eine mikroskopische Untersuchung dieser Läsionen zeigte deutliche Abweichungen in den Schichten der Arterienwand, die verantwortlich für deren Elastizität und Flexibilität sind. Die Ursache dafür ist nach Ansicht der Forscher der Mangel an Vitamin C, das nötig ist, um die Ausgangsstoffe für die Kollagenbildung und -wiederherstellung zu schaffen.[14]

Bei GLO-inaktivierten Mäusen führt der Vitamin-C-Mangel auch zu einem deutlichen Rückgang des Kollagengehalts der arteriosklerotischen Plaques. Deshalb sind bei den Mäusen, die nicht ausreichend Vitamin C erhalten, die fibrösen Kappen, die die Atherome abdecken, deutlich dünner und brüchiger als bei den GLO-inaktivierten Mäusen, die zusätzlich ausreichend mit Vitamin C versorgt werden.[15]

Ähnlich wie die GLO-inaktivierten Mäuse sterben auch Menschen, die an schwerem Vitamin-C-Mangel leiden – der Zustand ist als Skorbut bekannt –, an den auszehrenden Komplikationen, schon lange bevor sie überhaupt einen Herzinfarkt erleiden könnten. Allerdings haben zahlreiche Forscher die Möglichkeit ins Gespräch gebracht, dass ein milder Vitamin-C-Mangel langfristig zu einer Erkrankung der Herzkranzgefäße beitragen könnte. Epidemiologische Beweise stützen diese Annahme, denn zahlreiche Studien ergaben, dass ein höherer Blutspiegel und/oder die Einnahme von Vitamin C mit einem selteneren Auftreten von KHK und Schlaganfall einherging.[16–20]

Die Vitamin-C-Einnahme in der heutigen Welt

Man nimmt an, dass unsere Vorfahren in der Altsteinzeit jeden Tag einige hundert bis einige tausend Milligramm Vitamin C zu sich genommen haben (abhängig davon, in welcher Region sie lebten).[21] Dagegen liegt heute der durchschnittliche Vitamin-C-Gehalt der hochgradig verarbeiteten, auf Getreide basierenden Ernährung in den USA bei lediglich 110 bis 125 mg täglich bei Männern und 91 bis 107 mg bei Frauen. Etwa 25 Prozent der erwachsenen Amerikaner nehmen weniger als 60 mg Vitamin C pro Tag zu sich, und bei zehn Prozent sind es noch nicht einmal 30 mg pro Tag.[22] Als im Rahmen der dritten nationalen Gesundheits- und Ernährungsstudie NHANES bei 15 000 amerikanischen Erwachsenen der Vitamin-C-Spiegel im Blut bestimmt wurde, lagen 14 Prozent der Männer und zehn Prozent der Frauen im offiziellen Mangelbereich und bei über 20 Prozent bestand ein Vitamin-C-»Schwund«.[23]

Angesichts dieser Beobachtungen fällt der Schluss leicht, eine umfassende Anreicherung oder ein Ersatz mit Ascorbinsäure könne helfen, die Häufigkeit von Herzkrankheit und Schlaganfall deutlich zu senken. Randomisierte, placebo-kontrollierte klinische Untersuchungen haben jedoch keinerlei Rückgang von KHK oder Schlaganfall durch Vitamin-C-Anreicherung in der Größenordnung von 120 bis 500 mg pro Tag feststellen können.[24–26] Womit ließe sich das nun wieder erklären?

Reales Essen kommt zuhilfe

Obst und Gemüse sind die mit Abstand reichste Vitamin-C-Quelle. So gesehen deutet ein hoher Gehalt von Vitamin C in der Nahrung und/oder ein hoher Blutspiegel von Vitamin C, der bei epidemiologischen Studien festgestellt wurde, darauf hin, dass mehr Obst und Gemüse gegessen wird (Tabelle 16b zeigt den Vitamin-C-Gehalt verschiedener Nahrungsmittel). Tatsächlich haben klinische Versuche gezeigt, dass bei Personen, die sich mit viel Obst und Gemüse ernähren, der Blutspiegel von Ascorbinsäure deutlich anstieg.[27–29] Ein Vergleich von Probanden mittleren Alters, die randomisiert entweder 100 g oder 500 g Obst und Gemüse täglich aßen, ergab, dass der Vitamin-C-Spiegel im Blut bei der ersten Gruppe um 13 Prozent, bei der zweiten aber um 50 Prozent anstieg.[30]

Zusätzlich zu Vitamin C enthalten Obst und Gemüse in der Regel auch andere Mikronährstoffe wie Folsäure und die verschiedenen *Carotinoide*, darunter *Alpha-Carotin, Beta-Carotin, Lycopin, Kryptoxanthin und Lutein.* Wie wir im vorigen Kapitel gesehen haben, beinhalten Früchte, Gemüse und Nüsse ein wahres Füllhorn an Stoffen, die als Phytochemikalien bezeichnet werden.

Aus diesem Grund überrascht es nicht, dass bei kontrollierten Untersuchungen an freiwilligen Probanden, die eine obst- und gemüsereiche Diät erhielten, nicht nur der Blutspiegel von Vitamin C anstieg, sondern auch der Wert der Folsäure, Carotinoide und Phytochemikalien.

Zu den vielen in Obst und Gemüse gefundenen Phytochemikalien gehören die *Bioflavonoide.* Bei epidemiologischen Studien haben Forscher eine durchgängige Beziehung zwischen einer hohen Bioflavonoidaufnahme mit der Nahrung und einem gesunkenen KHK-Risiko festgestellt (ebenso mit einem gesunkenen Risiko für Krebs, Diabetes und sogar Asthma[31,32]). Bioflavonoide wirken positiv auf die Bildung und Wiederherstellung des Bindegewebes.[33–35]

Tabelle 16b. Vitamin-C-Gehalt verschiedener Nahrungsmittel

	Gewicht	Menge	Vitamin C (mg)
Früchte und Gemüse			
Rote Paprika, süß, roh	149 g	1 Tasse	283 mg
Brokkoli, gekocht	156 g	1 Tasse	101 mg
Stachelbeeren, roh	166 g	1 Tasse	98 mg
Rosenkohl	156 g	1 Tasse	97 mg
Papaya, roh	140 g	1 Tasse	87 mg
Erbsen, gekocht	160 g	1 Tasse	77 mg
Kiwi, roh	76 g	1 mittelgr. Kiwi	71 mg
Orangen, roh	131 g	1 Orange	70 mg
Chilischote, rot, roh	45 g	1 Schote	65 mg
Melone, roh	160 g	1 Tasse	59 mg
Mango, roh	207 g	1 Mango	57 mg
Blumenkohl, gekocht	124 g	1 Tasse	55 mg
Pampelmuse	118 g	½ Frucht	39 mg
Esskastanie, geröstet	143 g	1 Tasse	37 mg
Himbeere, roh	123 g	1 Tasse	32 mg
Zitrone, roh	58 g	1 Zitrone	31 mg
Brombeere, roh	144 g	1 Tasse	30 mg
Süßkartoffel, gebacken, mit Schale	146 g	1 Kartoffel	29 mg
Tomate, roh, reif	180 g	1 Tasse	23 mg
Blaubeeren, roh	145 g	1 Tasse	14 mg
Romanosalat, roh	56 g	1 Tasse	13 mg
Wassermelone, roh	152 g	1 Tasse	12 mg
Kürbis, gekocht	245 g	1 Tasse	12 mg
Zwiebel, gekocht	210 g	1 Tasse	11 mg
Banane, roh	118 g	1 Banane	10 mg
Birne, roh	166 g	1 Birne	7 mg
Pfirsich, roh	98 g	1 Pfirsich	7 mg
Apfel, roh, mit Schale	138 g	1 Apfel	6 mg
Pflaume, roh	66 g	1 Pflaume	6 mg
Süßkirsche, roh	68 g	10 Kirschen	5 mg
Möhre, roh	72 g	1 Möhre	4 mg
Sellerie, roh	120 g	1 Tasse	4 mg
Aprikose, roh	35 g	1 Aprikose	4 mg
Gurke, roh	104 g	1 Tasse	3 mg
Avocado, roh (Kalifornien)	29 g	–	5 mg
Haselnuss	29 g	25 Nüsse	2 mg
Fleisch, Fisch und Meeresfrüchte			
Lammhirn	100 g	–	16 mg
Hühner-/Truthahnklein	100 g	–	13-14 mg
Muschel, roh	100 g	–	13 mg
Rinderniere	100 g	–	9.4 mg
Krabben, gekocht	85 g	–	4-8 mg
Thunfisch (Gelbflosse), gekocht	100 g	–	1 mg
Schweinelende, gekocht	100 g	–	1 mg
Milchprodukte			
Naturjoghurt, Vollmilch	227 g	1 Becher	1 mg
Käse	29 g	–	0 mg
Kuhmilch, pasteurisiert, 3,25 %	244 g	1 Tasse	0 mg
Getreide und Sojaprodukte			
Frühstückscerealien, angereichert	30 g	1 Tasse	6 mg
Haferflocken	234 g	1 Tasse	0 mg
Reis , natur oder weiß	185 g	1 Tasse	0 mg
Brot (Weizen, Roggen, Mais etc.)	24 g	1 Scheibe	0 mg
Muffins, Haferkleie	57 g	1 Muffin	0 mg
Donut	14 g	1 Donut	0 mg
Sojamilch	245 g	1 Tasse	0 mg

Quelle: USDA National Nutrient Database, Release 16

In Tierversuchen haben Bioflavonoide die Entwicklung der Arteriosklerose verlangsamt und das Ausmaß von Gefäßschäden bei Tieren mit bereits fortgeschrittenen arteriosklerotischen Läsionen verringert.[36–39]

Dies ist ein wichtiger Punkt; phytochemische Verbindungen wie Bioflavonoide unterstützen das Vitamin C bei seiner Tätigkeit, weshalb die beiden Stoffe im Pflanzenreich auch stets gemeinsam zu finden sind! Bei Menschen führt der Verzehr von Zitrusfrucht-Extrakten, die reich an Bioflavonoiden sind, zu einer besseren Absorption von Ascorbinsäure, als wenn das Vitamin allein zugeführt wird.[40] Darüber hinaus haben Laborforschungen ergeben, dass das Bioflavonoid *Rutin* die antioxidative Wirkung von Ascorbinsäure verstärkt.[41]

Im Rahmen einer Studie mit freiwilligen, gesunden Probanden haben Forscher verglichen, welche Wirkung es hat, wenn Menschen täglich 150 mg Vitamin-C-Zusatz zu sich nehmen oder stattdessen 250 g Kaktusfeigen pro Tag essen, wobei diese Feigen etwa den gleichen Vitamin-C-Gehalt haben wie der Zusatz. Neben Vitamin C enthält die Kaktusfeige auch antioxidativ wirkende Phytochemikalien, die *Betalaine.* In den zwei Wochen, in denen die Kaktusfeigen gegessen wurden, zeigten Blutuntersuchungen einen deutlichen Rückgang der Schädigung von Zellfetten durch freie Radikale, eine gestiegene Konzentration des kräftigen Antioxidants Glutathion und eine niedrigere LDL-Oxidation. Der Vitamin-C-Zusatz führte zu keiner solchen Wirkung.[42]

Wenn man sich bei dem Versuch, eine KHK zu verhindern, ausschließlich auf einen Ascorbinsäurezusatz verlässt, dann ist das etwa so, als ginge man mit einem Knüppel bewaffnet zu einer Schießerei. Weil die Ascorbinsäure in pflanzlicher Nahrung von einem breiten Spektrum arterienfreundlicher Bioflavonoide begleitet ist, haben die guten altmodischen Früchte und Gemüse eine viel größere krankheitsbekämpfende Feuerkraft als isoliertes Vitamin C. Deshalb verliefen, wie wir in Kapitel 8 gesehen haben, die klinischen Studien, bei denen mehr Obst und Gemüse gegessen wurde, erfolgreich, während bloße Vitamin-C-Zusätze die KHK-Sterblichkeit bisher nicht haben senken können.

Es gibt keinen Ersatz für richtiges Essen

Trotz ihrer vielen wahrlich wunderbaren Leistungen hat die Wissenschaft nicht einmal annähernd eine chemische Verbindung formulieren können, die das kann, was reales Essen vermag, nämlich die optimale Versorgung für die staunenswert komplexe Stoffwechselmaschine menschlicher Körper bereitzustellen.

Was uns die moderne Technik beschert hat, ist eine atemberaubende Menge von Pseudo-Nahrungsmitteln, deren Ernährungsprofil weit unter dem der frischen Nahrungsmittel liegt, aus denen sie erzeugt wurden. Der Verzehr des durchschnittlichen Bürgers unserer Tage an wichtigen Vitaminen, Mineralien, Spurenelementen, Fettsäuren, Phytochemikalien und Aminosäuren verblasst im Vergleich zu dem seiner Vorfahren, der Jäger und Sammler.

Die nächsten Kapitel werden die negativen Folgen dieser bedauerlichen Entwicklung auf das Herz-Kreislauf-System zeigen.

»Der Natur muss man gehorchen, nicht der Lehrmeinung.«
Weston A. Price

KAPITEL 17
DIE RACHE DER RADIKALE

Wie freie Radikale die Gesundheit runieren können

Ohne Sauerstoff können wir nicht leben. Jede einzelne Zelle unseres Körpers braucht ihn, um zu überleben, zu gedeihen und die erstaunlich komplexe Stoffwechselsymphonie, die unser Körper jeden Tag aufführt, in Gang zu halten. Während wir im Allgemeinen mehrere Tage ohne Wasser und sogar Monate ohne Essen auskommen können, bringt uns fehlender Sauerstoff innerhalb von Minuten den Tod.

Sauerstoff ist also absolut wesentlich für das Leben, hat aber auch eine dunkle Seite. Wenn die Zellen Sauerstoff verbrauchen, dann produzieren sie unweigerlich auch unvollständig verbrannte Sauerstoffpartikel, die als *freie Radikale* bekannt sind. Ein freies Radikal ist ein Atom, das seines Elektrons beraubt worden ist, was es zu einem hoch reaktiven und instabilen Gebilde macht, das an unseren Geweben und Organen beträchtlichen Schaden anrichten kann.

Die Aktivität der freien Radikale ist aber nicht nur schlecht – eine kleine Menge davon ist tatsächlich für unser Wohlergehen wichtig. Das Immunsystem benutzt freie Radikale, um gefährliche Viren und Bakterien anzugreifen, und sie spielen vielleicht sogar eine Rolle beim Wachstum der Blutgefäße und der Haut bei der Wundheilung.[1,2]

Das Problem beginnt, wenn die Produktion von freien Radikalen zu stark wird. Erinnern Sie sich an die vielen friedlichen Proteste, die Sie im Fernsehen gesehen haben und die dann plötzlich in einen allgemeinen Aufruhr ausarteten? So etwas Ähnliches passiert in Ihrem Körper, wenn die Produktion freier Radikale außer Kontrolle gerät. Freie Radikale vermehren sich sehr schnell, und wenn sie auf der Suche nach einem neuen Elektron herumschwirren, verhalten sie sich wie ärgerliche Vandalen, die absolut entschlossen sind, unsere Zellen zu demolieren. Je mehr freie Radikale produziert werden, desto größer ist der angerichtete Schaden.

Eine überschüssige Aktivität freier Radikale kann die Proteine und Fette zerstören, aus denen fast alle unsere lebenswichtigen Gewebe und Organe bestehen. Dieser Überschuss kann auch die DNA in unseren Zellen angreifen, in der sich die genetische Blaupause für gesundes Wachstum und die Wiederherstellung der Gesundheit befindet. Herz-Kreislauf-Erkrankung, Krebs, Diabetes, neurologische Störungen und Krankheiten von Leber und Nieren sind nur einige der Leiden, die durch eine erhöhte Produktion von freien Radikalen verursacht werden. Tatsächlich gelten Schäden durch freie Radikale als wesentlicher Faktor des Altersprozesses selbst.

Was erhöht die Produktion von freien Radikalen? Strahlung, Zigarettenrauchen, übermäßiger Alkoholkonsum, verschmutzte Luft, Kontakt mit giftigen Chemikalien, Gewebeverletzung, Ernährungsmängel, hohe Blutzuckerwerte und mehrfach ungesättigte Pflanzenöle können die Last an freien Radikalen in unserem Körper erhöhen. Es überrascht deshalb nicht, dass viele dieser Faktoren auch bei der Steigerung des KHK-Risikos eine Rolle spielen.

Ein Krimi: freie Radikale, LDL und KHK

Die Wechselwirkung zwischen freien Radikalen und LDL-Cholesterin ist ein Paradebeispiel dafür, wie irreführend und kontraproduktiv die gegenwärtige Besessenheit in Bezug auf Blutfette funktionieren kann. Bei LDL-Cholesterin handelt es sich, so sagt man uns, um das teuflische Lipoprotein, das dicke Pfropfen Cholesterin an unseren Gefäßwänden ablädt. Um dies möglicherweise tödliche Szenario abzuwenden, müssen wir unsere LDL-Werte senken und dazu fleißig fettarm essen sowie die cholesterinsenkenden »Wunder«-Pillen wie Statine einnehmen.

In den 1980er-Jahren dämmerte es einigen Forschern, dass das LDL-Cholesterin vielleicht kein zuverlässiger unabhängiger Risikofaktor für die KHK ist – die Hälfte der KHK-Patienten hat nämlich normale LDL-Werte. Unter den mehr als 28 000 Teilnehmerinnen der *Women's-Health*-Studie traten 46 Prozent der Herz-Kreislauf-Ereignisse bei Frauen mit LDL-Cholesterinwerten von unter 130 mg/dl auf

– dem »wünschenswerten« Ziel, das das NCEP für die Prävention anstrebt.[3] Selbst Daniel Steinberg, ein führender wissenschaftlicher Verfechter der Lipidhypothese, musste eingestehen: *»Wir alle haben Myokard-Infarzierungen bei Patienten mit Cholesterinwerten < 200 gesehen; wir haben auch Patienten mit einer mischerbigen Hypercholesterinämie gesehen und Cholesterinwerten > 300, die ohne klinische Anzeichen einer KHK 70 Jahre und älter werden … Patienten mit sehr unterschiedlichen Cholesterinwerten können mit ähnlich schwerer Arteriosklerose ins Katheterlabor kommen.«*[4]

In experimentellen Studien fanden Forscher, dass sich LDL nicht in arteriosklerotischen Zellen ansammelte, wenn es nicht vorher irgendwie verändert worden war – wie beispielsweise durch eine oxidative Schädigung durch freie Radikale.[5,6] Verfechter der Lipidhypothese veränderten prompt ihre Lieblingstheorie, und feierten oxidiertes LDL als zusätzlichen »Grund« für die Arteriosklerose. Die Entdeckung des oxidierten LDL unterstütze, so behaupteten sie, nur die Wichtigkeit, das LDL zu senken.

Damit hatten sie Unrecht.

Wie stark die LDL-Oxidation im Körper ist, hängt *nicht* von den Blutwerten des LDL-Cholesterins ab. Bei Tierstudien verlangsamt die Gabe von antioxidativen Medikamenten wie Probukol die LDL-Oxidation und die Bildung arterieller Plaques, selbst wenn der Blut-Cholesterinwert unverändert bleibt.[7–11] Selbst die Gabe von Butylhydroxytoluol senkt bei Kaninchen deutlich das Ausmaß von Arteriosklerose in der Aortaoberfläche, obwohl es die LDL-Cholesterinwerte *erhöht!*[10]

Auch bei Menschen zeigt sich ein ähnlicher Nichtzusammenhang. Bei älteren Belgiern gingen höhere Werte oxidierten LDL-Cholesterins mit einem deutlich gestiegenen Herzinfarktrisiko einher, unabhängig von den allgemeinen LDL-Werten.[12,13]

Bei Japanern, denen Plaques in der Karotisarterie operativ entfernt wurden, waren die Werte des oxidierten LDL-Cholesterins deutlich höher als bei den Probanden einer gesunden Kontrollgruppe. Den Patienten entnommene fortgeschrittene Karotis-Plaques wiesen weit höhere Werte oxidierten LDLs auf als benachbarte gesunde Arterienabschnitte. Ein erhöhter Wert für oxidiertes LDL ging auch mit einer erhöhten Neigung zur Plaque-Ruptur einher. Aber es gab keine Beziehung zwischen der Konzentration oxidierten LDLs und den allgemeinen LDL-Werten.[14]

1997 veröffentlichten schwedische Forscher die Resultate eines Vergleichs zwischen KHK-Risikofaktoren aus den Städten Vilnius in Litauen und Linköping in Schweden. Man hatte diese Bevölkerungsgruppen ausgewählt, weil es unter den Männern in Vilnius eine vierfach höhere KHK-Sterblichkeit gab als in Linköping. Die Forscher fanden kaum einen Unterschied bei den traditionellen Risikofaktoren unter beiden Gruppen, außer dass die Männer aus dem KHK-anfälligeren Vilnius geringere Gesamt- und LDL-Cholesterinwerte aufwiesen, was nach der allgemeinen Schulweisheit das Risiko einer Koronaren Herzkrankheit hätte herabsetzen sollen. Als die Forscher dann einige der seltener erwähnten Risikofaktoren untersuchten, entdeckten sie, dass die Männer aus Vilnius deutlich höhere Werte oxidierten LDLs aufwiesen.[15]

Die Irrelevanz des Gesamt-Cholesterinwerts wurde zusätzlich unterstrichen durch einen Vergleich zwischen Patienten, denen eine aggressive cholesterinsenkende Therapie verordnet wurde (Statine plus Niacin), und anderen Patienten, die nicht so aggressiv behandelt wurden (nur Statine). Trotz einer stärkeren LDL-Senkung in der ersten Gruppe zeigten sich bei einer Elektronenstrahl-Tomografie nach 1,2 Jahren der Behandlung keine Unterschiede bei der Progression verkalkter Plaques.[16]

Oxidiertes LDL: Ursache oder Wirkung?

Gegenwärtig können die Forscher nicht sicher sagen, ob oxidiertes Cholesterin tatsächlich die KHK verursacht, oder ob es lediglich die Folge des arteriosklerotischen Prozesses ist. Die Schädigung durch freie Radikale ist ein ansteckendes Phänomen, das sich sehr schnell ausbreitet, wenn sich unvollständige Atome auf eine immer weiter eskalierende Jagd nach Elektronen begeben. So gesehen ist es nicht unvernünftig anzunehmen, dass LDL-Cholesterin in den Geweben, mit denen es in Kontakt kommt, eine erhöhte Aktivität der freien Radikale auslöst, wenn es erst einmal oxidiert worden ist. Ob das wirklich so ist, muss jedoch erst noch bewiesen werden.

Klar ist, dass die Konzentration oxidierten LDLs nicht durch erhöhte LDL-Werte ansteigt, sondern durch eine erhöhte Belastung durch freie Radikale im Körper. Diese Last erhöhter freier Radikale kann wiederum dadurch auftreten, dass wir zu viel falsche Nahrungsmittel zu uns nehmen und nicht genug von den richtigen. Unabhängig davon, ob oxidiertes LDL-Cholesterin der wirklich Schuldige ist oder nur ein unschuldiger Zuschauer: Es gibt wenig Zweifel daran, dass die erhöhte Aktivität der freien Radikale im Körper die Anfälligkeit für eine Herz-Kreislauf-Erkrankung erhöht. Also kann oxidiertes LDL unabhängig von seiner genauen Rolle bei der Entstehung der Arteriosklerose als hilfreicher Gradmesser des antioxidativen Zustands des Körpers dienen.

Wenn wir die KHK vermeiden wollen – und auch Krebs und viele andere tödliche Leiden –, dann müssen wir uns bemühen, die Verteidigung unseres Körpers gegen Antioxidantien zu verbessern. Das ist glücklicherweise nicht schwer.

Ölwechsel

Mehrfach ungesättigte Fettsäuren – die sich vornehmlich in Pflanzenölen finden und von vielen Menschen unwissentlich in großen Mengen verzehrt werden – sind hochempfindlich für eine Schädigung durch freie Radikale. Das gilt auch für die Unglücksraben, die diese Öle verzehren, und zwar insbesondere dann, wenn diese Öle bei der Zubereitung der Speisen hoch erhitzt worden sind. Zahlreiche Studien zeigen, dass der Verzehr erhitzten Pflanzenöls die schädliche Aktivität freier Radikale im Körper dramatisch erhöht, sowohl bei Tieren, als auch bei den Menschen, die sich als freiwillige Probanden zur Verfügung gestellt haben.[17–24]

Bei gesunden männlichen Probanden führte eine Ernährung mit 15 Prozent mehrfach ungesättigten Fettsäuren – ein Betrag, der bei dem heutigen hohen Anteil von Pflanzenöl in der Nahrung nicht schwer zu erreichen ist – zu einem deutlichen Anstieg der Peroxidation, das heißt einer oxidativen Schädigung von Lipiden im Körper. Als dieselben Freiwilligen sich dann mit nur fünf Prozent mehrfach ungesättigter Fettsäuren ernährten, sank die Peroxidation beträchtlich.[23]

Bei einer anderen Studie verzehrten freiwillige Probanden vier Wochen lang eine Diät, die viel gesättigte Milchfette enthielt, und stiegen dann entweder auf eine Diät mit viel Linolsäure oder eine Diät mit hohem Ölsäuregehalt um. Linolsäure ist eine Omega-6-Fettsäure, die sich in großen Mengen in den meisten ungesättigten Pflanzenölen findet, während Ölsäure die überwiegende Fettsäure in Olivenöl bildet. Eine weitere Kontrollgruppe behielt im gesamten Verlauf der Studie ihre gewohnte Ernährung bei.

Am Ende jeder Diätphase maßen die Forscher die Werte für *8-iso-Prostaglandin F2alpha*, ein Nebenprodukt der Lipidperoxidation, das in hohen Konzentrationen zu einer Zusammenziehung der Blutgefäße führt. Sie maßen auch die Werte von Stickoxid (NO), dem lebenswichtigen Gas, das unsere Arterien beim Blutdurchfluss entspannt. Dieses erstaunliche Gas übt auch eine anti-entzündliche, gerinnungshemmende und antioxidative Wirkung aus.

Nach vier Wochen der Ernährung mit viel Linolsäure war der Wert von 8-iso-Prostaglandin F2alpha deutlich erhöht, während die Werte für Stickoxid deutlich zurückgegangen waren. In nur einem Monat hatte der hohe Verzehr von Linolsäure ein Umfeld erzeugt, das die Oxidation förderte und die Blutgefäße verengte. Auf lange Sicht führt ein solches Umfeld zu einer Verschlechterung der Arterienfunktion und schließlich zu einer Herz-Kreislauf-Erkrankung. Am günstigsten ausgewirkt auf die Konzentration der freien Radikale und den Stickoxidstatus hatte sich interessanterweise die vierwöchige Ernährung mit viel gesättigtem Fett sowie die Fortsetzung der gewohnten Ernährung der Kontrollgruppe![24]

Es überrascht nicht, dass die LDL-Partikel, die einen hohen Anteil mehrfach ungesättigter Fettsäuren tragen, wesentlich anfälliger für eine oxidative Schädigung sind als die Partikel, die mit gesättigten oder einfach ungesättigten Fettsäuren angereichert sind.[25] Es bat sich wiederholt gezeigt, dass der Verzehr mehrfach ungesättigten Pflanzenöls die LDL-Oxidation erhöht, obwohl er den LDL- und den Gesamt-Cholesterinwert senkt![26]

Wegen ihrer Neigung, eine oxidative Schädigung aufrechtzuhalten und zu fördern, zählen mehrfach ungesättigte Pflanzenfette nicht mehr zu den bevorzugten Inhaltsstoffen der gebräuchlichen Ernährungsrichtlinien. Stattdessen empfehlen die Forscher, die zwar einerseits zunehmend besorgt sind über die schädliche Wirkung der fettarmen und kohlehydratreichen Diäten, andererseits aber ihre feindliche Haltung gegenüber gesättigtem Fett nicht aufgeben können, jetzt eine Ernährung, die viele einfach ungesättigte Fettsäuren enthält. Vor dem Hintergrund solcher Empfehlungen und aufgrund der Werbung für das Konzept einer Mittelmeerdiät, sind die Verkäufe von Ölen mit hohem Gehalt einfach ungesättigter Fettsäuren wie Oliven- und Rapsöl in den vergangenen zehn Jahren in die Höhe geschnellt. Als ich neulich durch die Gänge unseres Supermarkts spazierte, war ich erstaunt, wie viele unterschiedliche Marken und Sorten von Olivenöl es mittlerweile gibt, im Vergleich zu den paar wenigen, die vor etwa 15 Jahren in den Regalen zu finden waren.

Bevor nun aber die Leute begeistert zu den Ölen mit einfach ungesättigten Fettsäuren als dem nächsten Herz-Kreislauf-Elixier greifen, sollten sie wissen, dass die angeblichen für das Herz gesunden Eigenschaften dieser Öle nie bewiesen worden sind. Ihr plötzlicher Popularitätsanstieg ist nur den Erzählungen zu verdanken, wonach es bei den Südeuropäern, bei denen Olivenöl oft ein Grundnahrungsmittel ist, weniger KHK-Fälle gibt. Paradoxerweise ist das südeuropäische Land mit der geringsten KHK-Rate das Land mit dem höchsten Verzehr hochgradig gesättigter tierischer Fette – Frankreich!

Weiterhin kam die einzige Forschergruppe, die je das Olivenöl einem klinischen Test unterzogen hat, zu dem Schluss, es sei alles andere als flüssiges Gold für die Herzkranzgefäße. Bei einer randomisierten Studie baten Rose und Kollegen Männer mit einer bestehenden KHK, mindestens zwei Jahre lang eine Diät einzuhalten, die entweder viel Maisöl, Olivenöl oder tierische Fette enthielt; über ihre Ergebnisse berichteten sie 1965 in einer Ausgabe des *British Medical Journal.* Nach Abschluss der Studie lebten 52 Prozent der Maisölgruppe und 57 Prozent der Olivenölgruppe und hatten keinen Herzinfarkt erlitten. Dagegen blieben stolze 75 Prozent der Kontrollgruppe, die ihre normale Ernährung mit einem reichhaltigen Verzehr an tierischen Fetten beibehalten hatten, von einem tödlichen oder nichttödlichen Herzinfarkt verschont.[27]

Mit anderen Worten: Die Wahrscheinlichkeit eines negativen Ergebnisses sank in dem Maße, wie die Sättigung der Hauptfettquelle stieg. Um zu verstehen, warum das so war, müssen wir einen kurzen Blick auf die Struktur der Fette werfen. Ich werde jetzt ein wenig in die

Biochemie eintauchen, aber folgen Sie mir bitte – es ist extrem wichtig!

Die Fette, die wir essen, bestehen aus *Fettsäuren.* Jede Fettsäure enthält eine Kette Kohlenstoffatome. Mit Ausnahme der Kohlenstoffatome an beiden Enden der Fettsäurekette ist jedes Kohlenstoffatom mit zwei Wasserstoffatomen verbunden (das Kohlenstoffatom an dem einen Ende ist mit einem Wasserstoff- und zwei Sauerstoffatomen verbunden und das am anderen Ende mit drei Sauerstoffatomen). Wenn alle Kohlenstoffatome in einer Fettsäure, außer die C-Atome an beiden Enden, zwei Wasserstoffatome tragen, dann wird die Fettsäure als *gesättigt* bezeichnet. Tierische Fette und Tropenfette bestehen zumeist überwiegend aus gesättigten Fettsäuren.

Enthält eine Fettsäure ein oder mehrere Kohlenstoffatome, denen zufällig ein Wasserstoffatom fehlt, dann wird die fragliche Fettsäure als *ungesättigte* Fettsäure bezeichnet. Die Kohlenstoffatome, die nur ein einzelnes Wasserstoffatom enthalten, werden *Doppelbindungen* genannt. Diese Doppelbindungen ziehen nun freie Radikale an und machen ungesättigte Fettsäuren viel anfälliger für eine oxidative Schädigung als gesättigte Fettsäuren. Mehrfach ungesättigte Fettsäuren, die zwei oder mehr Doppelbindungen enthalten, sind von allen Fetten am anfälligsten für eine Schädigung durch freie Radikale. Da einfach ungesättigte Fettsäuren jeweils nur eine Doppelbindung enthalten, sind sie widerstandsfähiger gegen eine oxidative Schädigung als mehrfach ungesättigte Fette. In gleichem Maße sind sie anfälliger für einen Angriff durch freie Radikale als gesättigte Fette, die überhaupt keine Doppelbindungen aufweisen.

Die Natur hat all dies berücksichtigt, als sie denjenigen, die eine evolutionär korrekte Nahrung aus dem von ihrer Umgebung gelieferten Fleisch sowie Eiern, Früchten, Gemüsen und Nüssen zu sich nahmen, eine ausreichende Menge an mehrfach ungesättigten Fettsäuren verschaffte, mit der sie ihren Bedarf an essenziellen Fettsäuren decken konnten – und nicht mehr. Mehrfach ungesättigte Fettsäuren liefert uns die Natur nicht in oxidationsanfälligen Ölen, sondern als Bestandteil der Nahrungsmittel, die gleichzeitig eine ganze Bandbreite wirksamer Antioxidantien enthalten – Fleisch, Nüsse, Oliven und Avocados. In punkto Verzehr gesunder Fette weiß die Natur – und nicht konfuse

Forscher, befangene Nahrungsmittelproduzenten oder Ernährungsorganisationen, die Zuschüsse von eben diesen Produzenten erhalten – am besten Bescheid!

Antioxidantien – freie radikale Kämpfer der Natur

Bei dem bereits erwähnten Vergleich zwischen schwedischen und litauischen Männern ging bei den Litauern die höhere LDL-Cholesterinoxidation nicht nur mit niedrigeren LDL-Cholesterinwerten einher, sondern auch mit deutlich niedrigeren Werten der aus der Nahrung stammenden Antioxidantien wie Beta-Carotin, Lycopin und Gamma-Tocopherol (einer Form von Vitamin E).[28,29] Die Blutspiegel dieser beiden Nährstoffe sind weitgehend durch die Ernährung vorgegeben, besonders durch den Verzehr von antioxidantienreichen Früchten, Nüssen und Gemüse. Deshalb waren die litauischen Männer trotz ihrer niedrigeren LDL-Werte anfälliger für oxidiertes LDL, weil sie offensichtlich zu wenig antioxidantienreiches Essen zu sich nahmen.

Einer der Hauptmechanismen, mit dem uns Obst, Nüsse, Samen und Gemüse vor der Herzkrankheit schützen, besteht nicht darin, das Cholesterin zu senken, sondern unseren Körper mit einem ganzen Arsenal antioxidativer Nährstoffe zu versorgen, die die freien Radikale bekämpfen. Als man gesunden freiwilligen Probanden zusätzlichen Knoblauch – ein Gewürz mit stark antioxidativen Eigenschaften – oder ein Placebo zu essen gab, senkte der Knoblauch die Lipoprotein-Oxidation um ein Drittel, obwohl der Blut-Cholesterinwert unverändert blieb![30]

Tatsächlich haben viele Studien ergeben, dass der vermehrte Verzehr verschiedener Frucht- und Gemüseprodukte die Blutwerte von Antioxidantien hebt und gleichzeitig die Oxidationsanfälligkeit des LDL-Cholesterins senkt.[31–36] Diese Wirkung eines erhöhten Obst- und Gemüseverzehrs ist aber nicht nur Ausdruck der überflüssigen Veränderung eines weiteren nichtssagenden »Risikofaktors«. Wie wir in Kapitel 4 gesehen haben, hat sich in randomisierten, klinisch kontrollierten Studien gezeigt, dass der erhöhte Verzehr von Obst und Gemüse das wichtigste Risiko einer KHK überhaupt senkt – den Tod.

Ich habe inzwischen den Leser hoffentlich davon überzeugt, dass eine erfolgreiche KHK-Präventionsstrategie darin besteht, verstärkt pflanzliche Nahrung zu sich zu nehmen, die nicht aus Getreide stammt.

Nun möchte ich Ihnen erklären, warum eines der besten Dinge, die Sie für Ihre Gesundheit tun können, darin besteht, den unsinnigen Glauben an eine fettarme Ernährung aufzugeben.

Weniger Fett heißt weniger antioxidativer Schutz

Viele der wichtigen Antioxidantien, die sich in pflanzlicher Nahrung finden, wie Carotinoide, Vitamin K und die verschiedenen Formen von Vitamin E, sind fettlöslich und brauchen deshalb eine ausreichende Fettzufuhr, um vom Körper aufgenommen werden zu können. Es ist wiederholt bewiesen worden, dass eine Erhöhung des Nahrungsfetts zu einer erhöhten Aufnahme dieser lebenswichtigen Nährstoffe führt.[37–39]

Eine in der August-Ausgabe 2004 des *American Journal of Clinical Nutrition* veröffentlichte Studie zeigt, warum es allerhöchste Zeit ist, mit dem Wahn vom fettfreien Essen aufzuhören. Gesunde freiwillige Probanden wurden aufgefordert, bei drei Gelegenheiten einen Salatmix mit immer derselben Menge an Spinat, Romanosalat, Kirschtomaten und Möhren zu essen. Die Mahlzeiten unterschieden sich lediglich im Fettgehalt, die Salatsaucen enthielten jeweils 0,6 oder 28 g Fett. Die Forscher maßen dann, welche Werte von Alpha-Carotin, Beta-Carotin und Lycopin sich in den zwölf Stunden nach der Mahlzeit im Blut fanden. Nach dem Verzehr des Salats mit fettfreier Sauce gab es im Blut praktisch keinen Anstieg dieser wichtigen Antioxidantien! Die Aufnahme dieser fettlöslichen Antioxidantien stieg aber mit der fettreduzierten Salatsauce, war allerdings am höchsten, nachdem der Salat mit der vollfetten Sauce gegessen wurde.[40]

Eine 2001 in derselben Zeitschrift erschienene Studie zeigt, dass die Aufnahme von Lutein, einem Carotinoid, das vor Sehschädigungen, Herz-Kreislauf-Erkrankung und Krebs schützen kann[41,42], um 235 Prozent erhöht war, wenn es mit einem vollfetten anstatt mit einem fettarmen Aufstrich konsumiert wurde.[43]

In den USA geben 20 Prozent der Männer und 33 Prozent der Frauen an, stets die fettarme statt die vollfette Salatsauce zu wählen, und diese Entscheidung senkt die Aufnahme lebenswichtiger fettlöslicher Antioxidantien in den verzehrten Gemüsen dramatisch. Diese verminderte Aufnahme verlangsamt dann wiederum erheblich die Fähigkeit, hochgradig schädliche freie Radikale zu neutralisieren.[45]

Auch der aktuelle Trend, vollfette tierische Nahrungsmittel durch fettarme Sorten zu ersetzen, ist ein großer Fehler; in dem Fettanteil dieser Nahrungsmittel finden sich die wichtigen fettlöslichen Vitamine A, D und E. Entzieht man diesen Nahrungsmitteln das Fett, dann beraubt man sie auch des wertvollen Gehalts an fettlöslichen Vitaminen, weshalb fettarme Milchprodukte auch routinemäßig mit synthetischen Vitaminen A und D angereichert werden. Solche Anreicherungsmaßnahmen gibt es bei Fleisch nicht, und aus irgendwelchen Gründen wird auch den Molkereiprodukten kein Vitamin E zugefügt. Wenn man also das Eigelb wegwirft und fettfreie oder -arme Milchprodukte sowie nur magere Fisch- und Fleischsorten isst, dann verringert man damit effektiv die Aufnahme wichtiger fettlöslicher Vitamine.[46]

Der Kampf gegen freie Radikale

Um die Anfälligkeit Ihres Körpers für eine Schädigung durch freie Radikale zu senken, sollten Sie:

- den Verzehr mehrfach ungesättigter Pflanzenöle und aller Nahrungsmittel, die diese enthalten, vermeiden;
- keine fettarmen Diäten einhalten;
- frisches Fleisch und antioxidantienreiches Obst und Gemüse essen;
- sich regelmäßig körperlich bewegen;
- antioxidative Nahrungsergänzungsmittel verwenden (siehe Kapitel 27).

Die Senkung des Blutzuckerspiegels verringert die Aktivität der freien Radikale, und der Verzehr von frischem Fleisch, Früchten, Nüssen und Gemüse liefert starke Antioxidantien, wie Carnosin, Selen, Carotin, die Vitamine E, C und A sowie eine ganze Reihe wirksamer pflanzlicher antioxidativer Phytochemikalien.

Mäßige Bewegung erhöht das eigene antioxidative Verteidigungssystem des Körpers. Das geschieht in ähnlicher Weise, wie auch die Fitness erhöht wird: durch Anwendung physischen Stresses, der den Körper zwingt, sich darauf einzustellen. In diesem Fall regt die Bewegung die Aktivität der die freien Radikale bekämpfenden Enzyme wie Superoxid-Dismutase und Glutathion-Peroxidase an und erhöht in den Zellen die Konzentration hochwirksamer Antioxidantien wie Glutathion.[47,48] Doch achten Sie darauf, es nicht zu übertreiben, denn zu anstrengende Bewegung kann die Aktivität der freien Radikale erhöhen, besonders in Kombination mit einer antioxidantienarmen Ernährung. Lesen Sie auf jeden Fall das Kapitel 28, damit Sie lernen, eine vernünftige Bewegungsroutine zu entwickeln.[49,50]

Sich auf das Wesentliche konzentrieren

Wer sich ständig um den Blut-Cholesterinwert kümmert und den Status der Antioxidantien vernachlässigt – wie die meisten Menschen heute –, der verhält sich ein wenig so, als stünde er auf der Fahrspur eines heranbrausenden Lastwagens und sorge sich um seine Frisur. Verschwenden Sie nicht länger Ihre Zeit, Ihr Geld und Ihre Gesundheit für überflüssige Ablenkungen wie Blutfette und kümmern Sie sich um die Dinge, die wirklich wichtig sind.

Aus diesem Grund wird sich das nächste Kapitel einer weiteren höchst destruktiven, aber weithin unterschätzten Ursache der Herzkrankheit annehmen – und zwar einer, die durch die fettarme und kohlehydratreiche Ernährung verstärkt wird, die unsere Schulmedizin seit 30 Jahren so enthusiastisch feiert.

»Der Mensch ist vielleicht Herr seines Schicksals,
aber er ist auch Opfer seines Blutzuckers.«
WILFRID OAKLEY

KAPITEL 18

HOHER BLUTZUCKER

Der schlimmste Albtraum für Ihre Arterien?

Falls mir Menschen enthusiastisch ihre Cholesterinwerte vorlesen und mich fragen, wie sie diese noch weiter senken können, dann antworte ich meist mit einem uninteressierten: *»Wen kümmert's?«* Wenn sie mich dann fragen, was denn der ideale Cholesterinwert ist, dann sage ich ihnen: *»Einer, den Sie nicht kennen und über den Sie nicht nachdenken sollten.«* Wenn sie dann dastehen und sich am Kopf kratzen, dann frage ich sie, wie hoch denn ihr Nüchternblutzucker ist. Und die meisten haben nicht den blassesten Schimmer, die Diabetiker natürlich ausgenommen.

Cholesterin verursacht keine Herzkrankheit, aber ein erhöhter Blutzucker tut dies mit Sicherheit. Es ist kein Zufall, dass erwachsene Diabetiker eine bis zu fünf Mal höhere Sterblichkeit an Herzkrankheit und Schlaganfall aufweisen als Nichtdiabetiker. Und es ist auch kein Zufall, dass Männer, bei denen im Alter von 40 Jahren ein Diabetes diagnostiziert wird, im Schnitt zwölf Jahre früher sterben als die ohne Diabetes. Diabeteskranke Frauen können damit rechnen, ungefähr 14 Jahre Lebenszeit einzubüßen.[1]

Dank jahrzehntelanger Anti-Cholesterin-Paranoia beobachten heute viele Millionen Menschen mit Adleraugen ihre Cholesterinwerte. Hoher Blutzucker schleicht sich dagegen völlig ohne Gegenwehr in ihr Leben und beraubt sie wie ein heimlicher Dieb in der Nacht ihrer Lebenszeit.

Die lebenswichtige Rolle des Blutzuckers

Ein ausreichender Glukosespiegel im Blut ist wichtig für das Funktionieren von Gehirn und Nervensystem. Wenn der Blutzucker zu stark absinkt – ein Zustand, der als *Hypoglykämie* (Unterzuckerung im Blut) bezeichnet wird –, dann kann das Gehirn nicht mehr optimal arbeiten. Hypoglykämie führt zu verschiedenen Symptomen, darunter zu geistiger »Vernebelung«, Müdigkeit, Depression, Stimmungsschwankungen, Zittern, übermäßigem Schwitzen, Herzklopfen, Schwindelanfällen und Heißhunger auf Süßes. Schwere Hypoglykämieanfälle, wie sie bei insulinspritzenden Diabetikern manchmal vorkommen, können sogar tödlich enden, wenn nicht schnell eingegriffen wird.

Abhängig davon, welches Lehrbuch man zurate zieht, wird Hypoglykämie normalerweise als Blutzuckerkonzentration von unter 60 bis 70 mg/dl definiert, wobei die Symptome normalerweise bei etwa 50 mg/dl einsetzen. Einer der häufigsten Gründe eines niedrigen Blutzuckers ist eine *reaktive Hypoglykämie,* die auftritt, wenn zu viele Kohlehydrate gegessen worden sind, vor allem in raffinierter Form. Epidemiologische Studien weisen darauf hin, dass man die reaktive Hypoglykämie tunlichst vermeiden sollte, denn sie wird mit einem gesteigerten Risiko einer Herz-Kreislauf-Erkrankung sowie einer Sterblichkeit aufgrund sonstiger Erkrankungen in Verbindung gebracht.

Ein viel dringlicheres Problem in den modernen Staaten, mit ihrem Überangebot von Nahrungsmitteln und dem Mangel an Bewegung, ist hoher Blutzucker oder *Hyperglykämie,* die schließlich zum Diabetes führen kann. Die Diabeteshäufigkeit ist in den modernen Ländern in den vergangenen 30 Jahren sprunghaft angestiegen und erhöht sich jetzt auch schnell in den Schwellenländern, wo eine Ernährung mit vielen raffinierten Kohlehydraten und ein Lebensstil zur Norm werden, bei dem die Menschen viel sitzen, das heißt sich wenig bewegen.

Wie man sichere Blutzuckerwerte bestimmt

Im Verlauf der Evolution hat unser Körper einen feingestimmten Mechanismus dafür entwickelt, wie er den Blutzuckerwert in engen Grenzen hält. Leider können aber Faktoren wie Stress, übermäßiger Kohlehydratgenuss, körperliche Untätigkeit, Fettleibigkeit, schlechter Schlaf und Drogenkonsum die Versuche unseres Körpers, normale Blutzuckerwerte aufrechtzuerhalten, sehr leicht zum Entgleisen bringen.

Die zwei besten Methoden zur Blutzuckerbestimmung sind der *Nüchternblutzucker* und der Blutzuckertest *zwei Stunden nach dem*

Essen. Der Nüchternblutzucker lässt sich leicht ermitteln, denn dabei misst man nur den Glukosegehalt im Blut nach der Nacht ohne Essen. Der Test zwei Stunden nach dem Essen ist ein wenig zeitaufwendiger; dazu muss eine Mischung, die 75 g Glukose enthält, gegessen oder getrunken werden, und dann wird zwei Stunden später die Glukosekonzentration im Blut gemessen. Beide Tests haben sich als aussagekräftig für das Risiko späterer koronarer Ereignisse erwiesen. Der Zwei-Stunden-Test scheint in dieser Hinsicht dem Nüchternblutzucker überlegen zu sein – zumindest bei älteren Probanden –, aber der Einsatz beider Tests hat sich als beste Strategie erwiesen.[2–7] Weil die Bestimmung des Nüchternblutzuckers aber offensichtlich viel leichter durchzuführen ist, wird sie von den Ärzten am häufigsten zur Messung des Blutzuckers angewandt.

Das erhöhte Risiko einer Herz-Kreislauf-Sterblichkeit bei Diabetes ist zwar gut bekannt, aber nur wenige Menschen sind sich der Risiken der »prädiabetischen« Blutzuckerwerte bewusst. Als Prädiabetes gilt gegenwärtig ein Nüchternblutzuckerwert von 100 bis 125 mg/dl oder ein Blutzuckerwert zwei Stunden nach dem Essen von 140 bis 199 mg/dl (siehe Tabelle 18a). Eine Vielzahl epidemiologischer Studien hat ergeben, dass Personen in dieser Prädiabeteskategorie eine wesentlich höhere Herz-Kreislauf- und allgemeine Sterblichkeit aufweisen.[8–21]

Auf der Grundlage von Daten aus der dritten *National-Health-and-Nutrition-Examination*-Studie (NHANES III) schätzen Forscher, dass die derzeitige Diabeteshäufigkeit in den USA bei 8,3 Prozent liegt und etwa 16,7 Millionen Menschen über 18 Jahre betrifft. Davon sind 29 Prozent, also 4,9 Millionen Menschen, aber bisher noch nicht als Diabetiker diagnostiziert! Schlimmer noch: Geschätzte 6,1 Prozent der amerikanischen Gesamtbevölkerung haben erhöhte Nüchternblutzuckerwerte, das sind 12,3 Millionen Menschen über 20 Jahre. Nimmt man alles zusammen, dann haben schätzungsweise 29 Millionen Amerikaner im Erwachsenenalter entweder Diabetes oder erhöhte Nüchternblutzuckerwerte! Diese Zahlen enthalten noch nicht die schnell wachsende Masse diabetischer prädiabetischer Kinder und Jugendlicher![22]

Um es noch komplizierter zu machen, haben einige umfassende Perspektivstudien ergeben, dass Blutzuckerwerte am oberen Ende des derzeitig als normal geltenden Bereichs ebenfalls das Risiko einer

Tabelle 18a. Diagnostische Grenzwerte für Diabetes und geringfügigere Störungen der Glukose-Regulierung		
	Test	
Kategorie	Nüchternglukose (Plasma)	Plasmaglukose nach 2 Stunden
Normal	< 100 mg/dl (< 5,6 mmol/l)	< 140 mg/dl (< 7,8 mmol/l)
Beeinträchtigter Nüchternblutzucker (Prädiabetes)	100 – 125 mg/dl (5,6 – 6,9 mmol/l)	–
Gestörte Glukosetoleranz	–	140 – 199 mg/dl (7,8 – 11,0 mmol/l)
Diabetes	126 mg/dl (7,0 mmol/l)	200 mg/dl (11,1 mmol/l)
Quelle: The Expert Committee on the Diagnosis and Classification of Diabetes Mellitus: Follow-up Report on the Diagnosis of Diabetes Mellitus Diabetes Care, 2003; 26: 3160 – 3167		

Herz-Kreislauf- und der Sterblichkeit aufgrund sonstiger Ursachen erhöhen!

Im Endeffekt bedeutet das: Sehr viele Amerikaner leiden an einem erhöhten Blutzuckerwert, der ihr Herz-Kreislauf- und ihr Sterblichkeits-Risiko aufgrund sonstiger Ursachen enorm erhöht, und sie wissen es nicht einmal. Wenn es gelingt, bei dieser Gruppe die Aufmerksamkeit für ihre erhöhte Anfälligkeit zu erzeugen und sie über sichere und effektive Methoden zur Senkung ihres Blutzuckers zu unterrichten, dann gibt es die Chance, im Kampf gegen die Herz-Kreislauf-Erkrankungen riesige Fortschritte zu erzielen.

Das tödliche Erbe eines erhöhten Blutzuckers

Die längste je durchgeführte Studie über die Beziehung zwischen Nüchternblutzucker und Herz-Kreislauf-Sterblichkeit bei Nichtdiabetikern umfasste 1973 Männer in Norwegen. Alle hatten zu Beginn der Studie Nüchternblutzuckerwerte von unter 110 mg/dl. Sie wurden entsprechend ihrem Nüchternblutzucker in die vier folgenden Kategorien eingeteilt:

1) 52 bis 73 mg/dl,
2) 74 bis 79 mg/dl,
3) 80 bis 85 mg/dl und
4) 86 bis 109 mg/dl.

Nach 22 Jahren waren 453 der Männer gestorben, etwas mehr als die Hälfte von ihnen aufgrund einer Herz-Kreislauf-Erkrankung. Nachdem mögliche Störfaktoren ausgeschaltet wurden, zeigte sich die geringste Herz-Kreislauf- und Gesamt-Sterblichkeit bei den Männern in den beiden Kategorien von 74 bis 79 mg/dl und 80 bis 85 mg/dl. Im Vergleich zu den Männern, bei denen der ursprüngliche Nüchternblutzucker unter 89 mg/dl gelegen hatte, bestand bei Männern mit einem Nüchternblutzucker von 89 mg/dl und mehr im gesamten Verlauf der Studie ein 50 Prozent höheres Risiko eines Herz-Kreislauf-Todes![23]

Die norwegische Studie war zwar die längste Studie über Nüchternblutzucker und Sterblichkeit, aber die größte betraf ein Projekt in Texas. Dieses umfasste über 40 000 Männer und Frauen aus Dallas und San Antonio im Alter zwischen 20 und 82 Jahren, die zu Beginn der Studie ihren Nüchternblutzucker messen ließen. Bei den Überprüfungen, die im Durchschnitt alle acht Jahre durchgeführt wurden, stellte sich heraus, dass die Herz-Kreislauf- und Sterblichkeit aufgrund sonstiger Ursachen bei den Menschen am niedrigsten war, deren Nüchternblutzucker zwischen 80 und 89 mg/dl lag. Nachdem die Forscher das Ergebnis allerdings nach Alter, Geschlecht und Population bereinigt hatten, gab es im gesamten Bereich zwischen 80 und 109 mg/dl wenig Unterschied, obwohl das Risiko oberhalb und unterhalb dieses Bereichs nach wie vor deutlich höher war.[24]

Unter 30 000 europäischen Probanden im Alter zwischen 30 und 89 Jahren, die elf Jahre lang begleitet wurden, bestand das geringste Herz-Kreislauf-Sterblichkeitsrisiko bei Personen mit einem Nüchternblutzucker zwischen 89 und 98 mg/dl (5,0 bis 5,5 mmol/l), während das geringste Gesamtsterblichkeitsrisiko bei denen mit Blutzuckerwerten zwischen 80 und 89 mg/dl (4,5 bis 5,0 mmol/l) registriert wurde. Angesichts der Ergebnisse aller drei erwähnten Studien scheint das geringste allgemeine Sterblichkeitsrisiko bei einem Nüchternblutzuckerbereich von 80 bis 89 mg/dl zu liegen.[25]

Im Gegensatz zu dem U-Verlauf des Sterblichkeitsmusters beim Nüchternblutzucker haben zahlreiche umfassende Prospektivstudien ergeben, dass erhöhte Blutzuckerwerte nach dem Essen mit einem linearen Anstieg sowohl der Herz-Kreislauf- als auch der Sterblichkeit aufgrund sonstiger Ursachen einhergehen. Alle diese Studien ergaben einen deutlichen Anstieg von KHK, Schlaganfall und Sterblichkeit aufgrund sonstiger Ursachen am oberen Ende des allgemein als »normal« betrachteten Bereichs.[26–29]

Warum ist ein erhöhter Blutzucker so gefährlich?

Ein hoher Blutzucker befördert die KHK auf unterschiedliche Weise. Er stimuliert die Aktivität der freien Radikale, senkt die Vitamin-C-Aufnahme unserer Zellen, schwächt das Immunsystem, senkt den Wert der Stickoxide in unseren Arterien, behindert den Abbau von Blutgerinnseln und erhöht dramatisch die *Glykation* – ein Prozess, bei dem sich Glukosemoleküle irreversibel an Protein- und Fettmoleküle im Körper binden. Unter anderem regt die Glykation die Bildung freier Radikale noch weiter an und führt zur Bildung von *fortgeschrittenen Glykosylierungs-Endprodukten* (advanced glycosylation end-products, AGEs), die auch als *Glykoxidationsprodukt*e bekannt sind.[30]

Normalerweise tritt beim Menschen mit zunehmendem Alter eine schrittweise und lineare Verstärkung glykoxidativer Schädigungen auf, aber dieser Prozess verläuft bei Diabetikern als direkte Folge ihres chronisch erhöhten Blutzuckers viel schneller. Erhöhte Blutzuckerwerte steigern die Glykoxidation von Kollagen in den Arterienwänden, machen sie immer brüchiger und mindern ihre Fähigkeit, sich zu entspannen und zusammenzuziehen, wenn das Blut durch sie hindurchströmt.

Außerdem gehen die Wissenschaftler davon aus, dass sich im Zuge der Glykoxidation des Kollagens jeder Bestandteil des Blutstroms, der auf die Gefäßwand trifft – wie etwa weiße Blutkörperchen oder Cholesterin – stärker als normal an dieses beschädigte Kollagen anlagern kann. Wenn nun diese Bestandteile selbst glykiert sind, kann dieser Effekt noch weiter verstärkt werden. Makrophagen, das heißt weiße Blutkörperchen, die in Gewebe eindringen und fremde Eindringlinge verschlingen, können sich nachweislich an AGEs binden; wenn diese

AGEs von Makrophagen an die Gefäßwand transportiert werden, können sie zu einer weiteren oxidativen Schädigung und zu entzündlicher Aktivität führen. Das Endergebnis ist die dramatisch beschleunigte Bildung arteriosklerotischer Plaques. Schlimmer noch: Die Glykation verlangsamt die Erneuerung der Gefäßzellen und behindert damit den Versuch des Körpers, Schäden an Blutgefäßen zu beheben.

Wer also ständig einen hohen Blutzuckerspiegel hat, der wird in einen Teufelskreis steigender Herz-Kreislauf-Schädigung geworfen. Sogar akute Anfälle von Hyperglykämie führen zu verhängnisvollen Veränderungen der Herz-Kreislauf-Funktion. Bei gesunden männlichen Freiwilligen, die bei sich bewusst ähnlich hohe Blutzuckerwerte wie bei schlecht eingestellten Diabetikern erzeugten, kam es schnell zu einem erheblichen Anstieg des Blutdrucks, des Herzschlags und des Blutspiegels an gefäßverengenden Katecholaminen.[31] Unter diesen Umständen wird die Fähigkeit der Arterien zur Entspannung und zur Aufrechterhaltung eines optimalen Blutflusses behindert.[32]

Gibt man Gesunden und Diabetikern 75 g Glukose, dann zeigen anschließende Bluttests die deutlich erhöhte Bildung von Thrombin, einem Enzym, das die Blutgerinnung fördert.[33] Es kommt auch zu einem deutlichen Anstieg der Aktivität freier Radikale im Blut und zu abnehmenden Konzentrationen von Vitamin C und E.[34–36] Gibt man den Probanden stattdessen Wasser, zeigt sich keine Veränderung der Aktivität freier Radikale oder des Vitaminstatus im Blut. Bei einer 1973 durchgeführten Studie verabreichte man gesunden Probanden 100 g Kohlehydrate in Form von Glukose, Fruktose, Saccharose, Honig oder Orangensaft. Als man anschließend den Probanden Blutproben entnahm und diese mit dem Bakterium *Staphylococcus epidermis* inkubierte, beobachtete man einen deutlichen Rückgang der Fähigkeit der weißen Blutkörperchen, das Bakterium zu verschlingen. Dieser Effekt zeigte sich nicht, wenn die Probanden Stärke zu sich nahmen, die zu einem geringeren Anstieg des Blutzuckers führte als alle erwähnten Zuckersorten (mit Ausnahme der Fruktose, die nur einen minimalen Effekt auf die Blutglukose hat, aber immer noch zu einem deutlichen Anstieg der Aktivität der freien Radikale und zur Glykation führt). Die hemmende Wirkung einfacher Zucker auf die Immunfunktion zeigte sich noch fünf Stunden nach der Einnahme!

Als eine andere Gruppe Probanden bis zu 60 Stunden fastete und damit einen ständigen Rückgang der Blutzuckerkonzentration verursachte, zeigte sich, dass ihre weißen Blutkörperchen weit weniger in der Lage waren, die Bakterien zu verschlingen.[37]

Wer darauf besteht, im Laufe des Tages »den Akku immer wieder aufzuladen«, indem er zuckerreiche Nahrungsmittel, Limonaden und Säfte zu sich nimmt, führt einen Dauerangriff auf das Herz-Kreislauf- und das Immunsystem.

Blutzucker gegen Vitamin C

In Kapitel 16 haben wir erfahren, wie Vitamin C (Ascorbinsäure) die gesunde Bildung von Kollagen fördert, das »Rückgrat« unserer Arterien. Glukosetransporteure sind Proteine, die sich in unseren Zellwänden befinden und die – wie ihr Name schon sagt – den Transport von Glukose aus dem Blutstrom in die Zelle erleichtern. Glukosetransporteure haben aber noch eine weitere höchst wichtige Funktion – sie bringen Ascorbinsäure aus dem Blut in die Zellen. Also wetteifern Ascorbinsäure und Glukose miteinander um den Eintritt in unsere Zellen, und wenn die Blutzuckerwerte hoch sind, verliert die Ascorbinsäure das Rennen.[38]

Im Vergleich zu Gesunden ist bei Diabetikern die Vitamin-C-Konzentration in den Zellen fast um ein Drittel niedriger.[39] Innerhalb von zwei Stunden nach Einnahme einer Lösung, die 100 g Glukose enthält, kommt es bei Diabetikern und Gesunden zu einem deutlichen Rückgang des Vitamin-C-Gehalts in den Zellen.[40] Hohe Blutzuckerwerte entziehen also unserem Körper das Vitamin C!

Übersehen Sie den wirklichen Feind nicht

Es ist bedauerlich, dass nur so wenige Menschen ihren Nüchternblutzuckerwert kennen, denn die Beobachtung unseres Glukosespiegels ist ein weit nützlicherer und aussagekräftigerer Indikator für das künftige Sterblichkeitsrisiko als der Blut-Cholesterinwert. Bei Älteren, die ja den Großteil der KHK-Opfer ausmachen, hat ein erhöhter Cholesterinwert keine Auswirkung oder er geht mit *erhöhten* Überlebenschancen und einem längeren Leben einher; während ein erhöhter Blutzuckerwert mit höheren Todesraten bei Jungen *und* Alten gleichermaßen verbunden ist. Anders als Cholesterin sind erhöhte Blutzuckerwerte allerdings ein kausaler und kein sekundärer Faktor bei der Entwicklung der Herz-Kreislauf-Erkrankung. Bei der *Diabetes-Control-and-Complications*-Studie wurde festgestellt, dass eine frühzeitige und intensive Behandlung zur Beibehaltung normaler Blutzuckerwerte bei Typ-1-Diabetikern das Risiko einer Herz-Kreislauf-Erkrankung um 42 Prozent und das Herzinfarkt- und Schlaganfallrisiko um 57 Prozent senkt – das sind viel bessere Werte, als sie bei jedem cholesterin- oder blutdrucksenkenden Medikament erreicht werden können![41]

Die Durchführung eines Nüchternblutzuckertests geht genauso schnell und einfach, wie die Ermittlung des Blut-Cholesterinwerts, aber die dadurch gewonnene Information ist unendlich wertvoller. Jeder über 45-Jährige sollte zusätzlich auch noch den Zwei-Stunden-Glukosetest machen, insbesondere, wenn er Übergewicht hat. Die Daten aus NHANES III zeigen, dass man mit dem Zwei-Stunden-Test viele Patienten ausfindig macht, die nicht auffallen würden, wenn man sich nur auf den Nüchternblutzuckerwert verließe.[42]

Wie man zu einem optimalen Blutzuckerwert kommt

Die beste Art, einen erhöhten Blutzuckerwert zu senken, liegt darin, die Zufuhr des entsprechenden Nährmittels einzuschränken, nämlich Kohlehydrate. Es ist traurige Wirklichkeit, dass sehr viele Amerikaner – so wie viele Einwohner der meisten anderen Industriestaaten – schlicht und einfach zu viele Kalorien essen oder trinken. Wenn dann noch ein erheblicher Teil dieser überschüssigen Kalorien in Form von Kohlehydraten, besonders in raffinierter Form, aufgenommen wird, dann erhöht sich die Wahrscheinlichkeit, dass der Zuckerstoffwechsel gestört wird und infolgedessen die Häufigkeit der KHK stark steigt.

1957 wies Professor John Yudkin als Erster darauf hin, dass der Zuckerverzehr im Lande epidemiologisch betrachtet viel mehr mit der koronaren Sterblichkeit zu tun hatte, als hoher Fettverzehr.[43] In den vergangenen Jahren haben Forscher an der *Harvard University* herausgefunden, dass die glykämische Last – das gemeinsame Maß für den Gesamtkohlehydratgehalt einer Diät und der glykämische Index der in dieser Diät enthaltenen Nahrungsmittel – ein starker Frühindikator eines KHK-Risikos war. Nach der zehnjährigen Beobachtung von 75 000 Frauen im Rahmen der *Nurses-Health*-Studie stellten sie fest, dass in dem Maße, wie die glykämische Last stieg, sich auch das Auftreten tödlicher und nicht-tödlicher Fälle der KHK häufte. Nachdem die Werte von verschiedenen Störfaktoren bereinigt wurden, ergab sich, dass Frauen mit der höchsten glykämischen Last ein doppelt so hohes KHK-Risiko hatten wie die mit der geringsten glykämischen Last.

Ernährungsdaten des US-Landwirtschaftsministeriums zeigen, dass der Kohlehydratverzehr der Amerikaner vom Beginn des 20. Jahrhunderts an bis zur Mitte der 1960er-Jahre hin abnahm, dann aber wieder stieg (siehe Abbildung 18b). Die steigende Kurve des Kohlehydratverzehrs knickte Anfang der 1980er-Jahre scharf nach oben ab, als die Propagandamaschine für fettarme und kohlehydratreiche Ernährung auf Hochtouren lief. Leider wurden diese zusätzlichen Kohlehydrate nicht in Form von frischem Obst oder Gemüse verzehrt, sondern in Form von raffinierten Zucker- und weißen Mehlsorten.

Der Verzehr von stark fruktosehaltigem Maissirup, des heutzutage am weitesten verbreiteten Süßungsmittels in der US-amerikanischen Nahrungsmittelindustrie, stieg von 0 im Jahr 1966 auf 29 kg pro Person im Jahr 2000!

Selbst der befangenste kohlehydratfreundliche Kommentator muss zugeben, dass die Kampagne zur Bekämpfung der Herzkrankheit durch eine fettarme und kohlehydratreiche »Ernährung« kläglich gescheitert ist. Der gestiegene Verzehr von raffinierten Kohlehydraten bei gleichzeitig viel weniger körperlicher Bewegung entspricht fast perfekt dem gleichzeitigen Anstieg von Diabetes und Fettsucht – die ihrerseits beide das Herzkrankheitsrisiko deutlich steigen lassen. Kein Wunder, dass wir keinen Rückgang der KHK-Häufigkeit gesehen haben!

Die cholesterinfeindlichen Verfechter des Kohlehydratparadigmas können sich vermutlich bald einer weiteren höchst dubiosen Leistung rühmen – des ersten Rückgangs der Lebenserwartung in Amerika in der Neuzeit. In der Ausgabe des *New England Journal of Medicine* vom 17. März 2005 berichtete ein Forscherteam unter der Leitung von Dr. S. Jay Olshansky von der *University of Illinois,* dass die Lebenserwartung der durchschnittlichen Amerikaner im Laufe der nächsten

Jahrzehnte um bis zu fünf Jahre sinken könnte, wenn sich die gegenwärtig außer Kontrolle geratene Zunahme von Fettleibigkeit und Diabetes fortsetze.[46] Dr. Richard M. Suzman, der stellvertretende Direktor des Instituts für Verhaltens- und Sozialforschung beim Nationalen Institut für die Erforschung des Alterns – das zum Komplex der

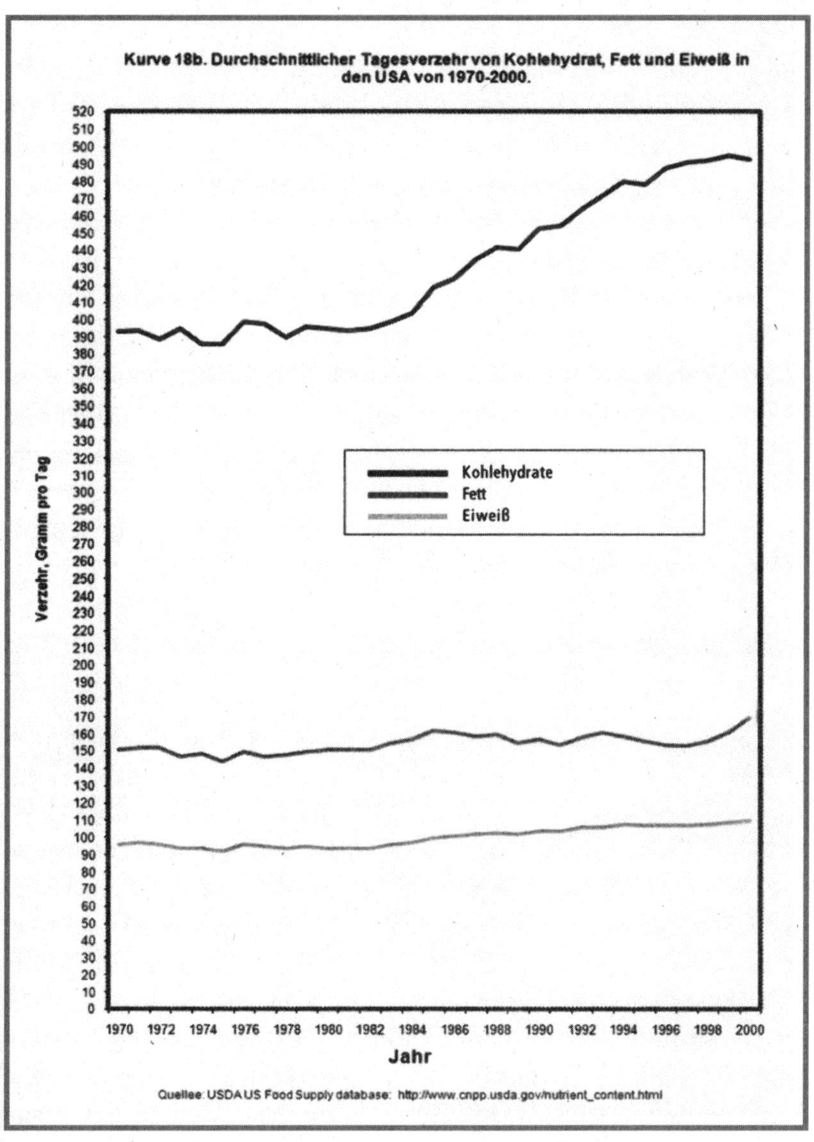

US-Institutes of Health gehört – geht davon aus, dass diese negative Wirkung auf die Lebenserwartung möglicherweise schon eingesetzt hat. Die starke Zunahme der Fettleibigkeit bei Menschen um die 60 könnte seiner Meinung nach einer der Gründe dafür sein, warum die Lebenserwartung in den USA bei den höheren Altersgruppen in letzter Zeit weniger gestiegen ist als in anderen entwickelten Ländern.[47]

Die Kohlehydrate reduzieren

Eine Verringerung des eigenen Kohlehydratverzehrs senkt selbst bei gleich bleibender täglicher Kalorienzufuhr den Blutzucker und verbessert viele andere Indikatoren der glykämischen Kontrolle, darunter den Tageszuckerwert und den Blutzuckerwert nach dem Essen sowie die überschüssige Insulinproduktion und den Verlust der Insulinempfindlichkeit.

Stark kohlehydrathaltige Diäten können die Blutzuckerkontrolle verbessern, *wenn* die Gesamtkalorienzufuhr auf ein Maß gesenkt wird, das zu Gewichtsverlust führt. Bei Vergleichsuntersuchungen stellten Forscher jedoch durchgängig fest, dass Diäten mit niedrigem oder mäßigem Kohlehydratgehalt eher zur Wiederherstellung der Blutzuckerkontrolle führen als ähnlich eingeschränkte, aber stark kohlehydrathaltige Diäten. Die größten Verbesserungen zeigen sich bei kohlehydratreduzierten Diäten.[48–59]

In klinischen Studien konnte wiederholt gezeigt werden, dass Menschen, die ihre Kalorienzufuhr einschränken, nicht nur Verbesserungen bei ihren Blutzuckerwerten erleben, sondern auch abnehmen; auch ihr Blutdruck und die Entzündungsmarker im Blut gehen zurück. Studien an Tieren haben ergeben, dass eine Kalorienreduktion immer wieder das Auftreten von Krebs vermindert und allgemein das Leben verlängert.

Es gibt nur ein winziges Problem mit der bewussten Kalorienrestriktion – nur wenige Menschen sind bereit, diese über einen längeren Zeitraum durchzuhalten! Schließlich bedeutet es, weniger zu essen, was die meisten tief in ihrem Inneren einfach nicht wollen.

Während klinische Versuche die kurzfristige positive Wirkung kalorienverminderter Diäten zur Gewichtsabnahme erwiesen haben, ist ihr langfristiger Erfolg gering. Meistens verwickeln uns solche Diäten in Schlachten mit einigen mächtigen Feinden, wie einem Bärenhunger, kulinarischen Verlockungen und dem von der Evolution programmierten Drang, in Zeiten des Überflusses mehr zu essen, um für Zeiten der Knappheit gerüstet zu sein.

Hier haben kohlehydratarme Diäten einen weiteren Vorteil unter Beweis gestellt. Bei vielen klinischen Tests, in denen kohlehydratreiche und -arme Diäten verglichen wurden, waren die Probanden in der ersteren Gruppe angewiesen, ihre allgemeine Kalorienzufuhr zu senken, um Gewicht zu verlieren, während diejenigen mit einer kohlehydratarmen Diät angewiesen wurden, nur die Kohlehydrate einzuschränken. Obwohl es keinerlei Auflagen für eine Einschränkung der Eiweiß-, Fett- und allgemeinen Kalorienzufuhr gab, haben die Probanden, die eine kohlehydratarme Diät machten, gewöhnlich die Gesamtkalorienzufuhr auf ähnliche oder sogar niedrigere Werte gesenkt, wie die Probanden mit der kohlehydratreichen Diät, die bewusst die Kalorienzufuhr einschränkten![60–64]

Zu den Gründen für diese unbeabsichtigte Kalorienbeschränkung zählen:

1) die klinisch erwiesene Sättigung durch erhöhten Eiweißverzehr;
2) eine bessere Stabilisierung des Blutzuckerwertes, der hilft, die Essattacken der reaktiven Hypoglykämie zu vermeiden, und
3) der Übergang des Körpers zur verstärkten Nutzung von Fett, einer stabileren und länger anhaltenden Treibstoffquelle als Glukose.

Welche Senkung des Nüchternblutzuckerwertes ist nach Beginn einer kalorienreduzierten kohlehydratarmen Diät zu erwarten? Die folgenden Studien geben dafür gewisse Anhaltspunkte:

- Patienten mit Arteriosklerose, die auf eine fettreiche und kohlehydratarme Diät von 1800 Kalorien täglich gesetzt wurden, die aus Fleisch, Eiern, frischen Früchten und stärkearmen Gemüsen bestand, erlebten einen Rückgang des Nüchternblutzuckers von 106,1 mg/dl (5,9 mmol/l) auf 98,3 mg/dl (5,5 mmol/l) nach nur sechs Wochen.[65]
- Eine Studie an 102 fettleibigen Männern und Frauen ergab, dass zwölf Wochen einer Diät mit 80 bis 100 g Eiweiß, aber nur 20 bis 30 g Kohlehydraten den durchschnittlichen Nüchternblutzuckerwert von 126 mg/dl (7,0 mmol/l) auf 96 mg/dl (5,4 mmol/l) senkten. Mit anderen Worten: Drei Monate einer kohlehydratarmen Diät haben

den Nüchternblutzuckerwert der Diabeteskategorie wieder auf den Normalwert gesenkt!

- Eine der am strengsten kontrollierten Diätstudien wurde mit fettleibigen freiwilligen Probanden durchgeführt, die stationär ins Krankenhaus aufgenommen wurden. Der durchschnittliche Nüchternblutzuckerwert dieser Personen lag am oberen Ende des Normbereichs, war aber nach sechs Wochen einer Diät mit entweder 15 oder 45 Prozent Kohlehydraten (beide mit 1000 Kalorien pro Tag) und zwei Stunden Bewegung täglich weiter gesunken. Die Probanden mit der kohlehydratarmen Diät senkten ihren Nüchternblutzuckerwert von ursprünglich 95 mg/dl (5,3 mmol/l) auf 79 mg/dl nach sechs Wochen, während diejenigen mit der 45 Prozent Kohlehydratdiät ihren Blutzucker von 96 mg/dl (5,4 mmol/l) auf 89 mg/dl (5,0 mmol/l) senkten. Die kohlehydratarme Gruppe zeigte auch deutlich niedrigere Werte beim Nüchterninsulinwert, was auf eine deutlich bessere allgemeine glykämische Kontrolle in dieser Gruppe hinwies.[67]
- Bei Männern mit einer Hyperinsulinämie sanken die Nüchternblutzuckerwerte von 97,6 mg/dl (5,5 mmol/l) auf 89,6 mg/dl (5,0 mmol/l) nach vier Wochen einer Diät mit 25 Prozent Kohlehydraten, blieben aber bei einer anderen Gruppe, die im gleichen Zeitraum eine Diät mit 58 Prozent Kohlehydraten einnahm, praktisch unverändert.[68]
- Nach sechs Wochen einer Reduktionsdiät mit 37 Prozent Kohlehydraten und 41 Prozent Fett fiel der Nüchternblutzucker bei Diabetikern im Schnitt um 26 mg/dl; im Vergleich dazu sank der Durchschnittswert bei anderen Patienten, die während dieser Zeitspanne eine Diät mit 51 Prozent Kohlehydraten und 33 Prozent Fett bekamen, nur um 5 mg/dl.

Es sollte auch erwähnt werden, dass kohlehydratreiche Diäten zwar bei geringerer Kalorienaufnahme die glykämische Kontrolle verbessern können – wenn auch in geringerem Maße als kohlehydratarme Diäten –, dass aber durchgängig der Blut-Glukose-Stoffwechsel *verschlechtert* wird, wenn ähnliche Konzentrationen in normalem Kalorienumfang konsumiert werden; das gilt sowohl für Diabetiker als auch für Gesunde. Dagegen wirken sich kohlehydratreduzierte Diäten positiv auf die glykämische Kontrolle aus, selbst wenn die Gesamtkalorienaufnahme nicht reduziert wird.[70–75]

Als Diabetiker, die zumeist blutzuckersenkende Medikamente einnahmen, acht Wochen lang eine normale Kost bekamen, deren Kohlehydratanteil bei nur 25 Prozent lag, fiel ihr durchschnittlicher Nüchternblutzucker von dem sehr hohen Wert 262 mg/dl auf 172 mg/dl. Als man sie anschließend für zwölf Wochen auf eine Diät mit 55 Prozent Kohlehydraten setzte, schoss ihr Nüchternblutzuckerwert wieder auf 231 mg/dl hoch.[76]

Um einen erhöhten Blutzucker zu senken und die allgemeine glykämische Kontrolle zu verbessern, sollten Sie

- sich mit einem mäßigen Kohlehydratanteil ernähren. Der größte Teil dieser Kohlehydrate sollte aus niedrig- beziehungsweise »nicht«-glykämischen, nährstoffreichen Gemüsen und frischen Früchten kommen (in Kapitel 26 wird dargelegt, wie eine gesunde kohlehydratreduzierte Ernährung zusammengestellt wird);
- sich regelmäßig bewegen;
- gesunde Schlafgewohnheiten pflegen;
- alles daransetzen, das Niveau und den Einfluss von Stress auf Ihr Leben zu mindern;
- besonders darauf achten, Stress während und nach den Mahlzeiten zu vermeiden (siehe Kapitel 14).

»Sage mir, was du isst, und ich sage dir, was du bist.«
ANTHELME BRILLAT SAVARIN

KAPITEL 19

JETZT GEHT'S ANS FETT

Welches Fett man isst, ist wichtiger als der Punkt, wie viel Fett man isst

Es ist schon paradox, dass nach den Erkenntnissen der Wissenschaft die beiden am meisten verleumdeten Makronährstoffe der neueren Geschichte – Eiweiß und Fett – essenziell wichtig für die menschliche Gesundheit sind. Die Wissenschaftler müssen ein »essenzielles« Nahrungskohlehydrat erst noch finden, aber *essenzielle Fettsäuren* und *essenzielle Aminosäuren* haben sie längst entdeckt. Wenn diese beiden Nährstoffe nicht ständig mit der Nahrung zugeführt werden, ist es praktisch unmöglich, gesund zu bleiben.

Die essenziellen Fettsäuren (*essential fatty acids*, EFA) gehören zur Familie der mehrfach ungesättigten Fettsäuren und sind als *Omega-6-* und *Omega-3*-Fettsäuren bekannt. Die wichtigsten Omega-6-Fettsäuren sind *Linolsäure (*LA) und *Arachidonsäure* (AA). Linolsäure kommt in der Natur in vielen pflanzlichen und tierischen Nährstoffen vor, darunter Fleisch, Geflügel, Eier, Nüsse, Samen und Getreide, während sich die Arachidonsäure nur in tierischen Nährstoffen findet. Die Hauptquelle für Fettsäuren in der heutigen westlichen Ernährung sind mehrfach ungesättigte Pflanzenöle, die zum Beispiel aus Soja, Mais, Sonnenblumen, Färberdisteln, Baumwollsamen und Erdnüssen stammen.

Omega-3-Fette finden sich sowohl in pflanzlicher als auch in tierischer Nahrung. Die Omega-3-*Alpha-Linolensäure (*ALA) findet sich in Nahrungsmitteln wie Walnüssen, Flachssamen, Kürbiskernen und Fleisch. Tierisches Gewebe kann auch verschiedene andere Arten von Omega-3-Fettsäuren enthalten, die wichtigsten davon sind die *Docosahexaensäure* (DHA) und die *Eicosapentaensäure* (EPA). Das Nahrungsmittel mit der höchsten Konzentration von DHA und EPA ist Hirngewebe, die bekannteste Quelle ist fetter Fisch.

ALA muss mit der Nahrung zugeführt werden, während DAH und EPA im Körper aus ALA produziert werden können. Leider ist die Umwandlungsrate verschwindend klein. Lediglich sechs Prozent von ALA werden zu EPA und nur magere vier Prozent zu DHA umgewandelt – und das auch nur, wenn durch eine Ernährung mit viel gesättigtem Fett eine günstige Umgebung geschaffen wird. Bei einer Ernährung mit viel Omega-6-Fettsäuren – und so essen die meisten Menschen in der westlichen Welt – wird die Umwandlung von ALA in EPA und DHA um 40 bis 50 Prozent reduziert![1,2]

Mehrfach ungesättigte Fettsäuren sind zwar entscheidend für die menschliche Gesundheit, aber der Körper braucht sie nur in sehr geringen Mengen. Viele Lipidforscher meinen, diese Fette sollten nicht mehr als 4,5 Prozent unserer täglichen Kalorienaufnahme ausmachen. Außerdem braucht unser Körper Omega-6- und Omega-3-Fettsäuren in ähnlichen Mengen.

Zusätzlich zum dramatisch gestiegenen Konsum von raffinierten Kohlehydraten haben wir in den vergangenen 100 Jahren einen steilen Anstieg beim Verzehr von mehrfach ungesättigtem Pflanzenfett erlebt. Dieser Anstieg geht fast ausschließlich auf das Konto von Pflanzenölen und -margarinen, die reich an Linolsäure sind. Der Verbrauch von Omega-3-reichen Nahrungsmitteln ist derweilen niedrig geblieben. Das Endergebnis ist ein übermäßiger Verzehr von Omega-6-Fetten und ein völlig unzureichender Verzehr von Omega-3-Fetten, und damit eine Abkehr von dem idealen Verhältnis von Omega-3- zu Omega-6-Fetten.

Eine Untersuchung der Ernährung der Jäger und Sammler ergibt, dass sich das durchschnittliche Verhältnis von Omega-6 zu Omega-3 von etwa 1:1 auf 3:1 verschoben hat. Bei der typischen Ernährung im Westen finden wir heute ein Verhältnis von 15:1 und mehr, eine riesige Abweichung von dem, was unsere Vorfahren gegessen haben! Dieses Ungleichgewicht entsteht dadurch, dass die hohe Aufnahme von Omega-6-Fettsäuren in unserem Körper aktiv die Aufnahme von Omega-3-Fettsäuren behindert, sodass unsere Zellen dieser fast völlig beraubt werden.[3,4] Um zu verstehen, was das für unsere Herz-Kreislauf-Gesundheit bedeutet, müssen wir zunächst die höchst wichtigen *Eikosanoide* betrachten.

Eikosanoide: winzig, aber stark

Eikosanoide sind Lipide, die in unseren Zellen produziert werden und die wichtige hormonartige Funktionen ausüben. Im Gegensatz zu anderen Hormonen (wie etwa Testosteron, Östrogen oder Insulin), die in einer Drüse produziert und dann im ganzen Körper verteilt werden, wirken Eikosanoide lokal und beeinflussen nur die Zellen, aus denen sie stammen, sowie die Zellen in der unmittelbaren Nachbarschaft. Ihr örtlich begrenzter Einfluss – und die überraschend geringe Aufmerksamkeit, die ihnen die meisten Forscher widmen – täuscht über ihre große Bedeutung hinweg. Diese winzigen Stoffwechselkraftpakete haben entscheidenden Einfluss auf praktisch alle in unserem Körper ablaufenden physiologischen Prozesse.

Es gibt viele unterschiedliche Eikosanoide, darunter *Prostaglandine, Thromboxane* und *Leukotriene*. Einige dieser Eikosanoide haben eine entzündungshemmende, arterienerweiternde und blutverdünnende Funktion, andere bewirken das genaue Gegenteil.

Wegen ihrer enormen Bedeutung und ihrer höchst unterschiedlichen Funktionen hängt unser Wohlergehen in jedem Augenblick erheblich von der Balance dieser unterschiedlichen Eikosanoide ab. Thromboxane sind kräftige Initiatoren der Blutgerinnung und der Arterienverengung; beides sind lebensrettende Funktionen, die einen übermäßigen Blutverlust vermeiden, wenn wir uns schneiden oder verletzen. Wenn die Produktion und Aktivität von Thromboxan jedoch zu hoch wird, wandelt sich diese Eikosanoidgruppe schnell vom Freund zum Feind und erhöht das Risiko einer Herz-Kreislauf-Erkrankung. Thromboxane sind Antagonisten eines als *Prostacyclin* oder PGI_2 bekannten Prostaglandins, das die Blutgerinnung verhindert und die Arterien kräftig erweitern kann. Ist das Gleichgewicht zwischen PGI_2 und TXA_2, dem stärksten Thromboxan, zugunsten des Letzteren gestört, werden aktiv eine Entzündung, die Bildung eines Blutgerinnsels und die Zusammenziehung der Arterien in Gang gesetzt.

Nahrungsfette und Eikosanoide

Wer sich fragt, warum ich in einem Kapitel über Nahrungsfette auch über Eikosanoide spreche, dem sei die Verbindung verraten: Das Rohmaterial für die Eikosanoidproduktion stammt aus den in unseren Zellwänden enthaltenen Fettsäuren, die ihrerseits aus den mehrfach ungesättigten Fettsäuren (PUFA) stammen, die wir mit der Nahrung aufnehmen. Ein höherer Verzehr einer besonderen essenziellen Fettsäure (EFA) – wie der Omega-6-Linolsäure – führt zu einer höheren Konzentration dieser Fettsäure in der Zellmembran. Die erhöhte Ansammlung dieser EFA geschieht auf Kosten anderer Fettsäuren – wie denen aus der Omega-3-Familie.[5]

Ein richtiges Verhältnis zwischen Omega-3- und Omega-6-Fettsäuren, ähnlich dem, mit dem sich der Mensch während der Evolution entwickelt hat, führt zu einer gesunden Balance der verschiedenen Eikosanoidtypen. Ein übermäßiger Verzehr von Omega-6 jedoch unterdrückt die entzündungshemmenden und gefäßerweiternden Eikosanoide wie PGI_2 und fördert die Aktivität der entzündungs- und thromboseverursachenden sowie gefäßverengenden Eikosanoide wie TXA_2. Endergebnis ist, dass die typische Ernährung im Westen – mit ihrem hohen Verzehr von Omega-6-Fetten und geringem Verzehr von Omega-3-Fetten – die übermäßige Thromboxanproduktion befördert und das Risiko von Arterienspasmen, Blutklumpenbildung und sogar Herzarrhythmien erhöht.[5,6]

Welches Fett wirklich die »Arterien verstopft«

Man hat uns zwar unzählige Male gewarnt, gesättigte Fettsäuren seien »Arterienverstopfer«, aber die Wissenschaft hat gezeigt, dass die in Atheromen gefundenen Fettsäuren überwiegend *ungesättigte* Fettsäuren sind, die doch »gesund für das Herz« sind. Jawohl – über 50 Prozent der Fettsäuren in fortgeschrittenen arteriosklerotischen Plaques sind mehrfach ungesättigt, 30 Prozent sind einfach ungesättigt und nur 20 Prozent sind gesättigt! Verglichen mit normalem Arteriengewebe enthalten fortgeschrittene Plaques in der Aorta einen höheren Anteil an Omega-6-Linolsäure.[7] Dieser höhere LA-Wert in Aorten-Plaques spiegelt sich in ähnlich erhöhten Werten in Fettgewebe und im Blut der Patienten wider und lässt auf einen hohen Verzehr schließen. Bei den gesättigten Fetten gibt es diese Beziehung zwischen dem Fettsäuregehalt von Plaque, Blut und Fettgewebe nicht.[8]

Weiterhin haben Forscher Folgendes herausgefunden: Je höher der LA-Gehalt der Atherome, desto größer die Wahrscheinlichkeit, dass ihre fibröse Kappe einreißt. Wie wir in Kapitel 13 gelernt haben, ist eine Kappen-Ruptur bei einem Großteil der Herzinfarkte der auslösende Faktor.[9]

Bei einer randomisierten Doppelblindstudie, über die 2003 in einer Ausgabe von *The Lancet* berichtet wurde, wurde Patienten, denen eine Karotis-Endarterektomie (die chirurgische Entfernung einer fortgeschrittenen Plaque in der Karotisarterie) bevorstand, randomisiert bis zur Operation entweder 6 g Sonnenblumenöl, Fischöl oder ein Placebo verabreicht (das Placebo war eine 80:20-Mischung von Palm- und Sojaöl; sowohl Sonnenblumen- als auch Sojaöl enthalten viel LA). Die Fischölgruppe erhielt 1,4 g EPA plus DHA täglich, über eine mittlere Behandlungsdauer von 42 Tagen. Selbst in dieser kurzen Zeit stieg der Anteil von EPA und DHA in den Karotis-Plaques der Fischölgruppe stärker als bei den beiden anderen Gruppen. Zusätzlich zur Überprüfung ihres Fettsäuregehalts wurden bei 50 Patienten aus jeder Gruppe die Karotis-Plaques entfernt und die Dicke ihrer jeweiligen fibrösen Kappe gemessen. Die Forscher fanden, dass die Plaques von den Probanden in der Fischölgruppe mit höherer Wahrscheinlichkeit eine dicke fibröse Kappe aufwiesen und keine dünne entzündete Kappe, im Vergleich zu den Patienten in der Sonnenblumenöl- oder der Placebogruppe.[10]

Dies ist ein sehr wichtiges Ergebnis, denn eine dickere und fibrösere Kappe auf einem Atherom reißt nicht so leicht ein und setzt ein lebensbedrohendes koronares Ereignis in Gang, wie eine dünnere, zerbrechlichere Kappe.

Mit steigendem Omega-3-Verzehr sinkt die KHK

Es überrascht daher nicht, dass in Ländern wie Japan, wo der Omega-3-Fettverzehr wesentlich höher ist als in Amerika, die KHK-Häufigkeit viel geringer ist. Studien an Eskimos in Grönland haben nicht nur eine der höchsten Verzehrraten von Omega-3 ergeben, sondern altersbereinigt sogar eine noch geringere KHK-Häufigkeit als bei den Japanern![11]

Es sollte auch nicht verwundern, dass randomisierte klinische Untersuchungen mit Omega-3-reichem Fisch und/oder Fischölergänzungsmitteln einen deutlichen Rückgang der Sterblichkeit unter KHK-

Patienten ergeben haben. Die erste Studie dieser Art war die *Diet-and-Reinfarction*-Studie; dabei wurden über einen Zeitraum von zwei Jahren Männer begleitet, die einen Herzinfarkt überlebt hatten und denen man geraten hatte, mehr ölreichen Fisch zu essen – die Sterblichkeit aufgrund sonstiger Ursachen ging um 29 Prozent zurück.[12]

In einer groß angelegten Studie in Italien wurden über 11 000 Patienten, die kürzlich einen Herzinfarkt erlitten hatten, randomisiert und erhielten Fischöl, dessen Menge pro Tag etwa 900 mg EPA und DHA entsprach. Schon wenige Monate nach Beginn der Studie zeigte sich ein Rückgang sowohl der Herz-Kreislauf- als auch der Gesamt-Sterblichkeit. Nach 3,5 Jahren hatte diese mäßige Menge Fischöl das relative Herz-Kreislauf-Sterblichkeitsrisiko um 20 Prozent gesenkt und das Sterblichkeitsrisiko aufgrund anderer Ursachen um 15 Prozent; ein ähnliches Ergebnis hatte es bei vergleichbar umfangreichen Statinstudien gegeben. Übrigens hatten die höheren Überlebensaussichten in der Fischölgruppe nichts mit einer Cholesterinsenkung zu tun; nach sechs Monaten zeigte sich ein Anstieg der Werte des Gesamt- und des LDL-Cholesterins, die nach weiteren drei Monaten langsam wieder zu ihrem Ausgangwert zurückkehrten![13]

Transfettsäuren – die menschengemachten Fettmutanten

Dank der Cholesterinphobie gibt es eine weitere Sorte von industriell hergestellten Fetten, die im vergangenen Jahrhundert extrem populär geworden sind. Das sind gehärtete Pflanzenfette, die man in Margarinen und Bratfetten findet, die vorher dem Prozess der sogenannten *Hydrierung* unterzogen worden sind. Bei der Produktion von Margarinen und Bratfetten wird Wasserstoffgas in einem aufwendigen Herstellungsprozess in die flüssigen Pflanzenöle gepresst, die bei hohen Temperaturen gebleicht, gefärbt und aromatisiert werden. Das Ergebnis ist ein neues gehärtetes oder hydriertes Fett, das angeblich eine bessere Alternative zur Butter darstellt.

In der Natur vorkommende ungesättigte Fettsäuren haben eine gekrümmte Form, die dem Öl bei Zimmertemperatur seine flüssige Konsistenz verleiht. Diese natürlichen ungesättigten Fettsäuren sind als *Cis-Fettsäuren* bekannt, und diese Cis-Fette sind in unseren Zellwänden enthalten. Während des Hydrierungsprozesses wird die Struktur der ungesättigten Cis-Fettsäuren neu angeordnet, sodass sie eine unnatürlich gerade Gestalt annehmen. Diese künstlich ausgestreckten Fette sind als *Transfettsäuren* bekannt. Wenn wir hydriertes Fett zu uns nehmen, werden die Cis-Fettsäuren in unseren Zellwänden durch diese unnatürlichen Transfettsäuren ersetzt. Auch unsere Zellwände werden teilweise hydriert! Das Ergebnis ist eine gestörte Funktion der höchst wichtigen Zellrezeptoren an der Zellwandoberfläche, das heißt den Wächtern, die den Eintritt lebenswichtiger Nährstoffe in die Zellen kontrollieren.

Forschungen bei Tieren und Menschen deuten darauf hin, dass die Transfettsäuren, die sich in verarbeiteten Pflanzenfetten finden, zu den häufigsten degenerativen Krankheiten beitragen, darunter auch zu Koronaren Herzkrankheiten. Als man in Holland eine Gruppe gesunder Männer im Alter zwischen 64 und 84 Jahren zehn Jahre lang beobachtete, zeigte sich, dass der Verzehr von Transfettsäuren positiv mit dem Auftreten der KHK zusammenhing.[14] Wie bei den meisten Prospektivstudien lag diesem Zusammenhang der Diätplan zugrunde, der den Teilnehmern zu Beginn der Studie mitgeteilt worden war. Allerdings haben aber auch Studien, bei denen der Blut- und Gewebegehalt von Transfettsäuren untersucht wurden, die tatsächlich die Ernährung akkurat reflektiert haben, ein gesteigertes KHK-Risiko beim Verzehr dieser »Bizarro«-Fette festgestellt.

Forscher in Seattle im US-Bundesstaat Washington untersuchten den Transfettsäuregehalt der Zellwände von roten Blutkörperchen bei Patienten, die zum ersten Mal einen Herzinfarkt erlitten hatten, und verglichen sie mit den entsprechenden Werten bei gesunden freiwilligen Probanden. Ein höherer Gehalt von *Trans-Linolsäure* in der Zellwand entsprach einem dreifach gestiegenen Risiko eines Herzstillstands.[15] Auch Forscher an der Universität Oslo stellten fest, dass bei Patienten, die zum ersten Mal einen Herzinfarkt erlitten hatten, der Fettgewebsanteil von *trans-* und pflanzlichen mehrfach ungesättigten Fettsäuren erhöht war.[16]

Bei experimentellen Studien zeigte sich bei Probanden, die Margarine aus gehärtetem Sojaöl verzehrten, eine erhöhte Produktion von *Interleukin-6* und dem *Tumor-Nekrose-Faktor alpha* – beides an der Entstehung der Arteriosklerose beteiligte entzündungsauslösende Stoffe. Bei Probanden, die die gleiche Kalorienmenge aus nicht-gehärtetem Sojaöl oder gesättigten Fetten zu sich nahmen, zeigten sich diese negativen Veränderungen nicht.[17]

Bei einer weiteren Studie gab man Frauen randomisiert und alternierend eine Diät, die reich an teilweise gehärteten Ölen, mehrfach ungesättigten Fettsäuren oder Palmöl war. Die Werte des *gewebespezifischen Plasminogenaktivators* (tPA), einer natürlich vorkommenden, die Blutgerinnung verhindernde Substanz, die auch als lebensrettendes Medikament unmittelbar nach einem Herzinfarkt gegeben wird, sanken bei der Diät mit teilhydriertem Öl deutlich. Der tPA-Wert blieb übrigens bei der Palmöldiät am höchsten – die Diät mit dem höchsten Anteil an gesättigtem Fett.[18]

Laborexperimente unter der Leitung des Lipidforschers Fred Kummerow zeigen, dass Transfette die Verkalkung der Endothelzellen, die unsere Arterien auskleiden, fördern – ein klares Anzeichen für die Entwicklung einer Arteriosklerose. Er fand heraus, dass Magnesium diese Reaktion blockiert und zog den Schluss, dass der Verzehr von Transfetten im Verein mit Magnesiummangel in der Nahrung – ein allgemeines Charakteristikum der modernen Ernährung – möglicherweise die Entwicklung von arterieller Plaque beschleunigt.[19]

Bei einem anderen Experiment entdeckten Kummerow und sein Team, dass Sauen, denen man während der Trächtigkeit und der Säugezeit ein Futter mit zehn Prozent gehärtetem Fett gegeben hatte, Ferkel zur Welt brachten, deren Aortamembranzellen einen deutlich höheren Gehalt an Linolsäure (LA) aufwiesen als Ferkel von Sauen, denen man Butterfett oder kleine Mengen Maisöl gegeben hatte.[20] Kaum eine positive Entwicklung angesichts dessen, was wir über die schädliche Wirkung von überschüssiger LA auf die Aktivität der Eikosanoide wissen.

Es hat sich wiederholt gezeigt, dass Transfette die Werte von Lipoprotein (a) im Blut erhöhen: eine potenziell artherogene Substanz, die immer mehr ins Blickfeld der Forscher rückt. Die Wissenschaftler haben auch beobachtet, dass Transfette tendenziell das LDL-Cholesterin erhöhen und das HDL-Cholesterin senken – eine Veränderung, die angeblich mit einem erhöhten Herzkrankheitsrisiko einhergeht.[21] Ironischerweise senken die von den Gesundheitsbehörden so gescholtenen gesättigten Fettsäuren das Lipoprotein (a) und erhöhen das HDL-Cholesterin, was manche Forscher zu dem Rat veranlasst, dass Margarine besser aus hochgradig gesättigten Tropenfetten wie Palm- oder Kokosöl hergestellt werden sollte![22]

Transfette – Kunstprodukt gegen die Natur

Transfette treten in winzigen Mengen in der Natur auf. Sie werden im Pansen von Rindern gebildet und kleine Mengen finden sich in der Milch und im Fleisch. Im Gegensatz zu den künstlich hergestellten Transfetten sind die natürlichen Transfettsäuren, die sich in der Milch und im Fleisch finden, möglicherweise ein Segen für die Gesundheit. Es hat sich beispielsweise erwiesen, dass das Transfett *Konjugierte Linolsäure* (CLA) bei Tieren der Krebsentstehung entgegenwirkt und beim Menschen anscheinend Fettverlust und Muskelaufbau in geringem Maße fördert.

Leider stammt aber die überwältigende Mehrheit der Transfettsäuren in der modernen Ernährung aus gehärteten Ölen und der großen Menge an Nahrungsmitteln, denen diese Fette zugesetzt werden. Wegen ihrer Allgegenwart in der Nahrungsversorgung verzehrt ein Amerikaner heute im Durchschnitt zwischen 8 und 15 g Transfette am Tag. Zu den verbreitetsten Nahrungsmitteln, die gehärtetes Fett enthalten, gehören gebratene Gerichte, Tiefkühlgerichte, Kartoffelchips, Plätzchen, Cracker, Gebäck, Kuchenmischungen und Erdnussbutter. Raffinierte flüssige, mehrfach ungesättigte Öle, die unter hoher Temperatur verarbeitet worden sind – das heißt praktisch alle im Handel erhältlichen Öle –, enthalten ebenfalls Transfette und finden sich noch in weit mehr Nahrungsmitteln.

Destruktives Erbe

Der übermäßige Verzehr von Omega-6-ungesättigten Fettsäuren ist ein weiteres destruktives Erbe der irrationalen Voreingenommenheit der Gesundheitsbehörden gegenüber gesättigtem Fett. Seit Jahren bedrängen sie uns enthusiastisch, wir sollten Omega-6-reiche Pflanzenöle statt tierischer und tropischer Fette verwenden. Als sich die Anzeichen dafür mehrten, dass diese Öle die Herzkrankheit nicht verhinderten, sondern im Gegenteil sogar KHK und Krebs erzeugen können, änderten dieselben Behörden stillschweigend ihre Ernährungsrichtlinien und empfehlen nun, nicht mehr als zehn Prozent der Kalorien in Form von ungesättigtem Fett zu sich zu nehmen.

Doch diese Zehn-Prozent-Grenze für mehrfach ungesättigte Fettsäuren, die die AHA verkündet hat, ist vielleicht immer noch zu hoch. Studien mit Nagetieren haben gezeigt, dass diese Öle schon bei ziemlich niedrigen Schwellenwerten eine Tumorentwicklung induzieren können; Lipidforscher meinen mittlerweile, nicht mehr als 4,5 Prozent der Kalorien sollten aus mehrfach ungesättigten Fettsäuren stammen.[23,24] Da aber die Gründe, warum die AHA-Richtlinien geändert wurden, der Öffentlichkeit nicht mitgeteilt worden sind, essen noch immer viele Millionen Menschen mehrfach ungesättigte Pflanzenöle, ohne um ihre potentielle Gefährlichkeit zu wissen. Um ein günstiges Verhältnis der essenziellen Fettsäuren aufrechtzuerhalten und die schädliche Wirkung von Transfettsäuren zu vermeiden, sollten Sie

- mehrfach ungesättigte Pflanzenöle und die zahlreichen Nahrungsmittel, in denen sie enthalten sind, meiden – alle Omega-6-Fette, die Sie brauchen, können Sie aus frischen unbearbeiteten Nahrungsmitteln wie Fleisch, Eier, Nüsse und Saaten erhalten;
- sicherstellen, dass Sie regelmäßig langkettige Omega-3-Fette zu sich nehmen. Da die reichsten Quellen langkettiger Omega-3-Fette – Gehirn und fetter Fisch – nicht regelmäßig auf dem Speiseplan der meisten Amerikaner stehen (auch aufgrund der Sorgen über Umweltbelastungen der Meeresfrüchte), ist der einfachste Weg, regelmäßig Omega-3-Fette zu sich zu nehmen, die Einnahme von Fischölkapseln.
- abgepackte Lebensmittel vermeiden, wenn auf dem Etikett »Pflanzenöl«, »gehärtet« oder »teilgehärtet« steht.

Nun ist es an der Zeit, eine Substanz kennenzulernen, von der die meisten Menschen nur wenig wissen, die aber eine entscheidende Rolle für die Gesundheit unserer Arterien spielt.

»Nichts ist so mächtig wie die Wahrheit –
wenn diese auch oft recht merkwürdig ist.«
DANIEL WEBSTER

KAPITEL 20

SAGEN SIE »JA« ZU NO

Warum Ihre Arterien ohne Stickoxid (NO) nicht leben können

Auf den ersten Blick scheint Stickoxid (NO) das Letzte zu sein, das man im Körper haben möchte. Es kommt in Autoabgasen vor und spielt eine wesentliche Rolle bei der Smogbildung. Wenn man außerhalb des Körpers damit in Berührung kommt, dann ist es ein hochreaktives Gas, das die Lungen irritiert und zu hässlichen chemischen Verbrennungen führt. Entsteht NO in unserem Körper, dann ist es jedoch etwas ganz anderes.

Innerhalb des Körpers erleichtert NO die gesunde Funktion der Nerven, des Immunsystems, der Nieren und des Magen-Darm-Trakts. Es hilft Frauen bei der Geburt durch eine Entspannung der Gebärmutter. Bei sexueller Erregung ermöglicht NO die Erweiterung der Penisgefäße und erlaubt den Blutfluss, der zur Erektion führt. Tatsächlich wirkt das bekannte Potenzmittel Viagra durch die Hemmung des NO-Abbaus. Dieses merkwürdige Gas spielt eine kolossal wichtige Rolle für eine gesunde Herz-Kreislauf-Funktion.

NO: der beste Freund der Arterie

NO entsteht durch das Wirken der Stickoxidsynthase (NOS), einem Enzym in den Endothelzellen – den Zellen, die die Innenwände unserer Blutgefäße auskleiden.[1] Die NO-Synthase verwandelt L-Arginin, eine in Fleisch, Nüssen, Fisch, Eiern und Käse gefundene Aminosäure, in NO. Nach seiner Entstehung übt dieses lebenswichtige Gas verschiedene entscheidende Funktionen aus, die unser Herz-Kreislauf-System in Ordnung halten. Wenn der NO-Wert in unseren Arterien abnimmt und auf einer suboptimalen Höhe bleibt, dann steigt die Wahrscheinlichkeit eines Herzinfarkts oder Schlaganfalls.

Eine der Funktionen von NO besteht darin, die Muskelzellen in der Arterienwand zu entspannen. Im Endothel entstandenes NO ist tatsächlich einer der stärksten bekannten natürlichen Gefäßerweiterer. Mit jedem Pulsschlag setzen die Endothelzellen winzige NO-Bläschen frei. Dieses NO wandert in die darunterliegenden Muskelzellen und veranlasst sie, sich zu entspannen, damit das Blut leicht durch das Gefäß strömen kann. Nitroglyzerin, das oft gegen Angina-Pectoris-Schmerzen verschrieben wird, wirkt durch die Freisetzung von Stickoxid, das die Wände der Koronararterien und -arteriolen entspannt.

NO blockiert auch die Freisetzung entzündungsauslösender Stoffe aus den Endothelzellen, was es zu einem kräftigen Entzündungshemmer in den Blutgefäßen macht. Darüber hinaus diffundiert das in den Endothelzellen produzierte NO in den Blutstrom, wo es die Ansammlung von Blutplättchen hemmt und damit die unerwünschte Blutgerinnung verhindert.

Dysfunktionale Arterien

Eine der frühesten Veränderungen in der Entwicklung der KHK ist die von Forschem so bezeichnete »endotheliale Dysfunktion«. Diese entsteht, wenn Endothelzellen ihre positive Tätigkeit einstellen – etwa die Entspannung der Arterien, die Hemmung übermäßiger Blutgerinnselbildung, die Proliferation glatter Muskelzellen innerhalb der Arterie und die Begrenzung der Durchlässigkeit der Arterienwand, wodurch unerwünschte Eindringlinge ferngehalten werden sollen. Stattdessen spielen Endothelzellen jetzt eine negative Rolle und bewirken eine Arterienversteifung, Blutgerinnselbildung und Ansammlung glatter Muskelzellen. Außerdem wirken dysfunktionale Endothelzellen wie Magneten für entzündungsfördernde weiße Blutkörperchen, die sie aus dem Blutstrom in die Arterienwand ziehen. Daher müsste man erwarten, dass die Arteriosklerose und akute koronare Ereignisse zunehmen, wenn der NO-Wert sinkt. Genau das ist der Fall.

Niedrige NO-Werte sind ein starker Hinweis auf ein späteres KHK-Risiko. Bei Untersuchungen von Patienten, die vor einer Herzkatheterisierung standen, hatten diejenigen, die zwei Wochen vor der Untersuchung ein akutes koronares Ereignis erlitten hatten, eine deutlich geringere NO-Bildung der Blutplättchen als Patienten mit einer stabilen oder ohne Angina pectoris. Nach der Bereinigung von Störfaktoren zeigten niedrige NO-Werte ein vierfach erhöhtes Risiko eines akuten koronaren Ereignisses an. Bei den Patienten mit angiografisch nachgewiesener Arteriosklerose stand eine niedrige NO-Produktion der Blutplättchen wiederum mit einem vierfach höheren Risiko eines akuten Koronarsyndroms in Verbindung, was für die Ausdehnung der Arteriosklerose nicht galt. Übrigens waren die Cholesterinwerte keine Risikoindikatoren.[2]

Bei Gesunden führt die Infusion des Neurotransmitters *Acetylcholin* in die Blutbahn zur Arterienerweiterung, aber bei Patienten mit kranken Arterien geschieht das genaue Gegenteil – die Arterien verengen oder verkrampfen sich sogar.

Eine Infusion mit Acetylcholin wird daher oft bei der klinischen Forschung zur Bestimmung der Arterienfunktion und zur Messung des Blutflusses eingesetzt. Als Forscher Personen ohne KHK sowie KHK-Patienten mit schwacher Arterienverengung und KHK-Patienten mit schwerer Arterienblockade Acetylcholin verabreichten, führte dieser Neurotransmitter bei den Gesunden zu der erwarteten Arterienerweiterung. Bei den KHK-Patienten mit schwacher Arterienverengung führte das Acetylcholin mit einer Ausnahme bei allen Patienten zu einer Arterienverengung. Bei den Patienten mit schwerer arterieller Verstopfung zeigte sich in allen Fällen eine Gefäßverengung, und fünf der acht Patienten litten an einem arteriellen Spasmus, der den Blutfluss zeitweise blockierte. Als ihnen Nitroglyzerin gegeben wurde, das die NO-Produktion anregt, erweiterten sich alle Arterien dieser Patienten.[3]

Diese Ergebnisse deuten darauf hin, dass eine unzureichende NO-Produktion direkt einem akuten koronaren Ereignis vorangeht, zum Beispiel Angina-Pectoris-Episoden und möglicherweise tödlichen Herzinfarkten.

Zudem können diese Erkenntnisse vielleicht zur Erklärung beitragen, weshalb eine obstruktive Schlafapnoe, die dem Körper zeitweise NO entzieht, das Risiko einer Herz-Kreislauf-Erkrankung erhöht.[4] Die Herz-Kreislauf-Schädigung durch niedrige NO-Werte erklärt auch weitgehend die Verbindung zwischen Erektionsstörungen und einem erhöhten KHK-Risiko. Das Penisgewebe hängt nämlich von einem guten Schuss NO ab, um zur Erektion zu kommen. Bei einer Studie mit 260 an Diabetes erkrankten Männern fanden sich erheblich mehr Erektionsstörungen bei Patienten mit einer schlummernden Arterienerkrankung als bei denen, die keine KHK aufwiesen (33,8 gegenüber 4,7 Prozent).[5] Bei einer anderen Studie hatten Patienten mit einer verstopften Arterie häufigere und stärkere Erektionen und weniger Erektionsschwierigkeiten als Männer mit zwei oder drei verengten Arterien.[6]

NO-Messungen

Ein Weg zur Messung des NO-Wertes im Körper ist die Messung des Blutgehalts an *asymmetrischem Dimethylarginin* (ADMA).[7] ADMA hemmt die Bildung von NO aus L-Arginin und ist bei Patienten mit endothelialer Dysfunktion und Arteriosklerose erhöht.[8]

Bei jungen, klinisch symptomfreien Erwachsenen waren erhöhte ADMA-Werte ein wichtiger unabhängiger Indikator einer gestörten Endothelfunktion, Triglyzeride, Blutdruck und Gesamt-, LDL- und HDL-Cholesterin dagegen nicht.[9] Bei Patienten mit Angina pectoris und positiven Stressbelastungstests zeigte die Koronarangiografie, dass höhere Blutwerte von ADMA und niedrigere von L-Arginin mit einer ernsthaften Arteriosklerose einhergingen.[10]

Bei 116 Probanden mittleren Alters ohne Symptome einer Erkrankung der Koronararterien gingen erhöhte Blutwerte von ADMA deutlich mit einer größeren Dicke der Karotisarterie einher, wie hochauflösende Ultraschallmessungen ergaben. Plasma-ADMA zeigte keine Verbindung mit Triglyzeriden oder dem Gesamt-, LDL- oder HDL-Cholesterin.[11]

Bei Patienten mit Nierenversagen ist eine Herz-Kreislauf-Erkrankung eine häufige Todesursache. Als italienische Forscher 225 Dialysepatienten fast drei Jahre lang begleiteten, stellten sie fest, dass 64 Prozent der Todesfälle von einer Herz-Kreislauf-Erkrankung verursacht wurden. Die ADMA-Konzentration im Blut erwies sich als ein starker und unabhängiger Indikator der allgemeinen Sterblichkeit und einer Herz-Kreislauf-Erkrankung.[12]

Wenn der Körper »nein« zu NO sagt

Was reduziert dann aber den NO-Wert, werden Sie fragen?

Freie Radikale.

Ja, diese hässlichen kleinen Dinger, die unser Gewebe direkt angreifen, verursachen auch ein Chaos dadurch, dass sie unserem Körper das NO entziehen. Freie Radikale inaktivieren NO direkt und machen aus dem Enzym NO-Synthase, das L-Arginin in NO umwandelt, ein Enzym, das stattdessen nur noch mehr freie Radikale erzeugt![13]

Unser Körper ist mit verschiedenen wichtigen antioxidativen Enzymen ausgestattet, die NO-dezimierende freie Radikale ausschalten. Doch leider können diese Enzyme leicht selbst ausgeschaltet werden, beispielsweise durch schlechte Ernährungsgewohnheiten, hohe Blutzuckerwerte und Zigarettenrauchen. Ist die Konzentration dieser lebenswichtigen antioxidativen Enzyme zu niedrig, dann sind eine Endothelzellen-Dysfunktion und die sich daraus ergebenden Konsequenzen praktisch programmiert. Glücklicherweise können wir einiges tun, um den NO-Wert in unseren Arterien zu erhöhen.

Der 1001. Grund, warum Sie sich regelmäßig bewegen sollten

Es ist eindeutig erwiesen, dass Bewegung die endotheliale Dysfunktion rückgängig macht, den arteriellen Blutfluss verbessert und sogar die überschüssige Bildung von Blutklumpen verhindert.[14] Außerdem führt Bewegung dazu, dass der HDL-Cholesterinwert steigt, während das Gesamt- und das LDL-Cholesterin sinken, was manche Forscher zu der Annahme verleitet, Bewegung verringere das KHK-Risiko durch die Senkung des Cholesterins. Die Feststellung sei wiederholt: Diese Forscher irren sich. Durch moderaten Scherdruck auf die Gefäßwände regt Bewegung die Freisetzung von NO an. Schon nach zwölf Wochen wird die paradoxe Gefäßverengung durch Azetylcholin bei KHK-Patienten gemildert, der Blutfluss verbessert sich, der Blutdruck sinkt und die antioxidativen Abwehrkräfte sind erheblich gestärkt.[15,16] Bei Patienten mit hohem Blutdruck senkt Bewegung auch den Blutdruck.[17]

Bei einem Experiment mit arterioskleroseanfälligen Mäusen, denen ein NOS-Hemmer verabreicht wurde, nahm die Gefäßschädigung bei den Tieren, die sich nicht bewegten, um über 270 Prozent zu. Bei den Mäusen hingegen, die zwei Mal täglich jeweils eine Stunde in einem Laufrad rannten, war das Ausmaß der Läsionsbildungen nur so groß wie bei den Tieren, die keinen NOS-Antagonisten erhalten hatten.[18] Bei fettleibigen Frauen mit endothelialer Dysfunktion führte ein einjähriges Program zur Gewichtsreduktion durch Bewegung, Diät und Verhaltensberatung zu einer Abnahme des Körpergewichts um mindestens zehn Prozent. Neben dieser günstigen körperlichen Veränderung ergab sich auch noch eine deutliche Abnahme der Werte der weißen Blutkörperchen – das heißt ein deutlicher Rückgang von Entzündungsanzeichen – und eine dramatische Verbesserung der Endothelfunktion. Tatsächlich bewirkte nach einem Jahr eine Dosis von 3 g L-Arginin dieselbe Arterienerweiterung bei diesen fettleibigen Probanden wie bei der schlanken Kontrollgruppe.[19]

Fettleibige Männer, die ein ähnliches Programm durchlaufen, werden vielleicht noch eine sehr willkommene Nebenwirkung erleben. Im Rahmen einer randomisierten klinischen Studie verloren 55 fettleibige Männer mit Erektionsstörungen durch Diät und Bewegung an Gewicht und erlebten eine Verbesserung ihrer Penisfunktion. Bei der Kontrollgruppe zeigte sich keine wesentliche Verbesserung. Nach zwei Jahren erfüllten 17 Männer in der Prüfgruppe nicht mehr die Kriterien für eine Erektionsdysfunktion; in der Kontrollgruppe waren es dagegen nur drei![20] Der Verlust von zu viel Gewicht kann viel Positives bewirken, und das nicht nur bei Ihren Arterien!

Essen Sie Ihre Antioxidantien

Gestiegene NO-Werte können vielleicht das gesunkene KHK-Risiko infolge einer Ernährung mit antioxidantienreicher, nicht-getreidehaltiger pflanzlicher Kost weitgehend erklären. Als gesunde Probanden 14 Tage lang viel blauen Traubensaft tranken, stieg die NO-Produktion durch die Blutplättchen um eindrucksvolle 170 Prozent. Die antioxidative Aktivität im Blut stieg, die Freisetzung von Superoxidradikalen sank und die Blutplättchenaggregation wurde gehemmt, was darauf hindeutet, dass die in blauen Trauben enthaltenen Antioxidantien das Risiko einer Blutklumpenbildung senken.[21]

Vitamin E ist ein starkes Antioxidantium, das sich in besonders hoher Konzentration in Nüssen und Samen findet. Das in diesen Nahrungsmitteln gefundene Vitamin E entsteht aus einer Reihe von Bestandteilen, die man als *Tocopherole* und *Tocotrienole* kennt, und es enthält besonders viel Gamma-Tocopherol. Im Handel erhältliche Vitamin-E-Ergänzungsstoffe enthalten dagegen überwiegend Alpha-Tocopherol. Als Forscher die Wirkung eines gemischten Tocopherol-Ersatzes, der viel Gamma-Tocopherol enthielt, mit einem Alpha-Tocopherol und einem Placebo verglichen, stellten sie fest, dass beide Vitamin-E-Ergänzungsstoffe bei gesunden Erwachsenen den NO-Wert erhöht hatten. Dagegen führte der gemischte Tocopherol-Zusatzstoff zu einem größeren NO-Anstieg und hemmte starker die Verklumpung der Blutplättchen.[22] Diese Ergebnisse können vielleicht erklären, warum alle klinischen Versuche mit Alpha-Tocopherol-Ergänzungsstoffen die Herz-Kreislauf-Sterblichkeit nicht haben senken können. Die höchste Konzentration von Garnma-Tocopherol findet sich in Sesamsaat, Pecan- und Walnüssen, Pistazien und Kürbiskernen. Pinienkerne, Paranüsse und Cashewnüsse enthalten davon ebenfalls bedeutende Mengen.

Studien mit Menschen und Experimente mit Tieren haben ergeben, dass ein regelmäßiger Knoblauchgenuss die Blutverklumpung und die arterielle Plaquebildung verhindern kann.[23–25] Bei gesunden Erwachsenen im Alter zwischen 50 und 80 Jahren nahm die arterielle Versteifung bei denjenigen, die zwei Jahre lang täglich mindestens 300 mg eines standardisierten Knoblauchpulvers einnahmen, deutlich langsamer zu als bei den Teilnehmern in der Kontrollgruppe, die keinen Knoblauch einnahmen.[26] Eine Erhöhung des NO-Wertes kann vielleicht helfen, die positive Wirkung der stark riechenden Knolle auf das Herz-Kreislauf-System zu erklären; bei der Inkubation von menschlichem Gewebe mit Knoblauchextrakt stieg die Aktivität der Stickoxidsynthase (NOS).[27]

Blutzucker und NO

Im Laborversuch greift Glukose das NO direkt an, wenn sie in einer Konzentration auf menschliche Endothelzellen einwirkt, die in etwa den Blutglukosewerten eines Diabetikers entspricht.[28] Außerdem zeigen Laboruntersuchungen, dass eine erhöhte Glykation (die aus erhöhten Blutzuckerwerten entsteht) dazu führt, dass sich die roten Blutkörperchen stärker an das NO binden und verhindern, dass es seine positive gerinnungshemmende und arterienentspannende Wirkung ausüben kann.[29]

Bei Studien mit menschlichen Probanden senken hohe Blutzuckerwerte sehr schnell die NO-Aktivität und führen zu einer baldigen

Verschlechterung der Endothelialfunktion. Als man absichtlich bei gesunden Probanden durch eine Glukoseinfusion eine Überzuckerung herbeiführte, dauerte es nur 30 Minuten, bis der Blutdruck, die Herzfrequenz, die Katecholamine im Blut und die Blutplättchen-Aggregation deutlich zunahmen, während die Blutviskosität innerhalb von 60 Minuten deutlich stieg. Auch die Durchblutung der Beine wurde gemessen; sie war nach 90 Minuten erheblich verschlechtert.[30]

Um gesunde NO-Werte beizubehalten, halten Sie ihren Blutzuckerwert im Normbereich. Wenn er zu hoch ist, essen Sie weniger Kohlehydrate (und nehmen Sie Medikamente ein, falls erforderlich), um ihn wieder unter Kontrolle zu bringen.

Zigarettenrauchen: Sagen Sie einfach »NO«

Sollte einer meiner Leser Zigarettenraucher sein – *hören Sie damit auf!* Ja, ich weiß, das ist einfacher gesagt als getan, aber tun sie es – egal wie! Neben Diabetes, Fettleibigkeit, Alkoholmissbrauch und viel Stress gehört Zigarettenrauchen zum Schlimmsten, was Sie Ihrer Gesundheit antun können.

Nach dem Rauchen einer einzigen Zigarette sinkt die Blutkonzentration von NO stark ab, zudem die Konzentration wichtiger Antioxidantien wie Ascorbinsäure, Cystein, Methionin und Harnsäure. Erst 60 Minuten später kehren sie zum Normalwert zurück, es ist also kein Wunder, dass Zigarettenraucher weniger NO freisetzen und wesentlich anfälliger sind für Arterienverengung und Blutverklumpung sowie für überschüssige Aktivität freier Radikale, größere Anheftung der weißen Blutkörperchen an die Gefäßwand und einen beängstigenden Anstieg des Risikos einer Herz-Kreislauf-Erkrankung um 250 Prozent.[31–39]

Die schädliche Wirkung des Rauchens zeigt sich auch bei Passivrauchern, wenn auch in geringerem Maße. Trotz einer verblüffend stetigen epidemiologischen Beziehung zwischen Passivrauchen und Herz-Kreislauf-Erkrankungen behaupten Fürsprecher der Tabakindustrie noch immer, diese Verbindung sei umstritten.[40–43] Lassen Sie sich nicht für dumm verkaufen; junge Menschen, die dem Tabakrauch aus der Umgebung ausgesetzt sind, zeigen im Vergleich zu Nichtrauchern eine deutliche Schädigung des Endothels und einer damit einhergehenden Beeinträchtigung ihres Blutflusses. Das Ausmaß der Schädigung ist abhängig davon, wie stark sie dem Rauch anderer Menschen ausgesetzt sind.[44]

Um die Wirkung des Passivrauchens auf die antioxidativen Abwehrkräfte und die Aktivität freier Radikale zu zeigen, untersuchten finnische Forscher Blutproben von gesunden Nichtrauchern, und zwar vor und nachdem diese sich 30 Minuten lang in einem Nichtraucher- oder Raucherzimmer aufgehalten hatten. Dieser relativ kurze Kontakt mit Rauch in der Umgebung führte zu einem akuten Abfall des Ascorbinsäuregehalts und der Antioxidantienaktivität im Blut, aber einer gestiegenen LDL-Oxidation und einer gestiegenen Lipidperoxidation.[45] Forscher vom Medizinischen Zentrum der New Yorker Universität stellten fest, dass Hühner, die man einer Umweltrauchbelastung ausgesetzt hatte, die ähnlich oder sogar noch niedriger war als in einer Bar, beschleunigt arterielle Plaque entwickelten.[46]

Die gute Nachricht ist, dass Ihr Körper schnell damit beginnt, den durch das Rauchen verursachten Schaden zu reparieren, wenn Sie Ihre Zigaretten wegwerfen und mit dem Rauchen aufhören. Japanische Forscher haben gezeigt, dass sich fast sofort die NO-Werte und die Funktion der Blutplättchen verbessern, wenn Menschen mit dem Rauchen aufhören: 27 gesunde männliche Medizinstudenten, die seit wenigstens fünf Jahren mindestens 15 Zigaretten am Tag rauchten, wurden willkürlich in zwei Gruppen aufgeteilt; eine Gruppe hörte für vier Wochen mit dem Rauchen auf, die andere für zwei Wochen, die Letztere begann aber am 14. Tag wieder zu rauchen. Bei beiden Gruppen verbesserten sich die Funktion der Blutplättchen und der NO-Status in der gesamten Nichtraucherphase. In der Gruppe, die am 14. Tag erneut zu rauchen begann, fielen die NO-Werte schnell wieder auf den Ausgangswert zurück, ebenso verklumpten sich die Blutplättchen wieder vermehrt.[47]

Chinesische Forscher fanden, dass Blutproben von Rauchern anfänglich deutlich höhere Konzentrationen freier Radikale aufwiesen; aber ein Jahr, nachdem die Personen völlig mit dem Rauchen aufgehört hatten, unterschieden sich diese Werte nicht mehr wesentlich von denen nicht-rauchender Kontrollpersonen.[48]

Diese Erkenntnisse könnten Ihnen buchstäblich das Leben retten. Im Jahr 2000 veröffentlichten die *Archives of Internal Medicine* eine zusammenfassende Analyse von Prospektivstudien, in denen untersucht worden war, welche Wirkung es nach einem Herzinfarkt hatte, mit dem Rauchen aufzuhören. Ein Dutzend Studien, die über einen Zeitraum von zwei bis zehn Jahren durchgeführt worden waren und Daten von fast 6000 Personen aus sechs Ländern umfassten, waren Teil der Analyse. Alle zwölf Studien ergaben, dass bei den Patienten, die nach einem Herzinfarkt das Rauchen einstellten, das Risiko, an einem nachfolgenden koronaren Ereignis zu sterben, durchschnittlich um fast 50 Prozent niedriger lag als bei den Patienten, die weiterhin geraucht hatten. Die positive Auswirkung auf die Lebenserwartung war übrigens durchgängig, also unabhängig vom Geschlecht, der Beobachtungszeit, dem Ort und der Zeit.[48]

Halten Sie Ihren NO-Tank gut gefüllt?

Im Vergleich zu der enormen Aufmerksamkeit, die sich seit den 1950er-Jahren auf das Cholesterin richtet, hat es ernsthafte Forschungen über die Wirkung von NO auf das Herz-Kreislauf-System erst in jüngerer Zeit gegeben. Den meisten Menschen – viele Ärzte und medizinisches Fachpersonal eingeschlossen – ist die entscheidende Rolle, die dieses farblose Gas für die Gesundheit des Herz-Kreislauf-Systems spielt, völlig unbekannt. Alles, was Ihrem Körper NO entzieht, steigert wahrscheinlich das Risiko eines Herzinfarkts oder Schlaganfalls. Stellen Sie also sicher, dass Ihr NO-Tank immer gut gefüllt ist, und essen Sie antioxidantienreiche Nahrungsmittel; bewegen Sie sich regelmäßig, halten Sie Ihren Blutzuckerwert im Normbereich – und hören Sie vor allem auf zu rauchen.

»Wissenschaft ist kein Resultat an sich, sondern ein laufender Veränderungsprozess und die Bereitschaft, alte Ansichten (Theorien) angesichts neuer Informationen neu zu bewerten.«
TOM BILLINGS

KAPITEL 21
DIE INFEKTIONS-CONNECTION

Verursachen Infektionen die Herzkrankheit?

In der Zeit vor der allgemeinen Einführung sanitärer Maßnahmen wie zum Beispiel Abwasser- und Abfallentsorgung sowie der allgemeinen Hygiene und dem Gebrauch von Antibiotika waren Infektionen die häufigste Todesursache. Heutzutage denken Menschen bei dem Wort »Infektion« zumeist an eine kurze hässliche Krankheit, bei der man sich scheußlich fühlt, die aber bei sofortiger Behandlung keine langfristige Bedrohung darstellt. Dank einiger recht überraschender Forschungsergebnisse wird dieses Denken allerdings gegenwärtig ziemlich stark erschüttert.

Ein schnell wachsender Forschungsbereich geht davon aus, dass herkömmliche Infektionserreger – auch der Atemwegsbazillus *Chlamydia pneumoniae,* das Magengeschwüre verursachende Bakterium *Helicobacter pylori* sowie Herpesviren wie *Cytomegalovirus* und *Herpes simplex* und sogar Zahninfektionen – bei der Auslösung und dem Fortschreiten der KHK eine direkte Rolle spielen.

Die am besten untersuchte dieser möglicherweise KHK verursachenden Mikroben ist *Chlamydia pneumoniae (C. pneumoniae),* eine sehr weit verbreitete Quelle von Atemwegsinfektionen. C.-pneumoniae-Infektionen können unterschiedlich schwer sein, manchmal fast oder ganz ohne Symptome verlaufen, zuweilen aber auch zu einer lebensbedrohlichen Lungenentzündung oder Bronchitis führen. Dieser Erreger ist für fast zehn Prozent aller Lungenentzündungserkrankungen weltweit verantwortlich. In den Industrieländern haben ungefähr 50 Prozent der Bevölkerung bis zum frühen Erwachsenenalter Antikörper gegen C. pneumoniae entwickelt. Mehr Männer als Frauen bilden Antikörper; Re-Infektionen im Laufe des Lebens scheinen verbreitet zu sein.[1]

Dieser allgegenwärtige Bazillus kam zum ersten Mal im Zusammenhang mit der KHK zur Sprache, als der finnische Professor Pekka Saikku und seine Kollegen entdeckten, dass der neu isolierte Stamm *Chlamydia TWR* bei KHK-Patienten wesentlich häufiger auftrat als bei einer gesunden Kontrollgruppe.[2] 1992 berichtete dieselbe Forschergruppe, dass Teilnehmer an der *Helsinki-Heart*-Studie, die ein tödliches oder nicht-tödliches Koronarereignis erlitten, mit wesentlich höherer Wahrscheinlichkeit Antikörper gegen C. pneumoniae aufwiesen als Männer ohne koronares Ereignis.[3] Seit diesen ersten Berichten wurde in Dutzenden weiterer Publikationen gemeldet, dass KHK-Patienten höhere C.-pneumoniae-Antikörperwerte haben als Gesunde.[4] Ein Vergleich von 13 veröffentlichten Studien, bei denen Forscher in Arteriengewebe nach dem Erreger suchten, ergab, dass man den Erreger in mehr als der Hälfte aller Atherome fand, hingegen nur in fünf Prozent der umliegenden läsionsfreien arteriellen Gewebeproben.[5] Außerdem entdeckten Forscher, dass C. pneumoniae bei Kaninchen und Mäusen entweder zu arteriosklerotischen Läsionen führen kann oder zur Verschlimmerung bereits bestehender Läsionen.[4]

Parodontosen, wie Zahnfleisch- und Zahnbettentzündung, sind chronische bakterielle Entzündungen, die Zahnfleisch und Kieferknochen befallen. Bei der Zahnfleischentzündung ist das Zahnfleisch gerötet, es schwillt an und blutet leicht, aber sie verursacht oft kaum oder nur wenig Beschwerden. Die Zahnfleischentzündung wird häufig durch unzureichende Mundhygiene verursacht und ist mit professioneller Behandlung und guter Mundpflege zu Hause behandelbar. Wird die Zahnfleischentzündung nicht behandelt, dann können sich Plaques bilden, die sich bis über die Zahnfleischgrenze ausdehnen und zur Zahnbettentzündung führen können. Dabei reizen von den Bakterien in den Plaques gebildete Toxine das Zahnfleisch und führen zu einer chronischen entzündlichen Reaktion, bei der die Gewebe und die Kieferknochen angegriffen und zerstört werden. Zwischen den Zähnen und dem Zahnfleisch bilden sich Spalten, die sich dann entzünden können. Bei fortschreitender Krankheit werden diese Spalten tiefer und noch mehr Zahnfleisch und Kieferknochen werden zerstört.

Schließlich können sich die Zähne lockern und müssen oft gezogen werden. Zu den Faktoren, die eine Zahnbettentzündung fördern, gehören Zigarettenrauchen, Stress, bestimmte Medikamente, Diabetes, schlechte Ernährung, Schwangerschaft und genetische Empfänglichkeit. Zahnbettentzündungen finden sich bei 15 Prozent aller Erwachsenen im Alter von 21 bis 50 Jahren sowie bei 30 Prozent aller über 50-Jährigen.[6] In den USA haben 40 Prozent der Erwachsenen einige oder sogar alle Zähne infolge einer Zahnbettentzündung verloren.[7]

Wer eine KHK vermeiden möchte, der denkt vielleicht zuallerletzt an einen Besuch beim Zahnarzt, aber vielleicht sollte er früher daran denken; Wissenschaftler haben eine ständige Verbindung zwischen schlechter Mundhygiene und einem erhöhten Risiko einer Herz-Kreislauf-Erkrankung entdeckt. Eine der ersten diesbezüglichen Studien war der Vergleich der Mundhygiene von 100 Herzinfarktpatienten mit einer willkürlich ausgewählten Kontrollgruppe; bei den Herzinfarktpatienten war die Zahngesundheit gegenüber der Kontrollgruppe deutlich schlechter.[8]

Eine zwölfjährige Verlaufsstudie mit 45 000 in Pflegeberufen tätigen Männern, die zu Beginn keine Herz-Kreislauf-Erkrankung aufwiesen, ergab, dass bei Probanden mit einer früheren Parodontoseerkrankung ein um 41 Prozent erhöhtes KHK-Risiko bestand als bei anderen. Der Verlust eines oder mehrerer Zähne im Verlauf der Studie brachte einen ähnlichen Anstieg des KHK-Risikos mit sich.[9] Als eine Forschergruppe von der Zahnmedizinischen Fakultät der *State University of New York* in Buffalo 50 menschliche Atheromproben untersuchte, wurden 44 Prozent positiv auf einen oder mehrere Stämme von Parodontosebakterien getestet.[10] Bei einem ähnlichen Experiment kanadischer Forscher wurden in mehr als der Hälfte der untersuchten Karotis-Atherom-Proben Bakterien entdeckt, die eine Zahnbettentzündung hervorrufen können.[11] Diese Beobachtungen zeigen, dass Parodontosebakterien tatsächlich von der Mundhöhle in die Blutbahn wandern und unsere Arterien schädigen können.

Einige Forscher sind der Ansicht, infektiöse Erreger könnten durch eine direkte Einwirkung auf die Arterienwand eine KHK hervorrufen, indem sie zur Entzündung und Blutgerinnselbildung führen und eine Plaque-Ruptur auslösen.[12,13]

Es ist eindeutig erwiesen, dass Virusinfektionen das Herz angreifen und beispielsweise zur Kardiomyopathie führen können, daher ist es keine große geistige Leistung, anzunehmen, dass Infektionen unseren Arterien dasselbe antun könnten. Schlüssige Beweise, dass Infektionen die KHK auslösen, kann man nur aus kontrollierten Untersuchungen mit Menschen bekommen. Natürlich verbietet es sich, absichtlich Menschen mit schädlichen Mikroben zu infizieren, um dann die anschließenden koronaren Ereignisse mit denen gesunder Kontrollpatienten zu vergleichen. Die beste bisher entwickelte Alternative ist die, KHK-Patienten, die über Antikörper verfügen, in kontrollierten randomisierten Tests Antibiotika zu verabreichen. Man hat viele derartige Studien durchgeführt, die unterschiedliche Ergebnisse gebracht haben: Bei einigen Studien zeigte sich ein Rückgang der koronaren Ereignisse bei Patienten, die randomisiert mit Antibiotika behandelt wurden; bei anderen zeigte sich kein Unterschied.[14,15]

Bei der bislang größten Studie auf diesem Gebiet, der sogenannten WIZARD-Untersuchung, wurden 7747 positiv auf C. pneumoniae getestete Herzinfarktpatienten randomisiert, die entweder drei Monate lang das Antibiotikum *Azithromycin* oder ein Placebo erhielten. Insgesamt war das Ergebnis enttäuschend; bei Nachfolgeuntersuchungen zeigte sich nach durchschnittlich 14 Monaten ein nur unbedeutender Rückgang um sieben Prozent bei Herz-Kreislauf-Auswirkungen (Tod, erneuter Herzinfarkt, Revaskularisierungsoperation und stationäre Aufnahme wegen Angina pectoris) bei der Antibiotikagruppe. Aber bei einigen Untergruppen waren die Ergebnisse tatsächlich vielversprechend; bei Antibiotika einnehmenden Diabetikern sank das Risiko eines Herz-Kreislauf-Ereignisses um 19 Prozent, während bei Zigarettenrauchern das Risiko um 24 Prozent abnahm. Bei Patienten, die an Diabetes litten *und* rauchten, betrug die jährliche Rate der koronaren Ereignisse bei denen, die Azithromycin einnahmen, 14,6 Prozent, im Vergleich zu 53 Prozent bei der Placebogruppe – ein beachtlicher Unterschied.[16] Sowohl Diabetes als auch Zigarettenrauchen erhöhen die Infektionsanfälligkeit deutlich[17]; bei der dritten *National-Health-and-Nutrition*-Untersuchung [Gesundheit und Ernährung] stand eine H.-pylori-Infektion bei diabeteskranken Männern in deutlichem Zusammenhang mit der KHK-Häufigkeit, bei Nichtdiabetikern dagegen nicht.[19]

Bei den bisherigen Antibiotikauntersuchungen gab es mancherlei Probleme. Bei einigen Untersuchungen prüften die Forscher noch nicht einmal nach, ob die Antibiotikabehandlung tatsächlich die behandelte Infektion beseitigte. Bei anderen zeigte sich, dass die Zahl der Antikörper gegen die Infektion durch die Antibiotikabehandlung nicht wesentlich reduziert wurde. Offensichtlich ist nicht viel von einer Therapie zu erwarten – vorausgesetzt, die Infektion trägt zur Koronarerkrankung des Patienten bei –, wenn die verursachende Mikrobe nicht ausgeschaltet wird.

Wie wichtig es ist, die Effektivität einer Antibiotikabehandlung zu ermitteln, wurde von spanischen Forschem unterstrichen, die H.-pylori-positive Patienten randomisierten, sodass sie entweder eine siebentägige Behandlung mit Omeprazol, Amoxycillin und Metronidazol oder Placebos erhielten. Nach einem Jahr zeigte sich zwischen den Antibiotika- und Placebogruppen kein wesentlicher Unterschied in der Rate koronarer Ereignisse. Aber ein Drittel der mit Antibiotika behandelten Patienten wurde noch immer positiv auf H. pylori getestet. Die Forscher analysierten daraufhin noch einmal die Ereignisraten auf Grundlage des H.-pylori-Status, und nun ergab sich sehr wohl ein deutlicher Unterschied. Koronare Ereignisse traten bei 55 Prozent der Patienten mit einer fortbestehenden H.-pylori-Infektion auf, verglichen mit 25 Prozent bei Patienten, bei denen H. Pylori entweder nicht vorhanden oder ausgeschaltet worden war![20]

Lasttiere

Ein weiterer möglicher Störfaktor liegt darin, dass die gesamte Infektionslast der wichtigste Faktor ist, der über ein mikrobeninduziertes Risiko einer Herz-Kreislauf-Erkrankung bestimmt, und nicht nur die Existenz eines einzelnen Bakteriums oder Virus'. Bei einer repräsentativen Untersuchung unterzog man 233 Patienten eines Herz-Kreislauf-Forschungszentrums in der amerikanischen Hauptstadt Washington einer Koronarangiografie, um eine mögliche Erkrankung der Koronararterien festzustellen; anschließend wurden die Patienten auf eine Reihe bakterieller und viraler Antikörper untersucht. Eine Erkrankung der Koronararterien (CAD) zeigte sich bei 48 Prozent der Patienten mit Antikörpern gegen zwei oder weniger Krankheitserreger, bei

69 Prozent gegen drei oder vier Erreger, und bei 85 Prozent gegen fünf Erreger. Eine ähnliche Verbindung wurde auch zwischen einer wachsenden Erregerbelastung und dem Wert für C-reaktives Protein entdeckt.[21] Künftige Versuche, das KHK-Risiko durch Antibiotika zu senken, sollten die Gesamtbelastung des Patienten durch Infektionserreger berücksichtigen.

Die Forschung über die Infektionstherapie an Herz-Kreislauf-Patienten steckt noch in den Kinderschuhen. Derweil besteht die beste Strategie darin, das Immunsystem durch eine gesunde Lebensweise und Ernährung zu stärken, um die Infektion von vornherein zu vermeiden und die Widerstandsfähigkeit des Körpers gegen eintretende Infektionen zu stärken. Wer bereits an der KHK leidet und die Rolle einer Antibiotikatherapie mit seinem Arzt besprechen möchte: Klinische Studien deuten darauf hin, dass man bestimmte Antibiotika am besten meiden sollte. Bei drei klinischen Tests wurde eine gestiegene Herz-Kreislauf- und/oder Gesamt-Sterblichkeit bei Patienten festgestellt, die das Medikament Clarithromycin erhielten, und eine große Untersuchung von *Medicaid*-Patienten in den USA ergab eine Verdoppelung der Todesrate von plötzlichem Herztod bei denen, die Erythromycin einnahmen.[22–25]

Grippeimpfung zur KHK-Prävention?

Todesfälle aufgrund einer Herz-Kreislauf-Erkrankung häufen sich normalerweise im Winter – ein Phänomen, das anscheinend weitgehend auf den Ausbruch der Grippe zurückzuführen ist.[26] Forscher haben auch festgestellt, dass sich die KHK-Sterblichkeit während einer Grippeepidemie erhöht. Zu diesem Anstieg kommt es sofort, ohne Latenzphase; dieses Muster legt die Annahme nahe, die Infektion könne akute kardiale Ereignisse begünstigen, indem sie die Blutgerinnselbildung in den Koronararterien fördert.[27–29] Bei Fall-Kontroll-Studien ist die Grippeimpfung mit einem deutlich gesunkenen Herzinfarkt-, Schlaganfall- und Herztodrisiko in Verbindung gebracht worden.[30–34]

2002 untersuchten argentinische Forscher die Möglichkeit, ob eine Grippeimpfung die klinischen Aussichten von Herzinfarktpatienten verbessern könnte. In einer kontrollierten Pilotstudie randomisierten sie 301 Patienten und teilten sie entweder einer Kontrollgruppe zu oder impften sie einmalig gegen Grippe. Nach einem Jahr zeigte sich, dass die Zahl erneuter Herzinfarkte sowie die Anzahl der Krankenhausbehandlungen und die Todesrate allesamt bei der Impfgruppe niedriger waren. 26 Patienten (17 Prozent) in der Kontrollgruppe waren an einer Herz-Kreislauf-Erkrankung gestorben, aber nur neun (sechs Prozent) von denen, die gegen Grippe geimpft worden waren (je ein Patient in jeder Gruppe starb aufgrund anderer Ursachen).[35]

Verhindern Sie eine infektionsbezogene Herzkrankheit – Erhöhen Sie Ihr Cholesterin!

Falls künftige Untersuchungen die Infektionshypothese bestätigen, dann ist dies ein wahrhaft ironischer Moment in der Geschichte der Herz-Kreislauf-Forschung. Es gibt heute zwingende Beweise, die zeigen, dass niedrige Cholesterinwerte die Anfälligkeit für Infektionskrankheiten *erhöhen*, während hohe Cholesterinwerte anscheinend gegen eine Infektion schützen! Bevor wir die diesbezügliche Forschung besprechen, wollen wir zunächst die verschiedenen Mikroben betrachten, die möglicherweise vom Blut-Cholesterinspiegel beeinflusst werden.

Wissenschaftler bezeichnen verschiedene Bakterienstämme oft als »gramnegativ« oder »grampositiv«. Zu den gramnegativen Organismen zählen *Salmonellen, Shigelien, Escherichia coli* und *Pseudomonas*, zu den grampositiven gehören *Staphylokokkus, Streptokokkus, Clostridium* und *Anthrax*. Diese alternativen Kategorien ergeben sich aus Unterschieden in der Zellmembranstruktur dieser Organismen. Die Zellmembranen gramnegativer Organismen enthalten das sogenannte *Endotoxin* beziehungsweise *Lipoplysaccharide* (LPS), während gramnegative Mikroben *Lipoteichonsäure* (LTA) enthalten. LPS und LTA sind die virulenten Faktoren, die eine Entzündungsreaktion auslösen und viele der unerfreulichen Symptome einer Infektion hervorrufen.

Bei Laborversuchen binden sich LPS und LTA umgehend an HDL und/oder LDL und werden dadurch inaktiviert.[36–39] Darüber hinaus wird das *Staphylococcus aureus alpha-Toxin* – ein von den meisten Stämmen grampositiver Staphylokokkenbakterien produziertes Toxin, das viele Zellen schädigt – durch LDL gebunden und fast vollständig inaktiviert.[40] Injiziert man speziell gezüchteten Mäusen mit einer Hypercholesterinämie gramnegative Bakterien, gibt es unter ihnen eine deutlich geringere und verzögerte Sterblichkeit als bei Mäusen mit normalen Cholesterinwerten in einer Kontrollgruppe.[41] Wenn man bei Ratten niedrige Cholesterinwerte herbeiführt, indem man ihnen 4-Aminopyrazol-(3,4d)pyrimidin (das die Leber daran hindert, Cholesterin freizusetzen) oder Östrogen verabreicht, dann geht das mit einer deutlichen Erhöhung der endotoxininduzierten Sterblichkeit einher. Die Gabe von einer Mischung aus Cholesterin und Triglyzeriden vor der Infektion senkt die Sterblichkeit der Ratten ganz erheblich.[42]

1996 berichteten niederländische Forscher über ein Experiment mit einigen ziemlich mutigen Probanden. Acht gesunde junge männliche Freiwillige wurden zwei Mal untersucht, vor und nach einer sechswöchigen »Auswasch«-Periode. Beim ersten Mal erhielten die Probanden eine HDL-Infusion sowie eine Injektion des *Eschenchia-coli*-Endotoxins; beim zweiten Mal erhielten sie vor der Gabe des Endotoxins eine Infusion mit einem Placebo. Im Vergleich mit dem Placebo senkte die HDL-Infusion die durch das Endotoxin hervorgerufene Entzündungsreaktion dramatisch und milderte auch die grippeähnlichen Symptome wie Schüttelfrost, Brechreiz, Erbrechen, Muskel- und Rückenschmerzen.[43]

Als gesunde erwachsene Männer mit einem durchschnittlichen niedrigen Cholesterinwert von 151 mg/dl mit Männern ähnlichen Alters verglichen wurden, deren Cholesterinwert bei durchschnittlichen 261 mg/dl lag, zeigten Erstere eine deutlich verminderte Immunfunktion. Verglichen mit der Gruppe mit hohem Cholesterinwert, hatten die Männer mit einer Hypocholesterinämie deutlich weniger Lymphozyten im Blut, weniger T-Zellen und weniger CD8+-Zellen – alles wichtige Bestandteile des infektionsbekämpfenden Arsenals des Körpers.[44] Bei Männern mit einem hohen Cholesterinwert bewirkten mononukleäre Zellen (Lymphozyten und Monozyten) eine weit robustere Immunantwort als bei Männern mit niedrigen Cholesterinwerten.[45] Während akuter Infektionen stieg die Cholesterinsynthese, aber das Cholesterin verschwand auch schneller aus dem Blut, was möglicherweise erklärt, warum das Gesamt-Cholesterin auf unvorhersehbare Weise im Verlauf verschiedener Infektionskrankheiten steigen oder fallen kann.[46,47]

Zahlreiche epidemiologische Beweise unterstützen diese Laborergebnisse. Wie eine zusammenfassende Analyse von 19 Prospektivstudien, die 1990 bei der NHLBI-Konferenz über Blut-Cholesterin und Sterblichkeit vorgelegt wurde und bei der 68 406 Todesfälle untersucht wurden, ergab, sank das Gesamt-Cholesterin in dem Maße, wie die Sterblichkeit aufgrund von Erkrankungen der Atemwege und des Magen-Darm-Trakts – die meistens von infektiösen Organismen hervorgerufen werden – zunahm. Es ist unwahrscheinlich, dass die niedrigen Cholesterinwerte auf diese Krankheiten zurückzuführen waren, denn dies reziproke Verhältnis blieb selbst dann erhalten, nachdem man Todesfälle, die im Verlauf der ersten fünf Jahre aufgetreten waren, herausgerechnet hatte.[48]

Bei einer Studie jüngeren Datums an über 120 000 Männern und Frauen, die 15 Jahre lang begleitet wurden, zeigte sich eine deutliche umgekehrte Beziehung zwischen dem Ausgangs-Gesamt-Cholesterin und dem Risiko, wegen einer Infektionskrankheit ins Krankenhaus eingewiesen zu werden. Das Gesamt-Cholesterin stand in einem deutlichen umgekehrten Verhältnis zur Häufigkeit von Harnwegs-, Geschlechts-, Muskel-, Skelett- und allgemeinen Infektionen bei Männern sowie zur Häufigkeit von Harnwegs-, Urogenital- und vermischten Virusinfektionen sowie einer allgemeinen Infektionshäufigkeit bei Frauen. Wiederum bestand diese klare reziproke Beziehung mit allen Infektionen auch noch, nachdem man die ersten fünf Verlaufsjahre herausgerechnet hatte.[49]

Bei 2446 unverheirateten Männern, die nach eigenen Angaben an Geschlechtskrankheiten oder einer Lebererkrankung gelitten hatten, zeigte sich in einem Beobachtungszeitraum von bis zu 14 Jahren, dass bei denjenigen mit einem Gesamt-Cholesterinwert unter 160 ein um 66 Prozent erhöhtes relatives Risiko einer HIV-Infektion bestand als bei Männern mit einem Cholesterinwert zwischen 160 und 199. Außerdem wurde ein ähnlich erhöhtes Risiko einer AIDS-Erkrankung und eines AIDS-Todes beobachtet. Es ist unwahrscheinlich, dass die niedrigen Cholesterinwerte durch HIV bewirkt wurden, denn die Männer, die während der ersten vier Jahre HIV-positiv getestet worden waren, wurden aus der Rechnung herausgenommen.[50] Eine umgekehrte Beziehung zwischen Gesamt-Cholesterin und AIDS-Sterblichkeit zeigte sich auch bei einer Folgeuntersuchung der Teilnehmer der MRFIT-Studie.[51]

Niedrige Cholesterinwerte sind auch Indikatoren für eine geringere Lebenserwartung bei Patienten mit postoperativen Bauchinfektionen, bei Chemotherapiepatienten mit einer sehr niedrigen Anzahl weißer Blutkörperchen (bei denen das Risiko, an einer bakteriellen Infektion zu sterben, sehr hoch ist) und bei Patienten mit ödematösem chronischen Herzversagen, bei denen sich erhöhte Plasmakonzentrationen bakterieller Lipopolysaccharide finden.[52–54]

Vergessen wir nicht, dass es die meisten Herz-Kreislauf-Ereignisse bei älteren Menschen gibt. Die überwältigende Mehrheit der Prospektivstudien mit älteren Menschen zeigt, dass erhöhte Cholesterinwerte deren KHK- oder Schlaganfall-Risiko nicht erhöhen.[55–75] Tatsächlich haben einige dieser Studien ergeben, dass ein erhöhter Cholesterinwert bei Senioren oft auf eine *erhöhte* Überlebensrate und eine längere Lebenserwartung hindeutet. Es ist kein Geheimnis, dass die Immunfunktion mit zunehmendem Alter abnimmt, und dass ältere Menschen anfälliger dafür sind, an einer Infektionskrankheit zu sterben. Bei einer Studie an 724 älteren Menschen in den Niederlanden lag die Sterblichkeit bei denjenigen mit einem Cholesterinwert von 251 mg/dl (6,5 mmol/l) oder darüber deutlich niedriger als bei denjenigen mit einem Cholesterinwert von 193 mg/dl (5,0 mml/l) oder darunter. Bei dieser Gruppe entsprach jeder Anstieg des Gesamtcholesterins um 39 mg/dl (1 mmol/l) einer Senkung der allgemeinen Sterblichkeit um 15 Prozent. Diese erhöhte Überlebensrate war weitgehend auf deutlich weniger Todesfälle aufgrund von Infektionskrankheiten und Krebs zurückzuführen.[74]

In Anbetracht der vorliegenden Beweise scheint es geraten, alles zu tun, was immer möglich ist, um eine chronische Infektion zu vermeiden. Es gibt verschiedene Strategien, dieses Ziel zu erreichen: Vermeiden Sie einen hohen Blutzucker, raffinierte Kohlehydrate, mehrfach ungesättigte Pflanzenöle, eine unzureichende Eiweißzufuhr, Rauchen, Partydrogen, übermäßig viel Alkohol, zu wenig Schlaf. Tun Sie alles, um sich akuten und chronischen Stress vom Leibe zu halten. Immer wieder hat sich gezeigt, dass all diese Elemente die Reaktion des Immunsystems auf eingedrungene Krankheitserreger schwächen.[76–95]

Außerdem ist es sehr wichtig, sich vor Krankheitserregern zu schützen: Waschen Sie sich die Hände, bevor Sie Ihr Essen zubereiten sowie vor dem Essen und nachdem Sie auf der Toilette waren (es ist erstaunlich, wie viele Leute dies nicht tun); gewöhnen Sie sich an eine tägliche Zahnpflegeroutine, zu der das Zähneputzen und die Reinigung mit Zahnseide gehört; vermeiden Sie wechselnden Geschlechtsverkehr und praktizieren Sie sicheren Sex; verzehren Sie kompromisslos nur die frischesten Nahrungsmittel (im Zweifelsfall wegwerfen) und halten Sie sich fern von hustenden, schniefenden und keuchenden Arbeitskollegen!

Im nächsten Kapitel werden wir uns einem Nährstoff zuwenden, der vielleicht den Schlüssel zum Verständnis eines der größten ungelösten Rätsel der Medizin bildet: Weshalb Frauen vor den Wechseljahren erheblich seltener an der KHK erkranken als Männer im gleichen Alter!

»Die Natur kennt weder Belohnung noch Bestrafung – nur Konsequenzen.«
ROBERT G. INGERSOLL

KAPITEL 22
DIE EISERNE IRONIE

Kann man zu viel des Guten bekommen?

Schon seit vielen Jahren wundern sich Wissenschaftler auf der ganzen Welt, warum Frauen vor den Wechseljahren ein geringeres KHK-Risiko haben. Da das Risiko nach den Wechseljahren dramatisch steigt, hat man lange geglaubt, das Hormon Östrogen wirke positiv auf Herz und Kreislauf. Tatsächlich waren einige Forscher so sehr von den schützenden Eigenschaften des Östrogens überzeugt, dass sie Anfang der 1960er-Jahre die Wirkung einer Östrogentherapie bei *Männern* untersuchten. Diese Untersuchungen wurden bald aufgegeben, denn Östrogen verhinderte eine KHK nicht nur nicht, sondern viele der unglückseligen Herren erlebten feminisierende Nebenwirkungen wie Impotenz und Brustwachstum.

Forscher legten die Idee, Östrogen bei Männern als Waffe gegen die KHK anzuwenden, schnell ad acta, blieben aber davon überzeugt, dass es das geringere KHK-Risiko bei Frauen vor den Wechseljahren erkläre. Auf der Basis dieser Überzeugung begannen nun Millionen Frauen auf der ganzen Welt eine Hormonersatztherapie, trotz der Bedenken, diese könne bösartige Erkrankungen wie Brustkrebs fördern.

2002 erhielt die so beliebte Hormonersatztherapie (HRT) einen empfindlichen Schlag, als die Ergebnisse zweier großer klinischer Untersuchungen mit Östrogen und Progestin vorgelegt wurden. Eine davon zeigte keinerlei Rückgang der primären oder sekundären KHK bei Frauen, die beide Hormone einnahmen; die andere Studie wurde sogar vorzeitig abgebrochen, als Forscher eine *Zunahme* von KHK, Schlaganfall und Brustkrebs in der HRT-Gruppe beobachteten.[1,2] 2004 zeigten auch die Ergebnisse einer Studie, bei der nur Östrogen zum Einsatz gekommen war, keinerlei Schutz gegen die KHK.[3]

Dass die Östrogenersatztherapie nicht zu einer Senkung der KHK-Häufigkeit führte, sollte nicht überraschen. Wer immer glaubt, das Östrogen – das wichtigste weibliche Geschlechtshormon – schütze die Frauen vor einer Herzkrankheit, aber Testosteron, das wichtigste männliche Geschlechtshormon, schütze die Männer nicht vor der KHK, der missachtet die Logik. Das gilt besonders angesichts der mehr als ausreichenden Beweise dafür, dass hohe Testosteronwerte bei Männern ein Segen für deren Gesundheit und Vitalität sind. Genauso wie abnehmende Östrogenfreisetzung bei Frauen, so ist auch ein abnehmender Testosteronspiegel bei Männern eng verbunden mit den negativen Auswirkungen des Alterungsprozesses. Wenn Östrogen Frauen vor der Herzkrankheit schützte, dann gäbe es keinen Grund anzunehmen, dass Testosteron nicht dasselbe bei Männern bewirkte.

Die Eisenverbindung

Hohe Östrogenspiegel sind nicht das Einzige, worin sich die Biochemie von Frauen vor den Wechseljahren von ihren männlichen Altersgenossen deutlich unterscheidet. Bis zu den Wechseljahren haben Frauen regelmäßige Monatsblutungen, ein Prozess, der zu einem erheblichen Blutverlust führt. Mit diesem Blut verliert der Körper auch erhebliche Mengen Eisen.

Ein sehr genauer und verbreitet angewendeter Indikator des Eisenstatus' im Körper ist das *Serum-Ferritin,* das die Eisenkonzentration im Blut misst. Bei Männern und Frauen unter 20 liegt der Serum-Ferritin-Wert bei durchschnittlich 21 bis 23 µg/l. Dieser Wert steigt bei Männern zwischen 18 und 45 auf etwa 94 µg/l und auf 124 µg/l bei Männern über 45, bleibt jedoch bei den Frauen vor den Wechseljahren im Bereich von 25 µg/1. Nach den Wechseljahren, wenn das KHK-Risiko bei den Frauen auf das Niveau der Männer steigt, liegt der durchschnittliche Wert für Serum-Ferritin bei etwa 89 µg/l.[4,5]

Mit zunehmendem Alter nehmen die Eisenspeicher gemessen am Niveau der Jugendzeit ständig zu, denn der Körper hat kaum Möglichkeiten, überschüssiges Eisen loszuwerden. Diese Eigenschaft mag für die Menschen in der Altsteinzeit vorteilhaft gewesen sein, da verschiedene Faktoren ihren Eisenstatus herausforderten: Erstens war das Leben in der Steinzeit hoch aktiv; zweitens gab es keine Erste-

Hilfe-Kästen zur Stillung schwerer Blutungen nach Verletzungen, und drittens gab es häufig Infektionen, bei denen die Menschen viel Eisen verloren, insbesondere den Hakenwurm (Jäger- und Sammlergesellschaften und auch Menschen in Entwicklungsländern werden oft vom Hakenwurm befallen, was den täglichen Eisenverlust verdoppeln oder sogar verdreifachen kann).[6,7] Obwohl die Steinzeitmenschen einen erheblichen Teil ihrer täglichen Nahrung durch eisenreiche Fleischmahlzeiten deckten, hatten sie wenig Gelegenheit, ihre Eisenspeicher auf das Niveau zu füllen, das wir heute bei den Einwohnern moderner Industriestaaten normalerweise finden.

Den meisten sind die Konsequenzen einer unzureichenden Eisenzufuhr bewusst, aber nur wenige Menschen wissen, dass überschüssiges Eisen als kräftiges Pro-Oxidantium wirken kann – also die schädliche Aktivität der freien Radikale befördert. Ein hoher Eisenspiegel im Körper wird als möglicher Schuldiger bei der Entwicklung von Krebs, Diabetes und KHK diskutiert.

1981 präsentierte der Wissenschaftler Dr. Jerome L. Sullivan aus dem US-Bundesstaat South Carolina die These, niedrige Eisenspeicher könnten die relative Seltenheit der KHK bei Frauen vor den Wechseljahren erklären.[6] Sullivan zitierte Erkenntnisse aus der Framingham-Studie, die belegen, dass bei Frauen im gebärfähigen Alter, denen die Gebärmutter entfernt worden war – was natürlich die Monatsblutungen auf Dauer beendet –, die KHK-Häufigkeit deutlich stieg, selbst wenn ihre Eierstöcke (die das meiste Östrogen produzieren) nicht entfernt wurden.[8]

Mehr als zehn Jahre lang wurde Sullivans Hypothese von den cholesterinbesessenen KHK-Forschern und Gesundheitsbehörden weitgehend ignoriert. Das änderte sich 1992, als der finnische Professor Jukka Salonen und sein Team die Ergebnisse der ersten epidemiologischen Studie veröffentlichten, die Sullivans Theorie stützte.[9] Salonen und seine Kollegen hatten fast 2000 Männer im Alter zwischen 42 und 60 Jahren, die bei der Eingangsuntersuchung keine Symptome einer KHK aufwiesen, durchschnittlich drei Jahre lang beobachtet. Nach Bereinigung aller möglichen Störfaktoren bestand bei Männern mit einem Serum-Ferritin-Wert von 200 µg/l oder darüber ein um das 2,2-Fache erhöhtes Risiko eines Herzinfarkts im Vergleich zu Männern mit deutlich niedrigeren Serum-Ferritin-Werten. Seit der Veröffentlichung dieser wegweisenden Studie haben viele Forscher ähnliche Untersuchungen durchgeführt, jedoch mit unterschiedlichen Ergebnissen. Einige Wissenschaftler haben eine schädliche Verbindung zwischen Eisen und der KHK gefunden, andere fanden keine Verbindung, wieder andere entdeckten gar schützende Eigenschaften des Eisens![10]

Man braucht den Leser wohl kaum noch daran zu erinnern, dass der Wert epidemiologischer Studien in vielerlei Hinsicht begrenzt ist. Die meisten Prospektivstudien wollen die Beziehung zwischen Eisen und dem KHK-Risiko belegen, indem man zu Beginn eine einzelne Eisenmessung vornahm. Selbst der Wert des Serum-Ferritins, der als verlässlichster Marker für den Eisenstatus gilt, kann bei Einzelnen erheblich schwanken. Dementsprechend ist es möglich, dass die wirkliche Beziehung zwischen Eisen und dem KHK-Risiko – sei sie positiv, negativ oder neutral – deshalb nicht erkennbar war, weil man den Eisenstatus nicht langfristig überwacht hatte.

Zudem gingen die meisten dieser Studien von Grenzwerten für Serum-Ferritin aus, die wahrscheinlich zu hoch waren, um eine positive Wirkung erkennen zu können. So liegt beispielsweise der oft angewandte Grenzwert von 100 µg/l deutlich über dem Mittelwert von 89 µg/l bei Frauen nach den Wechseljahren – ein Wert, der mit einem deutlich höheren KHK-Risiko verbunden ist als bei Frauen vor den Wechseljahren, deren durchschnittlicher Serum-Ferritin-Wert nur bei 25 µg/l liegt.

Zurück ins Labor

Da Eisen für seine pro-oxidativen Eigenschaften bekannt ist, kann man wohl davon ausgehen, dass hohe Eisenspeicher im Blut das Risiko von Krankheiten, die durch freie Radikale verursacht werden, erhöhen.[11]

Hämochromatose, oder zu hohe Eisenspeicherung, ist eine bekannte Krankheit, die zumeist auf einer erblichen Störung des Eisenstoffwechsels beruht. Wie viele andere Nährstoffe, so wird auch Eisen aus der Nahrung durch den Dünndarm aufgenommen; wie viel davon aufgenommen wird, hängt vom Bedarf des Körpers ab. Menschen mit einer erblichen Eisenspeicherkrankheit nehmen mehr Eisen auf, als ihr

Körper braucht. Da der Körper dieses überschüssige Eisen nicht ausscheiden kann, lagert sich das Eisen nach und nach im Gewebe und in den Organen ab. Zu den Komplikationen zählen Arthritis, Diabetes, Leberzirrhose, Veränderungen in der Hautpigmentierung, Herzarrhythmie und Herzversagen.

Studien bei Tieren

Studien an Tieren unterstützen die Ansicht, derzufolge überschüssiges Eisen sich destruktiv auf die Herz-Kreislauf-Gesundheit auswirkt. Als taiwanesische Forscher einen besonders arterioskleroseanfälligen Mäusestamm drei Monate lang entweder eisenreich oder eisenarm fütterten, beobachteten sie, dass sich die Cholesterinwerte bei beiden Futterformen nicht änderten. Doch waren die bei der eisenarmen Gruppe isolierten Lipoproteine wesentlich weniger oxidationsanfällig, was darauf hindeutet, dass die eisenarme Fütterung die Aktivität der freien Radikale reduziert hatte. Als die Forscher die Arterien der Tiere untersuchten, stellten sie fest, dass die arteriosklerotischen Läsionen bei den Mäusen, die eisenarmes Futter erhalten hatten, deutlich kleiner waren als die bei ihren Artgenossen, die eisenreiches Futter bekommen hatten.[12]

In jüngster Zeit beobachtete dieselbe Forschergruppe, dass arteriosklerotische Läsionen sowohl bei jungen als auch bei alten Mäusen, die eisenarmes Futter erhielten, einen deutlich höheren Kollagengehalt aufwiesen, was die Gefahr von Rupturen verringerte.[13]

Diese kardiovaskulären Effekte scheinen weitgehend durch freie Radikale vermittelt zu sein und können deshalb bei Nagetieren vielleicht unterbunden werden, wenn man sie antioxidantienreich füttert. Als die Forscher Ratten fast identisches Futter verabreichten, das sich nur im Eisengehalt unterschied, beobachteten sie, dass ein erhöhter Eisenverzehr wie erwartet zu einer erhöhten Lipidperoxidation führte und den Antioxidantiengehalt im Blut reduzierte. Fügte man dem Trinkwasser der Ratten hingegen Antioxidantien zu, wurde dieser Effekt gemildert, was die Möglichkeit ins Spiel bringt, dass Unterschiede beim Verzehr von Antioxidantien die beobachtete schwankende epidemiologische Beziehung zwischen Eisen und Herz-Kreislauf-Erkrankung erklären könnten.[14]

Untersuchungen an Menschen

Was sagen uns nun kontrollierte Studien mit Menschen über die Wirkung von Eisen auf Herz und Arterien?

Bei KHK-Patienten und Diabetikern mit endothelialer Dysfunktion zeigt sich eine deutliche Verbesserung der Durchblutung nach der Gabe von Deferoxamin, einem eisenbindenden Wirkstoff, der den Eisenspiegel im Blut senkt. Wird gleichzeitig mit Deferoxamin ein Stickoxid-(NO)-Hemmer gegeben, kommt es zu keiner Verbesserung der Durchblutung, was darauf hindeutet, dass Eisen die Freisetzung von NO hemmen kann.[15,16]

Eisenbinder sind nicht die einzige Möglichkeit, den Eisenspiegel im Körper zu senken, auch ein Aderlass (der Entzug von Blut) kann zur Verringerung der Eisenspeicher angewendet werden. Diabetespatienten, denen innerhalb von zwei Wochen 1500 Milliliter Blut abgenommen wurden, zeigten bis zu vier Monate nach der Entnahme eine erheblich verbesserte Gefäßerweiterung. Auch die Insulinempfindlichkeit besserte sich deutlich, was darauf hindeutet, dass sich die Prozedur zur Eisensenkung positiv auf die glykämische Kontrolle auswirkt.[17,18]

Eine andere Forschergruppe ließ Typ-2-Diabetiker und glukoseintolerante Patienten wiederholt zur Ader in der Absicht, den Eisenspiegel so stark wie möglich zu senken, ohne dabei allerdings einen Eisenmangel auszulösen. Als dieses Ziel erreicht war, stellten die Forscher die Blutglukosekontrolle der Patienten und einige andere Marker für ein Herz-Kreislauf-Risiko fest. Die Eisenverringerung senkte deutlich den Glukosewert im Blut und die Insulinantwort auf einen oralen Glukosetest, darüber hinaus auch den Blut-Fibrinogenspiegel und das glykosylierte Hämoglobin (HbAlc). Von Bedeutung ist auch, dass die Eisenverringerung den HDL-Cholesterinwert steigerte und gleichzeitig den LDL-Wert und das Gesamtcholesterin senkte.[19] Hier zeigt sich erneut, dass Veränderungen des Blut-Cholesterins wahrscheinlich nur eine Nebenwirkung eines tieferliegenden Prozesses sind, der sich wirklich auf die Entwicklung der Herzkrankheit auswirkt.

Über die Verbesserung der Arterienfunktion und des Zuckerstoffwechsels hinaus, kann die Reduzierung der Eisenspeicher auch bei

Patienten mit einer Leberstörung sehr positive Ergebnisse bewirken. Bei Untersuchungen von Patienten mit einer nicht-alkoholischen Leberverfettung, die wiederholt zur Ader gelassen wurden, zeigte sich ein deutlicher Rückgang des wichtigen Leberenzyms *Serum Alanin-Aminotransferase* (ALT), ein Anzeichen für eine verbesserte Leberfunktion. Es wurden auch deutliche Verbesserungen des Glukosestoffwechsels registriert.[20]

Was ist nun mit der KHK? Im Jahr 2000 veröffentlichten Forscher die Ergebnisse einer Pilotstudie, die den Nutzen der Eisensenkung bei der sekundären KHK-Prävention untersucht hatte. Pilotstudien sind kleine, vorläufige Unterfangen, bei denen man feststellen will, ob es sich überhaupt lohnt, größere Studien zu unternehmen. In diesem Fall führte die dreimonatige Eisen- (Fe) und Arteriosklerosestudie (FeAST) tatsächlich zu Ergebnissen, die eine weitere Studie ratsam erscheinen ließen. Bei Patienten mit Gefäßerkrankungen, denen so viel Blut entnommen worden war, dass ihr durchschnittlicher Serum-Ferritin-Wert von 125 µg/l auf 52 µg/l gesunken war, kam es nur bei einer Person (3,4 Prozent) zu einem negativen Herz-Kreislauf-Ereignis (Angioplastie). In der Kontrollgruppe erlitten acht Patienten (42 Prozent) einen Herzinfarkt, Herzinsuffizienz, eine instabile Angina pectoris oder eine Dysrhythmie (eine Art unregelmäßiger und möglicherweise tödlicher Herzrhythmus).[21]

Als Ergebnis dieser vielversprechenden Ergebnisse führten die Forscher eine weitaus größere und längere Studie durch, deren Ergebnisse 2007 veröffentlicht wurden. Über 1200 Patienten wurden für die Studie gewonnen, und nach Ablauf von durchschnittlich 4,5 Jahren zeigte sich ein Rückgang der Gesamtsterblichkeit um 15 Prozent sowie ein zwölfprozentiger Rückgang tödlicher und nicht-tödlicher Herzinfarkte und Schlaganfälle. Doch waren die Unterschiede statistisch nicht bedeutsam, was nach Überzeugung der Forscher seinen Grund darin hatte, dass die Zahl der Untersuchten zu klein war und dass zu viele Probanden ausgestiegen waren. Da es keinen statistisch bedeutenden Unterschied der Gesamtergebnisse gab, wurde die Studie in den Medien rundweg als Fehlschlag dargestellt.

Es scheint, dass sich die Journalisten, die diese Presseartikel schrieben, nicht die Mühe machten, die Studie eingehend zu lesen. Falls doch, dann ist ihnen ein entscheidendes Detail entgangen: Als die Forscher die Wechselwirkung zwischen Alter und eisensenkender Behandlung untersuchten, zeigte sich ein dramatisch verändertes Bild. In der jüngsten Altersgruppe (43 bis 61) sank die allgemeine Sterblichkeit um eindrucksvolle 53 Prozent und die Zahl der tödlichen und nicht-tödlichen Herzinfarkte und Schlaganfälle ging um 59 Prozent zurück. In diesem Fall waren die statistischen Unterschiede bedeutsam.[22]

Davon, im Rahmen einer streng kontrollierten Studie eine Senkung der Gesamtsterblichkeit – in allen Altersgruppen – um 50 Prozent beobachten zu können, dürfen die Verfechter anderer Maßnahmen zur Senkung des KHK-Risikos nur träumen; deshalb schreien diese Ergebnisse geradezu nach einer umfassender angelegten Studie. Doch die bisherige lustlose Reaktion deutet eher darauf hin, dass sich die medizinische Fachwelt, die hier auf eine relative und kostengünstige Maßnahme mit riesigem Potenzial gestoßen ist, einfach wieder aufgerappelt und den Staub abgeschüttelt hat, und so weiterwurstelt, als sei nichts gewesen.

Ein späterer Bericht derselben Forschergruppe kam zu dem Ergebnis, dass bei den Probanden mit gesenkten Eisenwerten neben einem niedrigeren KHK-Risiko auch eine geringere Krebshäufigkeit zu beobachten ist. Die Wahrscheinlichkeit, eine Krebserkrankung zu entwickeln, lag bei den Probanden in der eisenreduzierten Gruppe um 35 Prozent niedriger. Unter den Teilnehmern der Studie, die an Krebs erkrankten, lag die krebsspezifische Sterblichkeit um 61 Prozent niedriger, die allgemeine Sterblichkeit um 51 Prozent.[23] Aber auch diese vielversprechenden Resultate fanden kaum ein Echo in den Medien.

Verringerung der Eisenspeicher: je früher, desto besser?

Angesichts der Altersdiskrepanz bei den KHK-Ergebnissen drängt sich die Frage auf: Warum sollte die Verringerung der Eisenspeicher bei jungen, nicht aber bei alten Menschen funktionieren?

Einer der vermuteten Mechanismen für eine Herz-Kreislauf-Schädigung durch Eisen ist die erhöhte Aktivität freier Radikale. Die starken pro-oxidativen Eigenschaften von Eisen sind bekannt. Es kann sein, dass ab einem bestimmten Alter eine Schädigung durch Eisen eine kritische Grenze erreicht, ab der die Reparatur und Wiedergutmachung der Schäden immer unwahrscheinlicher wird. Die Forscher formulierten das so: *»Somit kann eine potenziell vermeidbare und reversible Schädigung durch freie Radikale in einem Frühstadium der Artherogenese zum Fortschreiten der Erkrankung führen, die auf eine Senkung der Eisenlast nicht mehr reagiert.«*

Eine andere Möglichkeit wäre, dass der Eisengehalt im Körper bei der Studie einfach nicht genügend abgesenkt worden ist, um älteren Patienten zugute zu kommen. Bei dieser Studie wurde das Serum-Ferritin von 122 µg/l auf 80 µg/l gesenkt. Die letztere Zahl ist deutlich höher als die Verringerung des Eisenspiegels, die in anderen Studien erreicht wurde, bei denen die Forscher die Eisenwerte bis an die Grenze des Vertretbaren verringerten.

Was macht man mit dem Eisen?

Bevor Sie die folgenden Vorschläge zur Eisensenkung befolgen, *müssen* Sie Ihren derzeitigen Eisenstatus bestimmen lassen. Diesen kann Ihr Arzt nach einer Blutentnahme durch einen simplen Serum-Ferritin-Test feststellen lassen. Der »Normal«-Bereich für Serum-Femtin liegt bei Männern zwischen 12 und 300 µg/l und bei Frauen zwischen 12 und 150 µg/l.

Zur Vorwarnung: Auch wenn das Ergebnis zeigt, dass Ihr Serum-Ferritin-Wert am oberen Ende des Normalbereichs liegt, wird Ihr Arzt Ihnen wahrscheinlich versichern, Ihr Eisenstatus sei »vollkommen normal«. Die meisten Ärzte wissen einfach nicht, dass sich bei klinischen Tests gezeigt hat, dass es zu deutlichen Verbesserungen bei der Blutzuckerkontrolle, der Leberfunktion, der Umstände einer Nierenerkrankung und selbst zu Auswirkungen auf das Herz-Kreislauf-System kommt, wenn man die Serum-Ferritin-Werte bis an die untere Grenze des Normbereichs senkt. Die normale Vorgehensweise zur Senkung erhöhter Eisenwerte im Blut ist der Aderlass. Da nun aber leider die meisten Ärzte nur wenig über die negativen Auswirkungen von Eisenwerten im »oberen Normbereich« wissen, werden wahrscheinlich nur wenige bereit sein, regelmäßige Aderlässe vorzunehmen, es sei denn, Ihr Serum-Ferritin-Wert würde deutlich die Obergrenze überschreiten.

Ein Weg, wie Sie sich ohne viel Aufhebens regelmäßig Blut abnehmen lassen können, ist die Blutspende. Allerdings dürfen bei einer normalen Blutspende alle acht Wochen höchstens 500 ml entnommen werden. Je nach Höhe des Serum-Ferritin-Ausgangswertes kann das aber zu wenig sein, um eine deutliche Eisensenkung zu bewirken. Bei einer Versuchsreihe waren im Durchschnitt insgesamt drei Entnahmen von jeweils 500 ml im Abstand von jeweils zwei bis vier Wochen nötig, um den mittleren Serum-Ferritin-Wert von 85 µg/l auf 27 µg/l zu senken.[22] Bei einem anderen Versuch waren durchschnittlich sieben bis acht Entnahmen von 500 ml alle zwei bis vier Wochen nötig, um das Serum-Ferritin von 272 µg/l auf 14 µg/l zu verringern.[19]

Diese Beobachtungen können vielleicht erklären, warum bisher die Forschung über die Auswirkung von Blutspenden auf das Risiko einer Herz-Kreislauf-Erkrankung zu widersprüchlichen Ergebnissen gekommen ist. Einige viel beachtete Studien haben zwar ein geringeres Risiko für Blutspender ergeben, andere aber wiederum nicht.[25–29] Abhängig vom Ausgangseisenstatus des Blutspenders und der Entnahmehäufigkeit senkt das regelmäßige normale Blutspenden den Serum-Ferritin-Wert wahrscheinlich nicht genug, um einen nennenswerten Schutz gegen eine Herz-Kreislauf-Erkrankung zu gewähren.[30]

Für all diejenigen, die kein Blut spenden können oder wollen, oder denen eine normale Blutspende zu selten ist, um das Serum-Ferritin niedrig zu halten, gibt es noch eine weitere Möglichkeit. Zum Beispiel die Substanz IP-6, das *Inositol Hexaphosphat*. IP-6, das in Nahrungsmitteln enthalten und besser als *Phytinsäure* oder *Phytat* bekannt ist, kann Eisen binden und dessen Ausscheidung aus dem Körper bewirken. Man hat zwar IP-6-Zusatzstoffe bei empirischen Studien zur Senkung der Eisenspeicher benutzt, über den Einsatz beim Menschen ist aber nur wenig bekannt. Wenn man überhaupt etwas aus Laboruntersuchungen schließen kann, dann bindet IP-6 möglicherweise Eisen und hemmt die durch Eisen bewirkte Bildung freier Radikale stärker und besser als das gebräuchlichere Medikament Deferoxamin.[31]

Bei Tierversuchen zeigte Phytinsäure auch positive Wirkungen gegen Leukämie, Brust-, Dickdarm-, Leber, Prostata- und Hautkrebs.[32] Phytinsäure findet sich verbreitet in Vollkorn und Hülsenfrüchten, aber versuchen Sie bitte nicht, den Krebs zu verhindern, indem Sie mehr davon essen; bei Nagetieren senkt gereinigtes IP-6 die Tumorhäufigkeit ganz dramatisch, aber eine Ernährung mit viel Getreidefasern, die einen ähnlichen IP-6-Gehalt haben, tut dies nicht.[33,34] Bei Studien mit Menschen hat sich gezeigt, dass ein erhöhter Verzehr von Weizenballaststoffen überhaupt keinen Schutz vor Dickdarmkrebs oder der Bildung von adenomatösen Polypen bietet.[35]

Falls Sie IP-6 ausprobieren wollen, dann nehmen Sie es bitte nicht täglich für den Rest Ihres Lebens ein, sondern jeweils nur für kurze Zeit; die Dauer wird durch die Kontrolle des Serum-Ferritin-Werts bestimmt. Empfohlene Dosen reichen von 1,6 bis 2,4 g pro Tag. Um zu verhindern, dass IP-6 die Aufnahme anderer wichtiger Mineralien blockiert, nehmen Sie es außerhalb der Mahlzeiten auf nüchternen Magen ein – ideal ist der frühe Morgen. Es ist besonders wichtig, Ihr Essen mit Mineralien wie Magnesium, Zink, Kalzium und Selen (aber offensichtlich nicht Eisen) anzureichern, während Sie IP-6 einnehmen.

Außerdem müssen Sie regelmäßig Ihr Serum-Ferritin überprüfen lassen, damit festgestellt werden kann, wie effektiv Ihre IP-6-Dosis Ihren Eisenwert senkt. Wenn es auch nur den geringsten Hinweis auf eine Nierenschädigung gibt, dann sollten Sie IP-6 mit äußerster Vorsicht anwenden, denn das Eisen, das IP-6 aus dem Körper befördert, muss die Nieren passieren.

Wie weit herunter sollten Sie das Serum-Ferritin senken?

Wie weit sollten Sie bei der Senkung Ihres Serum-Ferritin-Werts gehen? Gegenwärtig herrscht keine Einigkeit darüber, was ein »idealer« Serum-Ferritin-Wert ist. Wir wissen, dass Frauen vor den Wechseljahren, deren durchschnittlicher Serum-Ferritin-Wert bei 25 µg/l liegt, nur selten an der KHK erkranken. Steigt dieser Wert nach den Wechseljahren auf 89 µg/l, dann steigt auch das KHK-Risiko auf das Niveau gleichaltriger Männer. Das viel versprechende Ergebnis der FeAST-Pilotstudie wurde dadurch erreicht, dass man den durchschnittlichen Serum-Fenitin-Wert von 125 µg/l auf 52 µg/l gesenkt hat; bei der nachfolgenden größeren Studie, bei der sich deutliche Verbesserungen nur bei der jüngeren Altersgruppe zeigte, wurde das Serum-Ferritin von durchschnittlich 122 µg/l auf 80 µg/l gesenkt.

Bei einer anderen Studie zeigte sich bei nierenkranken Diabetikern eine deutlich niedrigere Erkrankungsziffer und Sterblichkeit durch die Senkung des durchschnittlichen Serum-Ferritin-Werts von 301 µg/l auf 36 µg/l.[36] Einige Gesundheitsbehörden haben den Grenzwert des Eisenmangels bei 15 µg/l festgesetzt, andere setzen die Obergrenze für Eisenmangel bei 20 µg/l. Nach dem gegenwärtigen Erkenntnisstand scheint es das Vernünftigste zu sein, den Serum-Ferritin-Wert zwischen 25 und 50 µg/l einzustellen.

Eisen und Bewegung

Bewegung steigert den Eisenverbrauch ganz erheblich und kann deshalb dazu dienen, unsere Eisenspeicher nicht zu stark aufzufüllen. Eine finnische Studie hat ergeben, dass Männer, die wöchentlich mehr als 2,6 Stunden oder häufiger als drei Mal trainierten, eine 17 bis 20 Prozent niedrigere Serum-Ferritin-Konzentration aufwiesen als Männer, die nicht trainierten.[37]

Allgemein gilt: Je häufiger man trainiert, desto niedriger das Serum-Ferritin; eine Studie mit sehr aktiven Männern ergab einen durchschnittlichen Serum-Ferritin-Wert von 86 µg/l bei Männern, die vier Mal pro Woche trainierten, 49 µg/l bei denen, die sieben bis neun Mal trainierten, und 31 µg/l bei denen, die wöchentlich zehn bis 14 Mal trainierten.[38]

Die Wirkung der Bewegung auf den Eisenstatus mag auch zu der niedrigeren Herz-Kreislauf-Sterblichkeit beitragen, die mit mehr Bewegung in Verbindung gebracht wird.[39]

Bevor Sie das Eisen entsorgen

Man muss betonen, dass diese Methode der Eisensenkung bei bestimmten Gruppen nicht ratsam ist, wie beispielsweise bei Frauen vor den Wechseljahren. Bei dieser Gruppe existiert oft ein Eisenmangel, wie häufig vorgefundene Serum-Ferritin-Werte von unter 20 µg/l zeigen. Bei einer kürzlich in der Schweiz durchgeführten randomisierten Doppelblindstudie mit Frauen im Alter zwischen 18 und 55 Jahren, die medizinischen Rat gesucht hatten, weil sie an Erschöpfung litten, zeigte sich, dass die meisten Frauen zu wenig Eisen im Blut hatten. Nach vier Wochen berichteten deutlich mehr Frauen, die Eisenpräparate erhalten hatten, über eine Besserung der Erschöpfung als die

Frauen, die ein Placebo erhielten.[40] Auch australische Frauen, die über Erschöpfung klagten, erholten sich, als sie mit Eisenpräparaten oder einer stark eisenhaltigen Diät behandelt wurden.[41]

Da Bewegung den Eisenbedarf erhöht und da bei Sportlerinnen Eisenmangel nichts Ungewöhnliches ist, sollten körperlich aktive Frauen vor den Wechseljahren besonders darauf achten, genug von diesem Mineralstoff zu bekommen. Forscher haben bewiesen, dass an Eisenmangel leidende Frauen deutlich bessere Fitness bei Ausdauerübungen zeigen, wenn sie zusätzliches Eisen erhalten.[42]

Frauen, die ihren Eisenspiegel erhöhen möchten, sollten Fleisch, vor allem rotes Fleisch, essen, denn das ist die reichste Quelle leicht absorbierbaren Eisens. Als man den Eisenstatus von Frauen, die vorher nur eine sitzende Tätigkeit ausgeübt hatten, durch ein zwölfwöchiges Aerobic-Training testete, führte eine fleischreiche Kost zu einer besseren Auffüllung des Eisenspeichers als Eisenpräparate.[43] Man kann den Eisenstatus nicht durch pflanzliche Kost und Molkereiprodukte erhöhen; die Eisenwerte von Ovo-Lakto-Vegetariern sind durchgängig niedriger, selbst wenn sie genauso große Eisenmengen essen wie Nichtvegetarier.[44–46] Paradoxerweise lehnen es genau die jungen Frauen ab, rotes Fleisch zu essen, die am meisten davon profitieren würden.[47]

Um Müdigkeit möglichst zu vermeiden, sollten sich die Personen, die sich sehr viel bewegen oder Wettkampfsport treiben, bei einer Blutentnahme immer nur relativ wenig Blut abnehmen lassen. Eine Blutentnahme kurz vor einem sportlichen Wettkampf oder während intensiver Trainingsphasen ist völlig tabu. Als Alternative sollten sehr aktive Menschen IP-6 einnehmen, das den Eisenspiegel in regelmäßigen Schritten und auch dauerhafter senkt. Noch einmal sei es gesagt: Es ist sehr wichtig, dass hochaktive Menschen zusätzlich zur Einnahme von IP-6 verstärkt Nicht-Eisen-Mineralstoffe zu sich nehmen.

Sie müssen Ihren Eisenstatus kennen

In Bezug auf Eisen hat die Forschung gezeigt, dass man tatsächlich zu viel des Guten tun kann. Wer eine Herz-Kreislauf-Erkrankung vermeiden möchte, der sollte seinen Eisenstatus kennen; zusammen mit der Messung des Blutzuckers kann dieser mehr wertvolle diagnostische Hinweise geben als noch so viele Cholesterinwertbestimmungen.

TEIL 3

Wie man die Herzkrankheit ohne Medikamente verhindert

»Eine Wunderpille ist eine Pille, die du einnimmst,
und dich dann darüber wunderst, was mit dir geschieht.«
UNBEKANNTER AUTOR

KAPITEL 23

DEN MEDIKAMENTE-MYTHOS ENTBLÖSSEN

Sind Medikamente wirklich der beste Schutz gegen die KHK?

Ich bin sicher, dass Sie das Folgende schon einmal gehört haben: Angeblich sinkt das Risiko, dass Sie eine Herzkrankheit erleiden, um ein Drittel, wenn Sie diese wundersamen goldenen Pillen, Statine genannt, einwerfen. Nach Angaben der von der Pharmaindustrie unterhaltenen Reklame-Doktoren sind Statine das Beste, was zur Verhinderung der KHK getan werden kann.

Falsch.

Wann Statine wirken – und wann nicht

Betrachten Sie Tabelle 23a eingehend. Sie listet die wichtigsten kontrollierten und randomisierten klinischen Statinstudien bis Mitte 2006 auf[1–14] und zeigt, dass bei Personen, die entweder an der KHK leiden oder als hochgradig KHK-gefährdet gelten, die Wirkung der Statine auf die KHK-Sterblichkeit von praktisch null (in der ALLHAT-Studie) bis zu beachtlichen 46 Prozent (in der LIPS-Studie) reicht. Der Rückgang der Gesamtsterblichkeit durch Statine reicht von null (ALLHAT) bis 29 Prozent (die 4-S-Studie). Wie aus Tabelle 23a eindeutig hervorgeht, bietet die Einnahme von Statinen keineswegs die Garantie, dass die KHK- oder Sterblichkeit aufgrund anderer Ursachen bei Hochrisikopatienten um ein Drittel reduziert wird. Auch bei Schlaganfallpatienten kann man nicht auf sie zählen; die SPARCL-Studie ergab zwar einen Rückgang des Herz-Kreislauf-Tods um 20 Prozent, aber keinen Rückgang der Gesamtsterblichkeit.

Betrachten wir nun die Studien, die Menschen mit der Nichtkrankheit »Hypercholesterinämie« erfassen. In der ersten dieser Studien,

EXCEL, wurden keine Zahlen für die KHK-Sterblichkeit angegeben, aber berichtet, dass die Gesamtsterblichkeit in den vier Gruppen, die Lovastatin in unterschiedlicher Dosierung eingenommen hatten, nach einem Jahr um 150 bis 300 Prozent *höher* gelegen habe als bei der Placebogruppe. Obwohl die EXCEL-Studie noch viele Jahre weiterlief, sind keine weiteren Daten über die Sterblichkeit gegeben worden.

In der AFCAPS-/TexCAPS-Studie senkte Lovastatin die KHK-Sterblichkeit um statistisch unbedeutende 27 Prozent, aber die Gesamtsterblichkeit war ähnlich (vier Prozent höher in der Lovastatingruppe). In der WOSCOPS-Studie senkte Pravastatin die KHK- und Gesamt-Sterblichkeit um 27 und 21 Prozent, aber keine dieser Zahlen war statistisch bedeutsam. Bei der japanischen MEGA-Studie war die KHK- und Gesamt-Sterblichkeitsrate in der Pravastatingruppe niedriger. Aber im Vergleich mit westlichen Studien war die Zahl der Todesfälle in beiden Gruppen sehr niedrig und die Unterschiede zwischen beiden Gruppen waren statistisch nicht bedeutsam. Es gibt wenig Beweise für die Behauptung, Statine könnten das Leben von Menschen ohne klinische Anzeichen einer KHK verlängern.

Statine erhöhen die Überlebensfähigkeit bei Frauen nicht

Listet man die Sterblichkeitsziffern aller Studien, an denen Frauen beteiligt waren, nach Geschlechtern getrennt auf, dann ergibt sich keinerlei längeres Überleben für das zartere Geschlecht. Ja, Sie haben richtig gelesen – obwohl ungefähr die Hälfte aller 500 000 jährlich ausgestellten Statinrezepte auf weibliche Patienten lauten, zeigen diese Medikamente nicht den geringsten Nutzen für ein längeres Leben, ob sie nun zur primären oder sekundären Prävention eingesetzt werden. Bei Frauen, die nicht an der KHK leiden, senken Statine weder die KHK- noch die Gesamt-Sterblichkeit, und bei Frauen, die an der KHK erkrankt sind, senken Statine die KHK-Sterblichkeit, erhöhen aber das Risiko eines Todes aufgrund anderer Ursachen; die Gesamtsterblichkeit bleibt unverändert.[15]

Statine erhöhen auch bei Älteren die Überlebensfähigkeit nicht

Bei den Älteren muss sich erst noch erweisen, dass Statine irgendeinen Nutzen in Bezug auf ein längeres Leben haben. Die einzige Statinstudie, die ausschließlich Senioren untersuchte, die PROSPER-Studie, kam zu dem Ergebnis, dass Pravastatin in der Tat die koronare Sterblichkeit senkt. Allerdings wurde dieser Rückgang durch einen entsprechenden Anstieg bei den Krebstoten fast völlig wettgemacht. Deshalb

Tabelle 23a. KHK- und Gesamt-Sterblichkeitsrisiko bei randomisierten klinischen Statin-Studien

Studie	Art der Teilnehmer	Anzahl der Teilnehmer (Verum-/ Kontroll-gruppe)	KHK-Todesfälle (Verum-/ Kontroll-gruppe)	Gesamt-Todesfälle (Verum-/ Kontroll-gruppe)	relatives KHK-Sterblich-keitsrisiko	realitives Gesamt-Sterblich-keitsrisiko
EXCEL Lovastatin 20-80 mg doppelt verblindet 1 Jahr*	Gesunde Männer und Frauen mit hohen Cholesterinwerten	6600/ 1650	?	?	?	+ 150 bis + 300 %
AFCAPS/ TexCAPS Lovastatin 20-40 mg doppelt verblindet 5,2 Jahre	Gesunde Männer und Frauen mit normalen Cholesterinwerten	3304/ 3301	11/15	80/77	-27%†	+ 3.9%
4S Simvastatin 10-40mg doppelt verblindet 5,4 Jahre	Männliche und weibliche KHK-Patienten mit hohen Cholesterinwerten	2221/ 2223	111/189	182/256	− 41%	29%
WOSCOPS Pravastatin 40mg doppelt verblindet 4,9 Jahre	Gesunde Männer mit hohen Cholesterinwerten	3302/ 3293	38/52	106/135	− 27%†	− 21%
CARE Pravastatin 40mg doppelt verblindet 5 Jahre	Männliche und weibliche (nach den Wechseljahren KHK-Patienten mit normalen Cholesterinwerten)	2081/ 2078	96/119	180/196	− 19%	− 8%†
LIPID Pravastatin 40mg doppelt verblindet 6,1 Jahre	Männliche und weibliche KHK-Patienten, alle Cholesterinwerte	4512/ 4502	287/373	498/633	− 23%	− 21%
HPS Simvastatin 40mg doppelt verblindet 5 Jahre	Männliche und weibliche Patienten mit KHK, anderen arteriellen Verschlusserkrankungen oder Diabetes	10269/ 10267	587/707	1328/1507	− 17%	− 12%
LIPS Fluvastatin 80mg doppelt verblindet 3,9 Jahre	Männliche und weibliche KHK-Patienten mit durchschnittlichen Cholesterinwerten bei Angioplastie	844/833	13/24	36/49	− 46%	− 26%

war die Gesamtsterblichkeit bei der Pravastatingruppe und der Placebogruppe nach 3,2 Jahren praktisch identisch.

Die Ergebnisse kontrollierter Placebostudien deuten darauf hin, dass Statine bei Männern und älteren Menschen das Risiko eines

Tabelle 23a. (Forts.) **KHK- und Gesamt-Sterblichkeitsrisiko bei randomisierten klinischen Statin-Studien**

Studie	Art der Teilnehmer	Anzahl der Teilnehmer (Verum-/ Kontroll-gruppe)	KHK-Todesfälle (Verum-/ Kontroll-gruppe)	Gesamt-Todesfälle (Verum-/ Kontroll-gruppe)	relatives KHK-Sterblich-keitsrisiko	realitives Gesamt-Sterblich-keitsrisiko
ALLHAT Pravastatin 10-40mg 4,8 Jahre	Männliche und weibl. Patienten mit Bluthochdruck, (≥ 55 Jahre), davon 15 % mit KHK und 35 % mit Diabetes	5170/ 5185	160/162	631/641	– 1 %†	–1 %†
PROSPER Pravastatin 40mg doppelt verblindet 3,2 Jahre	Ältere Männer und Frauen (70 bis 82 Jahre) mit bestehender Herz-Kreislauf-Erkrankung (koronar, zerebral, peripher) oder erhöhtem Risiko (Rauchen, Bluthochdruck, Diabetes)	2891/ 2913	94/122	298/306	– 22 %	– 2 %
ASCOT-LLA Atorvastatin 10mg doppelt verblindet 3,3 Jahre	Männliche und weibl. Patienten mit Bluthochdruck mit normalen Cholesterinwerten, aber mind. 3 anderen Risikofaktoren einer Herz-Kreislauf-Erkrankung	5168/ 5137	74/82**	185/212	– 10 %†	– 13 %†
CARDS Atorvastatin 10mg doppelt verblindet 5,5 Jahre	Männliche und weibl. Diabetiker (Typ 2) ohne Herz-Kreislauf-Erkrankung in der Anamnese und normalen Cholesterinwerten	1428/ 1410	21/25	61/82	-17%	-26%
SPARCL Atorvastatin 80mg doppelt verblindet 4,9 Jahre	Männliche und weibl. Patienten (durchschnittlich 60 Jahre alt), die 6 Monate vor Beginn der Studie einen Schlaganfall oder eine transitorische ischämische Attacke erlitten hatten	2365/ 2366	78/98**	216/211	-20%	+2%
MEGA Pravastatin 10-20 mg einfach verblindet 9 Jahre	Gesunde japanische Männer und Frauen mit hohen Cholesterinwerten	3866/ 3966	11/18**	55/79	-37%†	-28%†

* *Die Zahlen von EXCEL stammen von einem vorhergehenden einjährigen Beobachtungszeitraum. Es wurden keine weiteren Angaben über die Sterblichkeit veröffentlicht.*
** *Zahlen für alle Todesfälle nach Herz-Kreislauf-Erkrankungen, nicht nur aufgrund KHK*
† *Unterschied statistisch nicht signifikant*

KHK-Todes senken können. Was aber den bedeutsameren Wert der Gesamtsterblichkeit betrifft, so haben sich positive Ergebnisse nur bei Patienten mit einem bereits bestehenden hohen Herzkrankheitsrisiko gezeigt: nämlich bei den Patienten, die bereits an einer KHK, an Bluthochdruck oder an Diabetes leiden.

Bei nicht an der KHK oder an Diabetes erkrankten Männern sowie bei Frauen mit oder ohne Herzkrankheit und bei Älteren ist es höchst zweifelhaft, ob Statine die Gesamtsterblichkeit überhaupt senken können, geschweige denn um ein Drittel. Zwei der vier Statinstudien an Gesunden haben ergeben, dass Statine die Gesamtsterblichkeit *erhöhen* können.

Eines ist sicher: Die Einnahme von Statinen erhöht bei Gesunden dramatisch das Risiko einer Muskelschwäche und das Auftreten von Muskelschmerzen sowie die Einschränkung der kognitiven Fähigkeiten und Gedächtnisverlust, Leberschäden und Nierenversagen sowie einer potenziell tödlichen Rhabdomyolyse. Das kann man nun wirklich nicht als guten Tausch bezeichnen!

Was ist mit Aspirin?

Es ist durchaus angemessen, von Statinen als *»dem neuen Aspirin«* zu sprechen, denn auch bei Letzterem hat sich bei Gesunden keinerlei positiver Nutzen in Hinsicht auf ein längeres Leben erwiesen.

Bei klinischen Versuchen hat Aspirin die Herz-Kreislauf-Sterblichkeit bei Patienten mit einem früheren Myokardinfarkt, einer akuten Myokard-Infarzierung, einem früheren oder akuten Schlaganfall und bei Patienten mit einer Angina pectoris sowie einer peripheren Arterienerkrankung und Vorhofflimmern gesenkt. In all diesen Hochrisikokategorien überwog der absolute Nutzen des Aspirins die wohlbekannten Nachteile: vor allem das Risiko schwer zu stillender Blutungen.[16]

Insgesamt senkt die Einleitung einer Aspirintherapie bei diesen Hochrisikopatienten die Gefahr eines nicht-tödlichen Herzinfarkts um ein Drittel und die Herz-Kreislauf-Sterblichkeit um ein Sechstel. Trotz des gestiegenen Risikos eines hämorrhagischen Schlaganfalls senkt Aspirin die Zahl der nicht-tödlichen Schlaganfälle um ein Viertel dank einer Verringerung des Auftretens primär ischämischer Hirninfarkte.

Und trotz eines 50-prozentigen Anstiegs des Risikos tödlicher Blutungen senkt Aspirin bei diesen Hochrisikopatienten die allgemeine Sterblichkeit um ein Sechstel.

Aspirindosen von 75 bis 150 mg täglich scheinen mindestens so wirksam wie höhere Tagesdosen. In Akutsituationen, wie beispielsweise unmittelbar nach einem Herzinfarkt oder Schlaganfall, kann eine »Initialdosis« von 160 bis 325 Milligramm geboten sein.[16,17] Außerdem weist eine Durchsicht der Pravastatinstudien darauf hin, dass bei der gleichzeitigen Einnahme von Aspirin und diesem Statin das Herz-Kreislauf-Risiko stärker sinkt als bei der Einnahme eines dieser beiden Medikamente allein.[18]

Der größte Nutzen einer Einnahme von Aspirin zeigt sich im ersten Monat nach einem akuten koronaren oder zerebralen Ereignis; die Mitglieder einer englischen Arbeitsgruppe von Antithrombin-Forschern (*Antithrombotic Trialists' Collaboration*), die regelmäßig alle wissenschaftlichen Beweise über Wirkstoffe durchforsten, die – wie das Aspirin – ein Zusammenballen der Blutplättchen verhindern, schätzen, dass:

- von 1000 akuten Herzinfarktpatienten, die einen Monat lang eine höhere Dosis Aspirin erhalten und danach über einen langen Zeitraum eine kleinere Dosis Aspirin einnehmen, etwa 40 im ersten Monat ein ernstes Herz-Kreislauf-Ereignis vermeiden können und weitere 40 ein Herz-Kreislauf-Ereignis in den nächsten Jahren;
- sich ähnlich große Vorteile ergeben, wenn eine gerinnungshemmende Therapie kurz nach einem Schlaganfall oder einer transitorischen ischämischen Attacke begonnen und langfristig durchgeführt wird;
- bei Patienten mit mittlerem Risiko, wie bei denen ohne ein vorhergehendes Herz-Kreislauf-Ereignis, aber mit Angina pectoris, Vorhofflimmem oder peripherer Arterienerkrankung, eine mehrere Jahre durchgeführte gerinnungshemmende Therapie zehn bis 15 Gefäßereignisse pro 1000 behandelten Patienten vermieden werden könnten.

Die Wirkung von Aspirin bei Diabetes bedarf noch einer weiteren Erforschung; eine Studie ergab, dass eine hohe Dosis von 650 mg Aspirin pro Tag das Auftreten eines tödlichen oder nicht-tödlichen

Myokardinfarkts um 17 Prozent senkte, doch die allgemeine Sterblichkeit sank nur um bescheidene neun Prozent.[19] Eine weitere Studie mit einer weit niedrigeren Dosis Aspirin (100 mg täglich) ergab bei Diabetikern einen Anstieg der Herz-Kreislauf-Sterblichkeit um 23 Prozent, obwohl die relativ kleine Zahl der Teilnehmer diesen Unterschied statistisch unbedeutend machte. Es zeigte sich kein Unterschied bei Todesfällen aufgrund anderer Ursachen, obwohl die Häufigkeit von Magen-Darm-Blutungen in der Aspiringruppe deutlich über der in der Kontrollgruppe lag (acht Fälle im Vergleich zu nur einem).[20]

Patienten mit Herzinsuffizienz sollten im Unterschied zu denen mit einer KHK *kein* Aspirin einnehmen; eine in jüngster Zeit durchgeführte Studie an fast 300 Patienten mit Herzinsuffizienz, bei der die Wirkung von Aspirin (300 mg/Tag) mit der des ebenfalls gerinnungshemmenden Präparats Warfarin sowie mit dem völligen Fehlen eines gerinnungshemmenden Medikaments verglichen wurde, ergab, dass wesentlich mehr Patienten, die randomisiert Aspirin erhalten hatten, wegen Herz-Kreislauf-Problemen ins Krankenhaus aufgenommen werden mussten, vor allem wegen einer Verschlimmerung der Herzinsuffizienz.[21]

Was ist mit Gesunden?

Eine der ersten Studien, in der Aspirin bei Patienten, die nicht an einer KHK litten, untersucht wurde, war die über sechs Jahre durchgeführte »British Doctors Study«, die keinen wesentlichen Rückgang der Herzinfarkthäufigkeit, Herz-Kreislauf-Sterblichkeit oder der Gesamtsterblichkeit bei Ärzten feststellte, die randomisiert 500 mg Aspirin pro Tag erhielten. Am Ende der Studie mussten 44 Prozent der Probanden in der Aspiringruppe das Aspirin wegen Nebenwirkungen, vor allem Verdauungsstörungen, absetzen.[22]

Ein Jahr, nachdem diese britische Studie veröffentlicht wurde, berichteten Forscher über die in den Vereinigten Staaten durchgeführte randomisierte *Physicians' Health Study*, bei der die Hälfte der Ärzte gebeten worden war, fünf Jahre lang jeden zweiten Tag 325 mg Aspirin einzunehmen. Obwohl die Herzinfarktrate bei der Aspiringruppe deutlich niedriger war, gab es keinen Rückgang der Herz-Kreislauf-Sterblichkeit. Auch die Gesamtsterblichkeit blieb unverändert. Nebenwirkungen waren in der Aspiringruppe häufiger, vor allem Magengeschwüre, Magen-Darm-Blutungen, hämorrhagischer Schlaganfall und andere Blutungen.[23]

Auch wenn keine der erwähnten Studien einen deutlichen Rückgang der Gesamtsterblichkeit ergab, so verdienen doch die widersprüchlichen Wirkungen von Aspirin auf die Herzinfarkthäufigkeit einen weiteren Kommentar. Bei der *British Doctors Study* gab man den Ärzten pures altes Aspirin, während in der amerikanischen *Physicians' Health Study* den Ärzten das Aspirin in gepufferter Form verabreicht wurde. Bedeutsam ist, dass das Pufferelement Magnesium war, ein Mineralstoff, der in der normalen westlichen Kost zu wenig enthalten, der aber absolut entscheidend für die Gesundheit des Herzens ist. Dieser wichtige Faktor wurde von denjenigen vollkommen übersehen – genauso wie die ausbleibende Wirkung auf die Herz-Kreislauf- und Gesamt-Sterblichkeit –, die nun aufgrund der Ergebnisse der *Physicians*-Studie Aspirin für praktisch alle empfahlen.

Bei einer randomisierten Studie zur Untersuchung der Thrombosevorbeugung (*Thrombosis Prevention Trial*, TPT) erhielten Männer 6,8 Jahre lang entweder 75 mg Aspirin pro Tag oder ein Placebo. Aspirin senkte die Herzinfarkthäufigkeit um 24 Prozent, hatte aber keine Wirkung auf die Gesamtsterblichkeit.[24]

Bei HOT, der *Hypertension-Optimal-Treatment*-Studie (zur Feststellung der optimalen Behandlung des Bluthochdrucks), hatten alle Teilnehmer hohen Blutdruck, fast die Hälfte waren Frauen. Die tägliche Dosis von 75 mg Aspirin senkte zwar die Herzinfarkthäufigkeit um 35 Prozent, doch wiederum zeigte sich nach 3,8 Jahren nur eine unbedeutende Wirkung auf die Gesamtsterblichkeit.[25] Kleinere blutende Verletzungen traten bei den Teilnehmern der TPT- wie auch der HOT-Studie, die Aspirin einnahmen, deutlich erhöht auf.

Bei der randomisierten *Women's Health Study* wurden 39 000 anfänglich gesunde Frauen im Alter von 45 Jahren und darüber willkürlich ausgewählt, entweder jeden zweiten Tag 100 mg Aspirin zu bekommen oder ein Placebo. Die Probandinnen wurden dann zehn Jahre lang beobachtet, wobei die Forscher die Häufigkeit schwerer Herz-Kreislauf-Ereignisse, Herz-Kreislauf-Tode und die Sterblichkeit aufgrund anderer Ursachen vermerkten.

Im Vergleich mit dem Placebo hatte Aspirin keine Wirkung auf einen tödlichen oder nicht-tödlichen Herzinfarkt oder den Tod aufgrund eines Herz-Kreislauf-Ereignisses. Die Forscher beobachteten bei der Aspiringruppe einen Rückgang des Schlaganfallrisikos um 17 Prozent, was auf einen Rückgang der Häufigkeit von ischämischen Schlaganfällen zurückzuführen war (Aspirin trug einen statistisch nicht bedeutenden Anstieg des Risikos eines hämorrhagischen Schlaganfalls um 24 Prozent bei). Blutungen im Magen-Darm-Trakt, die Transfusionen nötig machten, traten in der Aspiringruppe um 40 Prozent häufiger auf als in der Placebogruppe. Was die Wirkung von Aspirin auf die Gesamtsterblichkeit angeht, so gab es keine – die Rate der Todesfälle aus allen Ursachen war zwischen der Placebo- und der Verumgruppe annähernd gleich.[26]

Aspirin absetzen

Wenn Sie Aspirin eingenommen haben und es absetzen möchten, dann müssen Sie unbedingt die Hilfe eines kompetenten Hausarztes in Anspruch nehmen. Im Jahr 2004 verglich eine Forschergruppe über 8000 Patienten, die zum ersten Mal einen Herzinfarkt erlitten hatten, mit einer gesunden Kontrollgruppe, um festzustellen, ob das plötzliche Absetzen von nicht-steroiden, entzündungshemmenden Medikamenten (NSAIDs) wie Aspirin ein erhöhtes Risiko bedeutete. Sie fanden ein um 52 Prozent erhöhtes Herzinfarktrisiko bei den Patienten, die innerhalb von vier Wochen nach ihrem Herzanfall das Medikament abgesetzt hatten. Das Risiko war am höchsten bei den Patienten mit rheumatoider Arthritis, systemischem Lupus Erythematosus und bei Patienten, die eine Therapie mit NSAIDs nach langjähriger Einnahme abgebrochen hatten.[27]

Es gibt natürliche Therapien, die wir in den nächsten Kapiteln besprechen werden, die ebenfalls gerinnungshemmend wirken. Aber noch einmal: Wer NSAIDs wie zum Beispiel Aspirin absetzen und zu weniger giftigen natürlichen Mitteln greifen will, sollte dies unter Aufsicht eines erfahrenen Arztes tun.

Das Fazit

Bei Studien mit einer Dauer von bis zu sechs Jahren haben Statine gezeigt, dass sie bei Patienten mit bereits bestehender KHK die Herz-

Kreislauf-Sterblichkeit und die allgemeine Sterblichkeit senken und auch bei Hochrisikopatienten mit Bluthochdruck und Diabetes ähnlich positive Wirkungen zeigen können. Die Einnahme von Statinen geht mit einem erheblichen Risiko einher – sie führen häufig zu Muskelschwäche, Lethargie, Leberschäden und Wahrnehmungsstörungen, die von Verwirrtheit bis zum vorübergehenden Gedächtnisverlust reichen können. Es ist erwiesen, dass Statine eine schwere Rhabdomyolyse bewirken können, die wiederum zu einem lebensbedrohlichen Nierenversagen führen kann. Selbst bei Hochrisikopatienten sollten sie nur mit äußerster Vorsicht angewandt werden; außerdem sollte die Einnahme ständig überwacht werden.

Außer bei Patienten mit hämorrhagischem Schlaganfall und Herzinsuffizienz hat sich bei klinischen Studien gezeigt, dass Aspirin bei Patienten mit einer bestehenden Herz-Kreislauf-Erkrankung sowohl die Herz-Kreislauf- als auch die Gesamt-Sterblichkeit senkt. Bei diesen Patienten überwiegt der Nutzen das stark erhöhte Risiko einer tödlichen Blutung. Aspirin kann bei Diabetikern auch in höheren Dosen von Nutzen sein, obwohl die Beweise noch zu spärlich sind, um irgendwelche endgültigen Schlüsse ziehen zu können.

Für alle anderen Menschen ist es höchst fraglich, ob diese Medikamente die Herz-Kreislauf-Sterblichkeit senken können, und in punkto Senkung der allgemeinen Sterblichkeit scheinen sie fast wirkungslos zu sein. Dem Rat der zahlreichen »Experten« zu folgen, die gesunde Menschen auffordern, diese Medikamente einzunehmen, heißt nur, unser hart verdientes Geld loszuwerden und uns unnötigerweise den potenziell lebensbedrohenden Nebenwirkungen auszusetzen.

Was können wir aber tun, um das Risiko eines Herzinfarkts oder Schlaganfalls wirklich zu senken?

Im nächsten Kapitel erfahren Sie mehr.

»Lass die Medizin im Topf des Apothekers, wenn du den Patienten mit der Nahrung heilen kannst.«
HIPPOKRATES

KAPITEL 24

WENN KEINE MEDIKAMENTE, WAS DANN?

Klinisch bewiesene nicht-medikamentöse Maßnahmen zur KHK-Prävention

Wollen wir eine sichere und effektive nicht-medikamentöse Strategie zur Bekämpfung der KHK entwickeln, dann müssen wir zunächst einmal alle Behandlungsmethoden auflisten, die in randomisierten klinischen Untersuchungen tatsächlich zu einer Senkung der KHK- und der Gesamt-Sterblichkeit geführt haben. Solch eine Liste findet sich in Tabelle 24a, die die Ergebnisse von Studien über bestimmte nicht-medikamentöse Behandlungsmaßnahmen – wie etwa Ernährungsumstellung, Nahrungsergänzungsmittel und Bewegung – enthält, an denen sich sowohl Patienten mit einem hohen KHK-Risiko als auch risikofreie Patienten beteiligt haben.[1–8]

Die Katze aus dem Sack lassen

Ein Blick auf die Tabelle 24a lässt sofort erkennen, warum die Pharmaunternehmen gar nicht wollen, dass diese nicht-medikamentösen Behandlungsmethoden bekannt werden – die durch sie bewirkte Senkung der koronaren und Gesamt-Sterblichkeit ist nämlich ähnlich hoch wie bei der Statinbehandlung, in einigen Fällen sogar noch höher. Und, noch wichtiger: Die durch diese natürlichen Maßnahmen bewirkte deutlich gesunkene Sterblichkeit ging nicht mit einem erhöhten Risiko von Krebs, Herzinsuffizienz, Muskelschädigung, Beeinträchtigung der kognitiven Fähigkeiten, Leberstörungen, Nierenversagen oder gar vorzeitigem Tod einher. In der Tat sollten wir ohnehin täglich einige der Maßnahmen ergreifen, die in Tabelle 24a aufgelistet sind, etwa: viel Gemüse, Obst und Nüsse essen, uns regelmäßig bewegen und ebenso regelmäßig Omega-3-reiche Nahrungsmittel, wie beispielsweise fetten Fisch, essen. Alle diese Nahrungsmittel senken nicht nur das

Risiko einer Herzkrankheit, sondern schützen auch vor vielen anderen Leiden – wie Krebs, Diabetes und Wahrnehmungsstörungen.

Betrachten wir also die Vorteile, die uns diese Maßnahmen bieten, etwas genauer.

Höhere Einnahme langkettiger Omega-3-Fettsäuren

Klinische Untersuchungen, bei denen gezielt die Wirkung eines höheren Verzehrs von fettem Fisch oder Fischöl untersucht wurde, haben einen Rückgang von KHK-Todesfällen um ein Drittel gezeigt; die Gesamtsterblichkeit lag um 21 bis 30 Prozent niedriger.

Der Nutzen von Nahrungsmitteln, die viel EPA und DHA enthalten, wie Fisch oder Fischöl, beschränkt sich nicht auf das Herz-Kreislauf-System. Bei epidemiologischen Studien und bei Tierversuchen ging der erhöhte Verzehr von langkettigen Omega-3-Fettsäuren mit niedrigeren Raten von Krebs, Depression und Geisteskrankheit, ungünstigem Schwangerschaftsverlauf, Infektionskrankheiten, Osteoporose, Lungenkrankheit und Menstruationsschmerzen einher. Auch solche Probleme wie Nachlassen der geistigen Fähigkeiten bei Älteren, Augenschädigung, Asthma bei Kindern sowie Aufmerksamkeitsdefizit- und Hyperaktivitätssyndrom fanden eine Linderung beziehungsweise Verbesserung.[9–35]

Bei klinischen Untersuchungen haben Forscher eine positive Wirkung von Nahrungszusätzen mit langkettigen Omega-3-Fettsäuren bei der Behandlung der folgenden Krankheiten festgestellt: Asthma, Alzheimer, rheumatische Arthritis, Depression, Schizophrenie, Nierenkrankheit, Menstruationsprobleme, Colitis ulcerosa, Morbus Crohn und Mukoviszidose. Außerdem stärkte die Behandlung die Gesundheit von Kindern und hatte eine günstige Wirkung auf den Schwangerschaftsverlauf.[36–56]

Die regelmäßige Einnahme von langkettigen Omega-3-Fettsäuren ist eindeutig ein Segen für das Herz-Kreislauf-System *und* die allgemeine Gesundheit. Aber es gibt natürlich auch berechtigte Sorgen über die Folgen des Verzehrs von Fisch, der mit Umweltgiften wie Quecksilber, Blei und Organochlorinen (Chlorkohlenwasserstoffen) wie PCB und Dioxin belastet ist. Am stärksten belastet sind große Fischarten, die in der Nahrungskette höher angesiedelt sind und deshalb mehr

Tabelle 23a.	KHK- und Gesamt-Sterblichkeitsrisiko bei randomisierten klinischen Statin-Studien					
Diät (Studie)	Art der Teilnehmer	Anzahl der Teilnehmer (Prüf-/ Kontroll-gruppe)	KHK-Todesfälle (Prüf-/ Kontroll-gruppe)	Gesamt-Todesfälle (Prüf-/ Kontroll-gruppe)	relatives KHK-Sterblich-keits-risiko	realitives Gesamt-Sterblich-keits-risiko
Reduzierter Verzehr von Fett und stark verarbeiteten Nahrungsmitteln, erhöhter Verzehr von Omega-6- & Omega-3-Fettsäuren/Früchte/Gemüse/ komplexe Kohlenhydrate (verblindet, 3,4 Jahre)	Männer mit KHK	26/24	1/2	1/3	– 50 % ‡	– 66 % ‡
Verstärkter Verzehr von Omega-3- & einfach ungesättigten Fettsäuren/Früchte/Gemüse, Hülsenfrüchte/Brot, reduzierter Verzehr gesättigter Fettsäuren (verblindet, 2,4 Jahre)	Patienten mit vor kurzem erlittenem Herzinfarkt; 9 % Frauen	302/303	3/16*	8/20	– 81 %	– 60 %
200-400 g **fetter Fisch** p. Woche oder 500 mg **Fischöl** täglich (verblindet, 2 Jahre)	Männliche Patienten nach einem Herzinfarkt	1015/ 1018	78/116	94/130	– 33 %	– 30 %
Fischöl (liefert täglich 900 mg EPA + DHA) (teilweise verblindet, 3,5 Jahre)	Opfer eines kürzlich erlittenen Herzinfarkts; 14 % Frauen	5666/ 5658	209/258	477/554	– 32 %	– 21%
100 mg **Coenzym Q10**, 100 µg **Selen** (placebokontrolliert, 1 Jahr)	Patienten mit akutem Myokardinfarkt, 18 % Frauen	32/29	0/6	1/6	Nicht zu ermitteln	–83,3%
100 µg **Selen** täglich	Patienten mit akutem Myokardinfarkt, 22 % Frauen	40/41	0/4**	0/4	Nicht zu ermitteln	Nicht zu ermitteln
4 g **L-Carnitin** täglich (nicht verblindet, 1 Jahr)	Opfer eines kürzlich erlittenen Herzinfarkts, 29 % Frauen	81/79	0/3	1/10	Nicht zu ermitteln	– 90 %
Exercise (Meta-Analyse von 14 Studien; Dauer: 6 Monate bis 5 Jahre)	2.576 KHK-Patienten davon ‹ 6% Frauen	Keine Angaben	Keine Angaben	Keine Angaben	– 35 %	– 27 %

* *Zahl inkl. aller Todesfälle aufgrund von Herz-Kreislauf-Erkrankungen; gesonderte Zahlen von KHK-Todesfällen wurden in dem veröffentlichten Papier nicht angegeben.*

** *Zahl inkl. aller Herz-Todesfälle; gesonderte Zahlen von KHK-Todesfällen wurden in dem veröffentlichten Papier nicht angegeben.*

‡ *Statistisch nicht signifikant aufgrund der wenigen Todesfälle in beiden Gruppen*

dieser Toxine aufnehmen. Eine Analyse der unterschiedlichen Fischarten hat ergeben, dass Torpedobarsch, Schwertfisch, Königsmakrele und Hai die höchste Belastung mit Methylquecksilber aufwiesen, während Lachs, Thunfisch, Heilbutt und Seewolf beziehungsweise Wels zu den Sorten gehörten, die die geringste Belastung hatten.[57]

Man sollte nicht nur die großen Fischarten meiden, sondern auch Fisch aus Fischfarmen. Ein Vergleich von Proben von Wildlachs und Lachs aus Fischfarmen aus aller Welt zeigt, dass die Konzentration von Organochlorinen bei den Letzteren deutlich höher war – eine wichtige Erkenntnis angesichts der Tatsache, dass etwa die Hälfte alles weltweit verkauften Lachses aus Fischfarmen stammt.[58]

Die sicherste, bequemste und billigste Lösung für das Problem der regelmäßigen Versorgung mit langkettigen Omega-3-Fettsäuren ist die Einnahme von Fischölergänzungsmitteln. Bei der modernen Verarbeitung dieser Öle wird ihnen das Quecksilber entzogen; Laboruntersuchungen verschiedener Fischölmarken zeigten, dass alle keine Quecksilberrückstände mehr aufwiesen.[59–61] Bei Untersuchungen auf Organochlorine in Fisch- und Lebertranölen fanden europäische Forscher in Lachsöl aus den USA und Norwegen praktisch kein PCB und nur minimale Rückstände anderer Organochlorine. Lebertranergänzungsmittel aus England waren dagegen am stärksten belastet.

Eine Lachsölkapsel liefert durchschnittlich 300 mg EPA und DHA; um also auf die Dosis zu kommen, die in der GISSI-Studie erfolgreich angewendet wurde, sind drei Kapseln täglich nötig. Manche Menschen, die Fischölkapseln einnehmen, berichten über einen unangenehm fischigen Nachgeschmack. Es klingt unglaublich, aber dieses Problem lässt sich am besten dadurch vermeiden, dass man die Kapseln vor dem Verschlucken sorgfältig kaut. Das erscheint vielleicht nicht sehr appetitlich, aber Fischölpräparate hoher Qualität schmecken überhaupt nicht fischig, wenn sie so verzehrt werden.

Da langkettige Omega-3-Ergänzungsmittel die Blutgerinnung hemmen, gab es die Besorgnis über eventuell schädliche Wechselwirkungen bei Patienten, die bereits Medikamente zur Blutverdünnung einnehmen. Doch laut veröffentlichten Berichten ergab sich bei entsprechenden Untersuchungen kein Anstieg von Blutungen bei Patienten, die Fischöl zusammen mit gerinnungshemmenden Mitteln wie Aspirin oder Warfarin einnahmen.[62–64] Dennoch sollte jeder, der solche Mittel einnimmt, seinen Arzt konsultieren, bevor er mit der Einnahme von Fischöl beginnt. Es gibt in der medizinischen Literatur einen Bericht einer Patientin, die Warfarin einnahm und dann ihre Fischöldosis verdoppelte, ohne ihren Apotheker zu informieren. Bei anschließenden Untersuchungen zeigte sich eine Verlängerung der Blutungszeit, die es erforderlich machte, die Warfarindosis zu senken.[65]

Da bei Diabetikern die KHK-Häufigkeit deutlich erhöht ist, können diese Patienten möglicherweise von Fischölnahrungsergänzungsmitteln besonders profitieren. Doch einige Untersuchungen haben gezeigt, dass Fischöl den Nüchternblutzucker bei Typ-2-Diabetikern erhöhen kann. Allerdings waren die aufgenommenen Mengen an EPA und DHA bei den meisten dieser Studien höher als bei den Studien, in denen erfolgreiche KHK-Behandlungsmethoden untersucht wurden.[66] Diabetiker sollten ihre EPA- und DHA-Dosis langsam aufbauen und dabei ihren Nüchternblutzucker genau beobachten. Wie eine Durchsicht der Literatur zeigt, können – anders als bei den Typ-2-Diabetikern – ähnliche Dosen von Fischöl bei Typ-1-Diabetikern helfen, den Nüchternblutzuckerwert zu senken.[67]

Eine letzte Mahnung zur Vorsicht bei der Einnahme von Fischölergänzungsmitteln. Bei einer klinischen Studie bestätigten sich die positiven Ergebnisse der GISSI- und DART-Studien nicht. Bei der DART-2-Studie sank bei der Gruppe, die ausgewählt wurde, Fisch beziehungsweise Fischöl zu verzehren, die Herz-Kreislauf- und allgemeine Sterblichkeit nicht nur nicht, die Herzsterblichkeit stieg sogar an.[68]

Man hat zahlreiche Faktoren angeführt, um die verwirrende Diskrepanz zwischen den Ergebnissen von DART-2 und der ursprünglichen DART-Studie zu erklären. Dazu gehört auch die Beobachtung, dass DART-2 unter Bedingungen durchgeführt wurde, die alles andere als ideal waren – eine Tatsache, die auch die DART-Forscher selbst einräumen. Aufgrund fehlender Finanzmittel waren sie gezwungen, die Studie DART-2 in zwei Phasen durchzuführen. Nur 1111 Patienten nahmen an der ersten Studienphase (1990 bis 1992) teil; danach wurde die Studie wegen Geldmangels für zwölf Monate unterbrochen. Die übrigen 2003 Patienten wurden während der zweiten Phase von DART-2, die von 1993 bis 1996 lief, gewonnen. Zum Nachweis der Therapietreue maßen und verglichen die Forscher nur die Blutwerte von EPA (und nicht die von DHA) – und das auch nur in der ersten Phase und bei nur 68 Probanden der Fischöl- und der Kontrollgruppe. Diese EPA-Blutwerte wurden zu Beginn der Studie und dann nur noch einmal, nach sechs Monaten, bestimmt, obwohl die Patienten insgesamt drei bis neun Jahre lang beobachtet wurden. Deshalb wissen wir nicht, ob die meisten Probanden tatsächlich den Fisch beziehungsweise das Fischöl wie verordnet einnahmen; außerdem wissen wir nichts über die langfristige Therapietreue der Probanden. Obwohl der *mittlere* EPA-Wert nach sechs Monaten bei den getesteten Fisch-/Fischöl-Patienten höher war, variierte die *individuelle* Blutkonzentration von EPA erheblich, was darauf hindeutet, dass einige Probanden sich *nicht* an die Fisch-/Fischöl-Empfehlungen gehalten hatten. Darüber hinaus erwähnen die Autoren den DHA-Status überhaupt nicht, obwohl DHA in den Zellwänden als langkettige Omega-3-Fettsäure dominiert, und obwohl EPA und DHA durchaus unterschiedliche Wirkungen auf das Herz-Kreislauf-System haben können.[69]

Es bleiben auch noch andere Fragen: Wie hoch war der Verzehr von Omega-6 bei den Probanden in der Fischölgruppe? Die Autoren berichten nicht, ob sie den Probanden in der Fischölgruppe rieten, gleichzeitig den Verzehr von Omega-6 zu senken. Wenn die Probanden bei DART-2 mehr Omega-6-Fettsäuren zu sich nahmen als die Teilnehmer der ursprünglichen DART-Studie, dann könnte eine mögliche positive Wirkung der Omega-3-Fettsäuren zunichte gemacht worden sein. Tatsächlich zeigen Daten der FAO über einen Ernährungsrückgang, dass der Konsum von Omega-6-reichen Pflanzenfetten in Großbritannien (die DART-Studie wurde in Wales durchgeführt) in den 1980er- und 1990er-Jahren stieg, während der Konsum tierischer Fette sank.[70] Angesichts der Tatsache, dass ein erhöhter Verzehr von Linolsäure die Konzentration von Omega-3-Fetten in der Zellmembran reduziert, während gesättigte Fette den Omega-3-Status erhöhen, ist diese Überlegung nicht ohne Belang. Wer das Verhältnis von Omega-3 zu Omega-6 verbessern will, der muss nicht nur mehr Omega-3 zu sich nehmen, sondern er muss auch den Verzehr von Pflanzenfetten und von Fertiggerichten, die viel Omega-6 enthalten, stark einschränken oder ganz darauf verzichten.

Außerdem wurde die Studie nicht als Blindstudie durchgeführt. Die Autoren selbst gingen davon aus, dass der regelmäßige Verzehr von Fisch oder die regelmäßige Einnahme von Fischölkapseln das Verhalten der Patienten und ihrer Ärzte zur Medikamenteneinnahme und anderen Fragen von Ernährung und Lebensstil beeinflusst haben könnte.

Doch trotz der bereits erwähnten Störfaktoren bleibt die Frage: Haben Fisch und Fischöl möglicherweise Eigenschaften, die zu den negativen Ergebnissen der DART-2-Studie hätten beitragen können? Eine von den DART-Forschern erwähnte Möglichkeit ist die, dass die Eigenschaft von Fischöl, Arrhytmien in einem gewissen Rahmen zu senken, den Forschern zwar wohlbekannt ist, dass Fischöl bei empfindlichen Patienten aber auch zu Arrythmien führen kann.[71] Bei der ersten DART-Studie aßen die meisten Männer Fisch, wohingegen der überwiegende Teil der Männer in der DART-2-Studie Fischöl einnahm. Interessanterweise zeigte sich bei DART-2 das gestiegene Sterblichkeitsrisiko überwiegend bei Männern, die Fischöl statt Fisch zu sich nahmen. Nimmt man Fisch in seiner festen Form ein, werden die darin enthaltenen Nährstoffe aufgespalten und kontrolliert aufgenommen. Die Autoren erwägen, dass in Fällen, wo die Männer, die bei DART-2 zur Fisch-/Fischölgruppe gehörten, die gesamte Tagesdosis Fischöl mit einem »Schlag« auf nüchternen Magen einnahmen, dies zu einem sofortigen und unnatürlich schnellen Anstieg des Omega-3-Werts im Blut geführt haben könnte, der hoch genug wäre, den Herzrhythmus zu stören.[72]

Solch eine Überlegung gehört aber in den Bereich des Spekulativen, insbesondere angesichts der zahlreichen anderen Mängel der DART-2-Studie. Trotzdem sollte man als Vorsichtsmaßnahme Fischöl stets zu den Mahlzeiten einnehmen (vorzugsweise mit fetthaltigem Essen) und, wenn möglich, die Gesamtdosis auf mehrere Mahlzeiten verteilen. Dosen von mehreren Gramm EPA und DHA sollte man vermeiden, es sei denn, es läge eine Entzündung vor, die solche hohen Dosen erfordert, und die Einnahme erfolgt unter Aufsicht eines erfahrenen Arztes.

Bewegung

Insgesamt wurde bei den klinischen Studien, bei denen Bewegung als einzige Behandlung bei KHK-Patienten untersucht wurde, ein

Rückgang der KHK-Sterblichkeit um 35 Prozent und der Gesamtsterblichkeit um 27 Prozent festgestellt. Wiederum liegt diese gesunkene Sterblichkeit in einer ähnlichen Größenordnung wie bei einer Statinbehandlung.

Zusätzlich zu einer deutlichen Verbesserung des Herz-Kreislauf-Systems ist Bewegung außerordentlich gut geeignet, das Gewicht zu reduzieren und die glykämische Kontrolle zu verbessern; auch der altersbedingte Abbau von Muskelmasse und -stärke wird gestoppt und sogar rückgängig gemacht, die Mineralstoffdichte in den Knochen wird erhöht.[73–76] Epidemiologische Studien haben durchweg ergeben, dass eine Beziehung zwischen körperlicher Betätigung und einem niedrigeren Risiko bestimmter Krebsarten besteht.[77]

Verschwenden Sie Ihre Zeit nicht mit der Überlegung, ob Sie besser Krafttraining (wie zum Beispiel Gewichtheben) oder Ausdauertraining (wie Aerobic) betreiben – Forschungen haben gezeigt, dass der größte Nutzen durch eine Kombination beider Trainingsarten entsteht.[78]

Diäten mit viel Gemüse, Obst und Omega-3-Fettsäuren

Diäten, die nicht nur die regelmäßige Einnahme von Omega-3, sondern auch den Verzehr von Gemüse und Obst betonen, haben zu einem Rückgang der koronaren Sterblichkeit um bis zu 81 Prozent und der Gesamtsterblichkeit um bis zu 60 Prozent geführt. Der Rückgang der Sterblichkeit in diesem Ausmaß ist viel höher, als er bei allen Statinstudien beobachtet wurde.

Zusätzlich zum Schutz vor der KHK wird eine Ernährung mit hohem Gemüse- und Obstanteil auch mit einer geringeren Häufigkeit von Schlaganfall, Krebs, Alzheimer und Osteoporose in Verbindung gebracht.[79–91] Wie für Fischöl, so gilt auch für Nichtgetreidepflanzen: Bei einer erhöhten Aufnahme dieser Nahrungsmittel kann man nur gewinnen; viele Perspektivstudien haben gezeigt, dass diejenigen, die das meiste Obst und Gemüse essen, am längsten leben.[91–94]

Nahrungsergänzung mit Coenzym Q10, Selen und L-Carnitin

Die Studien mit zusätzlichem Coenzym Q10 (CoQ10), Selen und L-Carnitin in Tabelle 24a deuten an, dass man einen erstaunlichen Rückgang der Herz-Kreislauf- und der Gesamt-Sterblichkeit erreichen kann, wenn man KHK-Patienten diese Nährstoffe verabreicht. Die Begeisterung für den großen Rückgang der Todesrate wird allerdings durch die Tatsache gedämpft, dass die oben genannten Nährstoffe alle nur bei sehr kleinen Studien getestet wurden. Ob sich solch ein deutlicher Sterblichkeitsrückgang auch bei Studien mit einer größeren Teilnehmerzahl bestätigt, bleibt abzuwarten. Gegenwärtig wissen wir aber, dass

- alle diese Nährstoffe bei der Aufrechterhaltung eines gesunden Herz-Kreislauf-Systems eine entscheidende Rolle spielen;
- es bei Herz-Kreislauf-Patienten oft an ihnen mangelt;
- die vermuteten Mechanismen, durch die eine Verstärkung dieser Nährstoffe günstig auf Herz und Kreislauf wirkt, in der Tat wissenschaftlich plausibel sind.

CoQ10 findet sich beispielsweise in allen Körperzellen, in höchster Konzentration in Herz, Leber und Nieren. Leider nimmt unser CoQ10-Status mit zunehmendem Lebensalter ab. Mit 40 Jahren ist der CoQ10-Spiegel im Herzen durchschnittlich 25 Prozent niedriger als mit 21; mit 80 sind die CoQ10-Werte durchschnittlich um 75 Prozent gesunken![95]

Bei KHK-Patienten hat eine tägliche Dosis von 100 bis 200 mg CoQ10 zu einer deutlichen Senkung des Blutdrucks, der Aktivität freier Radikale, des Blutzucker- und Insulinspiegels und von Lipoprotein (a) geführt.[96] Für eine so hohe Versorgung mit CoQ10 ist eine zusätzliche Zufuhr erforderlich. Die durchschnittliche Kost liefert etwa 3 bis 5 mg CoQ10, ein Betrag, der sich durch den Verzehr von Innereien wie Leber, Nieren und Herz etwas steigern lässt.[97] Forschungen haben ergeben, dass CoQ10 in Gelform und Pulverkapseln besser aufgenommen wird, als in Form von Tabletten.[98,99] Um eine optimale Aufnahme zu gewährleisten, kann es auch geraten sein, C0Q10-Ergänzungsmittel zusammen mit fetthaltigen Mahlzeiten einzunehmen.

Bei dieser Therapie mit hoch dosiertem CoQ10 haben sich keine ernsthaften Nebenwirkungen gezeigt, obwohl einige Probanden bei der Einnahme von 100 mg täglich häufigeren Brechreiz hatten. Zunächst hatte es Bedenken gegeben, CoQ10 könnte mit der Wirkung blutverdünnender Medikamente in Wechselwirkung treten, aber eine vierwöchige Doppelblindstudie ergab, dass 100 mg täglich die Wirkung des häufig verschriebenen Gerinnungshemmers Warfarin in keiner Weise beeinträchtigen.[100] Wie beim Fischöl, sollte jedoch jeder, der gerinnungshemmende Mittel einnimmt, vorsichtshalber Blutungszeit und Gerinnungsmarker durch seinen Hausarzt überwachen lassen.

CoQ10 wirkt sich bei Diabetikern nicht negativ auf die glykämische Kontrolle aus; einige Studien haben sogar eine Verbesserung der glykämischen Kontrolle und/oder der Endothelfunktion bei dieser Patientengruppe beobachtet, die 100 bis 200 mg CoQ10 einnahmen.[101–105]

Da cholesterinsenkende Medikamente dem Körper ernstlich CoQ10 entziehen können, kann sich die Ergänzung für Personen, die Statinpräparate einnehmen, buchstäblich als lebensrettend erweisen. Italienische Forscher entdeckten sinkende CoQ10-Werte bei Patienten, die täglich 20 mg Simvastatin einnahmen, aber steigende Werte bei Patienten, die zusammen mit ihrem Simvastatin täglich 100 mg CoQ10 verwendeten.[106]

2005 veröffentlichte der texanische Kardiologe und Forscher Peter Langsjoen einen Bericht über 50 Patienten, die ihre Statine abgesetzt und fortan CoQ10 eingenommen hatten. Diese Patienten wurden ermittelt, indem Langsjoen alle 328 Patienten, die zwischen Januar 2002 und Dezember 2003 in seine kardiologische Praxis gekommen waren, untersucht hatte und dann die 50 von ihnen, die zum Zeitpunkt ihres ersten Besuchs Statine einnahmen, für die Beteiligung an seiner Studie gewonnen hatte. Diese 50 Patienten klagten über eine oder mehrere Nebenwirkungen der Statine; deshalb wurde die Statinbehandlung abgebrochen und Langsjoen wies sie an, von nun an täglich CoQ10 einzunehmen, im Durchschnitt 240 mg pro Tag.

Nach Ablauf von durchschnittlich 22 Monaten sank das Auftreten von Erschöpfung von 84 auf 16 Prozent, der Myalgie von 64 auf sechs Prozent, Atemnot von 58 auf zwölf Prozent, Gedächtnisverlust von acht auf vier Prozent und periphere Neuropathie von zehn Prozent auf zwei Prozent. Es gab zwei Todesfälle aufgrund einer Lungenkrebserkrankung und einen Todesfall aufgrund einer Aortenstenose, aber keine Schlaganfälle oder Herzinfarkte. Die Messungen der Herzfunktion ergaben bei der Mehrheit der Patienten entweder verbesserte oder gleich gebliebene Werte.

Langsjoen und seine Mitautoren kamen zu dem Schluss: »... *Neben-*

wirkungen durch Statine, wie die Statin-Cardiomyopathie, sind weiter verbreitet, als allgemein veröffentlicht und können dadurch revidiert werden, dass man die Statine absetzt und CoQ10-Zusätze gibt. Wir haben keine negativen Folgen der Statinabsetzung beobachten können.«[107]

Zusätzlich zu einem Nutzen für die Koronararterien stärkt ein CoQ10-Zusatz auch das Immunsystem und hat sich bei der Krebsbehandlung als vielversprechend erwiesen, ebenso bei der Behandlung von Herzinsuffizienz, Zahnbettentzündung, der Parkinson'schen Krankheit im Frühstadium und Störungen der Mitochondrienfunktion, die dazu führen, dass sich die Betroffenen ständig schwach und erschöpft fühlen.[108–116]

Superselen

Selen mag vielleicht eines der weniger bekannten Spurenelemente sein, aber es ist nichtsdestoweniger entscheidend für die Gesundheit. Es bildet einen wesentlichen Teil des antioxidativen Enzyms *Glutathion-Peroxidase* und arbeitet Hand in Hand mit Vitamin E, um freie Radikale aus unserem Körper zu entfernen. Glutathion-Peroxidase und andere selenhaltigen Bestandteile regeln den Stickoxidgehalt in den Arterien und spielen bei der Anheftung von Zellen an die Arterienwand, der Apoptose (Zelltod) und der Produktion von Eikosanoiden eine Rolle. Deshalb sind sie für die Gesundheit von Herz und Kreislauf von entscheidender Bedeutung.[117]

Für viele ist es vielleicht eine Überraschung, dass Selen gegen die KHK schützen kann, denn dieses Spurenelement ist hauptsächlich wegen seiner potenziellen krebsverhindernden Wirkung untersucht worden. Die krebsbekämpfende Eigenschaft von Selen wurde bei einer randomisierten Doppelblindstudie mit 1300 Hautkrebspatienten untersucht, die täglich entweder einen Zusatz von 200 µg (Mikrogramm) Selen oder ein identisches Placebo erhielten. Nach einer durchschnittlichen Behandlungszeit von 4,5 Jahren hatte die Selentherapie zu einem Rückgang der Krebshäufigkeit um 37 Prozent und der Gesamtkrebssterblichkeit um 50 Prozent geführt! Die Häufigkeit von Prostatakrebs sank um 63 Prozent, die von Kolorektal-Krebserkrankungen um 58 Prozent, und Lungenkrebserkrankungen sanken um 46 Prozent bei der Selengruppe. Ein interessanter Hinweis ist, dass alle Teilnehmer an dieser Studie aus der Ebene an der US-Ostküste kamen, eine Region, die sich durch einen geringen Selengehalt im Boden und eine hohe Krebssterblichkeit auszeichnet. Ebenfalls sei erwähnt, dass zu Beginn der Studie der durchschnittliche Selengehalt im Blut der Probanden 114 µg/l betrug. Dieser Wert lag zwar im unteren Normbereich für US-Bürger, aber dieser Wert lag trotzdem weit über den 30 µg/l, die im Allgemeinen als Grenzwert für einen offensichtlichen Selenmangel gelten.[118]

Eine Behandlungsstudie an mehr als 130 000 Einwohnern des Bezirks Qidong in China, einer Gegend mit einer hohen Infektionsrate an Hepatitis B und häufiger Leberkrebserkrankung, ergab, dass die Häufigkeit von Leberkrebs bei Einwohnern, die Selenzusätze erhielten, innerhalb von acht Jahren um 35 Prozent gesunken war. Nachdem die Selenzusätze abgesetzt wurden, stieg die Häufigkeit von Leberkrebs wieder auf das vorherige Niveau. Dieselbe Forschergruppe unternahm auch eine klinische Studie mit 226 Hepatitis-B-Patienten aus Qidong, die vier Jahre lang täglich entweder 200 µg Selenzusatz oder eine identische Placebotablette einnahmen. Während der Behandlungszeit entwickelte kein Proband in der Selengruppe einen Leberkrebs, wohingegen bei sieben der 113 Probanden in der Kontrollgruppe diese bösartige Krankheit festgestellt wurde.[119]

Im Bezirk Linxian, ebenfalls in China, gibt es eine der höchsten Raten von Speiseröhren- und Magenkrebs der ganzen Welt. Mitte der 1980er-Jahre begannen Wissenschaftler die Frage zu untersuchen, ob durch eine Nahrungsergänzung mit Vitaminen und Mineralstoffen die überproportionale Krebshäufigkeit in Linxian gesenkt werden könne. Im Jahr 1986 begannen sie damit, mehr als 29 000 Einwohnern von Linxian eine von vier verschiedenen Vitamin-Mineralstoff-Kombinationen oder ein Placebo zu verabreichen. Als die Studie 1991 beendet wurde, lag bei den Probanden, die eine Kombination von Selen, Beta-Carotin und Vitamin E erhalten hatten, die Rate von Magenkrebs um 21 Prozent niedriger – das entsprach einem Rückgang der Gesamtkrebshäufigkeit um 13 Prozent und einem neunprozentigen Rückgang der Sterblichkeit aufgrund sonstiger Ursachen. Keine der anderen Ergänzungskombinationen führte zu einer vergleichbaren Senkung der Krebs- und Gesamt-Sterblichkeit.[120]

2004 veröffentlichten französische Forscher die Ergebnisse der SU.VI.MAX-Studie, einer randomisierten, placebokontrollierten Doppelblindstudie an über 13 000 gesunden Erwachsenen im Alter zwischen 35 und 60 Jahren. Die Teilnehmer nahmen täglich entweder eine Kapsel ein, die 120 mg Ascorbinsäure, 30 mg Vitamin E, 6 mg Beta-Carotin, 100 µg Selen und 20 mg Zink enthielt, oder ein Placebo. Nach 7,5 Jahren Nahrungszusatz waren Krebs- und Gesamt-Sterblichkeit bei Männern deutlich gesunken, und zwar um 31 beziehungsweise 37 Prozent![121]

Man hat eine niedrige Selenaufnahme mit Diabetes, reduzierter Funktion des Immunsystems, AIDS, Asthma, Störungen der Schilddrüsenfunktion, männlicher Unfruchtbarkeit, spontanen Fehlgeburten, Wahrnehmungsstörungen, Depression, Angstzuständen und Feindseligkeit in Verbindung gebracht.[122–130] Zusätzlich zur Senkung der Krebshäufigkeit hat sich in Doppelblindstudien gezeigt, dass Selenergänzung auch bei Asthmapatienten zu einer deutlichen klinischen Verbesserung ihres Zustands führt, zu einer deutlichen Verbesserung bei Gemütsschwankungen und Angstzuständen, zu einer verbesserten Funktion des Immunsystems und, zusammen mit der zusätzlichen Zufuhr von Zink, zu einem deutlichen Rückgang von Infektionskrankheiten bei Senioren in Alten- und Pflegeheimen.[131–136]

Welche Selenmenge in pflanzlichen und tierischen Nahrungsmitteln gefunden wird, hängt weitgehend vom Selengehalt des Bodens ab, auf dem sie wachsen beziehungsweise leben. Leider enthalten die Böden in den meisten Teilen der Welt – darunter Australien, England, Neuseeland, weiten Teilen Chinas und der USA – nur wenig Selen. Neuere Schätzungen gehen davon aus, das bis zu einer Milliarde Menschen weltweit an Seienmangel leiden. Es kommt allerdings noch schlimmer: Forscher haben festgestellt, dass der Selengehalt in der Nahrung immer weiter abnimmt. Man schätzt, dass in krebsanfälligen Ländern die durchschnittliche Selenaufnahme relativ niedrig liegt: In England sind es zwischen 12 und 43 µg, in Australien etwa 75 µg und in den USA über 60 µg. In Japan, wo Krebserkrankungen im Vergleich mit den meisten westlichen Ländern relativ selten vorkommen, wird die durchschnittliche Selenaufnahme auf 104 bis 127 µg geschätzt. In Venezuela liegt die Selenaufnahme zwischen 200 und 350 µg, dort ist die Gesamtrate der Krebserkrankungen sogar noch niedriger als in Japan.[129,137,138]

Paranüsse liefern das meiste Seien, durchschnittlich 543 µg pro Unze (zirka 31 g). Wenn man nicht regelmäßig Paranüsse isst oder in einer Gegend mit hohem Selengehalt im Boden und im Wasser lebt, dann ist es sinnvoll, zusätzlich Selenpräparate einzunehmen. Die Einnahme von mehr als 1000 µg Selen pro Tag ist allerdings nicht empfehlenswert, weil diese Dosis giftig sein könnte, doch der Zusatz von 100 bis 200 µg hat in klinischen Untersuchungen zu keinerlei negativen Auswirkungen geführt. Wer sich fragt, welches aus den -zig Selenpräparaten er kaufen sollte: Bei den erfolgreichen KHK- und Krebs-Behandlungsstudien wurden selenreiche Hefe, Natriumselenit und L-Selenomethionin verwendet.

L-Carnitin

L-Carnitin ist eine Aminosäure, die für die Fettverbrennung entscheidend wichtig ist. Sie hilft beim Transport von Fettsäuren durch die Zellmembran und in die Mitochondrien, die »Maschinenräume« unserer Zellen, wo sie zur Herstellung der wichtigsten Energiequelle der Zelle gebraucht werden, dem Adenosintriphosphat (ATP). Die Fettverbrennung in den Mitochondrien ist die wichtigste Energiequelle für die Herz- und Skelettmuskeln; das allein besagt schon, wie wichtig eine optimale Aufnahme dieses Nährstoffs ist.

Eine Übersicht über die wissenschaftliche Literatur zeigt, dass diese bemerkenswerte Aminosäure ihre positive Wirkung bei Herzinsuffizienz, Impotenz, chronischem Erschöpfungssyndrom, männlicher Unfruchtbarkeit und bei Schwangerschaften auch bei klinischen Untersuchungen unter Beweis gestellt hat. Außerdem erhöht L-Carnitin die Belastungstoleranz bei Patienten mit Angina und Störungen der Atemwege.[139,140]

Die Hauptquelle von L-Carnitin ist Fleisch, insbesondere Lammfleisch. Doch wer nicht gerade mehrere Kilogramm Fleisch täglich isst, um auf die erforderlichen 4 g L-Carnitin pro Tag zu kommen – diese Menge wurde bei der erfolgreichen Studie von Tabelle 24a aufgenommen –, der muss zu L-Carnitin-Ergänzungsmitteln greifen. Zusätzlich zu hohem Fleischkonsum kann auch der Verzicht auf fettarme

Nahrungsmittel und der begrenzte Verzehr von Kohlehydraten den Carnitinstatus positiv beeinflussen. Bei einer Studie mit gesunden Männern, die dieselbe Menge Carnitin in der Nahrung erhielten, stieg der Blutspiegel dieser wichtigen Aminosäure bei den Probanden deutlich an, die eine fettreiche und kohlehydratarme Diät einhielten, während bei den Probanden, die eine kohlehydratreiche und fettarme Kost zu sich nahmen, keine Veränderung des Carnitinspiegels zu verzeichnen war.[141]

Besser als Statine

Jede einzelne der in diesem Kapitel besprochenen Maßnahmen hat zu einer Senkung der KHK- und Gesamt-Sterblichkeit geführt, die ähnlich hoch oder sogar höher ist als die im Gefolge der Statinmedikamente, den Lieblingen der Fachwelt, wenn es um die KHK-Bekämpfung geht. Es ist auch sehr gut möglich, dass eine Kombination aller dieser natürlichen Maßnahmen zu einer noch deutlicheren Senkung der Herz-Kreislauf- und Sterblichkeit aufgrund sonstiger Ursachen führen könnte – das wäre dann ein Rückgang in einer Größenordnung, die den durch Statine und Aspirin erreichten Rückgang bei Weitem in den Schatten stellen würde.

Anders als Statine oder Aspirin erhöhen diese nicht-medikamentösen Behandlungsarten das Risiko schädlicher Nebenwirkungen nicht, sondern senken sogar noch andere Risiken, wie zum Beispiel Diabetes, Krebs, Arthritis, Asthma, Depression und Schwangerschaftskomplikationen. Als solche sollten sie ganz oben auf der Liste stehen, wenn es um die Prävention der KHK geht.

Dass die Gesundheitsbehörden, die medizinische Fachwelt und auch die medizinischen Laien so wenig über diese wenig gefährlichen, aber hochwirksamen Methoden wissen, stellt dem gegenwärtig von den großen Pharmakonzernen beherrschten Gesundheitswesen ein armseliges Zeugnis aus.

Will man eine effektive Strategie gegen die KHK entwerfen, dann darf man nicht nur messen, welche Methode funktioniert, sondern muss auch berücksichtigen, welche eben nicht funktioniert. Tut man das, dann stellt man sicher, dass unsere Zeit und Mühe sowie unsere finanziellen Mittel nur für Behandlungsmethoden aufgewendet werden, die wirklich funktionieren. Deshalb wollen wir im nächsten Kapitel einige der hoch gepriesenen Behandlungen unter die Lupe nehmen, die angeblich »gesund für das Herz« sind, in der Praxis aber zu keinerlei Senkung der KHK- oder Gesamt-Sterblichkeit geführt haben.

»Es gibt zwei Dinge: Wissenschaft und Meinung.
Die erste erzeugt Wahrheit, die zweite Ignoranz.«
HIPPOKRATES

KAPITEL 25
HERZLÜGEN

Das Unbewiesene und das Nutzlose erkennen

»Ballaststoffe senken die Herzkrankheit«, so heißt es reißerisch in einer Presseerklärung über eine große epidemiologische Studie von Forschern der *Harvard University. »Sojaeiweiß enthaltende Nahrungsmittel … könnten das KHK-Risiko senken«,* erklärt die *Food and Drug Administration* (FDA). *»… einige Experten ›verschreiben‹ mittlerweile Olivenöl als ausgezeichnetes Mittel, um einen ersten oder erneuten Herzinfarkt oder Schlaganfall zu verhindern«,* schreibt der Autor eines Bestsellers.

Ballaststoffe, Olivenöl und Sojalebensmittel sind nur einige der Substanzen, die lauthals als Mittel gegen die KHK angepriesen worden sind. Doch diesen enthusiastischen Behauptungen zum Trotz gibt es keinerlei klinische Beweise dafür, dass diese und viele andere hoch gepriesene Maßnahmen und Mittel die koronare und allgemeine Sterblichkeit tatsächlich senken können. Wir wollen nun einige dieser unbewiesenen Behandlungsmethoden etwas näher betrachten.

Der Schwindel hinsichtlich der Ballaststoffe

Zu versuchen, einen durchschnittlichen Ernährungswissenschaftler davon zu überzeugen, dass Vollkorngetreideprodukte kein gesundheitsförderndes Nahrungsmittel sind, das ist etwa so, als wenn man den Papst bewegen wollte, zum Atheismus zu konvertieren. Vollkorngetreideprodukte werden immer wieder als der Heilige Gral der gesunden Ernährung gepriesen, obwohl es dafür keinerlei klinische Beweise gibt. Im Gegenteil: Jeder ernst zu nehmende Paläontologe kann Ihnen erklären, dass eine Ernährung mit Getreide nie für den Menschen vorgesehen war. Wir haben auch erst vor etwa 10 000 Jahren ernsthaft damit begonnen, als eine Kombination von Bevölkerungsdruck, Klimawandel und eine zunehmende Knappheit an Wildtieren die landwirtschaftliche Revolution erforderlich machten.

Was die angebliche Fähigkeit der Getreideballaststoffe angeht, die Herzkrankheit verhindern zu können, so gibt es dazu eine Menge epidemiologischer Hinweise, die dies zu bejahen scheinen. Aber epidemiologische Studien sind immer einer ganzen Reihe von Störfaktoren unterworfen, die man nie ganz ausschalten kann, so sehr die Autoren sich auch darum bemühen. Im Fall des Konsums von Getreideballaststoffen ist es wohlbekannt, dass die Menschen, die Vollkorn- und Vollkornmehlprodukte essen, in der Regel gesundheitsbewusster sind als diejenigen, die raffinierte Getreideprodukte zu sich nehmen.

Bei der *Iowa-Women's-Health*-Studie beispielsweise, bei der der Getreideverzehr von 34 000 Frauen untersucht wurde, kamen die Forscher zu dem Schluss, dass *»ein höherer Verzehr von Vollkorn verbunden war mit einer besseren Erziehung und Ausbildung, einem niedrigeren Body-Mass-Index, einem besseren Verhältnis zwischen Taille und Hüfte [und] damit, nicht zu rauchen, sich regelmäßiger körperlich zu bewegen sowie Vitaminzusätze und Hormonersatzmittel einzunehmen.«*[1]

Außerdem aßen diejenigen, die Vollkornprodukte bevorzugten, im Allgemeinen auch weniger raffinierte Getreide und weniger Zucker. Allein der Verzicht auf das Rauchen und mehr körperliche Bewegung – was bei den Vollkornessern ohnehin häufiger ist – wirkt der KHK in einem hohen Grade entgegen. Es erübrigt sich, darauf hinzuweisen, dass klinische Studien, bei denen diese anderen Störvariablen erfasst werden, weit besser geeignet wären, die angeblich gesundheitsfördernde Wirkung von Ballaststoffen auf den Prüfstand zu stellen.

Nur eine kontrollierte klinische Studie hat je die Behauptung überprüft, Ballaststoffe senkten das Herzkrankheitsrisiko. Bei der *Diet-And-Reinfarction*-Studie (siehe die Kapitel 8 und 23) wurde die Wirkung erhöhter Einnahme von Fisch oder Fischöl, des Ersatzes von gesättigten Fettsäuren durch mehrfach ungesättigte Fettsäuren oder erhöhter Ballaststoffverzehr an über 2000 Männern untersucht, die einen Herzinfarkt überlebt hatten. Die Männer in der Ballaststoffgruppe erhöhten ihren Verzehr von Vollkornbrot, Vollkornmüsli und

Weizenkleie. Unter allen Teilnehmern der Studie gab es bei ihnen die höchste Todesrate.

Nach Ablauf von zwei Jahren waren 123 Patienten in der Ballaststoffgruppe gestorben, im Vergleich zu nur 101, die keine zusätzlichen Ballaststoffe bekommen hatten. Zum Vergleich: In der Fischgruppe starben nur 94 Patienten, im Vergleich zu 130, denen kein zusätzlicher Fisch empfohlen worden war; bei der Gruppe, der eine Umstellung des Fetts angeraten worden war, ergab sich keine Veränderung der Sterblichkeit.[2] Dies ist die einzige kontrollierte Studie, bei der die Wirkung von Vollkorn auf die KHK untersucht wurde. Aber dass sie die Theorie, erhöhter Ballaststoffverzehr schütze vor der Herzkrankheit, überhaupt nicht unterstützte, konnte die Ernährungswissenschaftler und Gesundheitsbehörden nicht davon abhalten, weiterhin diese Behauptung regelmäßig zu wiederholen.

Eine weitere Gruppe britischer Forscher ging der Hypothese nach, Ballaststoffe in der Ernährung könnten vor der Entwicklung der KHK schützen, weil sie die Verklumpung der Thrombozyten (Blutplättchen) und die Blutgerinnung verhinderten. Sie gaben Freiwilligen drei Wochen lang Weißbrot zu essen und danach jeweils drei Wochen lang Mischbrot und Vollkornbrot. Es zeigte sich keinerlei Veränderung bei der Funktion der Blutplättchen. Ein weiteres Experiment, bei dem Probanden zusätzlich jeden Tag 36 g Pektin (ein löslicher Ballaststoff, der sich in Haferkleie und Gemüse findet) erhielten, ergab zwar eine deutliche Senkung der Serum-Cholesterinkonzentration, aber die Thrombozytenaggregation, die Fettsäurenzusammensetzung der Thrombozyten sowie die Blutgerinnungs- und Blutungszeit blieben unverändert.[3]

Auch Diabetikern wird von den Ernährungswissenschaftlern geraten, ballaststoffreicher zu essen, aber die Ergebnisse kanadischer Forscher deuten eher darauf hin, dass es besser ist, Vollkornprodukte vom Speiseplan eines Diabetikers zu streichen. 23 Männer und Frauen, die an Typ-2-Diabetes litten, nahmen je drei Monate lang an zwei Phasen einer randomisierten Crossover-Studie teil. In der Testphase erhielten sie ballaststoffreiches Brot, das die tägliche Ballaststoffaufnahme um 19 g erhöhte. In der Kontrollphase erhielten sie nur 4 g zusätzliche Ballaststoffe täglich. Es zeigte sich kein Unterschied bei Körpergewicht, Nüchternblutzuckerwert oder glykiertem Hämoglobin (ein Maß für die langfristige glykämische Kontrolle). Es war auch keine positive Wirkung auf einen der folgenden KHK-Risikomarker festzustellen: Serumlipide, Apolipoproteine, Blutdruck, Serum-Harnsäurespiegel, Gerinnungsfaktoren, Homocystein und C-reaktives Protein. Die Oxidation von LDL-Cholesterin, die mit der Entwicklung der KHK in Verbindung gebracht wird, war sogar während der ballaststoffreichen Phase höher als während der ballaststoffarmen Phase.[4]

So viel zu der Hypothese, Ballaststoffe verringerten das Risiko einer Herzkrankheit …

Weiterhin wird oft behauptet, ballaststoffreiche Nahrungsmittel schützten vor Krebs. Besonders Dickdarmkrebs, so heißt es immer wieder, werde dramatisch abnehmen, wenn wir alle mehr Vollkornprodukte äßen. Es lassen sich zwar problemlos epidemiologische Studien finden, die diese Behauptung untermauern, aber keine der vielen kontrollierten Behandlungsstudien auf diesem Gebiet unterstützt die Wahrscheinlichkeit, dass ein erhöhter Verzehr von Weizenballaststoffen das Fortschreiten des Dickdarmkrebses verhindert.[5]

Macht man sich daran, all den vielen raffinierten und verarbeiteten Müll aus der Nahrung zu entfernen, dann muss man aber sicherstellen, diesen durch frisches Fleisch, frische Eier, Früchte, Nüsse und Gemüse zu ersetzen. Getreidekörner, ob ganz oder gemahlen, sollten *nicht* die Grundlage einer gesunden Ernährung bilden – tatsächlich stellen einige Forscher infrage, ob man sie überhaupt essen sollte. Wenn man schon Getreideprodukte essen muss, dann sollte man den Verzehr niedrig halten und glutenfreien und lektinarmen Sorten wie Reis und Hirse den Vorzug geben (Lektine sind Antinährstoffe, die in den meisten Getreide- und Gemüsesorten enthalten sind, die die Immunabwehr negativ beeinflussen können).

Soja: Erlöser oder Schlange?

Im Oktober 1999 autorisierte die FDA die folgende Gesundheitsempfehlung für sojaeiweißhaltige Nahrungsmittel: »… *Nahrungsmittel, die Sojaeiweiß enthalten, können im Rahmen einer Diät mit wenig gesättigten Fettsäuren und Cholesterin möglicherweise das KHK-Risiko senken …*« Die FDA segnete diese Gesundheitsempfehlung für Sojaeiweiß ab, nachdem *Protein Technologies International*, einer der größten Sojaproduzenten der Welt, einen entsprechenden Antrag gestellt hatte.[6] Es sei betont, dass es keinerlei Beweise dafür gibt, dass Soja auch nur einen einzigen Herzinfarkt verhindert hätte. Die Behauptung, Soja sei gesund für das Herz, beruhte fast ausschließlich auf Studien, die zeigten, dass der Verzehr von Sojaeiweiß den Cholesterinwert im Blut senkt.[7] Offensichtlich scherte sich die FDA wenig über Studienergebnisse aus einem Zeitraum von 40 Jahren, die keine Cholesterinsenkung durch Ernährungsumstellung gezeigt hatten. Das Regulierungsungeheuer empfahl, jeder Mensch solle jeden Tag mindestens 25 g Sojaeiweiß zu sich nehmen – den Mindestwert, der angeblich zu einer Cholesterinsenkung führe.

Bis zum heutigen Tag gibt es keine einzige kontrollierte Ernährungsstudie, mit der die Wirkung von Soja auf die KHK-Häufigkeit oder -Sterblichkeit untersucht wird. Mehrere Studien haben die Wirkung von Soja auf bestimmte Parameter des KHK-Risikos untersucht, wie etwa die Arterienfunktion und die LDL-Oxidation – mit gemischten Ergebnissen. Einige Studien kamen zu dem Ergebnis, der Sojaverzehr senke die LDL-Oxidation.[8–10] Einige Forscher haben Beweise vorgelegt, wonach der Verzehr von Soja die Arterienfunktion verbessert.[11] Andere Wissenschaftler fanden jedoch keinen Unterschied[12,13], und wiederum andere Forscher haben Beweise für eine Verschlechterung der Arterienfunktion bei Probanden gefunden, die Sojaeiweiß verzehrten.[14,15]

Forscher, die untersucht haben, ob Soja der Thrombozytenaggregation – ein Maß für die Gerinnungsfähigkeit des Blutes – entgegenwirken könnte, konnten keinerlei Nutzen bei gesunden Männern erkennen, die isoliertes Sojaeiweiß eingenommen hatten.[16] Bei übergewichtigen und fettleibigen Frauen, die 16 Wochen lang entweder rotes Fleisch oder Sojabohnen als Haupteiweißquelle aßen, zeigte sich kein nennenswerter Unterschied bei Gewichtsverlust, Blutdrucksenkung und Verbesserung der gemessenen Arterienfunktion.[13] Andere Forscher gelangten zu dem Ergebnis, Soja erhöhe den Spiegel von Lipoprotein (a), ein Faktor bei der Entwicklung der KHK.[14,17]

Abgesehen von dem offensichtlichen Nutzen für diejenigen, die vom Verkauf von Sojaprodukten und Isoflavonpräparaten profitieren, gibt es gegenwärtig keinen Grund, Soja als ein Nahrungsmittel zu vermarkten, das »gesund für das Herz« ist. Ob Soja tatsächlich die KHK-Sterblichkeit senken kann, ist völlig unbekannt, und die Forschung über den Einfluss von Soja auf verschiedene Maßnahmen zur Gesundheit des Herz-Kreislauf-Systems ist zu widersprüchlichen Ergebnissen gekommen. Es gibt tatsächlich einige Hinweise darauf, dass der Sojakonsum möglicherweise sogar negative Auswirkungen auf das Herz-Kreislauf-System hat.

Bei einer Mäuseart, die besonders anfällig für eine hypertrophe Kardiomyopathie ist, hat die Verfütterung einer Sojadiät an männliche Tiere zu einer Dilatation der Herzkammern und zu Herzinsuffizienz geführt. Dagegen entwickelten männliche Tiere, denen ein Milchprotein (Casein) verfüttert wurde, keine schlimmere Kardiomyopathie. Erstaunlicherweise blieb die Größe der linken Herzkammer stabil; auch die Kontraktionsfähigkeit blieb erhalten; außerdem traten keine anderen Anzeichen einer pathologischen Verschlechterung der Herzkrankheit auf.[18]

Die multinationalen Konzerne, die die Sojaindustrie beherrschen, haben es ohne Frage geschafft, die öffentliche Meinung über Soja zu manipulieren. Durch die Förderung der Forschung und die anschließende Vermarktung der Ergebnisse von Studien, die den Nutzen anscheinend bestätigen, haben diese Multis viele Millionen Menschen in aller Welt davon überzeugt, Soja sei ein wunderbar gesundes »Supernahrungsmittel«. Die Sojavermarktungsmaschine hat aggressiv Studien veröffentlicht, die auf eine mögliche Schutzwirkung von Soja schließen lassen; zahlreiche andere Studien jedoch, die darauf hindeuten, Soja könne das Auftreten von Krebs *erhöhen*, wurden natürlich nicht in die enthusiastische Werbung einbezogen.[19–28]

Ergebnisse experimenteller, klinischer und epidemiologischer Studien haben Soja sogar mit einer Schwächung des Immunsystems, einer Störung der Schilddrüsenfunktion, Typ-1-Diabetes, niedrigen Testosteronwerten bei Männern und sogar einer Hypospadie (einer angeborenen Penismissbildung) in Verbindung gebracht.[29–54] Man hat auch gezeigt, dass Soja die Eisenaufnahme beeinträchtigt, selbst dann, wenn dem Soja sein hoher Phytatgehalt entzogen wird. Damit ist Soja ein Lebensmittel von fraglichem Wert für Frauen vor den Wechseljahren, die oft Probleme mit suboptimalen Eisenwerten haben.[55] Sojalebensmittel enthalten auch ungewöhnlich viel Aluminium, ein Metall, dem nachgesagt wird, es könne zur Alzheimer'sehen Krankheit beitragen.[56] Menschen, die zu Nierensteinen neigen, werden vor dem Verzehr von Sojaprodukten gewarnt, weil sie viel Oxalat enthalten, ein Bestandteil, der sich in der Niere mit Kalzium verbinden und Nierensteine bilden kann.[57]

Niemand kann mit Sicherheit vorhersagen, was die langfristigen Folgen des Sojaverzehrs in der von der FDA empfohlenen Menge sein werden. Man preist immer wieder das leuchtende Beispiel der Japaner und Chinesen an, um zu zeigen, wie sicher der langfristige Verzehr von Soja angeblich ist, aber diese Völker essen weit weniger Soja, als man uns erzählt. Neuere Studien zeigen, dass der Verzehr von Sojaeiweiß bei chinesischen Frauen im Durchschnitt bei 10 g liegt – weit weniger als die 25 g, die derzeit zur »Gesundheitserhaltung« empfohlen werden.[58] Die Japaner essen sogar noch weniger Soja; eine Überprüfung von 4800 japanischen Erwachsenen ergab, dass der tägliche Verzehr bei Männern bei 8 g und bei Frauen bei 6,9 g lag.[59]

Bis die Wissenschaftler verlässliche Aussagen über die langfristige Sicherheit des Sojaverzehrs machen können, sollte man auf Sojaprodukte, Sojaeiweiß und Soja-Isoflavon-Präparate verzichten. Die einzige Ausnahme sind herkömmliche Gewürze wie Miso und Sojasauce, die wegen ihres winzigen Gehalts an Sojaeiweiß und Isoflavon wahrscheinlich unproblematisch sind, wenn man sie in geringen Mengen verwendet.

Ölige Geschichten über Olivenöl

Als die Gesundheitsbehörden merkten, dass sie mit der Lobpreisung für mehrfach ungesättigte Pflanzenöle einen großen Fehler gemacht hatten, empfahlen sie nicht länger den unbegrenzten Konsum dieser Öle. Stattdessen begannen sie mit der Werbung für eine neue Variante der Einschränkung gesättigter Fettsäuren: die fettarme, kohlehydratreiche Ernährung. Doch wiederum hatte ihre Kurzsichtigkeit sichtbare Konsequenzen: Ein Anstieg von Diabetes und Fettleibigkeit war die Folge davon, dass die Menschen diese Lehre von der Fettarmut so bereitwillig akzeptierten. Viele Behörden und Forscher sind heute zwar noch nicht bereit, diesen ganzen Unsinn gegen gesättigte Fettsäuren aufzugeben, sie legen aber langsam die Theorie von vielen Kohlehydraten ad acta und tendieren zu Lebensmitteln mit vielen einfach ungesättigten Fettsäuren. Das bekannteste und meistempfohlene davon ist Olivenöl.

Man erzählt uns, Olivenöl sei der Hauptgrund dafür, dass es bei den Italienern, Spaniern und Griechen so niedrige Herzkrankheitsraten gibt. Bevor Sie auf eine solche Werbung hereinfallen und Ihr Essen in der Hoffnung darauf, eine Herzkrankheit zu verhindern, in diesem »flüssigen Gold« ertränken, seien Sie gewarnt: Es gibt nur eine einzige randomisierte klinische Blindstudie über die Wirkung von Olivenöl auf die KHK-Sterblichkeit. Diese Studie wurde von britischen Forschern durchgeführt und 1965 veröffentlicht. Sie hatten über einen Zeitraum von zwei Jahren drei verschiedene Diäten verglichen: eine Diät mit mehr Olivenöl, eine mit mehr Maisöl und eine mit einem normalen Gehalt an tierischem Fett. Die Ergebnisse ließen kaum auf die weit verbreitete Ansicht schließen, derzufolge Olivenöl das beste Fett für das Herz ist.

Nach zwei Jahren war es in der Olivenölgruppe zu neun, in der Maisölgruppe zu zwölf und in der Kontrollgruppe zu sechs koronaren Ereignissen gekommen. Drei Probanden aus der Olivenölgrupe und fünf aus der Maisölgruppe waren gestorben, während es unter denen, die viel tierisches Fett aßen, nur zu einem Todesfall gekommen war. Alle neun Personen starben an einer Herzkrankheit.[60] Es mag zwar eine relativ kleine Studie von relativ kurzer Dauer gewesen sein, aber der schrittweise Anstieg der Sterblichkeit, die mit abnehmender Sättigung der verzehrten Fette einherging, passt zu dem, was wir über die Rolle der Schädigung durch freie Radikale bei der KHK und die gestiegene Oxidationsneigung ungesättigter Fette wissen. Es entspricht auch dem Ergebnis kontrollierter klinischer Studien, die zeigten, dass eine Ernährung mit viel gesättigtem Fett die Marker für die Blutgerinnung und die Aktivität der freien Radikale senkt im Vergleich zu einer Ernährung, bei der vorwiegend einfach oder mehrfach ungesättigtes Pflanzenöl verwendet wird.[61–63]

Die angeblichen Vorteile der Mittelmeerdiät sind wahrscheinlich nicht auf den Verzehr von einfach ungesättigten Fettsäuren zurückzuführen, sondern auf den hohen Verzehr von viel antioxidantienhaltigem

Gemüse und Obst und anderen Lebensmitteln, die das Verhältnis von Omega-6 zu Omega-3 günstig beeinflussen. Wenn Ihnen wieder einmal jemand erzählt, der geringe Verzehr von gesättigtem Fett sei verantwortlich für die niedrige KHK-Rate in den Mittelmeerländern, dann denken Sie daran, dass es bei den Franzosen die niedrigste KHK-Todesrate in ganz Europa gibt – und die Franzosen essen bekanntlich reichlich Butter, Käse und Pasteten! Wie wir schon in Kapitel 6 gesehen haben, zieht die weithin vorgebrachte Entschuldigung, der reichliche Rotweinkonsum erkläre dieses Phänomen, nicht – die Italiener trinken genauso viel Rotwein wie ihre französischen Nachbarn, sterben aber ähnlich häufig wie die Griechen oder Spanier an der KHK, obwohl diese Mittelmeeranrainer deutlich weniger Wein trinken als Italiener und Franzosen.

Damit soll nicht gesagt sein, dass Olivenöl in dieselbe Kategorie wie die Omega-6-reichen, mehrfach ungesättigten Fettsäuren gezählt und gänzlich von unserem Speiseplan gestrichen werden sollte; denn das Olivenöl neigt nicht zur Oxidation und hat auch keinen so negativen Einfluss auf das Verhältnis von Omega-6 zu Omega-3 im Körper. Außerdem kann Olivenöl, in Maßen mit Kräutern und etwas Zitronensaft vermischt, einen ansonsten langweiligen Salat aufpeppen. Aber übertreiben Sie es nicht, und fallen Sie nicht auf unbewiesene Behauptungen herein, das Fett aus Oliven sei irgendwie gesünder als das aus Fleisch, Eiern und Milchprodukten.

Cholestinspekulation

Cholestin, ein Extrakt aus fermentiertem rotem Reis, ist ein weiteres cholesterinsenkendes Mittel, das als Alternative zu Statinen stark gepriesen wird. Chinesische Forscher haben berichtet, Cholestin könne die Werte von C-reaktivem Eiweiß, Lipoprotein (a) und der Triglyzeride nach einer Mahlzeit senken.[64,65]

Ob nun diese Abnahme der »Risikofaktoren« tatsächlich auch einer verminderten Sterblichkeit entspricht, das kann man nur raten – dieser Möglichkeit ist bislang keine einzige Studie nachgegangen.

Eine Warnung: Nur weil etwas »natürlich« ist, ist es noch lange nicht sicher. Einer der aktiven Bestandteile von fermentiertem rotem Reis ist Lovastatin, derselbe Bestandteil, der in dem Statinmedikament

Mevacor enthalten ist. Dieser Bestandteil hat dieselbe unerwünschte Wirkung wie Statine, nämlich, den CoQ10-Spiegel drastisch zu senken. Als man Mäuse mit zwei unterschiedlich dosierten Portionen von fermentiertem rotem Reis fütterte – die geringere Portion entsprach der empfohlenen Dosis beim Menschen –, sank bei beiden Gruppen der CoQ10-Wert in Leber und Herz innerhalb von 30 Minuten dramatisch ab! Auch noch nach 24 Stunden war der Wert des CoQ10 in Leber und Herz deutlich gesunken. Nicht überraschend führte die größere Dosis an fermentiertem rotem Reis zu einer stärkeren Senkung als die niedrigere.[66] CoQ10 ist für die Energieproduktion und die Abwehr freier Radikale extrem wichtig. Alles, was unserem Körper – besonders der Leber und dem Herz – diese wichtige Substanz entzieht, sollte man tunlichst vermeiden.

Nebenwirkungen von Extrakten aus fermentiertem rotem Reis bei Menschen sind bereits beobachtet worden. In der Dezemberausgabe des Jahres 2003 berichtete das *Southern Medical Journal* über einen Mann mittleren Alters, der über Gelenkschmerzen und Muskelschwäche klagte, die einen Monat, nachdem er mit der Einnahme von Reisextrakt begonnen hatte, einsetzten. Laboruntersuchungen zeigten einen mäßig erhöhten Wert der Kreatinphosphokinase (CPK), ein Anzeichen dafür, dass das Extrakt die Muskeln schädigte. Die Symptome und die veränderten Laborwerte gingen zurück, als der Mann das Präparat absetzte. Acht Monate später begann er erneut mit der Einnahme, und sein CPK-Wert stieg sofort wieder an.[67]

2002 berichteten Forscher vom *St. Michael's Hospital* in Toronto einen Fall von Rhabdomyolyse (bei dem Empfänger einer Niere nach einer Transplantation), die auftrat, nachdem der Patient mit der Einnahme eines Kräuterpräparats begonnen hatte, das fermentierten roten Reis enthielt. Sein Zustand besserte sich, nachdem er die Einnahme dieses Präparats beendet hatte.[68]

Den Seelenklempner rauswerfen und lieber ein Fahrrad kaufen?

Da Stress und Depression die KHK-Häufigkeit deutlich erhöhen, liegt es nahe anzunehmen, dass Stressbewältigung und eine psychologische Behandlung dazu beitragen können, den KHK-Tod zu verhindern.

Aber eine Übersicht über viele Studien, bei denen die Wirkung psychologischer Behandlung auf KHK-Patienten untersucht wurde, ergab keinen Rückgang der Herz- oder Gesamt-Sterblichkeit.[69] Es gab nur geringe Verbesserungen in Bezug auf Angstzustände und Depressionen, was ein Hinweis darauf sein kann, dass diese Studien keine positive Wirkung auf die Sterblichkeit ergaben, weil einfach die erreichten psychosozialen Veränderungen so geringfügig waren, dass sie keine Wirkung zeigten.

Klinische Studien deuten darauf hin, dass einige Techniken zur Stressbewältigung besser wirken als andere und bei richtiger Anwendung tatsächlich nützlich sein können. In einer randomisierten Studie über drei Monate, bei der die Transzendentale Meditation (TM) mit progressiver Muskelentspannung verglichen wurde, senkte die TM den oberen Blutdruckwert um 10,7 und den unteren um 6,4; bei der progressiven Muskelentspannung lagen die Werte geringer, nämlich bei 4,7 und 3,3.[70] Eine andere Studie derselben Forscher, die afroamerikanische Erwachsene mit Bluthochdruck untersuchten, ergab, dass bei den Probanden, die TM anwandten, nach 6,8 Monaten die Intima-Media der Karotisartene dünner geworden war – die Dicke liefert einen Hinweis auf eine Koronararteriosklerose –, während es bei anderen Probanden, die an einem *»Trainingsprogramm zur Senkung der Risikofaktoren einer Erkrankung der Koronararterien«* teilnahmen, sogar zu einer geringfügigen Zunahme dieser Wandschicht kam.[71]

Die Möglichkeit, dass diese Veränderungen auch zu einem tatsächlichen Rückgang der Sterblichkeit führen könnten, wurde aufgeworfen, als die Forscher langfristige Beobachtungsdaten von 202 älteren Probanden veröffentlichten, die an zwei TM-Studien über jeweils drei Monate teilgenommen hatten. Nach Ablauf von durchschnittlich 7,6 Jahren zeigte sich bei der TM-Gruppe ein Rückgang der Sterblichkeit aufgrund sonstiger Ursachen um 23 Prozent und bei der Herz-Kreislauf-Sterblichkeit um 30 Prozent.[72] Die Begeisterung über diese positiven Ergebnisse wird allerdings dadurch gedämpft, dass es nach den ersten drei Monaten keinen direkten Kontakt mit den Probanden gab, sodass die Therapietreue gegenüber der empfohlenen Behandlung in der Folgezeit unbekannt war. Hohe Therapietreue über einen kurzen Zeitraum wurde in den ersten Dokumenten erwähnt und nach Angaben des Forschungsleiters Dr. Robert H. Schneider *»nehmen wir aus Erfahrung an, dass die langfristige Therapietreue bei dem TM-Programm relativ hoch ist, besonders im Vergleich zur Therapietreue bei modernen medizinischen Behandlungsmethoden, die chronisch niedrig ist.«*[73] Weitere Forschungen über die mögliche Senkung der Sterblichkeit durch Transzendentale Meditation sind sicherlich wünschenswert.

Was die Behandlung von Stress und Depressionen angeht, so ist die effektivste Therapie vielleicht gar nicht die Gruppentherapie oder die Behandlung auf der Couch des Psychiaters, sondern die, dass man etwas härter trainiert und ordentlich ins Schwitzen kommt! Wir werden in Kapitel 28 noch sehen, dass körperliche Bewegung eine stimmungsaufhellende Wirkung hat, die anscheinend der von Meditation und medikamentöser Behandlung mit Antidepressiva überlegen ist.[74–78]

Tatsachen gegen Glauben

Jede in diesem Kapitel besprochene Behandlungsform hat eine ergebene Anhängerschar, die felsenfest davon überzeugt ist, die Todesziffer der KHK senken zu können. Gegenwärtig wird ihr Enthusiasmus aber nicht von wissenschaftlichen Daten gestützt. Da fehlgeleiteter Glaube, Hoffnung und Fantasie aber denen wenig nützen, die den realen Killer KHK bekämpfen wollen, sind die Leser gehalten, ihre Anstrengungen auf Strategien zu gründen, die sich als wirksam erwiesen haben.

Im nächsten Kapitel werden wir versuchen, eine der Fragen zu beantworten, die Menschen, die eine KHK verhindern wollen, am häufigsten stellen.

»Meinungen sind wie Nasen – jeder hat eine.«
UNBEKANNTER AUTOR

KAPITEL 26
WAS SOLL ICH DENN ESSEN?

Eine Ernährung zusammenstellen, die gesund ist für das Herz und mit der man leben kann

Geht es darum, die »ideale« Ernährung zu beschreiben, dann gibt es eine Unzahl von Meinungen, die sich zumeist heftig widersprechen. Die Mainstream-»Experten« bestehen auf Kohlehydraten als dem Heiligen Gral der Ernährung, während andere behaupten, gerade Kohlehydrate seien die Ursache für die schnelle Zunahme von Fettleibigkeit und Diabetes. Milch wird von einigen als »perfektes Nahrungsmittel« gelobt, während andere sie als ein Gift verdammen, das nie für den menschlichen Verzehr vorgesehen war. Ernährungswissenschaftler und Gesundheitsbehörden verschreiben mit einer fast religiösen Hingabe den reichlichen Verzehr von Getreide, während immer mehr Forscher warnen, Getreide sei in der Menschheitsgeschichte erst sehr spät auf den Teller gekommen und wir seien noch nicht immer richtig darauf eingestellt. Die Vegetarier behaupten verbissen, der Fleischkonsum erkläre unsere Gesundheitsprobleme, während ganze Heerscharen ehemaliger Vegetarier berichten, wie viel besser sie sich fühlten, seit sie wieder Fleisch äßen …

Auf eines kann man sich verlassen, wenn man im Buchladen oder im Internet nach Ernährungsrichtlinien sucht: Man wird konfrontiert mit einer atemberaubenden Menge völlig widersprüchlicher und verwirrender Theorien. Diese können vom wissenschaftlich Fundierten bis zum ausgesprochen Lächerlichen reichen, aber ihre Verfechter haben eines gemeinsam: Jeder behauptet felsenfest, seine Theorie sei der einzig richtige Weg zum Ernährungs-Utopia.

Dieses Kapitel ist nicht dazu da, einen für alle gültigen »ultimativen« Ernährungsplan vorzustellen. Es ist vielmehr in dem Wissen geschrieben worden, dass sich die Menschen in ihren Stoffwechselanforderungen, ihrer Verdauung, ihrem Geschmack und ihren Vorlieben individuell erheblich voneinander unterscheiden. Anstatt also eine Kampagne für eine einzige Ernährungsideologie zu führen, werden in diesem Kapitel zwei extrem wichtige Eigenschaften einer Ernährung beschrieben, die gut für das Herz ist und die praktisch jeder, unabhängig von seinen Vorlieben beim Essen, übernehmen kann und auch übernehmen sollte.

Diese beiden klassischen Anforderungen an eine Ernährung, die gesund für das Herz ist, lauten:

1) Der Blutzuckerwert muss bei dieser Ernährung im Normalbereich gehalten werden.
2) Die Ernährung muss so viele schützende Vitamine, Mineralstoffe, Spurenelemente, Aminosäuren und pflanzliche Phenole pro aufgenommener Kalorie enthalten wie möglich.

Wie der Leser im Verlauf dieses Buches bereits festgestellt hat, wird die Bedeutung dieser Charakteristika bei der Prävention der Herzkrankheit durch viele Studien eindeutig bestätigt. Schauen wir also, wie wir sie am besten bei der Zusammenstellung unserer täglichen Nahrung berücksichtigen können.

Anforderung Nr. 1: Den Blutzucker unter Kontrolle halten

Nachdem Sie Kapitel 18 gelesen haben, sollten keinerlei Zweifel mehr darüber bestehen, wie wichtig es ist, den Blutzucker im Normalbereich zu halten. Ohne Frage besteht die effektivste Ernährungsstrategie zur Senkung eines erhöhten Blutzuckers darin, den Verzehr von Kohlehydraten einzuschränken. Bei einer ausreichenden Kalorienzufuhr wird der verminderte Verzehr von Kohlehydraten den Blutzuckerspiegel senken, während eine kohlehydratreiche Ernährung, wie sie die AHA und der Amerikanische Diabetesverband (ADA) empfehlen, den Blutzucker steigen lässt.[1–5]

Der ADA gibt dies sogar zu; in einer der eigenartigsten und in sich widersprüchlichsten Ernährungsempfehlungen, die der Autor je gelesen hat, erklärt der Verband: *»Ja, Nahrungsmittel mit Kohlehydraten – Stärke, Gemüse, Obst und Milchprodukte – lassen den Blutzuckerwert schneller ansteigen als Fleisch und Fette, aber sie sind die gesündesten Nahrungsmittel für Sie.«* Die Autoren dieser Empfehlung spielen auf die schädlichen Folgen an, wenn ihr Rat befolgt wird, denn sie geben immerhin zu: *»Ihr Arzt muss möglicherweise Ihre Medikamente neu einstellen, wenn Sie mehr Kohlehydrate essen. Außerdem müssen Sie Ihre körperliche Aktivität steigern und die Kohlehydrate über den Tag verteilen.«*[6]

Falls Sie Diabetiker sind und mehr Kohlehydrate essen, dann muss Ihr Doktor wahrscheinlich ihre Medikamentendosis anpassen – das heißt: erhöhen! Und erwarten Sie nicht, dass körperliche Bewegung die Wirkung eines hohen Kohlehydratverzehrs wettmachen kann; eine Studie an Typ-1-Diabetikern, die drei Mal oder noch häufiger pro Woche trainierten, ergab, dass ein nur sehr mäßiger Anstieg des Kohlehydratverbrauchs von 50 auf 59 Prozent der Kalorien den Blutzucker um durchschnittlich zehn Prozent erhöhte, und den Insulinbedarf um 15 Prozent. Die sportliche Leistung wurde um sechs Prozent verschlechtert.[7]

»Livin' La Vida« Low-Carb

Entscheidet man sich, weniger Kohlehydrate zu essen, wie viel sollte man dann aber davon täglich essen?

Für unsere Zwecke kann man eine Diät wirklich als kohlehydratarm bezeichnen, wenn sie weniger als 100 g Kohlehydrate pro Tag beinhaltet. Unterhalb dieses Wertes macht sich ein deutlicher Anstieg von Ketonen im Blut bemerkbar – Ketone sind Stoffwechselnebenprodukte der Fettverbrennung. Sehr kohlehydratarme Diäten sind solche, die 50 g Kohlehydrate pro Tag oder noch weniger enthalten (diese Zahlen gelten, nebenbei bemerkt, für den Gesamtkohlehydratverzehr, nicht die »Netto-Carbs« – Letzteres ist eine umstrittene Methode von bekannten Low-Carb-Autoren, die Kohlehydrataufnahme zu berechnen). Sehr kohlehydratarme, »ketogene« Diäten führen zu viel stärker erhöhten Ketonwerten im Blut als Diäten, die mehr als 50 g Kohlehydrate pro Tag enthalten.

Sehr kohlehydratarme, ketogene Diäten erwiesen sich bei klinischen Tests als sehr effektiv in Bezug auf die Gewichtsabnahme und die Verbesserung der glykämischen Kontrolle. Das Problem bei diesen Diäten liegt darin, dass viele Menschen dabei vorübergehend über unerwünschte Wirkungen klagen. Lethargie, geistige Umnebelung,

Reizbarkeit, Mundgeruch, Krämpfe, Heißhunger auf Kohlehydrate und mangelnde sportliche Leistungsfähigkeit sind einige der unerwünschten, wenn auch vorübergehenden Wirkungen, die bald nach der sehr starken Einschränkung des Kohlehydratverzehrs auftreten können. Das liegt daran, dass der Körper sich von der Kohlehydratverbrennung auf die Fettverbrennung umstellen muss. Diese Stoffwechselumstellung verlangt die Höherregelung von Hormonen, Neurotransmittern und Enzymen, die für eine effektive Fettverbrennung gebraucht werden. Dieser Prozess dauert anscheinend bei manchen Menschen länger als bei anderen und versetzt einige Patienten sogar in einen Energiemangelzustand. Nach der erfolgreichen Stoffwechselumstellung meinen viele Patienten, sie hätten mehr – und stabilere – Energie als jemals zuvor.

Mehrere populäre kohlehydratarme Diätpläne – deren Autoren fälschlicherweise davon ausgehen, die Ketose sei ein kritischer Bestandteil einer effektiven Gewichtsabnahme – sehen normalerweise eine zweiwöchige »Einleitungs«-Phase vor, bei der die Kohlehydrataufnahme plötzlich auf 20 g oder weniger täglich beschränkt wird. Das geschieht, um den Körper in eine Ketose zu stürzen und den Gewichtsverlust *»anzukurbeln«*. Es ist keine besonders intelligente Strategie. Hat man nämlich die meiste Zeit seines Lebens große Mengen Kohlehydrate gegessen, dann kann man nicht erwarten, dass sich der Stoffwechsel über Nacht problemlos umstellt. Die anfängliche Lethargie, die oft in der Frühphase einer sehr kohlehydratarmen ketonischen Diät auftritt, wird oft dadurch noch verschlimmert, dass die Low-Carb-Diätanfänger auch gleichzeitig ihre Kalorienaufnahme einschränken. Dieses Verhalten stellt den Stoffwechsel jedoch vor zwei Anforderungen gleichzeitig. Wenn man eine sehr kohlehydratarme ketonische Diät machen will, sollte man unbedingt den Rat befolgen, den Kohlehydratverzehr schrittweise einzuschränken, und nicht den Körper durch eine massive plötzliche Einschränkung zu schockieren.

Nach eingehender Prüfung der Literatur und langem Nachdenken über die persönliche Erfahrung mit vielen hundert Menschen, die ich selbst trainiert, zurate gezogen oder mit denen ich korrespondiert habe, bin ich der festen Überzeugung, dass es für die meisten das Beste ist, die ketogenen Diäten zu vergessen. Mein Rat lautet, die Ketosticks wegzuwerfen und sich auf einen täglichen Verzehr von etwa 60 bis 80 g Kohlehydrate einzustellen. Auf diesem Niveau zieht man immer noch allen Nutzen aus der kohlehydratarmen Ernährung, aber ohne die lästigen Nebenwirkungen, die anfänglich eine sehr kohlehydratarme Diät begleiten können.[8,9] Einen ähnlich hohen Kohlehydratkonsum empfiehlt Dr. Wolfgang Lutz, ein österreichischer Arzt, der schon seit mehr als 40 Jahren höchst erfolgreich vielen tausend Patienten kohlehydratarme Diäten verschrieben hat.[10]

Ein gängiger Vorwurf gegen die kohlehydratarmen Diäten lautet, sie enthalte zu wenig phytochemisch reiche pflanzliche Anteile. Dies ist jedoch Unsinn, genauso wie die meisten Einwände gegen eine »low-carb«-Ernährung. Falls Ihnen wieder jemand erzählt, bei einer kohlehydratarmen Ernährung dürften Sie nur Fleisch und Eier essen, dann denken Sie daran, dass Sie bei 75 g Kohlehydraten pro Tag Folgendes zu sich nehmen dürfen:

100 g Fenchel
100 g Romanosalat
100 g Tomaten
(Aus diesen Zutaten wird mit Zitronensaft, Olivenöl und Kräutern ein Salat zubereitet.)
100 g Brokkoli
100 g Blumenkohl
100 g Kürbis
70 g Walnüsse
200 g Heidelbeeren

oder

100 g Avocado
100 g Erdbeeren
100 g Rotkohl
70 g (1 kleine) Zwiebel
3 g (1 Zehe) Knoblauch
308 g (2 Früchte) Granatapfel

Die genannten Beispiele sind nur zwei von vielen hundert möglichen Kombinationen; sie erlauben den täglichen Verzehr von 681 bis 870 g

Obst, Nüssen und Gemüse – man erreicht also mühelos die 400 bis 500 g, die bei kontrollierten klinischen Studien den antioxidativen Status deutlich verbessert haben. Wer seine kohlehydratarme Diät richtig zusammenstellt, der wird finden, dass er mehr antioxidantienreiche, nicht aus Getreide bestehende Pflanzenkost zu sich nimmt denn je. Selbst sehr kohlehydratarme Diäten erlauben immer noch den Verzehr von erheblichen Mengen nährstoffreicher Gemüse, besonders des sehr gesunden Grüngemüses.

Wenn Sie Diabetiker sind oder wenn Ihr Blutzuckerwert hoch ist, dann müssen Sie durch eine sehr genaue Überprüfung Ihres Blutzuckerspiegels bestimmen, wie viele beziehungsweise wie wenige Kohlehydrate Sie essen können. Alles gleicht sich aus, auch hier: je niedriger die Kohlehydrataufnahme, desto größer die Senkung des Blutzuckers.[11]

Wie viele Kohlehydrate genau aufgenommen werden, hängt natürlich von der Körpergröße, der körperlichen Bewegung und den individuellen Stoffwechselanforderungen ab. Wer sehr aktiv ist, der muss darauf achten, dass ein geringerer Kohlehydratverzehr meistens einen erhöhten Fettverzehr nötig macht, um zu verhindern, dass die Erholung verzögert oder die sportliche Leistung vermindert wird. Bei vielen Menschen wird ein wenig Feinabstimmung erforderlich sein, um den idealen Kohlehydratwert zu bestimmen.

Wie findet man nun aber heraus, welche Menge an Kohlehydraten man verzehrt? Man muss die Portionen kohlehydrathaltiger Lebensmittel abwiegen und dann eine Nährstofftabelle zurate ziehen, um zu bestimmen, wie viele Gramm Kohlehydrate diese Portion enthält. In den meisten Buchläden gibt es gute Ernährungsratgeber. Eine noch bessere Option ist ein Blick auf die riesige, kostenlose Nährstoffdatenbank des US-Landwirtschaftsministeriums (im Internet unter *http://ndb.nal.usda.gov/* zu finden), die es Ihnen ermöglicht, den Eiweiß-, Fett-, Kohlehydrat-, Vitamin- und Nährstoffgehalt von vielen tausend Lebensmitteln festzustellen.

Wenn Sie sich mit dem Kohlehydratgehalt der Lebensmittel, die Sie essen, vertraut gemacht haben, dann können Sie sich immer weniger auf die Waage und immer mehr auf Ihr »Augenmaß« verlassen, um die Größe der Portionen zu bestimmen.

Oder doch mehr Kohlehydrate ...

Falls nun jemand aber keine kohlehydratarme Diät einhalten möchte und stur darauf beharrt, er könne ohne sein Brot und seine Pasta nicht leben? Glücklicherweise gibt es für diese Menschen immer noch einige Strategien, die helfen können, den Blutzucker im Normbereich zu halten. Das Wichtigste ist dabei, auf hochraffinierte Kohlehydrate zu verzichten.

Unsere Vorfahren, die Jäger und Sammler, aßen ausschließlich frisches Fleisch und frisch gepflückte Pflanzen, aber unsere heutige Ernährung besteht überwiegend aus Lebensmitteln, die hochgradig verarbeitet sind. Sie enthält zudem Zutaten, die dem menschlichen Verdauungstrakt vor der landwirtschaftlichen Revolution vor etwa 10 000 Jahren völlig unbekannt waren.

Wenn Sie sich für eine kohlehydratreichere Kost entscheiden, dann müssen Sie zunächst allen hochverarbeiteten Junk von ihrem Speiseplan streichen (bei den kohlehydratarmen Diäten geschieht das automatisch). Das heißt weg mit Zucker, Teilchen, Gebäck, Bonbons und Pralinen sowie Limonade, Fruchtsäften, Milchmischgetränken, Crackern, Chips, Pommes Frites und allen abgepackten Produkten, die die folgenden Stoffe enthalten: Maissirup, Saccharose, Fruktose, Dextrose (Glukose), Maltose, Maltodextrin (Glukosepolymere), Fruchtsaftkonzentrat, brauner Reissirup, Ahornsirup, Dattelzucker, Rohrzucker, Maiszucker, Rübenzucker, Succanat und Laktose.

All diese Nahrungsmittel enthalten eine Menge Kalorien und Kohlehydrate, die sehr schnell aufgenommen werden und den Blutzucker in die Höhe schießen lassen; aber sie nennen nur wenige schützende Mikronährstoffe ihr eigen. Da sie nur wenig oder gar keine Ballaststoffe beinhalten, werden sie auch sehr schnell gegessen, sättigen wenig und laden praktisch dazu ein, zu viele Kohlehydrate und Kalorien aufzunehmen. Der in diesen Nahrungsmitteln enthaltene ungewöhnlich hohe Zuckergehalt wird uns ohne die natürlichen Schutzmechanismen gegen überreichen Verzehr geliefert.

Dagegen muss ein frisches Stück Fleisch vor dem Verschlucken sorgfältig gekaut werden, das ist eine natürliche Barriere gegen einen zu hohen Verzehr. Auch ist der Kohlehydratgehalt bei frischem Obst und Gemüse in der Regel nicht nur niedriger als bei Getreideprodukten und stark zuckerhaltigen Lebensmitteln, sondern ihr Wasser- und Ballaststoffgehalt in Form löslicher Fasern ist ebenfalls viel höher, und beide verlangsamen die Nahrungsaufnahme.

Mit einer Ernährung, die ausschließlich aus frischem Fleisch und ganzen Obst- oder Gemüsesorten besteht, zu viele Kalorien zu sich zu nehmen, ist ein schwieriges Unterfangen; bei einer Diät mit kalorienreichem, ballaststoffarmen Müll gelingt dies dagegen mühelos. Fügt man Letzterer noch den Mangel an körperlicher Bewegung hinzu, dann hat man die idealen Bedingungen für eine regelrechte Epidemie von Diabetes und Fettleibigkeit – und genau das haben wir in den vergangenen 30 Jahren erlebt.

Falls Sie ohne Getreideprodukte nicht leben können, dann schlage ich Ihnen folgende Verfahrensweise vor: Bereiten Sie nur die Hälfte der üblichen Menge Pasta, Reis, Bohnen usw. zu, die Sie normalerweise essen würden, und füllen Sie Ihren Teller anschließend bis zum üblichen Maß mit ballast- und nährstoffreichem Gemüse wie Brokkoli, Rosenkohl, Kohl, Möhren, Blumenkohl, Kürbis, Süßkartoffeln, Tomaten, Zucchini oder grünem Salat. Wollen Sie Ihren Gemüsekonsum erhöhen, dann greifen Sie bitte nicht nach Kartoffeln – der Kohlehydratgehalt dieser historisch neuen Knolle wird schnell aufgenommen und führt zu abrupten Blutzuckerspitzen. Süßkartoffeln oder Kürbis sind weit bessere Alternativen. Als Snacks wählen Sie am besten niederglykämische Früchte und Nüsse, die eine bessere Alternative zu Produkten auf Zucker- oder Getreidebasis darstellen. Eine derartige Nahrungsmittelumstellung schützt vor überhöhtem Kohlehydratverzehr und hilft Ihnen damit, einen normalen Blutzuckerwert zu halten.

Anforderung Nr. 2: Holen Sie sich die größte Menge Nährstoffe für Ihr Geld!

In den Kapiteln 15 und 16 haben wir bereits erfahren, wie der Konsum von mehr Fleisch und Nicht-Getreidepflanzen sowie von weniger Getreide und Hülsenfrüchten die Aufnahme schützender Nährstoffe erheblich steigert. Jetzt wollen wir besprechen, warum die Aufnahme lebenswichtiger Nährstoffe gesteigert wird, wenn man sich von dem fettarmen Unsinn fernhält.

Fett steigert die Nährstoffaufnahme. Die Forschung hat immer und immer wieder gezeigt, dass beim Verzehr von fettarmen Mahlzeiten die Aufnahme lebenswichtiger fettlöslicher Vitamine und Carotinoide im Essen sinkt.[12–15] Als Probanden dieselbe Menge Lutein verzehrten – ein Carotinoid, das gegen altersbedingte Makuladegeneration sowie grauen Star schützt –, die entweder in Eiern, Spinat oder einem Ergänzungsprodukt enthalten war, zeigte sich, dass die Luteinaufnahme in der Phase deutlich höher war, als die Eier gegessen wurden.[16]

Bei einer anderen Studie verglichen Forscher die Aufnahme von Carotinoiden aus Salaten, die entweder 0, 6 oder 28 g Rapsöl enthielten. Nach dem Verzehr des fettfreien Salats stieg die Carotinoidkonzentration im Blut praktisch überhaupt nicht an, und der fettarme Salat führte zu einem deutlich geringeren Carotinoidanstieg als die fettreiche Version.[17]

Ein ganz deutlicher Anstieg der Aufnahme fettlöslicher Antioxidantien zeigte sich auch, als man Teilnehmern an einer Forschungsreihe Avocado zu essen gab. Als man einer Salsa 150 g Avocado hinzufügte, stieg die Aufnahme von Lycopen und Beta-Carotin um das 4,4- beziehungsweise 2,6-Fache im Vergleich zur Salsa ohne Avocado. Bei denselben Probanden führte der Zusatz von entweder 24 g Avocadoöl oder 150 g Avocado zu einem Salat zu einem deutlichen Anstieg der Aufnahme von Alpha-Carotin, Beta-Carotin und Lutein um das 7,2- beziehungsweise 15,3- sowie 5,1-Fache im Vergleich zum Salat ohne Avocado![18]

Tierisches Fett enthält wichtige fettlösliche Vitamine. Im Fettanteil von Fleisch, Milchprodukten und Eiern findet sich die höchste Konzentration fettlöslicher Vitamine wie A, D, E und Beta-Carotin.[19] Wenn Sie die Haut von der Hähnchenbrust abziehen, dann schmeckt sie nicht nur weniger gut, sondern es sinkt auch der Vitamin-A-Gehalt um 78 Prozent! Magermilchjoghurt enthält 93 Prozent weniger Vitamin A als Vollmilchjoghurt!

Auch das Eigelb wegzuwerfen, verstößt gegen das Ziel einer optimalen Ernährung, denn ein großes Eigelb enthält 245 IE (Internationale Einheiten) Vitamin A, 18 IE Vitamin D und 186 µg Lutein plus Zeaxanthin sowie geringe Mengen anderer Carotinoide und Vitamin E; ein großes Eiweiß enthält keinen dieser Nährstoffe. Eigelb und Rinderleber sind auch eine besonders konzentrierte Nahrungsquelle von *Phosphatidylcholin* (Lecithin) und *Cholin,* die der Körper für eine gesunde Leberfunktion und zur Bildung des wichtigen Neurotransmitters *Acetylcholin* braucht. Niedrige Acetylcholinwerte stehen mit Gedächtnisverlust und Nachlassen der geistigen Fähigkeiten in Verbindung.[20] Bei Experimenten mit Kaninchen und Affen hat die intravenöse Zufuhr von Lecithin zu einem Rückgang arterieller Plaque geführt.[21,22]

Die Anthropologen haben wiederholt dokumentiert, dass sich unsere Vorfahren, die Jäger und Sammler, bewusst auf fettreiche tierische Nahrung konzentriert haben. Diese »primitiven« Völker wussten, dass fettreiches Fleisch nicht nur besser schmeckte, sondern auch weit nährstoffreicher ist als fettarmes. Heute meinen die Menschen, sie handelten aufgeklärter, wenn sie das Fett vom Fleisch wegschneiden und das Eigelb wegwerfen. Die Nährstoffdichte bewusst zu senken, ist nun aber kein Zeichen von Aufgeklärtheit – es ist vielmehr ausgesprochen dumm.

Gesättigtes Fett verbessert die Mineralstoffaufnahme. Bei vielen Tierversuchen hat sich gezeigt, dass gesättigtes Fett die Mineralstoffaufnahme verbessert, und es gibt immer mehr Anzeichen dafür, dass das ebenso für den Menschen gilt.[23–25] In einer Pilotstudie beim *Grand Forks Human Nutrition Research Center* des amerikanischen Gesundheitsministeriums untersuchten Forscher die Wirkung verschiedener Fette und Kohlehydrate auf die Leistungsfähigkeit und den Mineralstoffwechsel bei drei Ausdauerradfahrern. Jeweils vier Wochen lang aß jeder Proband eine Diät, bei der etwa 50 Prozent der täglichen Energieaufnahme entweder aus Kohlehydraten, mehrfach ungesättigten oder gesättigten Fettsäuren bestanden. Die Ausdauerfähigkeit sank bei der Ernährung mit mehrfach ungesättigten Fettsäuren. Die mehrfach ungesättigte Diät führte auch zur erhöhten Ausscheidung von Zink und Eisen, die Kupferspeicherung war nur bei der Diät mit gesättigten Fettsäuren positiv.[26]

Bei Männern, die eine Diät bekamen, die 42 Prozent der Kalorien in Form von Fett enthielt, führte die Steigerung der Linolsäureaufnahme von vier auf 16 Prozent der Energie auf Kosten der gesättigten Fettsäuren zu einer deutlichen Verschlechterung der Eisenbilanz sowie des Hämoglobinwertes und der Anzahl roter Blutkörperchen.[27]

Gesättigte Fettsäuren helfen, den Omega-3-Status zu verbessern. Gesättigte Fettsäuren verbessern die Umwandlung von pflanzlichen Omega-3-Fetten zu den längerkettigen Arten wie EPA und DHA im Körper, während Omega-6-reiche Fette diesen Umwandlungsprozess hemmen. Bei jungen Männern sank die Verlängerung von Alpha-Linolensäure (ALA) und Linolsäure (LA) zu DHA, EPA und AA um 40 bis 50 Prozent, als die Aufnahme von LA mit der Nahrung von 15 auf 30 g täglich erhöht wurde.[28] Als man Ratten zusätzlich mit Leinsamenöl fütterte, stieg der Gehalt der höchst wichtigen Omega-3-Fettsäuren in Serum und Gewebe an, während der Omega-6-Gehalt sank, und zwar bei einer fettreichen Ernährung (mit Rinderfett) erheblich stärker als bei einer linolsäurereichen Ernährung (mit Färberdistelöl). Dadurch, dass gesättigte Fettsäuren zu einem günstigeren Verhältnis zwischen Omega-6 und Omega-3 führen, können sie zum Schutz gegen eine ganze Reihe von tödlichen Krankheiten beitragen – dazu gehört auch die KHK.[29]

Gesättigte Fettsäuren schützen möglicherweise vor Infektionen. Es ist bekannt, dass gesättigte Fettsäuren das LDL- und HDL-Cholesterin erhöhen können. Wie wir in Kapitel 21 gesehen haben, helfen sowohl LDL als auch HDL dabei, schädliche Bakterien auszuschalten. Bei Tierstudien zeigte sich, dass ein hoher Cholesterinwert die Überlebensrate bei der Infektion mit tödlichen Mikroben erhöhte; bei Menschen, die vor einer Infektion mit E.coli-Endotoxin eine Infusion mit HDL erhielten, zeigten sich weniger grippeähnliche Symptome und eine deutliche Senkung der entzündlichen Aktivität des Immunsystems.

Bestimmte Fettsäuren können auch direkt gegen Mikroben wirken. Milchfett und tropische Fette enthalten bestimmte Arten gesättigter Fettsäuren. Diese sogenannten *mittelkettigen* oder *kurzkettigen* Fettsäuren haben im Laborversuch eine ganze Anzahl gram-negativer Keime angegriffen.

Kinder, die Vollmilch trinken, erkranken seltener an Magen-Darm-Infektionen als Kinder, die fettarme Milch zu sich nehmen.[31] Ratten, die mit einem hohen Anteil Milchfett gefüttert werden, zeigen eine deutlich höhere Widerstandsfähigkeit gegen Listerieninfektionen und höhere Überlebensraten als Tiere, die wenig Milchfett erhalten.[32] Ähnliche Ergebnisse wurden auch bei Mäusen beobachtet, die mit viel

Kokosnussöl gefüttert wurden, das viel gesättigte Fettsäuren beinhaltet.[32]

Gesättigte und einfach ungesättigte Fettsäuren beeinflussen die Hormonfunktion positiv. Es bat sich erwiesen, dass fettarme Diäten den Testosteronwert senken, der für das Wohlbefinden von Männern und Frauen wichtig ist. Freies Testosteron erhöht den Geschlechtstrieb, führt zu Muskelwachstum, erhöht die Knochendichte, stärkt die Immunfunktion und schützt möglicherweise sogar gegen eine Herz-Kreislauf-Erkrankung. Leider nimmt der Testosteronspiegel mit zunehmendem Alter ab. Eine Studie an Männern, die mit Gewichten trainierten, ergab, dass sich der Verzehr von mehr gesättigten und einfach ungesättigten Fettsäuren positiv auf den Testosteronspiegel auswirkte. Dagegen zeigte sich eine Verbindung zwischen einem höheren Verzehr mehrfach ungesättigter Fettsäuren (im Verhältnis zu gesättigten Fettsäuren) und abnehmenden Testosteronwerten.[33]

Eine Reihe weiterer Studien hat gezeigt, dass eine Senkung des Fettanteils von etwa 40 Prozent auf 20 bis 25 Prozent der täglichen Kalorienaufnahme bei Männern die Bildung von Testosteron senkt. Fettarme Diäten erhöhen auch die Werte des Sexualhormon bindenden Globulins (SHBG), ein Eiweiß, das sich mit Testosteron verbindet und dadurch die Menge des bioverfügbaren oder »freien« Testosterons im Körper senkt. Das freie Testosteron ist für die positive Wirkung dieses Hormons auf Wachstum, Wiederherstellung der Gesundheit, sexuelle Fähigkeit und Funktion des Immunsystems verantwortlich.[34–36]

Gesättigte Fettsäuren schützen die Leber möglicherweise vor Fremdstoffen. Die Fremdstoffaufnahme kann die Leber schwer belasten, deren Hauptaufgabe darin besteht, diese Giftstoffe zu neutralisieren und daran mitzuwirken, sie aus dem Körper herauszuschleusen. Bei Tierversuchen schützt mit gesättigten Fettsäuren (aus Rindertalg, Kokosnuss und Palmöl) angereichertes Fett vor einer alkoholbedingten Leberschädigung, während mit mehrfach ungesättigten Fettsäuren angereichertes Futter die Leber schädigt.[37–40] Auch epidemiologische Erkenntnisse deuten darauf hin, dass sowohl gesättigte Fettsäuren als auch Cholesterin vor einer alkoholbedingten Leberzirrhose schützen, während mehrfach ungesättigte Fettsäuren die Zirrhose begünstigen.[41] Es wird angenommen, dass der Schutzmechanismus in der Fähigkeit der gesättigten Fettsäuren begründet liegt, eine alkoholbedingte Schädigung der Leber durch freie Radikale zu vermindern.

Gesättigte Fettsäuren können das Knochenwachstum fördern. Bei Studien an Tieren führt Futter mit viel gesättigten Fettsäuren zu einer besseren Knochenentwicklung als Futter mit mehrfach ungesättigten Fettsäuren.[42,43] Bei Frauen, die in der Übergangsphase vor den Wechseljahren begleitet wurden, führte der erhöhte Verzehr von ungesättigten Fettsäuren zu einem größeren Knochensubstanzverlust in der Hüfte und der Lendenwirbelsäule.[44]

Tierische Fette enthalten CLA. Tierisches Fett ist die einzige Nahrungsquelle für *Konjugierte Linolsäure CLA* (Fisch und Gemüse enthalten nur Spuren von dieser CLA[45]), eine besondere Fettsäure, die sich bei Studien an Tieren wiederholt als wirksamer Schutz gegen Krebs erwiesen hat.[46] Die Forschungsergebnisse von Studien mit Menschen deuten darauf hin, dass CLA möglicherweise die Funktion des Immunsystems und bei Diabetikern die Kontrolle des Blutzuckers verbessern kann. Eine Doppelblindstudie an der *Purdue University,* bei der die Wirkung eines CLA-Zusatzes mit einem Färberdistelölplacebo bei Diabetikern untersucht wurde, ergab, dass sich nach acht Wochen bei neun von elf Probanden, die CLA einnahmen, ein Rückgang des Nüchternblutzuckers zeigte, im Vergleich dazu nur bei zweien von zehn Probanden, die Färberdistelöl bekommen hatten.

Es hat sich auch gezeigt, dass CLA beim Menschen gleichzeitig den Muskelaufbau und die Fettverbrennung fördern kann, obwohl dies nicht in allen Studien bestätigt werden konnte und die beobachtete Wirkung bei erfolgreichen Studien relativ gering war.[49–58]

Gesättigte Fettsäuren können gegen Herzkrankheit schützen. Forscher der *Harvard*-Universität hatten 235 Frauen nach den Wechseljahren, die eine bestätigte koronare Herzkrankheit hatten, gemäß ihrem Verzehr an gesättigtem Fett in vier Kategorien eingeteilt. Danach wurden zu Beginn der Studie Koronarangiografien gemacht und diese nach durchschnittlich 3,1 Jahren wiederholt; dabei wurden 2200 Koronararterienabschnitte untersucht.

Nach Bereinigung verschiedener Störfaktoren zeigte sich eine Verbindung zwischen einem höheren Verzehr gesättigter Fettsäuren und einer geringeren Arterienverengung sowie einem langsamerem Fortschreiten der Koronararteriosklerose. Verglichen mit einer Verengung um 0,22 mm in der Gruppe mit dem geringsten Verzehr, zeigte sich bei der Gruppe mit dem höchsten Verzehr überhaupt keine Verengung!

Ein Fortschreiten der Arteriosklerose zeigte sich auch beim Verzehr von Kohlehydraten, insbesondere bei einem hohen glykämisehen Index. Ebenso wurde der Verzehr von mehrfach ungesättigten Fettsäuren mit dem Fortschreiten der Arteriosklerose in Verbindung gebracht, nicht aber der Verzehr einfach ungesättigter Fettsäuren und der Gesamtfettverzehr.

Nach Betrachtung der Ausgangswerte der Studienteilnehmer ist offensichtlich, dass man die Ergebnisse nicht durch den Hinweis auf eine ansonsten gesündere Lebensführung der Frauen, die das meiste gesättigte Fett zu sich genommen hatten, abtun kann; immerhin fand sich in der Gruppe, die das meiste Fett gegessen hatte, auch die höchste Zahl von Raucherinnen![59]

Studien wie diese beweisen keine Kausalität. Aber wir wissen, dass gesättigte Fettsäuren am wenigsten anfällig für Schäden durch freie Radikale sind, weil sie keine anfälligen Doppelbindungen aufweisen; die mehrfach ungesättigten Fettsäuren sind dagegen am anfälligsten. Wir wissen auch, dass der erhöhte Verzehr von Kohlehydraten, besonders in raffinierter Form, den Blutzucker- und Insulinwert enorm steigert, was wiederum die Glykation, die Aktivität der freien Radikale, die Blutgerinnselbildung und die Proliferation der glatten Arterienzellen beschleunigt.

Weiterhin wird die Annahme, dass ein erhöhter Verzehr von mehrfach ungesättigten Fettsäuren und Kohlehydraten eine Herz-Kreislauf-Erkrankung verschlimmern kann, durch die Ergebnisse klinischer Studien sowie die Beobachtung gestützt, dass die Zunahme der Herzkrankheit im 20. Jahrhundert mit einem steigenden Verzehr mehrfach ungesättigter Fettsäuren und raffinierter Kohlehydrate einhergegangen ist. Der Verzehr tierischen Fetts ist hingegen seit 100 Jahren stabil.

Nehmen Sie das Fett an – aber langsam!

Sofern Sie der Kampagne für fettarmes Essen erlegen sind und jetzt wieder einige gesunde Fette auf Ihren Speiseplan setzen möchten, dann erinnern Sie sich daran, dass etwas gesunder Menschenverstand immer nützlich ist. Ein Abendessen mit dem fettesten Fleisch, das Sie auftreiben konnten, in viel Speck gebraten, begleitet von Gemüse, das in Butter schwimmt, zum Schluss noch ein Dessert mit viel Schlagsahne – das ist denn doch vielleicht ein *bisschen zu viel* des Guten! Versuchen Sie, Ihren Fettverzehr schrittweise zu erhöhen, beginnen Sie mit einem Eigelb zum Frühstück, einer Handvoll Nüsse auf Ihrem Hähnchensalat zum Mittagessen, und nehmen Sie am Abend ein Stück Ihres Lieblingsfleisches, dessen Fett sie nicht (oder nur teilweise) entfernt haben, zu sich. Wenn Sie sich lange Zeit fettarm ernährt haben, dann ist eine schrittweise Umstellung besonders wichtig, damit sich Ihr Verdauungssystem auf den gestiegenen Fettverzehr einstellen kann.

Oft lesen Menschen meine Verteidigung der Ernährung mit gesättigten Fettsäuren und fragen mich dann: *»Das heißt also, dass wir so viel Eier, Butter und fettes Fleisch essen können, wie wir wollen?«* Die Antwort ist: nein. Viele Menschen wollen anscheinend gerne hören, sie dürften so viel Essen in sich hineinstopfen, wie sie wollen und hätten keine negativen Folgen zu befürchten. Völlerei ist niemals gut, wie gesund das Essen auch sein mag. Essen Sie, bis Sie satt sind, aber nicht mehr. Es bringt Ihnen keinen Nutzen; es kann Ihnen dagegen sogar schaden, wenn Sie zu viel essen.

Grasfütterung ist am besten

Fast jeder kann sich mit einer zusätzlichen Portion »Jäger- und Sammlernahrung« ernähren. Suchen Sie nach dem frischesten Fleisch, den frischesten Eiern, Gemüsen, Früchten und Nüssen und machen Sie diese zum Hauptbestandteil Ihrer Ernährung. Falls möglich, essen Sie Fleisch, Eier und Milchprodukte von Tieren, die mit Gras gefüttert worden sind, anstatt schnell mit Getreide gemästet worden zu sein. Gras, und nicht Getreide, ist das natürliche Futter für pflanzenfressende Tiere. Fleisch und Milchprodukte von grasgefütterten Tieren enthalten mehr CLA, Vitamin E und etwas mehr Omega-3-Fette als das von getreidegefütterten Tieren.[64–67] Eier von freilaufenden Hühnern enthalten bis zu acht Mal mehr Omega-3-Fette als die normalen Eier im Supermarkt.[68]

Zurück zu den Wurzeln der Ernährung

Es hat sich erwiesen, dass die herkömmlichen Ernährungsrichtlinien völlig untauglich sind, wenn es darum geht, die öffentliche Gesundheit zu fördern. Tatsächlich haben sie genau die Probleme verschärft, die sie angeblich lösen wollten. Obwohl die Zahl der Raucher deutlich zurückgegangen ist, ist die Häufigkeit der KHK seit Beginn des Feldzugs gegen Cholesterin und tierisches Fett nicht gesunken, aber es gibt viel, viel mehr Diabeteskranke und Fettleibige als jemals zuvor. Eine Rückkehr zu den Wurzeln unserer Ernährung, zu den natürlichen Lebensmitteln, die der Menschheit fast zweieinhalb Millionen Jahre das Überleben gesichert haben, ist längst überfällig.

»Für jedes komplizierte Problem gibt es eine Lösung, die einfach ist, direkt, verständlich – und falsch. «
H. L. Mencken

KAPITEL 27

MIKRONÄHRSTOFF-ZAUBEREI

Regelmäßig eingenommene Nahrungsergänzungsstoffe können wahrlich Ihr Leben retten

Am 28. Juni 2003 sorgte das *British Medical Journal* für helle Aufregung in den Medien und in der medizinischen Fachwelt, als das Blatt stolz einen *»bemerkenswerten«* Durchbruch im Kampf gegen die Herz-Kreislauf-Erkrankung bekanntgab. Der Herausgeber der Zeitschrift, Richard Smith, schwärmte: *»Etwas vergleichbar Wichtiges haben wir wahrscheinlich seit über 50 Jahren nicht veröffentlicht«*, und riet seinen Lesern, diese Ausgabe der Zeitschrift sorgfältig abzuheften, denn *»sie wird vielleicht bald zu einem Sammlerstück«*.[1]

Was erregte denn den Herausgeber einer der ältesten und meistgelesenen medizinischen Fachzeitschriften dermaßen? Sein ungezügelter Überschwang galt einem Papier mit dem Titel »Eine Strategie, die Herz-Kreislauf-Erkrankung um über 80 Prozent zu senken«, das in dieser Ausgabe veröffentlicht wurde. Verfasst hatten das Papier zwei Forscher aus London, die zuvor die Formel für eine – wie sie sie nannten – »Polypille« entwickelt hatten.[2] Diese neueste »Wunder«-Pille sollte sechs Bestandteile enthalten: ein Statin, drei blutdrucksenkende Mittel, Folsäure und Aspirin.

Nach Angaben der Forscher *»könnte die Anwendung der Polypille Herzinfarkt und Schlaganfall weitgehend verhindern, wenn jeder über 55 und jeder mit bestehender Herz-Kreislauf-Krankheit sie einnähme. Sie wäre ausreichend sicher und hätte bei weit verbreiteter Anwendung eine größere Präventionswirkung als jede andere Einzelbehandlung.«*

Die Übertreibung erreichte ihren Höhepunkt, als die beiden Forscher behaupteten, die Polypille werde koronare Ereignisse um volle

88 Prozent und Schlaganfälle um ähnlich beeindruckende 80 Prozent senken. Was Nebenwirkungen angehe, so *»würde die Polypille bei acht bis 15 Prozent der Patienten«* Symptome bewirken; die positive Wirkung würde die zu erwartenden Risiken also bei Weitem übertreffen.

»Bemerkenswert« an diesem Papier war allerdings vor allem, wie diese erstaunlichen Behauptungen in führenden Fachzeitschriften dargestellt und gepriesen wurden, obwohl die Polypille noch in keiner einzigen randomisierten klinischen Untersuchung getestet worden war. Die Autoren kamen zu ihren beeindruckenden Zahlen einfach dadurch, dass sie ihre Computer anwarfen und die Risikoeinschätzungen berechneten; sie nutzten die durchschnittliche Senkung von KHK und Schlaganfall, die sich bei randomisierten Studien der einzelnen Bestandteile der Polypille gezeigt hatten (im Fall der Folsäure, die im klinischen Test keinerlei positive Wirkung gezeigt hat, nutzten sie stattdessen Daten aus epidemiologischen Studien). Die zu erwartende Häufigkeit von negativen Symptomen wurde ähnlich berechnet: Die Häufigkeit der Nebenwirkungen, die sich in randomisierten Untersuchungen an allen Bestandteilen dieser Pille gezeigt hatten, wurde einfach addiert.

Die Schöpfer der Polypille empfahlen, jeder über 55 und jeder mit bereits bestehender Herz-Kreislauf-Erkrankung sollte ihr patentiertes Medikament einnehmen, sobald es zugelassen sei. *»Ein Drittel der Menschen über 55 würde davon profitieren und durchschnittlich elf Lebensjahre ohne Ischämische Herzkrankheit (IHD) oder Schlaganfall gewinnen«*, behaupteten sie und fügten hinzu: *»Man braucht die Risikofaktoren [LDL-Cholesterin, Blutdruck, Thrombozytenfunktion und Homocystein] vor Beginn der Behandlung nicht zu berechnen, denn die Behandlung ist unabhängig von den anfänglichen Risikofaktoren erfolgreich und man braucht auch die Wirkung der Behandlung nicht zu überwachen …«*

Von dem inzwischen verstorbenen Betreiber der Internetseite *Redflagsdaily.com,* Nicholas M. Regush, stammt der vielleicht beste Kommentar zu der verwegenen Behauptung über die Polypille: *»Das ist wohl eine der ungeheuerlichsten Vorstellungen, die mir in all den Jahren als Medizinreporter in Printmedien und bei* ABC News *in New*

York je untergekommen ist. Dass die Autoren anscheinend tatsächlich vom Herausgeber des British Medical Journal *unterstützt werden, ist wirklich ein Ding – und höchst gefährlich. All diese sogenannten Gesundheitsexperten haben sich offensichtlich eingeredet, die Kombination von sechs verschiedenen Medikamenten zu einem Präparat führe dazu, dass sich diese Bestandteile zu einer großen Kur ergänzen. Das ist nicht nur wissenschaftlicher Blödsinn der schlimmsten Sorte, sondern zeigt auch, wie armselig in der heutigen medizinischen Wissenschaft gedacht wird.«*[3]

Die Schöpfer der Polypille waren offenbar vollkommen blind für die Tatsache, dass weder Statine noch Aspirin jemals nachweislich die Sterblichkeit bei älteren Menschen, Frauen und Nichtdiabetikern ohne Herz-Kreislauf-Erkrankung gesenkt haben. Sie wissen anscheinend auch nicht, dass die Zahl der gemeldeten Nebenwirkungen dieser Mittel bei sorgfältig überwachten Probanden wesentlich niedriger ist als bei der allgemeinen Bevölkerung.

Alle Inhaltsstoffe der Polypille, mit Ausnahme der Folsäure, haben nachweislich bei empfänglichen Personen zu schweren Nebenwirkungen geführt. Die Autoren haben auch nicht die Möglichkeit in Betracht gezogen, dass die gleichzeitige Einnahme all dieser Wirkstoffe das Auftreten negativer Wirkungen erheblich erhöhen würde. Allein die Einnahme von Statinen kann die Leber schädigen und zum Nierenversagen führen – wie häufig könnten solche Wirkungen auftreten, wenn man Statine gleichzeitig mit vier weiteren potenziell schädlichen Wirkstoffen einnimmt?

Die »neue verbesserte Polypille« – billig, sicher, effektiv

Für alle, die nicht unwissentlich zu Versuchskaninchen in einem übertrieben optimistischen Massenexperiment werden möchten, gibt es eine billigere, sicherere und wesentlich gesündere Alternative zur Polypille. Dazu gehört die tägliche Einnahme weniger Nahrungsergänzungsstoffe, die ihre sterblichkeitssenkende Wirkung bereits in klinischen Untersuchungen unter Beweis gestellt haben. Ich werde keine spekulativen Prozentzahlen über eine Senkung der Sterblichkeit durch die unten aufgelisteten Ergänzungsmittel geben, zumindest solange keine klinischen Daten vorliegen, die sie bestätigen. Was ich aber uneingeschränkt sagen werde, ist, dass alles darauf hindeutet, dass die Senkung erheblich sein wird.

Eindeutig ist: Die im Folgenden aufgeführte Ergänzungskur *wird* Leben retten. Um es für den Leser einfacher zu machen, habe ich nicht nur die einzelnen Nährstoffe aufgezählt, die er täglich einnehmen sollte, sondern die Namen der Ergänzungsmittel, in denen diese Nährstoffe enthalten sind. Die genannten Präparate enthalten die erforderlichen Nährstoffmengen, stammen von angesehenen Herstellern, und der Preis ist angemessen. Hier sind die empfohlenen Produkte:

1) Multivitamin-/Nährstoffpräparate ohne Eisen oder Kupfer. Ein gutes Muitivitamin-/Mineralstoffpräparat sollte die Grundlage jeder Nährstoffergänzung bilden, die das Herz schützt. Suchen Sie ein Produkt, das kein Eisen oder Kupfer enthält (in Anhang F finden sich mehr Informationen über Kupfer), aber mindestens 100 µg Selen.

Empf. Produkt:	*Life Extension Two-Per-Day*
Dosierung:	*Zwei Tabletten täglich*
Kosten:	*26 US-Cent pro Tag (120 Tabletten, 15,75 $)*
Inhaltsstoffe:	*Vitamin A: 5000 IE*
	Vitamin C: 500 mg
	Vitamin D: 400 IE
	Vitamin E: 200 IE
	Thiamin (Vitamin B1): 75 mg
	Riboflavin (Vitamin B2): 50 mg
	Niacin (Vitamin B3): 50 mg
	Vitamin B6: 75 mg
	Folat: 800 µg
	Vitamin B12: 300 µg
	Biotin: 300 µg
	Pantothensäure: 100 mg
	Kalzium: 20 mg
	Jod: 150 µg
	Magnesium: 100 mg
	Zink: 30 mg
	Selen: 100 µg

Mangan: 2 mg
Chrompolynitrotinat: 200 μg
Molybdän: 100 μg
Kalium: 25 mg
Alpha-Carotin: 50 μg
Bor: 3 mg
Cholin: 22,9 mg
Inositol: 50 mg
Xantopina® plus Luteinextrakt: 12,5 mg
Lykopen: 2 mg
PABA (p-Aminoboenzoesäure): 30 mg

Wenn Sie regelmäßig Fleischsorten essen, die viel Vitamin B enthalten, wie beispielsweise Leber, dann sollten Sie vielleicht Präparate wählen, die viel Antioxidantien, aber keine B-Vitamine enthalten. »Optimum Nutrition Super Antioxidants« ist ein geeignetes Präparat (oder »Enajon Antioxidants« für australische Leser). Da beide Präparate kein Vitamin D enthalten, empfiehlt es sich, wenn Sie sich für diese entscheiden, in den Wintermonaten zusätzlich Vitamin D einzunehmen (»NOW Vitamin D 1000 IE« ist ideal). Enajon enthält auch kein Selen. Für australische Leser, die sehr viel B-Vitamine einnehmen möchten, ist »Golden Glow Super One a Day« ein guter Ersatz (*www.goldenglow.com.au*). Aber auch dieses Präparat enthält wenig Selen und kein Vitamin D – es empfiehlt sich also, diese Nährstoffe zusätzlich einzunehmen.

2) Fischöl

Empf. Produkt:	*NOW Molecularly Distilled Omega-3 (liefert 300 mg EPA + DHA)*
Dosierung:	*1–3 Kapseln pro Tag*
Kosten:	*6–18 US-Cents pro Tag (180 Gelkapseln, 10,98 $)*

3) Coenzym Q10

Empf. Produkt:	*Natrol CoQ10*
Dosierung:	*100 mg (eine Kapsel) täglich*

Kosten: *40 US-Cents pro Tag*
(10 x 100 mg Kapseln, 11,89 $)

4) Magnesium
Empf. Produkt: *NOW Magnesium Malat*
Dosierung: *3 Tabletten täglich (entsprechen 450 mg)*
Kosten: *10 US-Cents pro Tag (180 Tabletten, 6,19 $)*

Weitere mögliche Ergänzungsstoffe:

5) L-Carnitin (Patienten mit bestehender Herz-Kreislauf-Erkrankung dringend empfohlen)
Emfp. Produkt: *NOW L-Carnitin*
Dosierung: *4 g (4 Kapseln) täglich*
Kosten: *1,72 Dollar pro Tag*
(100 x 1000 mg Kapseln, 42,98 $)

6) Knoblauch
Empf. Produkt: *Enzymatic Therapy Garlinase 4000*
Dosierung: *Patienten mit Arteriosklerose 1 Kapsel täglich; Gesunde: drei Mal wöchentlich 1 Kapsel*
Kosten: *22 US-Cents pro Tag (100 Tabletten, 21,78 $)*

Die oben dargestellte Kur enthält kein Eisen, jedoch Fischöl, CoenzymQ10, Selen, Magnesium, die Vitamine C und D wie auch hochwirksame Dosen an Vitamin B6, B12 und Folsäure – deren positive Wirkung wir in diesem Buch bereits ausführlich behandelt haben. Jetzt folgt eine kurze Besprechung von Magnesium und Knoblauch (weitere Informationen über L-Carnitin finden sich in Kapitel 24).

Knoblauch

Die positive Wirkung von Knoblauch auf das Herz-Kreislauf-System hat nichts Anrüchiges an sich. Bei placebo-kontrollierten Studien hat die Einnahme von Knoblauch immer wieder dessen gerinnungshemmende, antioxidative und blutverdünnende Wirkung bewiesen.[4] Bei Experimenten an Tieren senkte Knoblauchextrakt deutlich die Bildung von Lipidablagerungen in den Arterien und die Verdickung der Arterienwände.[5] Knoblauch hilft wahrscheinlich auch beim Menschen, eine Arteriosklerose zu verhindern; bei randomisierten, doppelt verblindeten und placebo-kontrollierten Studien an Patienten mit fortgeschrittenen arteriellen Plaques zeigte sich bei Männern, die randomisiert vier Jahre lang täglich 900 mg Knoblauchpulver erhielten, eine geringere Zunahme des Plaquevolumens als bei denjenigen, die ein Placebo erhielten. Bei den Frauen, die das Placebo bekamen, zeigte sich auch ein Anstieg des Plaque-Volumens, aber bei der Knoblauchgruppe gab es einen geringen Rückgang.[6] Eine kleine randomisierte Doppelblindstudie kanadischer Forscher ergab eine durchschnittliche Zunahme der Arterienverkalkung um 7,5 Prozent bei den Patienten, die über ein Jahr lang Statine und zusätzlich Knoblauchextrakt einnahmen; das war ein wesentlich besseres Ergebnis im Vergleich zu der Zunahme um 22 Prozent bei den Patienten, die nur Statine einnahmen.[7]

Bei Patienten mit peripherem Arterienverschluss zeigte sich bei der Gruppe, die zwölf Wochen lang 800 mg Knoblauchpulver einnahm, gegenüber der Placebogruppe eine deutliche Verlängerung ihrer Gehstrecke. Außerdem kam es zu einer deutlichen Senkung des diastolischen (unteren) Blutdruckwertes und ebenso deutlich verringerte sich die Thrombozytenaggregation sowie die Blutviskosität.[8]

Nebenwirkungen bei der Einnahme von Knoblauchzusätzen sind selten, aber es kann zu Übelkeit und Erbrechen sowie Blähungen, Kopfschmerzen, Benommenheit und starkem Schwitzen kommen. Patienten, die gerinnungshemmende oder blutverflüssigende Medikamente einnehmen, sollten vor der Einnahme von Knoblauch ihren Arzt zurate ziehen, denn Knoblauch kann die Wirkung dieser Mittel verstärken. Diese Wechselwirkung kann möglicherweise ernste Folgen haben – in der Literatur ist zumindest ein Fall einer lebensbedrohlichen Blutung beschrieben worden.[9–13]

Zusätzlich zur Wirkung auf das Herz-Kreislauf-System kann sich die regelmäßige Einnahme auch anderweitig positiv auswirken: Sie kann vor Krebs schützen, vor altersbedingter Abnahme der geistigen Fähigkeiten, vor Leberschäden und sogar vor Erkältungen.[14–28]

Beim Zerschneiden oder Zerquetschen von Knoblauch wird ein Enzym namens Alliinase freigesetzt, das das Alliin im Knoblauch schnell in Allicin umsetzt. Allicin ist nicht nur für den charakteristischen Geruch von frischem Knoblauch verantwortlich, sondern es gilt auch als der wichtigste biologisch aktive Bestandteil von Knoblauch. Alliinase und somit auch Allicin werden nur aktiviert, wenn die Knoblauchzehen zerschnitten oder zerquetscht werden. Weiterhin muss Knoblauch roh gegessen werden, um seine volle Wirkung zu entfalten, denn Alliinase wird durch Erhitzen sehr schnell inaktiviert, sodass die Umwandlung von Alliin zu Allicin verhindert wird. Forschungen haben ergeben, dass die Aktivität der Alliinase bereits nach 60 Sekunden Erhitzen in der Mikrowelle vollständig zerstört wird. Bei Ratten, denen man gekochten Knoblauch verfütterte und dann einen karzinogenen Wirkstoff gab, zeigte sich keinerlei Schutzwirkung vor einer Tumorerkrankung, die sich bei ähnlich behandelten Ratten, die frischen Knoblauch zu fressen bekamen, gezeigt hatte.[41] Wird Knoblauch auf 60 bis 100 °C erhitzt, kann seine schützende antimikrobielle, antioxidative und blutverdünnende Wirkung vollkommen blockiert werden.[29–33]

Aber alle diejenigen, die rohen Knoblauch nicht vertragen, brauchen nicht zu verzweifeln. Wenn man Knoblauch zerquetscht oder zerschneidet und vor dem Kochen zehn Minuten stehen lässt, dann bleiben bis zu 70 Prozent der Schutzwirkung vor Krebs erhalten.[34]

Was die bekannte vereinsamende Wirkung der »stinkenden Rose« auf den Atem angeht, so richtet Zähneputzen leider wenig aus – die anhaltende Wirkung von Knoblauch auf den Atem kommt aus der Kehle, nicht aus der Mundhöhle. Angeblich mindert der Verzehr von frischer Petersilie den Knoblauchgeruch, außerdem gibt es ja immer noch die Knoblauchergänzungsmittel.

Magnesium

Magnesiummangel ist mit Diabetes, Arteriosklerose, Herzarrhythmie und akutem Myokardinfarkt in Verbindung gebracht worden.[35]

Bei KHK-Patienten, die sechs Monate lang täglich 365 mg Magnesium einnahmen, zeigte sich eine deutliche Verbesserung in Bezug auf Ausdauerbelastung, durch körperliche Anstrengung hervorgerufene Brustschmerzen und allgemeiner Lebensqualität im Vergleich zu den Patienten, die in dieser Zeit ein Placebo eingenommen hatten.[36] Eine

Doppelblindstudie an Patienten mit einer stabilen Erkrankung der Koronararterien, die alle Aspirin einnahmen, ergab, dass ein Magnesiumzusatz über die Dauer von drei Monaten bei 35 Prozent der Patienten die Thrombenbildung verringerte, im Vergleich zur Placebobehandlung.[37] Bei dieser Patientengruppe zeigte sich bei der Einnahme von Magnesiumergänzungsmitteln auch eine verbesserte Arterienerweiterung.[38]

Magnesium ist für einen gesunden Blutzuckerstoffwechsel wichtig, und die Einnahme von Ergänzungsmitteln dieses Minerals hat zu einer deutlichen Verbesserung der Blutzuckerkontrolle sowohl bei Typ-2-Diabetikern als auch bei nicht-diabetischen Patienten mit einer Insulinresistenz geführt.[39,40]

Magnesiummangel tritt oft bei Menschen auf, die sich weitgehend von Fertiggerichten ernähren. Eine jüngere Studie an amerikanischen Erwachsenen ergab, dass die tägliche Zufuhr von Magnesium bei weißen Männern bei nur 352 mg liegt, und bei afro-amerikanischen Männern sogar bei nur 278 mg. Weiße Amerikanerinnen nehmen im Durchschnitt nur 356 mg pro Tag zu sich und afro-amerikanische Frauen sogar nur 202 mg.[41] Man hat die geringere Magnesiumzufuhr bei den Afro-Amerikanern mit ihrer höheren Anfälligkeit für Bluthochdruck, Diabetes und Herz-Kreislauf-Erkrankungen in Verbindung gebracht.[42]

Auch Kaffee- und Teetrinker sind von einem erhöhten Magnesiummangel bedroht. Die akute Aufnahme von Koffein in Mengen, wie sie in zwei oder drei Tassen Kaffee (etwa 300 mg Koffein) vorkommen, erhöht für mindestens drei Stunden nach dem Konsum die Ausscheidung von Kalzium, Magnesium und Natrium mit dem Urin.[43] Auch die Ausscheidung von Zink kann nach der Einnahme von Koffein erhöht sein. Dieser erhöhte Verlust über den Urin kann sich negativ auf die Knochendichte auswirken, weil Mineralien aus den Knochen in das Blut abgegeben werden, um das Gleichgewicht aufrechtzuerhalten.

Wer nicht gern regelmäßig magnesium- oder kalziumreiche Nahrungsmittel isst (Paranüsse, Kürbiskerne, Heilbutt, Tomatenmark, Spinat, Artischocken, Cashewnüsse und Mandeln enthalten beispielsweise besonders viel Magnesium) oder Diabetiker und KHK-Patienten, die besonders viel von diesen Mineralien mit ihrer Nahrung aufnehmen möchten, sollte(n) ernsthaft über Magnesiumergänzungsmittel nachdenken. Bei der Einnahme haben sich nur wenige Nebenwirkungen gezeigt, obwohl übermäßige Einnahme zu Durchfall führen kann.

Effektive KHK-Prävention, die nicht die Welt kostet

Der tägliche Kostenaufwand für die hier beschriebene Kur, ohne die möglichen Zusatzstoffe, liegt bei 82 bis 94 US-Cents pro Tag (abhängig von der gewählten Dosis Fischöl) oder bei 299 bis 343 Dollar pro Jahr. Im Vergleich dazu kostet die *niedrigste* Dosis (10 mg) von Livitor, dem bekanntesten Statin der Welt, 2,49 Dollar täglich oder 909 Dollar pro Jahr.[45] Werden L-Carnitin oder Knoblauch diesen Ergänzungsmitteln hinzugefügt, dann liegen die Kosten bei 2,63 bis 2,88 Dollar täglich oder 962 bis 1051 Dollar pro Jahr.[45]

Diese Zahlen geben aber nicht den vollen Wert dieser Ergänzungskur wieder; anders als Statine führen die genannten Ergänzungsmittel nicht zur Schädigung von Muskeln und Sehnen, zur Immunschwäche, zu Wahrnehmungsstörungen, neurologischen Schäden, vorübergehendem Gedächtnisverlust oder lebensbedrohlichem Nierenversagen. Die genannte regelmäßige Nahrungsergänzung bietet Schutz vor Herzinsuffizienz und Krebs – anders als Statine, die das Risiko dieser Erkrankungen möglicherweise sogar erhöhen können. Diese Kur kann somit erheblich dazu beitragen, künftige höhere Ausgaben für eine medizinische Behandlung zu sparen.

Im Gegensatz zu Statinen, Aspirin oder blutdrucksenkenden Medikamenten hilft die beschriebene Kur, die angemessen hohe Einnahme von wichtigen Nährstoffen zu gewährleisten, die in der durchschnittlichen westlichen Kost normalerweise nicht ausreichend enthalten sind. Selbst für gesundheitsbewusste Menschen, die sich relativ nährstoffreich ernähren, wird es immer schwieriger, die erwähnten Nährstoffe nur in Nahrungsmitteln vorzufinden. Selen ist beispielsweise in den meisten Gegenden der Welt im Boden nicht ausreichend vorhanden, also auch nicht in den Pflanzen, die auf diesen Böden wachsen und in den Tieren, die diese Pflanzen zu sich nehmen. Eine ausreichende Aufnahme langkettiger Omega-3-Fettsäuren mit der Nahrung würde den regelmäßigen Verzehr von fettem Fisch erfordern, doch dieses Nahrungsmittel ist zunehmend mit Umweltschadstoffen belastet. Die einzige andere verfügbare Quelle langkettiger Omega-3-Fette ist Gehirn, das zwar in vielen Kulturen als Delikatesse gilt, aber in nächster Zeit in den meisten westlichen Ländern kaum an Beliebtheit gewinnen wird. Die wenigen Nahrungsmittel, die Vitamin D in nennenswerten Mengen enthalten – Eigelb, Leber, vollfette Milchprodukte und Lebertran – werden von den meisten Menschen abgelehnt. Es überrascht also auch nicht, dass Vitamin-D-Mangel im Winter und bei Personen, die wenig Sonne auf die Haut bekommen, relativ häufig ist.

Alles wird dadurch noch schlimmer, dass der durchschnittliche Vitamin- und Mineralstoffgehalt der Gemüse in Amerika in den vergangenen 40 Jahren deutlich abgenommen hat. Zahlen des US-Landwirtschaftsministeriums belegen, dass seit 1963 der VitaminA-Gehalt in Äpfeln von 90 auf 53 mg gesunken und fast die Hälfte des Kalziums und des Vitamins A in Brokkoli verschwunden ist. Blumenkohl hat beinahe die Hälfte der Vitamine C, B1 und B2 verloren. Die Ananas hat 59 Prozent ihres Kalziums eingebüßt. Auch Kohl ist nicht mehr, was er einmal war: Sein Vitamin-C-Gehalt ist um 62 Prozent gefallen, der von Vitamin A um 51 Prozent, von Kalzium um 29 Prozent, von Kalium um 52 Prozent und Magnesium sogar um volle 84 Prozent. Es gibt endlos viele Beispiele, aber die Botschaft ist immer dieselbe: Die modernen Anbaumethoden, zu denen der Einsatz von mineralstoffarmen Düngemitteln gehört, führen nicht nur zu einer allmählichen Mineralstoffauslaugung der Böden, sondern auch der auf diesen Böden wachsenden Produkte.[46]

Während die unzureichende Zufuhr dieser und anderer Nährstoffe in den westlichen Ländern weit verbreitet ist, gibt es keinen »Mangel« an Statinen, Aspirin und anderen blutdrucksenkenden Mitteln. Die Herz-Kreislauf-Erkrankung und die meisten degenerativen Erkrankungen entstehen, weil der Körper nicht die erforderliche Menge von Makro- und Mikronährstoffen sowie nicht genug Schlaf, ausreichende körperliche Bewegung und Ruhepausen von geistigem Stress erhält, die er braucht, um optimal zu funktionieren. Trotz illusionärer Übertreibung des Gegenteils entstehen diese Krankheiten nicht aufgrund mangelnder Statine im Trinkwasser!

Im nächsten Kapitel werden wir etwas über die Anwendung einer weiteren wichtigen Strategie erfahren, die nicht nur vor der KHK schützt, sondern auch die allgemeine Gesundheit dramatisch verbessert.

»Wer meint, er hätte für körperliche Bewegung keine Zeit, der wird über kurz oder lang Zeit für eine Krankheit haben müssen.«
EDWARD STANDLEY, GRAF VON DERBY

KAPITEL 28
EINE ÜBUNG IN LANGLEBIGKEIT

Ein wenig körperliche Aktivität kann viel bewegen

Wir alle wissen, dass wir uns bewegen sollten. Wir wissen, dass uns regelmäßige körperliche Bewegung enormen Nutzen bringt: besseres Aussehen, bessere Gesundheit und sogar bessere geistige Perspektiven.

Warum folgen dann nur so wenige diesem Rat?

Die fraglos häufigste Antwort auf diese Frage lautet: keine Zeit. Es stimmt zwar, dass ein voller Terminkalender es schwerer macht, Zeit für körperliche Bewegung zu finden, unmöglich ist es aber nicht. Es ist eine traurige Tatsache, dass die meisten nichts in dieser Hinsicht tun, auch wenn sie die Zeit dazu hätten. Bei allem Gejammere darüber, wir hätten zu wenig Zeit: Wenn es ein oder zwei freie Stunden gibt, werden sich die meisten vor den Fernseher hocken, sich die Tageszeitung mit ihrer Flut guter und schlechter Nachrichten zu Gemüte führen, im Internet chatten, Dinge einkaufen gehen, die sie nicht brauchen, oder sich sonstwie mit nutzlosen Dingen beschäftigen, bevor sie überhaupt auf die Idee kommen, den Hintern in Bewegung zu setzen und ins Schwitzen zu geraten.

Man braucht kein Weiser zu sein, um herauszufinden, warum sich die meisten so wenig bewegen. Es ist unbestreitbar: die meisten bewegen sich nicht, *weil sie es nicht müssen!*

Die sitzende Revolution

Fast im gesamten Verlauf der Evolutionsgeschichte musste sich der Mensch ständig physisch anstrengen, um Essen und Wasser zu erhalten. Für unsere Vorfahren in der Steinzeit war die regelmäßige physische Aktivität überlebensnotwendig. Seither hat die industrielle Revolution es fast gänzlich überflüssig gemacht, bis zur körperlichen

Erschöpfung zu arbeiten. Mit Ausnahme der wenigen, die noch immer eine körperlich beanspruchende Tätigkeit ausüben, gehört körperliche Bewegung nicht mehr zum täglichen Leben. Es ist jetzt eine »Kann«-Betätigung, etwas, das wir als »Training« bezeichnen und nur bei ausreichender Motivation tun.

Zum Training gehört Anstrengung, und der Mensch ist von Natur aus faul. Während der Steinzeit und in der vorwiegend durch die Landwirtschaft geprägten Zeit, als körperliche Anstrengung unausweichlich zum täglichen Leben gehörte, schützte diese Eigenschaft den Menschen sogar. Sie bot Schutz vor »Übertreibung«, davor, die Selbsterneuerungsfähigkeit des Menschen zu übersteigen. Die natürliche Faulheit sorgte dafür, dass unvermeidlich hohe körperliche Aktivität durch ausreichende Erholungsphasen ausgeglichen wurde. Heute kümmert uns die Sorge vor Übertreibung wenig; in unserer vollautomatisierten Gesellschaft bringt uns der Mangel an körperlicher Aktivität um.

Die Zeit arbeitet für uns

Für jeden, der sehr beschäftigt ist, ist es gut zu wissen, dass schon ein wenig Bewegung nachweislich die Gesundheit fördert und die Herz-Kreislauf- sowie die Gesamt-Sterblichkeit senkt. Auch braucht man keine tolle Ausrüstung oder eine teure Mitgliedschaft in einem Fitnessclub, um diese Vorteile genießen zu können. Man kann die eigene Gesundheit mithilfe der einfachsten und sichersten körperlichen Aktivität fördern, die es gibt: zügiges Gehen!

Nach Angaben des *Center für Disease Control* (CDC) und des *American College of Sports Medicine* (ACSM) sollten wir alle uns mindestens 30 Minuten lang mäßig körperlich bewegen (das heißt zügig gehen in einem Tempo von etwa 5 km/h), und zwar am besten jeden Tag.[1] Gegenwärtig erfüllen nur 45 Prozent aller Amerikaner diese Mindestanforderung.[2]

Kann denn die von den genannten Richtlinien geforderte Mindestaktivität tatsächlich die Sterblichkeit nennenswert beeinflussen? Forscher von der medizinischen Fakultät der *Harvard University* sind zu dem Schluss gekommen: ja, das kann sie. Nach Durchsicht zahlreicher epidemiologischer Studien kamen sie zu der Erkenntnis, dass ein Aktivitätsniveau wie von CDC und ACSM empfohlen, mit einer deutlichen Senkung der Gesamtsterblichkeit um 20 bis 30 Prozent einherging. Bei einer Steigerung der körperlichen Aktivität zeigte sich eine weitere Senkung, und zwar bei Männern genauso wie bei Frauen, bei Jüngeren genauso wie bei Älteren. Natürlich kann das Ergebnis dadurch beeinflusst sein, dass diejenigen, die regelmäßig trainieren, sich auch anderweitig gesundheitsbewusst verhalten, etwa nicht rauchen und nur mäßig essen und trinken; aber der Zusammenhang blieb auch bestehen, als die Forscher diese möglichen Faktoren herausgerechnet hatten. Die Autoren erklärten: *»Die Beweise deuten mehrheitlich darauf hin, dass das Risiko, in einem bestimmten Zeitraum zu sterben, mit zunehmender körperlicher Aktivität abnimmt …«*[3]

Das »*Ich habe keine Zeit*«-Argument wird auch durch eine neuere Studie entkräftet, die eine gesunkene Sterblichkeit bei gesunden männlichen »Wochenendkriegern« zeigte, die ein bis zwei Mal pro Woche jeweils mindestens 1000 Kalorien bei sportlichen oder anderen Freizeitaktivitäten verbrannten. Im Vergleich zu körperlich untätigen Männern bestand bei den »Wochenendkriegern« ohne größere KHK-Risikofaktoren ein um 59 Prozent geringeres Todesrisiko.[4] Wenn Ihnen der Terminkalender diktiert, Ihre Übungsstunden auf das Wochenende zu verlegen, dann achten Sie besonders auf die richtige Übungstechnik und auf ein sorgfältiges Aufwärmen der Muskulatur, um Verletzungen zu vermeiden (siehe unten).

Trotz der vielen Vorteile eines regelmäßigen körperlichen Trainings unterschätzen offenbar die meisten, die medizinische Informationen verbreiten, dessen wahre Bedeutung. Als Forscher zwischen 1987 und 1998 erschienene Artikel in medizinischen Fachzeitschriften, die von australischen Ärzten häufig gelesen wurden, in Bezug auf dieses Thema untersuchten, stellten sie fest, dass weniger Artikel über körperliche Betätigung geschrieben wurden (sechs Prozent) als über hohe Cholesterinwerte (32 Prozent), Bluthochdruck (42 Prozent) oder darüber, mit dem Rauchen aufzuhören (20 Prozent). Zu einem ähnlichen Ergebnis führte ein kurzer Überblick über Artikel in Medizinzeitschriften. Aber eine Untersuchung der in diesen Zeitschriften veröffentlichten Werbeanzeigen ergab, dass sich keine auf Bewegung bezog; die meisten Anzeigen behandelten die Themen medikamentöses Eingreifen zur Cholesterinsenkung, Blutdrucksenkung oder beim Raucherstopp.[5] Diese Erkenntnisse sind nicht nur für australische Ärzte relevant, denn einige der untersuchten Fachzeitschriften werden auch von nordamerikanischen Ärzten häufig gelesen.

Bewegung zum Teil des Lebens machen

Da die Gesundheitsförderung und die Senkung der Sterblichkeit nur wenig mäßige körperliche Aktivität verlangen, kann sich niemand mehr unter Berufung auf Mangel an Zeit oder Geld herausreden oder behaupten, er könne Fitnessstudios nicht ausstehen, oder er fürchte eine Verletzung. Jeder, der ein Paar Wanderschuhe besitzt und bereit ist, an fast allen Tagen der Woche gerade einmal 30 Minuten zu opfern, um zügig zu gehen, kann das Risiko, an einer Herzkrankheit zu sterben, deutlich senken.

Erinnern wir uns daran, dass die Richtlinien des CDC und ACSM entworfen wurden, um den geringstmöglichen Zeitaufwand für körperliche Bewegung zu ermitteln, der zur Förderung der Gesundheit unbedingt nötig ist. Sie sind nicht für fettleibige Personen gedacht, die erhebliche Mengen Körperfett abbauen wollen, oder für Personen, die einen sehr hohen Fitnessgrad oder ein athletisches Aussehen erreichen möchten. Die Richtlinien von CDC und ACSM können für körperlich untätige und wenig fitte Menschen, die das Ziel der Gesundheitsförderung anstreben, als Einstieg nützlich sein, aber wenn man dieses Ziel wirklich erreichen will, dann muss man seine körperliche Aktivität wesentlich steigern, sowohl in Hinsicht auf die Intensität als auch auf den zeitlichen Aufwand. Eine Besprechung dieses höheren Grads an physischem Aufbau sprengt den Rahmen dieses Kapitels. Die hier gegebenen Informationen sollen einfach nur den Menschen klarmachen, dass man kein Fitnessfreak werden muss, um das Risiko einer Herzerkrankung zu senken.

Ausdauertraining gegen »Aerobic«

Oft fragen mich Menschen, die sich körperlich betätigen möchten, ob sie lieber mit Gewichten trainieren oder aerobic-artige Übungen machen sollten, wie Laufen, Radfahren, Seilspringen usw. Meine Antwort ist immer dieselbe: Um das beste Ergebnis zu erreichen, tun Sie beides! Viele Studien haben gezeigt, dass eine Kombination beider

Trainingsformen die besten Resultate bringt. Bei KHK-Patienten zeigte sich beispielsweise bei denjenigen, die nach einem Aerobic-Training regelmäßig noch ein wenig mit Gewichten trainierten, eine größere Steigerung der Fitness, der Stärke, des Fettabbaus und Muskelaufbaus als bei den Patienten, die nur Aerobic machten.[6]

Sich bewegen, wenn man sich nicht bewegt

Das Ausmaß der täglichen körperlichen Aktivität zu steigern, kann manches zur eigenen Fitnessverbesserung beitragen. Zu Fuß zur Arbeit zu gehen oder mit dem Fahrrad zu fahren, zum Einkaufen zu gehen und die Einkäufe nach Hause zu tragen anstatt sie im Kofferraum des Autos zu verstauen sowie bei der Arbeit die Treppe statt des Aufzugs zu benutzen – all das sind praktische Methoden, wieder etwas sinnvolle Bewegung in Ihr Leben zu bringen.

Für Menschen, die in einem kalten Klima leben oder in einer Gegend wohnen, wo es gefährlich sein kann, allein unterwegs zu sein, gibt es andere Möglichkeiten. Heute kann man relativ günstig ein Standfahrrad kaufen, was es möglich macht, zu trainieren, während man die Lieblingssendung im Fernsehen anschaut oder die Lieblingsmusik hört. Wer in einem großen Mietshaus wohnt, bekommt ein wunderbares Fitnessgerät gratis geliefert: die Treppe! Springseile, Boxsäcke oder Fahrrad-Windtrainer (ein Gerät, mit dem man das normale Fahrrad in ein Standfahrrad verwandeln kann) sind andere kostengünstige Indoor-Alternativen. Für welche Art des Trainings man sich auch immer entscheidet: Wichtig ist, es zu tun, und zwar regelmäßig. In dem Moment, wo man mit dem Training beginnt, aktiviert man die Mechanismen, die den Körper fitter, schlanker und gesünder machen.

Vergessen Sie auch nicht, dass der Nutzen des Trainings schnell wieder verschwindet, wenn man damit aufhört. Studien mit Universitätsabsolventen haben ergeben, dass die sportliche Aktivität in der Jugendzeit keinen Schutz vor einem Herzinfarkt im späteren Leben gewährt; ehemalige Schulsportler haben nur dann ein entsprechend geringeres Risiko, wenn sie auch als Erwachsene ein hohes Niveau an körperlicher Bewegung beibehalten.[7] Patienten, die an einer randomisierten Bewegungsstudie teilgenommen hatten, wurden 19 Jahre lang weiter beobachtet, und dabei ergab sich, dass die anfängliche Senkung des Sterblichkeitsrisikos bei den Teilnehmern in der Bewegungsgruppe schrittweise nach Beendigung der Studie wieder zurückging.[8] Ihr alternden Sportskanonen, die Ihr heute so gerne damit angebt, was Ihr in Eurer Jugend für Supersportler wart – haltet den Mund, die Natur hört nicht zu! Wenn Ihr Krankheiten und einen frühen Tod verhindern wollt, dann müsst Ihr *jetzt* aktiv werden!

Bewegung: Jungbrunnen für das Herz?

Wie Bewegung eine gesunde Herzfunktion bewahren kann, wurde eindeutig anhand einer Studie belegt, bei der eine Gruppe von zwölf männlichen und weiblichen Leistungssportlern (Durchschnittsalter 67,8 Jahre) mit zwölf gesunden, körperlich untätigen älteren Männern und Frauen (Durchschnittsalter 69,8 Jahre) sowie 14 jungen, körperlich untätigen Kontrollprobanden (Durchschnittsalter 28,9 Jahre) miteinander verglichen wurde. Sechs der Sportler, die an Wettkämpfen von Schwimmen bis Leichtathletik teilgenommen hatten, gehörten zur nationalen Spitzenklasse, sechs waren Bezirksmeister in ihrer jeweiligen Sportart gewesen. Die körperlich untätigen Teilnehmer hatten ihr Leben lang kein regelmäßiges Ausdauertraining betrieben.

Forscher untersuchten die Funktion der linken Herzkammer – der Hauptpumpkammer des Herzens – bei allen drei Gruppen. Dabei stellte sich nicht nur heraus, dass bei den älteren, körperlich untätigen Personen die sogenannte Versteifung des Herzmuskels um 50 Prozent höher war als bei den Leistungssportlern, sondern auch, dass die Herzen der älteren ehemaligen Leistungssportler von denen der jüngeren Probanden nicht zu unterscheiden waren.[9]

Die Forscher erklärten: *»Es scheint, dass das lebenslange Training die Versteifung des Herzmuskels vollkommen verhindert hatte – und die galt doch als unausweichliche Konsequenz des Älterwerdens.«*[10]

Der schnelle Weg zur Fitness

Nun gut, Sie sind jetzt überzeugt, dass Bewegung notwendig ist – aber Sie beharren noch immer darauf, Ihr hektischer Tagesablauf ließe Ihnen nicht einmal die wenige von dem CDC und dem ACSM empfohlene Zeit übrig. Was wäre, wenn ich Ihnen nun sagte, dass Sie bei

Trainingseinheiten von nur *16 Minuten* Dauer zu einer exzellenten Verbesserung Ihrer Fitness gelangen könnten – besser als bei den normalen 60-minütigen Trainingseinheiten? Sie könnten mich für einen der üblichen Geschäftemacher halten, der völlig aus der Luft gegriffene Behauptungen über die Fitness anstellt, um Ihnen Ihr schwer verdientes Geld aus der Tasche zu ziehen. Mitnichten; eine hervorragende Verbesserung der Fitness lässt sich in der Tat durch 16-minütige Trainingseinheiten erzielen – und diese Einheiten erfordern nicht einmal die merkwürdigen, hochgepriesenen Geräte, die in den mitternächtlichen Verkaufssendungen beworben werden.

Beim *High Intensily Interval Training* (HIIT) werden kurze aber intensive Trainingsrunden mehrfach durchgeführt. Diese intensiven Runden werden von weit weniger intensiven Abschnitten abgelöst, die manche Forscher als »aktive Erholung« bezeichnet haben. Das vielleicht bekannteste HIIT-Programm ist das sogenannte Tabata-Protokoll, das Dr. Izumi Tabata am *National Institute of Fitness and Sports* in Tokio entwickelt hat. Dieses Tabata-Protokoll umfasst drei Phasen, die alle hintereinander ausgeführt werden. In der ersten Phase wird Fahrrad gefahren, und zwar vier Minuten lang bei nur 50 Prozent der maximalen Anstrengung. Darauf folgt eine Serie von acht Sprints, bei denen man 20 Sekunden lang so schnell wie möglich tritt. Diese 20-Sekunden-Sprints werden jeweils von einem aktiven Erholungsintervall von zehn Sekunden unterbrochen. Während dieser »Ruhe«-Zeit von zehn Sekunden tritt man weiter, aber nur mit 50 Prozent der maximalen Anstrengung. Nach dem achten und letzten Sprint radelt man weitere vier Minuten mit 50 Prozent der maximalen Anstrengung weiter.

Die Überlegenheit des HIIT wurde demonstriert, als Tabata körperlich aktive männliche Personen in zwei Gruppen einteilte, die sechs Wochen lang fünf Mal in der Woche trainierten. Eine Gruppe betrieb 60 Minuten lang ein Trainingsprogramm mäßiger Intensität (70 Prozent der maximal möglichen Sauerstoffaufnahme VO2max), die andere Gruppe betrieb Tabatas HIIT-Protokoll. Die Gruppe, die mit mäßiger Intensität trainierte, steigerte ihre aerobe Fitness, aber machte bei der anaeroben Fitness keinerlei Fortschritte (anaerobe Fitness bezieht sich auf die Energieproduktion ohne Sauerstoff durch die beteiligten

Muskeln). Die HIIT-Gruppe zeigte nicht nur eine größere Verbesserung in der aeroben Fitness, sondern steigerte auch ihre anaerobe Fitness um 28 Prozent.[11]

Das Tabata-Protokoll ist keineswegs das einzige HIIT-Programm*, das bei kontrollierten Studien seine Überlegenheit unter Beweis gestellt hat. Viele Forschungen zeigen, dass verschiedene HIIT-Arten zu einer deutlichen Fitnessverbesserung in kürzerer Zeit und mit geringerem Zeitaufwand führen.[12]

Intensive HIIT-Programme wie das Tabata-Protokoll sind allerdings *nicht* für Personen gedacht, deren Herz-Kreislauf-System durch eine Herzkrankheit angegriffen ist. Aber stabile KHK-Patienten können durchaus von moderateren HIIT-ähnlichen Protokollen profitieren. An einer Studie kanadischer Wissenschaftler nahmen 14 Männer mit einer Erkrankung der Koronararterien teil, die eine Bypass-Operation oder eine Angioplastik hinter sich hatten, die mindestens sechs Monate zurücklag. Diese Männer, die im Laufe dieser Studie ein 16-wöchiges Trainingsprogramm absolvierten, waren stabile, »hoch funktionale« Patienten – das heißt sie alle hatten negative Resultate beim Stressbelastungstest und eine dabei maximal erreichte Sauerstoffaufnahme (VO2peak) von einem metabolischen Äquivalent (MET) über neun. Zwei Mal in der Woche unternahm eine Gruppe ein zehnminütiges Aufwärmtraining, ein 30 Minuten währendes aerobes Training bei 65 Prozent der Herzschlag-/VO2-Reserve sowie ein Krafttraining mit Gewichten und schließlich eine zehnminütige Erholungsphase. Die HIIT-Gruppe durchlief dasselbe Aufwärm- und Krafttraining sowie dieselbe Erholungsphase, führte aber den aeroben Teil in Form von zweiminütigen Arbeitsphasen (85 bis 95 Prozent der Herzschlag-/VO2-Reserve) und einer anschließenden ebenfalls zweiminütigen Erholungsphase (35 bis 45 Prozent der Herzschlag-/VO2-Reserve) durch. Zusätzlich zu diesen Trainingseinheiten zwei Mal pro Woche absolvierten beide Gruppen noch drei Mal wöchentlich ein Ausdauertraining bei 60 bis 70 Prozent der Herzschlag-/VO2-Reserve.

---

* *Einige dieser Studien nutzten kürzere oder längere Belastungsperioden und längere Ruheperioden als das Tabata-Protokoll. Das optimale Verhältnis von Arbeit und Ruhe hängt von Faktoren wie dem Fitnessniveau und der Art der körperlichen Aktivität ab (für manche wird schnelles Laufen längere Ruheintervalle nötig machen als Sprint-Radfahren). Wer mit dem HIIT-Training beginnen möchte, für den ist das Tabata-Protokoll ein guter und klinisch erwiesener Einstieg.*

Nach 16 Wochen hatten beide Gruppen ihre Fitness gesteigert, aber die Verbesserung in der Zeit bis zur Erschöpfung war bei der HIIT-Gruppe deutlich größer. Auch der anaerobe Schwellenwert stieg bei der HIIT-Gruppe stärker an.[13] Es zeigte sich keine negative Auswirkung der Teilnahme an beiden Trainingsprogrammen, aber man darf nicht vergessen, dass alle Patienten für die Teilnahme ausgesucht und dann während der gesamten Studiendauer von professionellem Personal überwacht wurden. Wenn Sie KHK-Patient sind, dann machen Sie bitte *keine* »Selbstversuche« mit HIIT; ziehen Sie einen qualifizierten Hausarzt zurate, bevor Sie mit einem Trainingsprogramm beginnen.

Zu Beginn

Während der ersten Wochen Ihrer neuen Trainingsroutine bauen Sie Intensität und Dauer Ihrer neuen Trainingseinheiten langsam auf. Sie sollten sich in dieser Zeit darauf konzentrieren, Ihrem Körper die Chance zu geben, sich an die neuen Bewegungsmuster und physischen Anstrengungen zu gewöhnen, mit denen er es nun zu tun hat. In dem Maße, wie Ihre Fitness, Stärke und Beweglichkeit zunehmen, können Sie den Schwierigkeitsgrad Ihrer Übungen langsam steigern. Es wird dringend empfohlen, die Hilfe eines kompetenten und erfahrenen Trainers in Anspruch zu nehmen, wenn man mit einer unbekannten körperlichen Aktivität beginnt, denn ein Trainer kann Ihnen bei der richtigen Ausführung und Technik der Übungen helfen. Dem Anfänger sei auch das Buch *Building Strength and Stamina* von Wayne Wescott (*Human Kinetics*, 2003) empfohlen. Dieses leicht lesbare Buch vermittelt einfache, zeiteffiziente und effektive Strategien zur Verbesserung von Stärke und Ausdauer.

Vor anstrengenden körperlichen Aktivitäten, egal, ob Training mit Gewichten oder Holzhacken, wärmen Sie sich bitte *immer* auf. Reden Sie sich nicht ein, Sie hätten zum Aufwärmen keine Zeit; schränken Sie notfalls den anstrengenden Teil Ihrer Tätigkeit ein, aber beginnen Sie *nie* mit dem Training, ohne zuvor Ihren Körper auf die erhöhte physische Anstrengung vorzubereiten, die er zu leisten hat. Wenn Sie an einer Herzkrankheit leiden oder wenn bei Ihnen ein erhöhtes Risiko einer Herzkrankheit besteht, dann vermeiden Sie wann immer möglich hohe körperliche Belastungen am frühen Morgen direkt nach dem

Aufstehen. Wenn Sie am Morgen vor der Arbeit trainieren, dann versuchen Sie, in dieser Zeit moderate aerobic-artige Übungen zu machen, und versuchen Sie, Ihr intensiveres Herz-Kreislauf-Training und das Training mit Gewichten auf eine spätere Zeit am Tag oder auf die Wochenenden zu verlegen.

Wenn Sie mit dem aeroben Bewegungstraining beginnen, machen Sie den »Sprechtest«, um festzustellen, wie weit Sie sich dabei belasten sollten. Um diesen Test durchzuführen, üben Sie auf einem Niveau, auf dem eine Unterhaltung zwar anstrengend ist, aber nicht schwer wird. Als Wissenschaftler Probanden, die auf Laufrädern und Standfahrrädern trainierten, anwiesen, die »Sprechtest«-Richtlinien zu befolgen, machten sie die Beobachtung, dass die anschließende Trainingsintensität der Probanden fast exakt ihren Herz-Kreislauf-Grenzwerten entsprach.[14] Was das Training mit Gewichten angeht, sollte man sich in den ersten ein bis zwei Monaten auf die richtige Übungstechnik konzentrieren und dann das gehobene Gewicht schrittweise steigern. Anfänger sollten nicht versuchen, bis zum Punkt der vorübergehenden Muskelerschöpfung zu trainieren (das ist der Punkt, an dem die Übung nicht mehr korrekt fortgesetzt werden kann, so sehr man sich auch bemüht), bis sie die erforderliche Kondition erreicht haben und die Technik beherrschen.

Anscheinend gesunde, aber relativ inaktive Personen über 40 sollten sich dringend von ihrem Arzt untersuchen lassen, bevor sie ein ehrgeiziges Trainingsprogramm beginnen. Personen aller Altersstufen, die entweder rauchen, an Diabetes oder Bluthochdruck leiden, oder in deren Familie es Fälle von Herzkrankheit oder andere chronische Krankheiten gegeben hat, sind ebenfalls gut beraten, sich von ihrem Arzt grünes Licht geben zu lassen. Es ist besonders für Personen mit einer bekannten früheren Herzkrankheit oder anderen Herzproblemen wichtig, eine ärztliche Untersuchung durchführen zu lassen, zu der ein schrittweiser Belastungstest gehören sollte, bevor man sich auf anstrengende körperliche Belastungen einlässt.

»Sie müssen akzeptieren, dass Sie ein Mal die Taube sind,
und ein anderes Mal die Statue.«
UNBEKANNTER AUTOR

KAPITEL 29

KEINE SORGE

Dem Stress die Spitze nehmen

Ob wir die negativen Folgen von Stress abwehren können, darüber entscheidet nicht nur die Häufigkeit oder Schwere emotionaler Belastungen im Leben, sondern auch, ob wir damit umgehen können. Menschen reagieren ganz unterschiedlich auf Stresssituationen; eine Unbill, über die der eine kaum die Stirn runzeln würde, kann den anderen zur Raserei treiben. Bei Letzterem gibt es vielleicht einige tiefsitzende emotionale und psychologische Probleme, die dringend aufgearbeitet werden müssen, und solch ein Prozess kann Jahre dauern. Derartige Probleme löst man nicht dadurch, dass man irgendwelche Pillen einwirft oder sich »herzgesund« ernährt; das ist einer der Gründe, warum die normalen Gesundheitsbehörden sich bisher kaum um die Bedeutung von Stress gekümmert haben. Es ist doch viel einfacher und profitabler, die Öffentlichkeit für cholesterinsenkende Medikamente und die Segnungen fettarmer Lebensmittel zu gewinnen.

In diesem Kapitel werden wir durch Forschungen belegte, nichtmedikamentöse Methoden zur Stressbekämpfung kennenlernen. Wir werden zu diesem Zweck zunächst einige wichtige psychosoziale Vorgehensweisen betrachten und später sehen, wie man dem Stress mit Ernährung und veränderter Lebensweise beikommen kann.

Psychosoziales Eingreifen zur Stressbekämpfung

Konzentrieren Sie sich weniger auf materielle Ziele, sondern mehr auf Familie und Freunde. Ich habe nichts gegen materiellen Wohlstand und möchte mich nicht den Massen der Heuchler anschließen, die aus der Luxusperspektive ihrer klimatisierten, gut ausgestatteten Wohnung gegen die »Übel« des Materialismus wettern. Es ist aber nicht richtig, dem Erwerb solchen materiellen Besitzes zu viel Bedeutung beizumessen oder sich gar finanziell zu übernehmen. Von früher Jugend an überschüttet uns unsere konsumfixierte Kultur mit einer wahren Marketing-Sintflut, die darauf angelegt ist, dass wir uns völlig minderwertig fühlen, wenn wir uns nicht die neuesten Geräte und das nötige Zubehör kaufen. Nur allzu häufig sind ein hoher Schuldenberg und ständige Geldsorgen die Quittung dafür, dass wir diesen cleveren Manipulationsstrategien erliegen.

Geldprobleme sind ein wichtiger Grund für psychologischen Stress, der sich leicht vermindern ließe, wenn die Menschen ihre Kaufentscheidungen ein wenig mehr bedächten. Muss man sich denn wirklich in Schulden stürzen, um den neuesten Geländewagen oder ein größeres Haus zu besitzen – besonders dann, wenn das Auto und das derzeitige Domizil bereits voll und ganz unsere Bedürfnisse erfüllen?

Aber nicht nur die großen Anschaffungen bringen die Menschen in finanzielle Schwierigkeiten – die auflaufenden Kosten kleiner, häufiger und unnötiger Ausgaben können enorm sein. Wenn man regelmäßig raucht, ein oder zwei Gläser Alkohol pro Tag trinkt oder wiederholt unwichtige Gespräche auf dem Handy führt, dann wirft man das Geld buchstäblich zum Fenster hinaus. In dem Buch *Getting Rich in America* beschreiben Dwight R. Lee und Richard B. McKenzie, welche finanziellen Vorteile es für einen 18-Jährigen haben kann, nicht zu rauchen. Wenn dieser junge Mensch die 2,25 Dollar, die er täglich für Zigaretten ausgibt, in einen Fonds mit einer jährlichen Rendite von acht Prozent einzahlt, dann wird er im Alter von 67 Jahren 435 000 Dollar gespart haben! Diese Zahl rechnet noch nicht einmal ein, dass der Zigarettenpreis steigen kann, und er sagt nichts über die steigenden Arztrechnungen, die sich oft nach jahrelangem Rauchen anhäufen.[1]

Zusätzlich dazu, dass sie uns finanziell belastet, lenkt uns die übertriebene Konzentration auf materielle Errungenschaften oft von den Dingen ab, die am wichtigsten sind – unsere Familie und Freunde. Wenn Sie am Ende über Ihr vergangenes Leben nachdenken, werden Sie sich dann etwa dafür verwünschen, dass Sie nicht genug gearbeitet haben, um einen größeren Fernseher zu kaufen – oder dafür, nicht genug Zeit mit Ihren Kindern verbracht zu haben? Anders als Autos, elegante Kleidung oder Geräte, sind Ihre Familie und Ihre engen

Freunde unbezahlbar und unersetzlich – vernachlässigen Sie diese nicht, und auch nicht Ihren eigenen Charakter, nur um größere und teurere Spielsachen zu besitzen.

Lernen Sie nein zu sagen. Der Tag hat nur 24 Stunden; wer sich Aufgaben vornimmt, die in dieser Zeit in einem vernünftigen Tempo einfach nicht zu schaffen sind, der begibt sich auf einen Weg, der mit Sicherheit zum Burnout führt. Machen Sie eine Aufstellung Ihrer derzeitigen Verpflichtungen und schauen Sie, ob Sie nicht weniger Termine pro Tag wahrnehmen können, anstatt sich immer noch mehr aufzuhalsen.

Verbringen Sie wertvolle Zeit mit wertvollen Menschen. Langfristige Prospektivstudien haben ergeben, dass Menschen mit mehr sozialen Kontakten und Aktivitäten weit seltener im Beobachtungszeitraum sterben als sozial isolierte Menschen, selbst wenn man die ökonomische Lage und das Gesundheitsverhalten mit einbezieht.[2,3]

Bevor Sie sich aber nun daranmachen, ein riesiges, rekordverdächtiges Netz gesellschaftlicher Kontakte aufzubauen, bedenken Sie, dass es nicht nur darum geht, wie groß der gesellschaftliche Kreis ist, sondern welcher Art diese Beziehungen sind. Soziale Beziehungen, die von negativem, kritischem und/oder anstrengendem Umgang bestimmt sind, sind buchstäblich Gift; ein solcher gesellschaftlicher Umgang geht mit erhöhten Katecholaminwerten, beschleunigtem Herzschlag und erhöhtem Blutdruck sowie einer gestörten Funktion des Immunsystems einher, während ein positiver, unterstützender gesellschaftlicher Umgang das genaue Gegenteil bewirkt.[4]

Wer lange genug mit negativ gestimmten Menschen herumhängt, der wird mit hoher Wahrscheinlichkeit auch negativ gestimmt; das Elend liebt Gesellschaft. In der Welt allein zu sein, kann bedrückend sein, aber das heißt nicht, dass man sich mit zweitklassiger Gesellschaft abfinden muss. Wenn Ihre Bekannten Sie immer wieder auf Ihre Fehler hinweisen, nur um sich selbst mit ihren eigenen Mängeln besser zu fühlen, oder Sie immer wieder über vergangenen Schmerz oder erlittenes Unrecht, das längst vergessen sein sollte, in Rage bringen, dann ist es Zeit für Sie, sich bessere Gesellschaft zu suchen.

Seien Sie glücklich – das ist gesund! Dr. Sheldon Cohen und sein Team von der Psychologischen Fakultät der *Carnegie Mellon Univer-*

sity verabreichten vielen hundert gesunden freiwilligen Probanden Nasentropfen, die Rhinoviren enthielten und beobachteten dann unter Quarantäne, ob sie eine Erkältung entwickelten. Die Forscher kamen zu der Erkenntnis, dass bei den Probanden mit einer positiven emotionalen Herangehensweise ein dreifach geringeres Erkältungsrisiko bestand als bei den Probanden mit negativen emotionalen Neigungen.[5]

Konfrontiert mit einer chronischen Krankheit werden manche verständlicherweise entmutigt. Andere behalten dagegen ihre optimistische Haltung, versuchen, die Krankheit unter Kontrolle zu bringen und ihr eigenes Selbstwertgefühl wiederherzustellen oder gar zu stärken. Unter Patienten, die erfolgreich mit einer Ballonangioplastie (einem Verfahren zur Weitung verengter Arterien) behandelt wurden, bestand bei denjenigen, die von Optimismus geprägt waren, ein deutlich geringeres Risiko, dass die arterielle Erkrankung fortschritt oder weitere chirurgische Maßnahmen erforderte, als bei denen mit einer negativeren Haltung.[6]

Zeigen Sie Eigeninitiative. Wer mit Schwung und Initiative an das Leben herangeht, wer wichtige Entscheidungen nach sorgfältiger Überlegung fällt, der vermindert das Risiko, sich auf kostspielige, unangenehme oder gar fatale Abenteuer einzulassen. Um diesen Punkt deutlich zu machen, wollen wir das Prinzip auf eine Situation anwenden, in der sich viele irgendwann im Leben befinden – die Entscheidung, ein neues Haus zu kaufen. Wenn Sie auf der Suche nach einem neuen Heim ein schönes Haus in einer scheinbar schönen Gegend zu einem sehr günstigen Preis angeboten finden, freunden Sie sich dann sehr schnell mit dem Gedanken an, es zu besitzen und machen ganz schnell ein Angebot? Oder lassen Sie das Anwesen erst von einem unabhängigen Fachmann untersuchen und einen ausführlichen und detaillierten Bericht über die Bausubstanz erstellen? Sprechen Sie mit den Menschen in der Nachbarschaft oder mit anderen, die diese Gegend kennen? Solche vorhergehenden Untersuchungen können Sie davor schützen, dass Sie erst zu spät erkennen, dass Ihre neuen Nachbarn stur sind und sich eine wahre Freude daraus machen, Sie um zwei Uhr morgens mit den sanften Tönen einer Metal-Band zu beschallen, oder dass die Straße vor diesem Haus öfter als Strecke für ein Autorennen Jugendlicher herhalten muss. Die Inspektion durch einen qualifizierten Fachmann kann Ihnen Reparaturkosten in fünfstelliger Höhe sowie jahrelange Reue und endlose und unergiebige Gerichtsverfahren ersparen.

Wenn Sie diesen Grundsatz bei großen Anschaffungen, Investitionen oder geschäftlichen Unternehmungen anwenden, oder auch dann, wenn Sie eine neue Beziehung eingehen, kann Ihnen das künftigen Stress ersparen. Wenn Sie Entscheidungen treffen, die Ihr Leben verändern, dann handeln Sie umsichtig und tun nichts Überstürztes.

Lernen und praktizieren Sie Eigenverantwortung. Eigenverantwortung galt in Amerika einst als Tugend, aber die heutigen »Intellektuellen« und Gesellschaftskommentatoren haben mittlerweile viele Menschen von der Auffassung überzeugt, Eigenverantwortung sei ein überholtes Konzept, das nur von herz- und rücksichtslosen Ultrakonservativen vertreten werde. Wir sollen uns vielmehr als Opfer fühlen und jemanden oder auch etwas finden, den oder das wir für unser Unglück verantwortlich machen können. Diese philosophische Bankrotterklärung hat dazu geführt, dass unsere heutige Gesellschaft von einem Übermaß an Sozialhilfe und einer unglaublichen Prozesswut geprägt ist.

Im Leben kann man nicht ausschließen, einmal Pech zu haben, aber wenn man die Verantwortung für das eigene Handeln akzeptiert, anstatt ständig zu versuchen, jemand anderen oder die äußeren Umstände für Probleme verantwortlich zu machen, dann gibt das einem sofort ein Gefühl von Stärke, das einem das Leben erleichtert. Anstatt ungünstige Umstände einfach hinzunehmen, beginnt man nun, sich das Wissen anzueignen, diese Umstände zu verändern oder besser damit umzugehen. Man überprüft sein eigenes Verhalten und Denken, um zu sehen, welche Rolle diese Faktoren dabei gespielt haben, dass sich die Dinge so entwickelt haben, und bekommt ein Verständnis dafür, was man tun kann, um die künftige Entwicklung positiv zu beeinflussen. Und mit einer solchen Herangehensweise entwickeln sich Charakter, Widerstandsfähigkeit, Selbstvertrauen und Effektivität sprungartig.

Hingegen wird die Überzeugung, alle Ihre Probleme bestünden aufgrund einer äußeren Einwirkung, schon bald zu einer sich selbst bewahrheitenden Vorhersage; wie ein steuerloses Schiff in aufgewühlter See werden Richtung, Entwicklung und Ergebnisse tatsächlich überwiegend von Kräften bestimmt, über die Sie wenig Kontrolle haben.

Es ist kein Zufall, dass Menschen, die sich für Opfer der Umstände halten, oft mehr vom »Pech« verfolgt sind als andere, die einen eigenverantwortlichen Weg einschlagen. Solche Menschen fühlen sich eher machtlos hinsichtlich des Verlaufs ihres Lebens. Bestenfalls sind diese Menschen anfälliger für häufige depressive Verstimmungen, Launen, Wut und Frustration; im schlimmsten Fall erscheint Selbstmord oft als realer Ausweg aus ihrer Hilflosigkeit.

Anstatt zu jammern *»Warum gerade ich?«*, wenn einen das Unglück trifft, gewöhnen Sie sich an, produktivere Fragen zu stellen, etwa: *»Was kann ich tun, damit dies nicht wieder passiert?«* oder: *»Wie kann ich jetzt, da es einmal passiert ist, damit fertigwerden?«* Hören Sie damit auf, diese nutzlosen Horoskope zu lesen und übernehmen Sie die Gestaltung Ihrer Ziele lieber selbst!

Wenn Sie niedergeschlagen sind, werden Sie aktiv! In ihrem Buch *Managing Your Mind* behaupten Gillian Butler und Tony Hope, Ablenkung sei die erste Verteidigungsmaßnahme gegen eine Depression. Sie sagen: *»Beschäftigen Sie Ihren Geist mit etwas anderem und machen Sie mal eine Pause damit, sich ständig mit unglücklichen Gedanken zu beschäftigen.«*[7]

Vor vielen Jahren verlor einer meiner mir nahe stehenden Cousins, der sechs Jahre lang ein Vorzeigeangestellter bei seiner Firma gewesen war, nach einem heftigen Streit mit seinem neuen Vorgesetzten, einem streitsüchtigen Menschen, der später selbst vom Vorstand des Unternehmens gefeuert wurde, seinen Arbeitsplatz. Die Ängste meines Cousins nahmen noch zu, als er sich kurze Zeit darauf von seiner langjährigen Freundin trennte. Er verfiel für längere Zeit in eine Melancholie, die von Phasen der Verzweiflung, Wut und des Selbstmitleids geprägt war. Monatelang war dieser vorher so optimistische junge Mann eine wandelnde Schlechtwetterfront und verbreitete überall, wo er ging und stand, eine Untergangsstimmung.

An einem Sommertag, als ich gerade zu einer Radtour aufbrechen wollte, kam dieser Cousin zu mir zu Besuch. Seine trübe Stimmung war wieder voll ausgebrochen, aber nach einigem guten Zureden überzeugte ich ihn, das Rad meines Bruders zu nehmen und mit mir zu kommen. 30 Minuten später hatten wir einen besonders steilen Hügel zur Hälfte bewältigt, als mein erschöpfter Freund mir bedeutete, er solle vielleicht besser umkehren und wieder nach Hause fahren. Ich will meine Antwort hier nicht wörtlich wiedergeben, aber ich gab ihm deutlich zu verstehen, dass seine Männlichkeit ernstlich infrage gestellt wäre, wenn er es nicht schaffte, bis auf den Gipfel mit hinaufzufahren.

Mein Vetter war vielleicht deprimiert, aber als Weichei wollte er sich nun doch nicht bezeichnen lassen – er ging aus dem Sattel und trat nun mit neuer Kraft in die Pedale, so, als wolle er buchstäblich den monatelangen Stress aus seinen Beinen schütteln und an die Straße abgeben. Als ich neben ihm her radelte und ihn anstachelte, hörte ich etwas, das ich seit Monaten nicht mehr von ihm gehört hatte; zwischen Belanglosigkeiten und schwerem Atem hörte ich meinen Vetter *lachen!*

Als wir nach Hause zurückkehrten, gestand mein Cousin, dass er vergessen hatte, wie gern er vorher auf seinem Fahrrad in den Bergen verschwunden war. Er ging nach Hause, holte sein Fahrrad aus der Garage und richtete es wieder vollständig her. Und während er so damit beschäftigt war, sein Fahrrad zu reparieren, Teile und Zubehör einzukaufen und sich wieder in der Welt des Radsports umzusehen, verzog sich langsam die graue Wolke, die monatelang über seinem Kopf geschwebt hatte. Als er sich in seiner wiedererwachten Leidenschaft für das Fahrradfahren versteckte, hörte er auf, sich nur mit seiner Enttäuschung über den verlorenen Arbeitsplatz und die ehemalige Freundin zu beschäftigen. Innerhalb weniger Wochen hatte er wieder zu sich selbst gefunden und war umgänglich und fröhlich wie vor seiner Krise.

Falls tiefe Verzweiflung und Selbstmitleid Sie also wieder einmal befallen sollten, stürzen Sie sich in eine konstruktive Aktivität, die Sie von den Sorgen, die Sie belasten, ablenkt. Vielleicht ist es das Letzte, an das Sie derzeit denken, aber wenn Sie die Energie aufbringen, anzufangen, dann ist die Rückkehr zu einer positiveren Haltung vielleicht schon in Sicht.

Werden Sie lockerer! Wie wir schon in Kapitel 14 gesehen haben, leben wütende Menschen oft weniger lang. Wenn Sie zu den Wüterichen gehören, die sich über den Autofahrer vor sich fürchterlich aufregen und ihm die Pest an den Hals wünschen, weil er die Frechheit besitzt, die Geschwindigkeitsbegrenzung einzuhalten – oder, was der Himmel verhüten möge, fünf Kilometer die Stunde zu langsam fährt, wenn Sie auf dem Weg zur Arbeit spät dran sind –, dann ist es Zeit, das eigene Verhalten zu ändern. Das Gleiche gilt, wenn Sie sich häufig furchtbar darüber aufregen, dass die Ehefrau, die Kinder, Freunde, Kollegen, Angestellte, Verkäufer, Telefonvermittler, Kunden usw. usf. die Dinge nicht immer genauso sehen wie Sie und/oder nicht immer gleich losstürzen, um Ihre Forderung zu erfüllen.

Ob Sie es glauben oder nicht: Auch andere Menschen haben ihre Sorgen. Wir alle sind das Produkt einer einzigartigen Mischung von Lebenserfahrung, genetischer Veranlagung, Einfluss der Eltern, der Erziehung und der Umgebung. Jeder Einzelne von uns hat seine einzigartigen Ziele, Wünsche, Sorgen, Talente, Vorlieben oder Abneigungen. Das Leben in solch einem Potpourri individueller Unterschiede hat unvermeidlich auch seine härteren Momente. Ein völlig konfliktfreies Leben wäre nur in einer Welt wesenloser Automaten möglich, in der wohl kaum jemand gern leben möchte.

Bevor Sie das nächste Mal wieder in Wut ausbrechen, wenn jemand zufällig auf Ihre Fahrspur überwechselt, dann erinnern Sie sich vielleicht besser daran, wie oft Sie genau das Gleiche getan haben (und das auch sehr wohl wissen)!

Damit soll nun nicht gesagt sein, dass wir uns mit jeglichem unvernünftigen Verhalten anderer Menschen abfinden sollten, und es soll schon gar nicht heißen, dass wir böswillige Handlungen ignorieren sollten, die unser physisches, geistiges oder finanzielles Wohlergehen bedrohen. Die Menschen sollten so lange tun und lassen dürfen, was sie wollen, wie ihre Handlungen nicht das Recht anderer einschränken, es ebenso zu tun. Ihr Nachbar darf in seiner Wohnung die Musik hören, die Ihnen missfällt, aber wenn er Sie des Nachts nicht schlafen lässt, weil er seine Lieblingsstücke bei voller Lautstärke abspielt, dann ist es Ihr gutes Recht, auf Ruhe zu pochen. Und was das angeht:

Seien Sie bestimmt und bedenken Sie, mit wem Sie Streit anfangen. Unnötige Konflikte zu vermeiden, hilft Stress zu vermindern, aber das heißt nicht, dass Sie nun übervorsichtig auf Zehenspitzen durchs Leben schleichen sollten, nur um niemandem in die Quere zu kommen. Sich in einen wandelnden Fußabstreifer zu verwandeln, hilft vielleicht kurzfristig Konflikte zu vermeiden, aber unter Ihrer gefälligen Oberfläche brodeln dann langsam Frustration und Wut. Und nur allzu oft explodiert dieses unterdrückte Gefühl auf spektakuläre Weise, bricht sich in Form chronischer Krankheiten, Gewalttätigkeit und potenziell fatal riskantem Verhalten Bahn.

Lernen Sie die Kunst der rationalen Durchsetzungsfähigkeit. Lassen Sie sich nicht von anderen schikanieren, aber behandeln Sie Ihrerseits auch nicht jedes negative Ereignis so, als sei Ihr Leben unmittelbar bedroht. Ich habe einmal in einem Fitnessstudio gearbeitet, wo Kunden, die mit ihrem Mitgliedsbeitrag in Verzug waren, routinemäßig eine Mahnung erhielten. Da viele dieser Kunden sehr beschäftigt waren und einfach nur vergessen hatten, ihre Schulden zu bezahlen, waren diese Erinnerungsschreiben in einem möglichst freundlichen Ton verfasst. Deshalb reagierten die meisten Empfänger auch ziemlich positiv auf diese freundliche Zahlungserinnerung.

Eine deutliche Ausnahme war ein extrem zorniger Herr, der eines Tages in das Studio stürmte und die verdutzte Empfangsdame bedrohte und unflätig beschimpfte, während er wie wild mit einer Zahlungserinnerung herumwedelte, die seine Frau wenige Tage zuvor erhalten hatte. Die Empfangsdame beruhigte ihn etwas und rief dann einen Mitarbeiter aus der Verwaltung, der die Sache prüfte und merkte, dass die Erinnerung irrtümlich verschickt worden war. Der Mitarbeiter versicherte dem Herrn in höflichem Ton, dass die Unterlagen in der Tat die pünktliche Zahlung belegten und entschuldigte sich für das Missgeschick.

Das Problem war ein einfacher Fehler, der innerhalb von Minuten behoben war. Das hätte man genauso leicht bewerkstelligen können, wenn der Betroffene ruhig geblieben wäre. Hätte er seinen Verstand etwas umsichtiger gebraucht, hätte er erkannt, was die meisten Beteiligten in derselben Lage erkannten: ein relativ harmloses Erinnerungsschreiben. Aber er ließ seinen irrationalen Tendenzen freien Lauf, was eine Urangst-Reaktion auslöste, aufgrund derer er sich ungerechtfertigt bedroht fühlte. Daher kam seine Überreaktion, Kanonen aufzufahren, wo ein Pusterohr mehr als ausgereicht hätte. Langfristig macht Sie solches Verhalten zum Gespött, aber nicht nur das: Es ist eine ausgezeichnete Methode, um den Blutdruck hochzutreiben und Krankheiten zu fördern. Wenn Sie also das nächste Mal eine letzte Mahnung erhalten oder eine Rechnung für etwas, das Sie Ihrer Erinnerung nach nicht gekauft haben, handeln Sie nicht wie ein in die Ecke gedrängtes Tier. Atmen Sie tief durch und überlegen Sie dann, wie Sie das Problem ruhig und mit Bedacht lösen können. Sparen Sie sich die schwere Artillerie für die Fälle, wo Sie sie wirklich brauchen.

Änderung von Ernährung und Lebensstil

Der beste Weg, die schädliche Wirkung von chronischem Stress zu mindern, ist, ihn von vornherein zu vermeiden. Natürlich ist das einfacher gesagt als getan, wenn das Leben nun einmal so ist, dass es einen am liebsten dann in den Allerwertesten zwickt, wenn alles scheinbar glatt geht. Jetzt folgen einige einfach umzusetzende Veränderungen, die den Stress vermeiden helfen und darüber hinaus auch seine Wirkung vermindern, wenn das Kind bereits in den Brunnen gefallen ist.

Bewegen Sie sich! Es ist allgemein bekannt, dass bei energischem Bewegungstraining natürliche Schmerzmittel, die sogenannten Endorphine, freigesetzt werden, die zu einem Gefühl von Euphorie und Gelöstheit führen. Forschungen haben ergeben, dass Bewegung einen ähnlichen – wenn nicht sogar höheren – stimmungsaufhellenden Effekt hat wie Antidepressiva und Entspannungstechniken wie das Meditieren.[8–10]

Bei einer neueren Untersuchungsreihe mit Patienten mit schwerer Depression wurde Bewegungstraining über einen Zeitraum von 16 Wochen mit dem oft verschriebenen antidepressiven Medikament Zoloft verglichen. Die Trainingsgruppe nahm an drei beaufsichtigten Trainingseinheiten pro Woche teil (jeweils zehn Minuten Aufwärmen, 30 Minuten Dauerjoggen oder -walken gefolgt von fünf Minuten aktiver Erholung). Zwar zeigte Zoloft zunächst eine raschere Wirkung, aber nach 16 Wochen gab es in beiden Gruppen genauso viele Patienten, die das Kriterium einer schweren Depression nicht mehr erfüllten.[11] Sechs Monate nach Beendigung der Studie gab es bei denjenigen, deren Zustand sich verbessert hatte, eine deutlich geringere Rückfallrate in der Trainingsgruppe als in der Zoloftgruppe. Darüber hinaus bestand bei denjenigen, die ihr Bewegungstraining auch nach dem Ende der Studie fortgesetzt hatten, nach dieser Zeit ein nur halb so hohes Risiko der Diagnose »Depression«.[12]

Falls Sie nicht sicher sind, ob Sie lieber aeroben oder anaeroben Trainingsarten den Vorzug geben sollten: Eine Zwei-Monats-Studie norwegischer Forscher hat ergeben, dass bei depressiven Patienten beide Arten zu einer ähnlichen und deutlichen Verbesserung ihres Zustands führten.[13]

Vermeiden Sie fettarme Ernährung. In Kapitel 3 haben wir bereits erfahren, dass fettarme Diäten bei Versuchen an Affen und mit Menschen zu einer deutlichen Stimmungsverschlechterung und wachsender Feindseligkeit geführt haben.[14,15] Diese unerwünschte Wirkung zeigte sich bei gesunden, psychisch robusten freiwilligen Probanden; Patienten mit einer vorangegangenen Depression oder aggressivem Verhalten sollten fettarme Diätpläne besonders meiden.

Vermeiden Sie cholesterinsenkende Medikamente. Die epidemiologische Verbindung zwischen niedrigen Cholesterinwerten und Depression, Selbstmord und anderen Formen gewaltsamen Todes ist gut dokumentiert. Cholesterinsenkende Mittel können bei anfälligen Personen auch die Stimmungslage verschlechtern (siehe Kapitel 3).

Vermeiden Sie niedrigen Blutzucker. Wenn Sie einmal einen Diabetiker erlebt haben, der einen schweren Anfall von Unterzuckerung hatte, dann wissen Sie, dass ein niedriger Blutzuckerwert sehr schnell selbst bei den friedfertigsten Menschen ein extrem unwirsches Benehmen auslösen kann. Zwar werden nur die wenigsten Nichtdiabetiker je das beängstigende Gefühl einer schweren Unterzuckerung erleben, aber die meisten Menschen erleben eine subtilere und heimtückischere Form von niedrigem Blutzucker – wie nach Crashdiäten oder nach dem Verzehr von zu viel Kohlehydraten. Letzteres führt anfänglich zu einer übermäßig hohen Glukosekonzentration, auf die die Bauchspeicheldrüse oftmals »überreagiert« und übermäßig viel Insulin ausschüttet, was dann den Blutzuckerwert sehr schnell auf Werte unter Normalniveau senkt. Diese als *reaktive Hypoglykämie* bekannte Situation kann durchaus zu einer emotionalen Achterbahnfahrt führen, bei der sich jemand in einem Moment sehr gut fühlt, aber 30 Minuten nach dem Essen schlapp, launisch und empfindlich ist.

Nehmen Sie Ihr Fischöl ein. Nach Ansicht von Wissenschaftlern kann eine Veränderung der Fettsäurenzusammensetzung der Zellmembran von Nerven- und Hirnzellen durch eine Störung des Verhältnisses zwischen Omega-6 und Omega-3 die Übertragung von Serotonin negativ beeinflussen. Serotonin ist ein wichtiger Neurotransmitter, der an der Regulierung von Stimmung und Schlaf maßgeblich beteiligt ist. Epidemiologische Studien haben ergeben, dass ein höherer Omega-3-Verzehr mit seltenerem Auftreten von Depression, Feindseligkeit, Winterdepression (SAD) und sogar Totschlag in Verbindung steht.[16–21] Diese Verbindung unterstützen auch Doppelblindstudien mit Omega-3-Fettsäuren, bei denen sich eine deutliche Zustandsverbesserung bei Depressiven, Patienten mit einer bipolaren Störung beziehungsweise manisch-depressiven Erkrankung und selbst bei Schizophrenen ergeben hat.[22–25]

Japanische Forscher untersuchten bei einer Studie mit Medizinstudenten die Wirkung von Fischöl auf psychologischen Stress. Die Studie begann während der Sommerferien der Studenten und endete drei Monate nach ihrem Jahresabschlussexamen. Psychologische Tests an Kontrollprobanden während der Examenszeit ergaben verschiedene Formen von »Extra-Aggression« (aggressives Verhalten gegen andere). Als die Forscher die Probanden, die Fischöl eingenommen hatten, untersuchten, fanden sie keinen entsprechenden Anstieg – ihr Aggressionsniveau war in dieser sehr anstrengenden Zeit genauso hoch wie während der Ferien![26] Bei einem anderen in Japan stattfindenden Experiment verabreichten die Forscher Medizinstudenten in einem Doppelblindverfahren randomisiert entweder Docosahexaensäure (DHA), eine der im Fischöl gefundenen Fettsäuren, die ein wichtiger Bestandteil des Gehirngewebes ist, oder ein Placebo. Die Probanden nahmen die Tabletten neun Wochen lang ein, und in dieser Zeit absolvierten sie über 20 stressintensive Schlussexamina. Bei der Gruppe, die DHA einnahm, war die Noradrenalinkonzentration deutlich niedriger, was darauf hindeutet, dass diese Fettsäure tatsächlich helfen kann, einige der hormonalen Effekte von Stress zu lindern.[27]

Als italienische Forscher gesunden Probanden über einen Zeitraum von 35 Tagen Fischöl verabreichten, ergab sich bei einem psychologischen Profil dieser Personen eine deutliche positive Veränderung in Bezug auf Vitalität, Wut, Angst, Verwirrung, Depression und Erschöpfung. Bei den Probanden, die ein Placebo oder Olivenöl erhalten hatten, zeigten sich solche Veränderungen nicht.[28]

Vermeiden Sie Partydrogen, und halten Sie Ihren Alkoholkonsum so niedrig wie möglich. Alkohol und illegale Drogen werden zumeist eingenommen, um sich zu »entspannen«, aber als Mittel zum Stressabbau sind sie völlig ungeeignet. Sie können zwar kurzfristig die Flucht aus der Realität erleichtern, aber sie tun nichts, um die ursprüngliche Stressquelle zu beseitigen und richten oft noch mehr psychologisches Unheil an, weil sie zu Abhängigkeit, sozialer Isolierung und Gesundheitsschädigungen führen. 1997 berichtete die US-Gesundheitsministerin Donna E. Shalala: *»Etwa 14 Millionen Amerikaner – fast zehn Prozent der Erwachsenen – erfüllen das diagnostische Kriterium für Alkoholmissbrauch und Alkoholismus«.*[29] Wie wir im nächsten Kapitel sehen werden, sind die potenziellen gesundheitlichen Folgen dieser »gesellschaftlich akzeptierten« Drogen wie Alkohol gar nicht komisch. Wenn Ihnen wirklich etwas an Ihrer Gesundheit liegt, dann gibt es weniger giftige Methoden, sich zu entspannen.

Beschäftige dich damit

Die Behörden haben viel zu lange die Frage von Stress als zu schwierig beiseite geschoben – tun Sie das nicht auch. Psychologischer Stress wirkt sehr stark auf die Gesundheit von Herz und Kreislauf, und niemand, dem es auch nur im Geringsten ernst damit ist, die Herzkrankheit zu bekämpfen, kann es sich leisten, die Wichtigkeit von Stress zu unterschätzen.

»Das erste Glas dient der Gesundheit, das zweite dem Spaß,
das dritte der Scham, das vierte dem Wahnsinn.«
Sir Walter Raleigh

KAPITEL 30

WAS IST MIT DEM ALKOHOL?

Ist das Trinken wirklich gut für Ihr Herz?

Eine Diskussion über Ernährung und Herzkrankheit wäre nicht vollständig, ohne die Frage des Alkohols anzusprechen. Für viele klingt es zu schön, um wahr zu sein, wenn behauptet wird, mäßiges Trinken könne das Risiko einer Herzerkrankung senken. Ist das so?

Alles andere als harmlos

Zuallererst ist zu betonen, dass Alkohol potenziell *enorm* zerstörerisch wirken kann. In den USA liegen alkoholbezogene Todesfälle an dritter Stelle der Todesursachen; Alkohol fordert dort jedes Jahr fast 110 000 Menschenleben – vier Mal so viele wie der Konsum illegaler Drogen![1,2] Weltweit steht Alkohol als Grund für Behinderungen an vierter Stelle, dies betrifft fast 16 Millionen Menschen.[3] Lassen Sie sich nicht täuschen: Jedes Jahr bringt der Alkohol unsagbares Leid, Krankheit und vorzeitigen Tod über viele Millionen Menschen auf der ganzen Welt.

Wie viel Alkohol kann man gefahrlos konsumieren?

Regierungen und Gesundheitsbehörden in aller Welt haben versucht, die erschreckend hohe Erkrankungs- und Todesrate aufgrund übermäßigen Alkoholkonsums dadurch einzudämmen, dass sie Richtlinien für einen sicheren Alkoholkonsum aufgestellt haben. Tabelle 30a zeigt die empfohlene Höchstmenge des täglich konsumierten Alkohols, die das US-Gesundheitsministerium veröffentlicht hat.

Sind diese Obergrenzen zu großzügiq bemessen?

In einem gemeinsamen Papier mit dem Titel »Alkoholbezogene Morbidität und Mortalität« haben amerikanische, kanadische und schwedische Forscher gemeinsam die Literatur durchforstet, um das Risiko bestimmter Erkrankungen bei unterschiedlich hohem Alkoholgenuss einschätzen zu können. Das Ergebnis ihrer Nachforschungen wird in Tabelle 30b wiedergegeben. Von den wenigen bemerkenswerten Ausnahmen wie KHK, Schlaganfall und Diabetes einmal abgesehen, erhöht ein Drink mehr pro Tag das Risiko bei allen anderen schweren Erkrankungen, die in dieser Tabelle aufgelistet sind, einschließlich verschiedener Krebserkrankungen, Leberzirrhose, Epilepsie und natürlich die durch Alkohol bedingten Erkrankungen. Dieses erhöhte Risiko besteht bei Männern und Frauen. Im Fall von Brustkrebs stellten die Forscher fest, dass ein alkoholisches Getränk pro Tag das Risiko um 14 Prozent und zwei oder drei Gläser pro Tag sogar um 41 beziehungsweise 59 Prozent erhöhen.

Es überrascht nicht, dass der stärkste Anstieg bei der Leberzirrhose zu verzeichnen war, also das schwer arbeitende Organ betraf, das die Giftstoffe im Alkohol abbaut und aus dem Körper entfernt. Im Ver-

Tabelle 30a. Empfohlene tägliche Höchstmenge Alkohol für die Vereinigten Staaten

Vereinigte Staaten	
Männer:	nicht mehr als zwei Getränke* pro Tag (d.h. nicht mehr als 0,7 l Bier, drei Gläser (2cl) Whisky, 0,3 l Wein)
Frauen:	nicht mehr als ein Getränk* pro Tag (d.h. nicht mehr als 0,4 l Bier, eineinhalb Gläser (2cl) Whisky, 0,15 l Wein)
Über 65-Jährige:	nicht mehr als ein Getränk* pro Tag
	*Standardeinheit: 1 Bier 350 ml (17 g Alkohol) 1 Glas Wein 0,15 l (16 – 20 g Alkohol) 3 cl Branntwein 40 % (17 g Alkohol)

Nach: *The Physicians' Guide to Helping Patients With Alcohol Problems*, U.S. Department of Health and Human Services, Public Health Service, National Institutes of Health, National Institute on Alcohol Abuse and Alcoholism, NIH Publication Number 95-3769, 1995

gleich mit Abstinenzlern erhöht der Konsum von zwei alkoholischen Getränken pro Tag das Zirrhoserisiko um fast das *Zehnfache!*[4]

Alkohol und Gesamtsterblichkeit

Trotz des erhöhten Risikos zahlreicher Erkrankungen selbst bei geringfügigem Alkoholkonsum wurde anhand vieler Studien moderates Trinken mit einer niedrigeren Gesamtsterblichkeit in Verbindung gebracht. Dieser epidemiologische Zusammenhang wird hauptsächlich auf die gesunkene Herz-Kreislauf-Sterblichkeit zurückgeführt, und diese Beobachtung hat zu der Annahme geführt, der Alkohol könne vor der KHK schützen. Eine umfangreiche Durchsicht der Literatur bezüglich der Beziehung zwischen Alkoholkonsum und Gesamtsterblichkeit umfasste 20 große Prospektivstudien, bei denen die Probanden bis zu 23 Jahre lang beobachtet wurden. Insgesamt nahmen an diesen Studien über 1,2 Millionen Probanden teil, etwas mehr als 135 000 dieser Personen starben im Beobachtungszeitraum. Die Mehrheit dieser Studien wurde in den USA durchgeführt, bei Männern lag der hier mit der niedrigsten Gesamtsterblichkeit in Verbindung gebrachte Alkoholkonsum bei 69 g pro Woche – das Äquivalent von vier normalen alkoholischen Getränken pro Woche; bei Frauen lag der entsprechende Wert bei 26 g Alkohol – das Äquivalent von 1,5 Standardgetränken pro Woche. Dagegen stieg das Sterblichkeitsrisiko (im Vergleich zu Abstinenzlern) ab einer Menge von 135 g Alkohol (etwa acht Getränke) pro Woche.[5]

Australische Forscher hatten einige Jahre zuvor nach einer ähnlichen Analyse berichtet, dass das relative Gesamtsterblichkeitsrisiko bei männlichen Trinkern bei einem täglichen Alkoholkonsum von 10 bis 19 g um 16 Prozent niedriger lag als bei Abstinenzlern. Bei einem Konsum von 30 bis 39 g Alkohol täglich war das Sterblichkeitsrisiko bei Trinkern und Nichttrinkern gleich, aber bei einem Tageskonsum von 60 g Alkohol und mehr war das Sterblichkeitsrisiko um 37 Prozent erhöht. Bei weiblichen Trinkern bestand das geringste relative Risiko (minus zwölf Prozent) bei 0 bis 9 g Alkohol täglich. Bei 20 bis 29 g Alkohol täglich war das Risiko im Vergleich zu Abstinenzlern um 13 Prozent höher; bei 60 g Alkohol täglich war es um 58 Prozent erhöht.[6]

Bevor wir nun den Wert dieser Erkenntnisse besprechen, sollte noch darauf hingewiesen werden, dass diese Werte nur für Menschen über

Tabelle 30b.	Relatives Risiko schwerer Krankheiten, nach Geschlecht und durchschnittllicher Trinkkategorie					
	Frauen			Männer		
	Trinkkategorie*					
	I	II	III	I	II	III
Krankheit						
Mundkrebs und Krebs im Mundrachenraum	1,45	1,85	5,39	1,45	1,85	5,39
Speiseröhrenkrebs	1,80	2,38	4,36	1,80	2,38	4,36
Leberkrebs	1,45	3,03	3,60	1,45	3,03	3,60
Brustkrebs	1,14	1,41	1,59			
– unter 45 Jahre	1,14	1,41	1,46			
– über 45 Jahre	1,14	1,38	1,62			
Andere Krebsarten	1,10	1,30	1,70	1,10	1,30	1,70
Diabetes mellitus	0,92	0,87	1,13	1,00	0,57	0,73
Neuropsychiatrische Erkrankungen						
Epilepsie	1,34	7,22	7,52	1,23	7,52	6,83
Hypertensive Erkrankung	1,40	2,00	2,00	1,40	2,00	4,10
Herz-Kreislauf-Erkrankungen						
Koronare Herzkrankheit	0,82	0,83	1,12	0,82	0,83	1,00
Schlaganfall						
– ischämischer Schlaganfall	0,52	0,64	1,06	0,94	1,33	1,65
– hämorrhagischer Schlaganfall	0,59	0,65	7,98	1,27	2,19	2,38
Andere Herz-Kreislauf-Erkrankungen	1,50	2,20	2,20	1,50	2,20	2,20
Erkrankungen des Magen-Darmtraktes						
Leberzirrhose	1,26	9,54	9,54	1,26	9,54	9,54

**Definition:*
Kategorie I: Frauen: 0–19.99 g reiner Alkohol täglich; Männer: 0-39.99 g reiner Alkohol täglich
Kategorie II: Frauen: 20–39.99 g reiner Alkohol täglich; Männer: 40-59.99 g reiner Alkohol täglich
Kategorie III: Frauen: 40 g oder mehr reiner Alkohol tägl.; Männer: 60 g oder mehr reiner Alkohol tägl.
Quelle: Rehm J, et al. Alcohol-Related Morbidity and Mortality. Alcohol Research & Health, 2003; (27) 1: 39

50 gelten. Während bei Älteren das Verhältnis zwischen Sterblichkeit und Alkoholkonsum einen J-förmigen Kurvenverlauf zeigt, so weist die Kurve bei Jüngeren nur in eine Richtung – aufwärts! Das Sterblichkeitsrisiko erhöht sich schon bei den geringsten Mengen konsumierten Alkohols und steigt linear mit einem zunehmenden Alkoholkonsum ständig weiter an! Alkohol ist in dieser Altersgruppe besonders gefährlich, weil er das Risiko eines Unfall- oder gewaltsamen Todes stark erhöht. Im Jahr 2000 waren beispielsweise über 75 Prozent der bei alkoholbezogenen Autounfällen tödlich Verunglückten unter 50 Jahre alt![8]

Geringeres Risiko ... oder falsche Klassifizierung?

Die Berichte über eine niedrigere Sterblichkeit bei regelmäßigem Alkoholkonsum, die von den Weinproduzenten, der Öffentlichkeit und sogar von einigen Gesundheitsbehörden freudig begrüßt wurden, beruhen möglicherweise auf einem fatalen Fehler in der Forschung. Ein Team von Forschern, das zu Drogen und Alkohol arbeitete und dessen Mitglieder aus den USA, Kanada und Australien stammen, hat kürzlich darauf hingewiesen, dass bei vielen Studien nicht zwischen ehemaligen Trinkern (Personen, die im Verlauf des letzten Jahres keinen Alkohol getrunken hatten) und völligen Abstinenzlern unterschieden worden war; in einigen Fällen wurden sogar Personen, die nur 30 Tage lang keinen Alkohol getrunken hatten, zu den Abstinenzlern gezählt! Bei anderen Studien war nicht zwischen gelegentlichen Trinkern (die nur höchstens ein Mal pro Monat Alkohol tranken) und völligen Abstinenzlern unterschieden worden. Es wird häufig beobachtet, dass Menschen aus gesundheitlichen Gründen ihre Trinkgewohnheiten drastisch einschränken. Dazu kann gehören, dass bei jemandem nach einer medizinischen Einschätzung ein hohes Risiko einer bestimmten Erkrankung besteht; dass eine bestimmte Erkrankung eingetreten ist; dass die im Alter auftretenden Behinderungen und Schwächen ihren Tribut fordern; oder dass er ein bestimmtes Medikament einnehmen muss. Wenn solche Menschen bei diesen Studien zu den »Abstinenzlern« gezählt werden, dann werden diese »Abstinenzler« weniger gesund erscheinen als Menschen, die nur sehr wenig trinken, und bei ihnen wird das Risiko eines vorzeitigen Todes höher sein. Regelmäßiges mäßiges Trinken kann vielmehr ein Anzeichen guter Gesundheit bei Menschen mittleren Alters und bei Älteren sein, nicht aber der Grund dafür. Und tatsächlich: Als die Wissenschaftler die Studien gesondert analysierten – also einerseits die Studien, bei denen Abstinenzler nicht mit gelegentlichen Trinkern zusammen beobachtet wurden, und andererseits die Studien, bei denen Patienten beobachtet wurden, die kürzlich mit dem Trinken aufgehört hatten –, verschwand auch die anscheinend schützende Verbindung zwischen mäßigem Trinken und der Gesamt- und Herzkrankheits-Sterblichkeit![9] Die Forscher hielten fest: *»Als Konsequenz daraus sind möglicherweise die Einschätzungen, inwieweit sich mäßiger Alkohol positiv auf das Sterblichkeitsrisiko auswirkt, bei früheren Meta-Analysen deutlich zu hoch angesetzt worden.«* Mäßiges Trinken ist vielleicht nicht schädlich, ein »Schutz« ist es aber auch nicht.

Es besteht zwar eine gewisse Unsicherheit hinsichtlich der angeblich positiven Wirkung mäßigen Trinkens, aber unumstritten ist, dass andere Trinkgewohnheiten zu einem deutlich höheren Risiko führen.

Alkoholkonsum beim Essen und außerhalb der Mahlzeiten

Ein wenig beachteter Aspekt des Trinkens ist die Wirkung des Alkohols beim Essen und außerhalb der Mahlzeiten. Essen verlangsamt die Alkoholaufnahme deutlich und mäßigt deshalb möglicherweise die physiologische Wirkung des Trinkens.

Eine neuere Studie italienischer Forscher kam zu der Erkenntnis, dass die Menschen, die Wein außerhalb der Mahlzeiten tranken, eine deutlich höhere Gesamtsterblichkeit aufwiesen als diejenigen, die Wein zum Essen tranken. Dieser Effekt war bei Frauen besonders deutlich. Man muss aber darauf hinweisen, dass diejenigen, die außerhalb der Mahlzeiten Alkohol konsumierten, deutlich älter waren, im Schnitt mehr tranken, mehr rauchten und einen höheren Blutdruck hatten, was darauf hindeutet, dass diejenigen, die beim Essen Alkohol konsumierten, allgemein gemäßigter lebten. Doch auch als die Forscher diese Störfaktoren ausschlossen, blieb diese Verbindung bestehen.[10]

Alkoholexzesse

Ganz ohne Frage hat jemand, der übermäßig viel Alkohol trinkt – also fünf oder mehr Gläser auf einmal – schlechte Karten. Wer meint, die

Mäßigung während der Woche gliche das Saufen am Samstagabend aus, der sollte wissen, dass Saufgelage das Risiko einer Herzerkrankung deutlich steigern, auch wenn der sonstige Alkoholkonsum leicht oder mäßig ist.[11–14]

Exzessives Trinken ist mit wiederholtem Auftreten von Arrhythmien nach Ferien oder langen Wochenenden in Verbindung gebracht worden, ein potenziell tödliches Phänomen, dem Forscher den Spitznamen »Ferienherzsyndrom« verliehen haben.[15–17] Epidemiologische Belege zeigen eine Verbindung zwischen starkem Trinken und plötzlichem Herztod, und eine hohe Aufnahme von Alkohol hat bei schweren Trinkern das Auftreten von Arrhythmien offenbar begünstigt.[18]

Epidemiologische Studien legen die Vermutung nahe, dass ein hoher Alkoholkonsum den Blutdruck steigert, eine Wirkung, die sich auch bei Experimenten mit freiwilligen Probanden bestätigt hat.[19,20] Bei einem solchen Versuch zeigte sich bei 16 Männern mit Bluthochdruck, die regelmäßig bis zu 80 g Alkohol täglich tranken, eine deutliche Blutdrucksenkung, nachdem sie vier Tage lang nicht getrunken hatten. Als sie erneut Alkohol tranken, verschwand dieser positive Effekt.[21]

Paraoxonase-1 ist ein antioxidativ wirkendes Enzym, das nachweislich die Oxidation von LDL-Cholesterin hemmt. Wissenschaftler haben kürzlich entdeckt, dass ein leichter Alkoholkonsum bei Ratten in deren Blut und Leber zu einer 20- bis 25-prozentigen Steigerung von Paroxonase-1 führt, ein schwerer Alkoholkonsum jedoch eine 25-prozentige Senkung der Paroxonase-1-Aktivität hervorruft. Bei Menschen haben Blutuntersuchungen ergeben, dass die Paroxonase-1-Aktivität bei leichten Trinkern um 395 Prozent höher war als bei Nichttrinkern, bei schweren Trinkern jedoch um 45 Prozent vermindert war.[22]

Man braucht nicht extra zu betonen, dass exzessives Trinken Folgen hat, die in Studien über Sterblichkeitsraten nicht unbedingt sofort zu erkennen sind. Exzessiver Alkoholkonsum steigert das Risiko von sexuellen oder körperlichen Übergriffen dramatisch, was jeder Polizeibeamte, Krankenwagenfahrer oder Nachtclub-Türsteher bestätigen kann. Begehen Sie unter Alkoholeinfluss eine Straftat, dann können die rechtlichen Folgen Ihr Leben buchstäblich ruinieren. Wenn Sie ein alkoholgeschädigtes Opfer sind, dann sind gewaltsame Verletzung und

Tod sehr reale Folgen. Der Alkohol erhöht auch die Wahrscheinlichkeit, dass sich jemand auf sexuelle Abenteuer einlässt, die er nüchtern nicht eingehen würde, was das Risiko einer unerwünschten Schwangerschaft und der Übertragung von Geschlechtskrankheiten erhöht.

Ist Rotwein wirklich das, als was er gepriesen wird?

Eine Studie des *Harvard*-Forschers Eric B. Rimm hat ergeben, dass Vergleiche verschiedener Länder tatsächlich eine schützende Verbindung zwischen Rotwein und KHK ergeben hatten, dass aber Fallkontrollen und Prospektivstudien von Personen, die in derselben Stadt, Region oder in demselben Land lebten, keinerlei Hinweise darauf ergeben hatten, dass eine bestimmte Art von alkoholischen Getränken gesünder für das Herz sei als andere. Von den zehn Perspektivstudien, die Rimm und sein Team untersuchten, ergaben vier eine deutlich schützende Verbindung zwischen Herzkrankheit und moderatem Weinkonsum, vier ergaben eine solche Verbindung für Bier und vier für Spirituosen.[23]

Bei einer experimentellen Studie maßen Forscher die fibrinolytische Aktivität (die Fähigkeit, Blutgerinnsel aufzuspalten, die als wichtiger auslösender Faktor bei vielen koronaren und cerebrovaskulären Ereignissen gelten) bei Probanden, die unterschiedliche alkoholische Getränke konsumierten. Die Probanden tranken an vier verschiedenen Tagen zum Abendessen die folgenden Getränke: kohlensäurehaltiges Mineralwasser, Bier (Pils), Rotwein oder Spirituosen (Genever). Im Vergleich zu Wasser erhöhte Alkohol die fibrinolytische Aktivität deutlich, aber zwischen den verschiedenen Arten alkoholischer Getränke zeigten sich nur wenige Unterschied.[24] Bei einer anderen Studie stellten die Forscher fest, dass ein Glas Bier oder Starkbier zu demselben Anstieg antioxidativer Aktivität im Blut führte wie ein Glas Rotwein.[25]

Rotwein zog die Aufmerksamkeit der Medien auf sich, als ihn die Schulmediziner anfänglich als Erklärung für das sogenannte »französische Paradox« anführten. Es ist in der Schulmedizin oft so, dass man in Fällen, die man nicht erklären kann, die Widersprüche einfach als »Paradox« bezeichnet, anstatt zu prüfen, ob die eigene Hypothese möglicherweise falsch sein könnte. Bei den Franzosen sollte eigentlich aufgrund ihres hohen Verzehrs tierischer Fette ein höheres Risiko einer Herzkrankheit bestehen. Aber stattdessen gibt es bei ihnen eine sehr geringe Rate von Herzkrankheit – ein höchst peinlicher Widerspruch für die Verfechter der Lipidhypothese. Unter Hinweis auf den hohen Rotweinkonsum in Frankreich führten sie diesen alsbald als Erklärung für die niedrige KHK-Rate dortzulande ins Feld. Allerdings trinken die Italiener ebenfalls viel Rotwein, aber die KHK-Häufigkeit ist bei ihnen etwa so hoch wie in anderen südeuropäischen Ländern, wo weniger Wein getrunken wird.

Wenn – und zum jetzigen Zeitpunkt ist dies ein sehr großes »wenn« – Alkohol tatsächlich eine Schutzwirkung auf das Herz-Kreislauf-System hat, dann scheint dieser Schutz hauptsächlich auf das gute alte Äthanol zurückzuführen zu sein.

Die öffentlichen Gesundheitsmaßnahmen bezüglich des Alkohols sollten sich darauf konzentrieren, vor dem exzessiven Trinken, »Komasaufen« und Autofahren unter Alkoholeinfluss zu warnen. Wer sich am Rotwein betrinkt und das damit begründet, dass es schließlich gesund für das Herz sei, dem sollte gesagt werden, dass er ausschließlich sich selbst belügt.

Autofahren unter Alkoholeinfluss

In den USA liegt der gesetzliche Höchstwert für das Autofahren bei einem Blutalkoholwert von 0,8 Promille. Viele Autofahrer meinen, es sei in Ordnung, bis zu diesem Limit zu trinken, aber nicht mehr.

Nichts ist falscher als das.

Haben Sie das gesetzliche Limit erreicht, dann ist Ihr Risiko, bei einem Autounfall ohne Fremdeinwirkung zu sterben, abhängig von Ihrem Alter bereits um das 11- bis 52-Fache gestiegen. Selbst bei einem Blutalkoholwert von 0,2 bis 0,49 Promille steigt das Risiko eines tödlichen Autounfalls bereits um das Drei- bis Fünffache.[26]

Eine kürzliche Durchsicht von 112 Studien liefert deutliche Hinweise, dass die Fahrtüchtigkeit abnimmt, sobald sich der Blutalkoholwert von null entfernt. Die meisten dieser Studien zeigten eine Einschränkung bei 0,5 Promille, während praktisch alle Fahrer eine kritische Einschränkung ihrer Fahrtüchtigkeit bei 0,8 Promille zeigten.[27]

Es ist unwahrscheinlich, dass der Gesetzgeber jemals ein allgemeines Alkoholverbot für Autofahrer erlässt, aber genau dieser Wert –

null – ist der einzig sichere Wert für Autofahrer. Trinken Sie nicht, wenn Sie fahren müssen, und lassen Sie sich auch von niemandem mitnehmen, der getrunken hat – es könnte Ihre letzte Fahrt sein.

Schwangerschaft

Alkoholkonsum während der Schwangerschaft wird mit einer ganzen Reihe von Geburts- und Entwicklungsfehlern in Verbindung gebracht. Glücklicherweise ist den meisten Schwangeren bewusst, dass sie während der Schwangerschaft auf Alkohol verzichten müssen.

Weniger bekannt ist, dass auch die Frauen, bei denen auch nur die Möglichkeit besteht, dass sie schwanger werden könnten, Alkohol meiden sollten. Nach der Analyse von fast 25 000 Schwangerschaften stellten dänische Forscher ein erhöhtes Risiko einer Fehlgeburt im ersten Schwangerschaftsdrittel (sieben bis elf Wochen nach der Befruchtung) bei Frauen fest, die fünf oder mehr alkoholische Getränke pro Woche konsumiert hatten.[28] 45 Prozent aller Frauen, die 1988 an der Studie *National Maternal and Infant Health Survey* teilnahmen, berichteten, dass sie in den drei Monaten, bevor ihre Schwangerschaft festgestellt wurde, Alkohol getrunken hatten; fünf Prozent von ihnen gab sogar an, sechs oder mehr Getränke pro Woche konsumiert zu haben. 60 Prozent der Alkohol konsumierenden Frauen wussten erst nach der vierten Schwangerschaftswoche, dass sie überhaupt schwanger waren; viele sogar erst nach der sechsten Woche.[29]

Mit anderen Worten: Viele Frauen setzen den Fötus im Entwicklungsstadium ungewollt der schädlichen Wirkung des Alkohols aus, ohne es überhaupt zu bemerken.

Trinken oder nicht trinken

Falls Sie derzeit nicht trinken, aber sich überlegen, damit anzufangen, weil es angeblich einen Zusammenhang zwischen einem geringeren KHK-Risiko und Alkoholkonsum gibt, dann bedenken Sie bitte, dass Sie das Risiko einer Herz-Kreislauf- und Sterblichkeit aufgrund sonstiger Ursachen auf vielfältige Art und Weise senken können, die nicht mit dem Risiko behaftet ist, alkoholabhängig zu werden, einen Autounfall zu erleiden, die sozialen Kontakte zu verlieren und gewalttätig zu werden sowie an Krebs zu erkranken oder eine Herz-Kreislauf-

Erkrankung oder eine Leberschädigung zu erleiden, denn all das kann der Alkoholkonsum bewirken.

Man sollte auch betonen, dass die Wissenschaft bislang die Frage nicht hat beantworten können, ob Personen, die sich bereits regelmäßig bewegen, sich gesund und nährstoffreich ernähren, gut schlafen und den chronischen Stress gut im Griff haben, zusätzlich von der angeblichen positiven Wirkung auf die Herz-Kreislauf- und Gesamtsterblichkeit profitieren, oder ob der Alkohol von der positiven Wirkung dieser Aktivitäten ablenkt.

In Japan, wo mehr Omega-3-Fettsäuren verzehrt werden und das Risiko einer KHK oder eines ischämischen Schlaganfalls niedriger ist als im Westen, wird mäßiges Trinken nicht mit einer weiteren Reduzierung des KHK- oder Schlaganfall-Tods in Verbindung gebracht, obwohl es das Risiko eines hämorrhagischen Schlaganfalls erhöht.[30,31] Eine Langzeitstudie über sieben Jahre mit über 19 000 japanischen Männern ergab ein deutlich geringeres allgemeines Sterblichkeitsrisiko für mäßige Trinker, aber wie die Autoren betonten, waren *»die Daten über den gesundheitlichen Hintergrund bei den gemäßigten Trinkern besser als bei den Nichttrinkern oder den schweren Trinkern«.*[32]

Angesichts dessen, was wir über die Wirkung von Alkohol wissen, sollte man nicht zur Verhütung einer Herzkrankheit Alkohol konsumieren. Diese Rolle sollte man den Maßnahmen überlassen, die in diesem Buch beschrieben werden: eine nährstoffreiche Ernährung mit wenig bis mäßig viel Kohlehydraten, tägliche Nahrungsergänzungsmittel, regelmäßige Bewegung, Stressabbau, hohe Eisenspeicher vermeiden und ausreichend Schlaf.

Schließlich muss jeder Erwachsene selbst entscheiden, ob er Alkohol trinkt oder nicht, und dabei sollte er die verfügbaren wissenschaftlichen Erkenntnisse – und eine gute Portion gesunden Menschenverstand – nutzen. Da bei jugendlichen Trinkern das »Kampftrinken« oder »Komasaufen« weit verbreitet ist, und da das Trinken bei Heranwachsenden das Risiko von alkoholbezogenen Problemen kurz- bis mittelfristig dramatisch erhöht, sollten sich Jugendliche vom Alkohol fernhalten, bis sie Anfang 20 sind, selbst wenn sie schon früher reif genug sind, zu entscheiden, ob sie trinken wollen oder nicht.[33,34]

Falls Sie über 50 sind, nur zu den Mahlzeiten und nicht exzessiv trinken, nicht trinken, wenn Sie fahren müssen und sich nicht wie ein asozialer Grobian verhalten, wenn Sie getrunken haben, dann scheint es nach den derzeitig vorliegenden Erkenntnissen kein erhöhtes Sterblichkeitsrisiko zu geben, wenn Sie mäßig Alkohol konsumieren. Wenn Sie ein Mann sind, dann scheint ein alkoholisches Getränk das Maß mit dem geringsten Risiko zu sein. Wenn Sie eine Frau sind, dann ist ein Getränk pro Tag möglicherweise zu viel. Man darf nicht vergessen, dass diese Erkenntnisse nicht aus kontrollierten klinischen Studien, sondern aus störanfälligen epidemiologischen Studien stammen.

Wenn Sie exzessiv trinken, wenn Sie vor dem Autofahren überhaupt trinken, wenn Sie außerhalb der Mahlzeiten (in Bars, bei Partys usw.) trinken oder sich nicht beherrschen können und sich unmöglich aufführen, wenn Sie getrunken haben, dann werden Sie Ihre derzeitigen Trinkgewohnheiten sicher ändern müssen. Es ist hinreichend erwiesen, dass solche Formen des Alkoholgenusses die Gefahr einer Verletzung oder eines gewaltsamen oder unbeabsichtigten Todes erhöhen und auch das Risiko einer chronischen Erkrankung und entsprechenden vorzeitigen Sterblichkeit steigern.

Fazit zum Thema Alkohol

Richtlinien für den Alkoholkonsum werden wahrscheinlich auch weiterhin die Gemüter erhitzen. Angesichts des ethischen und auch rechtlichen Minenfeldes, in das sich jedes Forscherteam begibt, das versucht, eine randomisierte klinische Langzeitstudie über die Wirkung des Alkohols auf die Sterblichkeit durchzuführen, ist es unwahrscheinlich, dass wir in nächster Zukunft auf derartige, streng überwacht erbrachte Beweise zurückgreifen können.

Trotz der beträchtlichen Schwankungen gibt es bestimmte Gruppen, die am besten auf Alkohol verzichten sollten. Schwangere sowie Frauen, bei denen die Möglichkeit besteht, dass sie schwanger werden könnten, Heranwachsende, Personen mit früherem Alkoholmissbrauch oder früher -abhängigkeit oder einem entsprechenden Fall in ihrer Familie sowie Personen mit psychiatrischen Erkrankungen oder Leberschäden sollten sich vom Alkohol fernhalten. Für jemanden unter 50 senkt Alkohol keineswegs die Sterblichkeit, sondern erhöht sie sogar – selbst bei geringstem Konsum.

ZUSAMMENFASSUNG VON TEIL 3

DIE »ZWÖLF GEBOTE« FÜR EIN GESUNDES HERZ

1. *Bemühen Sie sich, den Stress in den Griff zu bekommen; achten Sie besonders darauf, vor und während der Mahlzeiten jeglichen Stress zu vermeiden.*
2. *Bewegen Sie sich regelmäßig; mindestens 30 Minuten möglichst jeden Tag.*
3. *Gehen Sie sobald wie möglich nach Einbruch der Dunkelheit ins Bett, und schlafen Sie in einem möglichst dunklen und ruhigen Raum.*
4. *Halten Sie Ihren Blutzuckerwert im Normalbereich. Ernähren sich mit einer »niedrigen glykämischen Last«, das heißt vermeiden Sie den Verzehr von zu viel Kohlehydraten und auch den von hochgradig raffinierten Kohlehydraten.*
5. *Achten Sie auf ein gesundes Gewicht. Wenn Sie übergewichtig sind, dann nutzen Sie ein gemischtes Programm von gesteigerter Aktivität und/oder Kalorienreduzierung, um Ihre Körperfettmasse zu verringern.*
6. *Vermeiden Sie abgepackte Fertiggerichte, und essen Sie regelmäßig frisches Fleisch, Gemüse, Früchte, Nüsse und Samenkörner.*
7. *Nehmen Sie regelmäßig Omega-3-Fette zu sich.*
8. *Folgen Sie nicht dem Wahn der fettarmen Ernährung: Essen Sie tierisches Fett und Tropenfette, aber meiden Sie Omega-6-reiche Pflanzenöle und transfettreiche Margarine wie die Pest.*
9. *Nehmen Sie täglich Nahrungsergänzungsmittel ein.*
10. *Vermeiden Sie zu hohe Eisenspeicher im Körper.*
11. *Verzichten Sie auf das Rauchen, und meiden Sie passives Rauchen.*
12. *Wenn Sie Alkohol konsumieren, dann nicht mehr als ein bis zwei Gläser pro Tag. Trinken Sie alkoholische Getränke nur zu den Mahlzeiten und niemals exzessiv.*

»Autoritätsduselei ist der größte Feind der Wahrheit.«
Albert Einstein

EPILOG

Nachdem Sie die Argumentation gegen die Lipidhypothese gehört haben, können die meisten, mit denen ich spreche, leicht nachvollziehen, dass diese Theorie wissenschaftlich unhaltbar ist. Dann folgt die unvermeidliche Frage: *»Wenn die Anti-Cholesterin-Theorie falsch ist, warum erzählt man uns dann immer wieder, wir müssten uns fettarm ernähren und cholesterinsenkende Medikamente einnehmen?«*

Diese Frage wurde weitgehend, wenn auch nicht völlig, in Kapitel 12 beantwortet, als wir die Rolle der großen Interessen besprochen haben, die an der Lipidhypothese festhalten. Dabei spielen nicht nur große finanzielle Motive eine Rolle; es gibt höchst interessante psychologische Faktoren, die maßgeblich dazu beigetragen haben, die Cholesterintheorie am Leben zu erhalten. Der wichtigste davon ist der *Herdentrieb.*

In seinem Buch *Sweet and Dangerous* [deutsche Ausgabe: *Süß aber gefährlich, der Zucker-Report*; Anm. d. Ü.], in dem er sich kritisch mit Zucker auseinandersetzt, stellte Professor John Yudkin die Überlegung an: *»... es hat lange gedauert, bis ich begriffen habe, dass die Wissenschaftler als Gruppe nicht mehr, aber auch nicht weniger von emotionalen und irrationalen Reaktionen beeinflusst werden als andere Menschen auch.«* Mit anderen Worten: Auch Forscher sind nur Menschen. Wie wir alle, so sind auch sie nicht immun gegen den mächtigen Einfluss gegenwärtig akzeptierter Trends und Paradigmen. Wie in jedem anderen Bereich, so kommt es auch in der Wissenschaft selten vor, dass ein kühnes, begabtes Genie die engen Grenzen des herrschenden Denkens durchbricht und eine wahrhaft revolutionäre neue Entdeckung macht.

Macht man sich die Mühe, den riesigen Berg von Forschungsberichten über Cholesterin durchzuarbeiten, dann erkennt, dass in der Einleitung bei den meisten dieser Berichte Sätze zu lesen sind wie dieser:

»Es ist allgemein anerkannt, dass ein erhöhter Cholesterinwert bei der Entwicklung der Koronaren Herzkrankheit eine Rolle spielt; es hat sich gezeigt, dass die Senkung des Cholesterins die koronare Sterblichkeit deutlich senkt.« Keine dieser Aussagen ist auch nur annähernd richtig, aber – wie Dr. Malcolm Kendrick erklärt: *»… medizinische Forschungsberichte sind voll von wilden unbelegten Behauptungen, denen anscheinend niemand widerspricht. So liest man zum Beispiel oft den Satz: ›Es wird allgemein akzeptiert, dass …‹. Das heißt im Klartext: ›Wir glauben das, aber wir konnten keine Beweise dafür finden.‹«*

1956 wurde der Dekan der Psychologischen Fakultät der *University of California* in Los Angeles, Professor Joseph A. Gengerelli, mit den folgenden Worten zitiert: *»Es gibt eine soziale Kraft, die den wissenschaftlichen Schreiberling selektiv ermutigt und belohnt. Es wird ein enormer Rummel veranstaltet, alles rennt zu wissenschaftlichen Konferenzen, es gibt unzählige 50 000-Dollar-Stipendien für 100-Dollar-Ideen. Ich will damit sagen, dass die wissenschaftlichen, technischen und finanziellen Einrichtungen in unserem Land so arbeiten, dass viele mittelmäßige Begabungen in die Wissenschaft gehen, und dass sogar diejenigen mit schöpferischem Talent und Vorstellungskraft zu einem missverstandenen Verständnis der Natur wissenschaftlicher Forschung verführt werden.«*[1]

Bis heute, fast 50 Jahre später, hat sich daran wenig geändert. In einer Ausgabe des *Journal of American Physicians and Surgeons* von 2003 klagte der inzwischen verstorbene Professor emeritus Thomas Gold: *»In einer Stammesgesellschaft hat das, was ich ›Herdentrieb‹ nenne, seinen soziologischen Wert. In der Wissenschaft aber, da wünschen wir uns Vielfalt – da sollen viele verschiedene Wege beschritten werden. Wenn alle Leute auf demselben Pfad wandern, dann geschieht es leicht, dass sie andere Wege ausschließen – den richtigen eingeschlossen.*

Ein Schwarm Stare kann vielleicht gemeinsam zum gleichen Zeitpunkt die Richtung wechseln, aber das geschieht normalerweise nicht dadurch, dass ein Mitglied des Vogelschwarms sich entschließt, in eine andere Richtung zu fliegen. Wenn ein Wissenschaftler einen anderen Standpunkt einnimmt, kann er absolut nicht sicher sein, dass ihm die anderen folgen. Er findet sich vielleicht außerhalb der Herde wieder. Und außerdem soll er noch erklären, warum er abgewichen ist. Die anderen werden nie gefragt, warum sie geblieben sind. Die Schafe im Inneren der Herde sind vor den Bissen des Schäferhundes sicher.«[2]

Da konformistisches Denken bei Wissenschaftlern und in der Gesellschaft im Allgemeinen so weit verbreitet ist, war, nachdem die Verfechter der Lipidhypothese 1984 die Kontrolle über die offizielle KHK-Verhütungspolitik übernommen hatten, der Rest kinderleicht. Die Gesundheitsorganisationen, die Forschungsgelder vergaben, standen voll und ganz hinter der Lipidhypothese, genauso wie die Hersteller der höchst profitablen lipidsenkenden Medikamente, und damit war es unwahrscheinlich, dass widersprechende Theorien finanziell gefördert wurden. Nachdem die Lipidhypothese zur offiziellen Politik geworden war, lautete die Frage nicht mehr, ob Cholesterin die Herzkrankheit verursachte, sondern nur noch, wie. Dementsprechend hat sich die wissenschaftliche Forschung über die Herzkrankheit in den vergangenen 20 Jahren auf die Lipidhypothese konzentriert, und eine riesige Menge an Forschungsarbeiten wurde bewältigt, um auch das letzte kleine Detail des Cholesterinstoffwechsels aufzuklären. Diese alleinige Konzentration auf die Blutfette ist zweifellos ein wesentlicher Grund dafür, dass die Herzerkrankung nicht etwa zurückgegangen ist, sondern nach wie vor Todesursache Nummer eins ist, und dass die medizinische Wissenschaft weit davon entfernt ist, eine Heilung für die KHK zu finden.

Jeder Propagandist, der etwas taugt, weiß, dass der Schlüssel zum Erfolg in der Wiederholung liegt. Man braucht etwas, egal wie falsch es auch immer sein mag, nur oft genug zu wiederholen – in den Medien, der wissenschaftlichen Literatur, in den Bildungseinrichtungen und »angesehenen« Organisationen und Behörden –, und mit großer Wahrscheinlichkeit wird selbst die windigste Lüge irgendwann für wahr gehalten.

Wenn sich eine Ansicht erst einmal tief in unserer Psyche festgesetzt hat, dann macht sie sich selbstständig – sie wird zum Teil unserer Wertestruktur und des Wissens, auf das wir uns beziehen, wenn wir uns in der oft chaotischen und unvorhersagbaren Welt zurechtfinden wollen. Diese Ansicht wird zum integralen Bestandteil unserer Psyche, ja sogar zum Teil unserer Identität. Auch wenn derart tief verwurzelte Ansichten jeder wissenschaftlichen Grundlage entbehren, ist es eine extrem aufwühlende Erfahrung, sie aufzugeben – das verlangt oft wahrhaft Herkules'sche Disziplin. Je mehr man sein Leben, seine Karriere und seinen gesellschaftlichen Status auf einer falschen Ansicht aufgebaut hat, desto unwahrscheinlicher ist es, dass man sich dieser emotionalen Anstrengung unterwirft. Tatsächlich tun viele Menschen selbst angesichts zwingender Gegenbeweise genau das Gegenteil: Sie verteidigen stur und manchmal verbissen, was sie fälschlicherweise für die Wahrheit halten.

Tolstoi kommentierte dieses leider allgemeine Syndrom mit den Worten: *»Ich weiß, dass die meisten Menschen, auch die, die selbst die kompliziertesten Probleme ohne Schwierigkeiten lösen können, nur selten die einfachste und offensichtlichste Wahrheit zugeben können, wenn dies bedeutet, dass sie zugeben müssen, dass die Schlussfolgerungen, die sie ihren Kollegen so gern dargelegt haben, die sie andere voller Stolz gelehrt haben und die sie Faden für Faden in ihr Leben gewebt haben, falsch waren.«*

Professor Dr. Will Tönisson aus Australien hat es vielleicht am besten auf den Punkt gebracht: *»Zu negativen Attributen der menschlichen Psychologie gehört die Neigung, unsere Überzeugungen bis aufs Messer zu verteidigen, und dabei die wildesten geistigen Verbiegungen zu vollziehen. Manche, die ihre ganze Karriere darauf verwandt haben, eine ›Autorität‹ zu werden, Eröffnungsreden zu halten, Aufsätze in wissenschaftlichen Zeitschriften zu veröffentlichen, usw., und das alles auf der Grundlage eines Paradigmas, das sich als wissenschaftlich falsch erweist, die verteidigen das, was ihre raison d'être gewesen ist, buchstäblich bis zum Tod. Ihr Denken akzeptiert kein Gegenargument, wie ›überzeugend‹ es auch immer sein mag. Der Wunsch, recht zu haben, kann sie sogar zu großen Anstrengungen veranlassen, ›den Streit zu gewinnen‹ – und dabei selbst zu unfairen Mitteln zu greifen, um ihr Ego zu bewahren. Am Ende steht oft der schmerzliche Prozess, die neuen Ideen langsam zu übernehmen.«*

Anstatt die Erlasse der Behörden einer kritischen Prüfung zu unterziehen, lassen wir uns oft dazu hinreißen, sie einfach zu übernehmen und darauf zu vertrauen, dass die Verantwortlichen für die Gesundheitsrichtlinien und -politik schon das Richtige tun. Viele unserer Meinungen werden durch das gebildet, was wir in den öffentlichen Medien lesen, hören und sehen, aber die meisten Journalisten, die diese Berichte erstellen, haben wenig Ahnung von Diät, Stoffwechsel oder Biochemie. Wie oft haben Sie Artikel gelesen, die mit dem Satz beginnen: *»Nach Ansicht der Experten beweist eine neue Studie, dass …«* oder: *»Führende Autoritäten haben erklärt, dass …«*? Anstatt sich durch eigenes Nachforschen eine eigene Meinung zu bilden, ziehen Journalisten oft andere Autoritäten zurate, um von ihnen eine »Experten«-Meinung einzuholen. Und nur allzu oft sind diese sogenannten »Experten« entweder:

1) Forscher, die Gelder von Nahrungsmittel- oder Pharmaunternehmen erhalten;
2) Sprecher für Gesundheitsorganisationen, die Geld von Nahrungsmittel- und/oder Pharmaunternehmen erhalten;
3) Pressesprecher, deren Aufgabe darin besteht, Informationen zu verbreiten, die geeignet sind, die Ansichten und das Handeln ihrer Auftraggeber in das bestmögliche Licht zu rücken.

Wissenschaftler, Ärzte und die Öffentlichkeit verlassen sich häufig auf den Rat von Gesundheitsorganisationen, denen sie vertrauen und die sie respektieren, und merken nicht, dass die ausgesprochenen Empfehlungen Teil eines unausgesprochenen Plans sind. Darin liegt die Gefahr, sich auf Informationen aus zweiter Hand zu verlassen – man kann nur hoffen, dass diejenigen, von denen diese Informationen stammen, aufrichtig, genau und objektiv handeln.

An diesem Punkt fragt sich der skeptische Leser möglicherweise: *»Warum sollte ich Ihnen dann vertrauen, Colpo?«* Meine Antwort lautet: Tun Sie's nicht. Forschen Sie selbst nach. Prüfen Sie die Quellen, die ich angegeben habe, und wenn Sie Zugang zu einer medizinischen Bibliothek oder gar einer Universitätsbibliothek haben, dann lesen Sie die zitierten Forschungspapiere in voller Länge; denn darin steht oft etwas ganz anderes als in den häufiger gelesenen Zusammenfassungen.

Ein unabhängiger, rationaler Verstand, der sich seine Informationen aus erster Hand beschaffen kann, ist eine Menge wert – also nutzen Sie ihn!

ANHANG A

DER MYTHOS VOM VEGETARISMUS

Einige Leser werden vielleicht widersprechen, wenn ich die gesunden Eigenschaften von Fleisch überschwänglich lobe; sie werden auf Studien verweisen, die gezeigt haben, dass Vegetarier seltener eine Herzkrankheit erleiden. Und tatsächlich gibt es Untersuchungen, die zu der Erkenntnis gekommen sind, dass bei Vegetariern die KHK-Häufigkeit geringer ist; allerdings gibt es keinerlei Hinweise darauf, dass dieses Phänomen etwas mit ihrem Verzicht auf Fleisch zu tun hat.

An den am häufigsten zur Untermauerung vegetarischer Ernährung zitierten Studien waren in Kalifornien lebende Sieben-Tags-Adventisten beteiligt. Das wissenschaftliche Interesse an dieser Bevölkerungsgruppe wurde geweckt, weil Zahlen aus den frühen 1970er-Jahren zeigten, dass die Sieben-Tags-Adventisten deutlich seltener an einer Krebserkrankung starben als Nicht-Adventisten. Mitglieder dieser Religionsgemeinschaft sind angehalten, auf den Genuss von Alkohol und Tabak zu verzichten, und die meisten lehnen auch den Verzehr von Schweinefleisch ab. Darüber hinaus sind etwa die Hälfte der Sieben-Tags-Adventisten Ovo-Lakto-Vegetatier, das heißt sie essen viel Gemüse, Obst, Vollkorngetreide und Nüsse und meiden Kaffee oder Tee.

Eine 1999 veröffentlichte Studie mit über 34 000 Sieben-Tags-Adventisten aus Kalifornien kam zu dem Ergebnis, dass bei Vegetariern das Risiko von Bluthochdruck, Diabetes, Arthritis, Darm- und Prostatakrebs und anderer tödlich verlaufender Erkrankungen geringer ist, bei Männern auch das Risiko einer tödlichen KHK. Auch hier zeigten sich bei Vegetariern gesündere Ernährungsgewohnheiten – die mit ihrem mangelnden Fleischkonsum allerdings nichts zu tun haben – als bei ihren fleischessenden Mitmenschen. Die Vegetarier konsumierten mehr Tomaten, Nüsse und Obst, aber weniger Kaffee und Donuts als Nichtvegetarier. Nicht-vegetarische Sieben-Tags-Adventisten tranken auch 20 Mal häufiger alkoholische Getränke als ihre vegetarischen Glaubensbrüder.[1] Wie schon eine frühere Studie über die Adventisten aus dem Jahr 1975, so zeigten auch diese Beobachtungen eindeutig, dass sich diejenigen, die auf Fleisch verzichteten, auch anderweitig gesund ernährten.[2]

Dieser Eindruck wurde dadurch bestärkt, dass mit einem gestiegenen Fleischverzehr nicht nur viele der oben erwähnten Krankheiten zunahmen, sondern auch die Fettleibigkeit. Es ist bekannt, dass Fettleibigkeit das Risiko einer Herz- oder Krebserkrankung erhöht. Der Fleischverzehr hat dagegen nicht das Geringste mit der Ansammlung übermäßigen Körperfetts zu tun; verschiedene klinische Studien haben ergeben, dass der Körper oft deutlich mehr Gewicht verliert, wenn die Kohlehydrate in der Nahrung durch stark proteinhaltige Nahrungsmittel wie Rind- oder Geflügelfleisch ersetzt werden.[3,4] Eine finnische Studie mit einer Laufzeit von einem Jahr, bei der die Forscher den jeweiligen Gewichtsverlust bei einer lakto-vegetarischen und einer nicht-vegetarischen Diät verglichen, konnte ebenfalls nicht bestätigen, dass eine vegetarische Ernährung zu einer besseren Fettverbrennung führt. Tatsächlich führte die nicht-vegetarische Ernährung zu einem etwas größeren Gewichtsverlust als die vegetarische (10,4 kg verglichen mit 9,2 kg).[5] Der größere Fleischverzehr fettleibiger Sieben-Tags-Adventisten war nur eines von mehreren Merkmalen, das bei einer weniger gesunden Lebensführung zu beobachten war. Warum sollte man das Fleisch herausgreifen, wenn es noch so viele andere Verdächtige gab?

Was zeigen andere Studien?

Wie sieht es bei anderen umfassenden Studien aus, die mit anderen Bevölkerungsgruppen durchgeführt wurden, und bei denen Vegetarier und Nichtvegetarier zum Vergleich ihrer Sterblichkeitsraten herangezogen wurden?

Es hat drei solcher Studien gegeben, alle wurden in Großbritannien durchgeführt: die *Health-Food-Shoppers*-Studie, die *Oxford-Vegetarian*-Studie und die *EPIC-Oxford*-Studie. Die *Health-Food-Shoppers*-Studie, an der fast 10 000 Kunden von Bioläden teilnahmen, ergab nach einem Beobachtungszeitraum von 17 Jahren eine ähnlich hohe Gesamtsterblichkeitsrate bei Vegetariern und Nichtvegetariern.[6]

Die *Oxford-Vegetarian*-Studie verglich mehr als 6800 Vegetarier und Nichtvegetarier und kam zu dem Schluss, dass bei der ersten

Gruppe nach Ablauf von zwölf Jahren die Gesamtsterblichkeit um 20 Prozent niedriger lag.[7] Nachfolgeuntersuchungen in jüngerer Zeit durch die Autoren der *Oxford*-Studie haben jedoch ergeben, dass es bei der Gesamtsterblichkeit keinen Unterschied mehr gab. Allein bei Todesfällen nach psychiatrischen und neurologischen Erkrankungen zeigte sich noch ein deutlicher Unterschied, sie waren bei Vegetariern 2,5 Mal häufiger.[8]

Die *EPIC-Oxford*-Studie mit 56 000 Probanden zeigte nach 5,9 Jahren ebenfalls keinen Unterschied in der Gesamtsterblichkeit zwischen Vegetariern und Nichtvegetariern. Bei Vegetariern wurde die Sterblichkeit nach Krebserkrankungen und Schlaganfällen als leicht erhöht ausgewiesen.[9]

Entgegen weit verbreiteten Behauptungen ergaben die genannten Studien, dass der Vegetarismus keinen Schutz vor Schlaganfällen, Brust-, Dickdarm-, Lungen-, Magen- oder Prostatakrebs gewährt. Bei Vegetariern war die Sterblichkeit nach Koronarer Herzerkrankung unbedeutend niedriger, aber der Verzicht auf Fleisch kann den Unterschied kaum erklären. Bei der *Health-Food-Shoppers*- und den *Oxford*-Studien war der Anteil der Raucher bei den Vegetariern niedriger als bei den Nichtvegetariern. Bei der *Oxford-Vegetarian*-Studie hatten die Vegetarier ein niedrigeres Gewicht, tranken weniger Alkohol und bewegten sich mehr. Für die Studie *EPIC-Oxford* fehlen Angaben über körperliche Bewegung, aber bei dieser Untersuchung rauchten die Vegetarier weniger und waren seltener übergewichtig. Ähnlich wie bei den Sieben-Tags-Adventisten, so sind auch hier die Ergebnisse dadurch verzerrt, dass die Vegetarier im Allgemeinen sehr gesundheitsbewusst sind, weniger Zigaretten rauchen, weniger Alkohol trinken und sich regelmäßiger bewegen.

Die Bedeutung von nicht-ernährungsbezogenen Faktoren bei der geringeren Häufigkeit von Herzerkrankungen bei Vegetariern wird durch die Ergebnisse einer großen am Deutschen Krebsforschungsinstitut durchgeführten Studie weiter bestätigt. 1978 begann die Beobachtung von 1904 Vegetariern, von denen 225 während der folgenden elf Jahre verstarben. Da bei einer gleich großen Gruppe von durchschnittlichen Deutschen 470 Todesfälle zu erwarten gewesen wären, wird diese Studie oft zur Untermauerung des Vegetarismus zitiert.

Aber diese Studie ließe sich von einem rationalen Kommentator keinesfalls als Beleg dafür zitieren, dass der Verzicht auf Fleisch positiv zu bewerten sei. Denn zunächst einmal fanden die Forscher beim Vergleich der Todesraten zwischen strikten Vegetariern, die nie Fleisch aßen und »gemäßigten« Vegetariern, die nur hin und wieder Fleisch oder Fisch aßen, bei beiden Gruppen ähnlich hohe Sterberaten nach Krebs- und Herz-Kreislauf-Erkrankungen sowie aufgrund sonstiger Erkrankungen.

Weiterhin rauchten nur vier Prozent der Männer und drei Prozent der Frauen, die an dieser Studie teilgenommen hatten und Vegetarier waren; die entsprechende Zahl bei den übrigen Deutschen lag bei 41 beziehungsweise 26 Prozent. Die teilnehmenden Vegetarier waren im Durchschnitt besser ausgebildet und meistens in qualifizierteren Jobs beschäftigt als die Allgemeinbevölkerung. Sie hatten auch deutlich seltener Übergewicht.[10] Es überrascht also nicht, dass die Sterblichkeit in dieser Gruppe niedriger war als in der Allgemeinbevölkerung!

Als die Autoren die Wirkung verschiedener Störfaktoren untersuchten, stellten sie fest, dass der bei Weitem stärkste Hinweis auf eine künftige niedrigere Gesamt- und Herz-Kreislauf-Sterblichkeit ein höherer Grad körperlicher Aktivität war.[11]

Die deutsche Studie bestätigt also lediglich, was in vielen anderen bereits bewiesen wurde: dass es die Lebenserwartung erhöht, wenn man körperlich aktiv ist, Übergewicht vermeidet und keine Zigaretten raucht. Die Behauptung, ein nährstoffreiches Produkt wie Fleisch zu meiden, verlängere durch irgendeine bizarre Verdrehung des Stoffwechsels das Leben, ist ein Paradebeispiel für schamlose Unwissenschaftlichkeit.

Es muss auch betont werden, dass Studien mit Fleischessern mit einer überdurchschnittlich gesundheitsbewussten Lebensweise ähnliche oder gar noch bessere Sterblichkeitsraten aufweisen als die erwähnten Studien mit Vegetariern. Eine Studie mit einer Laufzeit von acht Jahren mit über 5200 Mormonenpriestern aus Kalifornien hat ergeben, dass die Krebssterblichkeitsrate um 53 Prozent, die Sterblichkeitsrate nach Herz-Kreislauf-Erkrankungen um 48 Prozent und die allgemeine Sterblichkeitsrate um 53 Prozent niedriger war als bei der übrigen weißen Bevölkerung in Kalifornien. Bei den Priestern im mittleren Alter, die sich an die drei wichtigsten Gesundheitsregeln hielten, nämlich nie Zigaretten zu rauchen, sich regelmäßig körperlich zu bewegen und ausreichend Schlaf zu bekommen, war die Senkung sogar noch deutlicher; die Todesfälle nach Krebs- oder Herz-Kreislauf-Erkrankungen und insgesamt lagen bei dieser Gruppe um 66 beziehungsweise 86 und 78 Prozent niedriger![12]

Bei einer anderen Studie aus Kalifornien, dieses Mal mit der Beteiligung von Einwohnern des Bezirks Alameda, ergab sich nach einem Ablauf von zehn Jahren, dass die stärksten Indikatoren für ein langes Leben die folgenden waren:

1) nie Zigaretten rauchen;
2) regelmäßige körperliche Bewegung;
3) mäßiger oder gar kein Alkoholkonsum;
4) regelmäßig sieben bis acht Stunden pro Nacht schlafen und
5) auf ein vernünftiges Gewicht achten.[13]

Trotz der lautstark vorgetragenen Behauptungen aktiver Vegetarier, die keineswegs davor zurückschrecken, die Wahrheit zu verdrehen, wenn es in ihre Pläne passt, bleibt die Tatsache bestehen, dass der Vegetarismus *nicht* zu einem Rückgang der Krebs- oder Gesamtsterblichkeit geführt hat – auch dann nicht, wenn man die mit wertlosen Stoffen überladene westliche Diät als Standard nimmt! Es gibt auch keine zuverlässigen Beweise dafür, dass Fleisch beim Entstehen der Herzkrankheit eine Rolle spielt. Ganz im Gegenteil: Fleisch ist die wichtigste Quelle bestimmter Nährstoffe, die für eine optimale Arbeit des Herz-Kreislauf-Systems wesentlich sind, darunter Carnitin, Taurin, Prolin, Carnosin, die B-Vitamine und – beim Verzehr von Innereien – auch CoQ10 (Gehirn, Nieren, Leber) und Omega-3-Fette (Gehirn).

ANHANG B

DIE »GURUS« DER FETTARMEN ERNÄHRUNG: DEAN ORNISH UND NATHAN PRITIKIN

Einer der Verfechter fettarmer Ernährung, der in den Medien viel Beachtung gefunden hat, ist Dr. Dean Ornish, der einige ziemlich interessante Ansichten darüber vertritt, was eine ideale Ernährung ausmacht. Anfang der 1970er-Jahre hatte sich Ornish mit dem inzwischen verstorbenen indischen Guru Swami Satchidananda getroffen, der das Hohelied nicht nur von Yoga und Meditation, sondern auch von einer fettarmen vegetarischen Diät sang. Nach Ornishs Beschreibung *»veränderte die Begegnung mein Leben«*; er wurde zum hörigen Schüler Swamis.

Aufgrund einer *»lebensverändernden«* Begegnung mit einem Yoga-Guru zum Verfechter des Vegetarismus zu werden, und nicht aufgrund einer sorgfältigen Untersuchung der medizinischen und anthropologischen Literatur, kann man wohl kaum als objektive und wissenschaftliche Methode zur Formulierung einer optimalen Ernährungsweise bezeichnen.

Allerdings ist es Ornish gelungen, mit einer kleinen Studie bei vielen seiner konservativen Medizinerkollegen Glaubwürdigkeit zu erlangen. Diese Studie bewies angeblich den Nutzen einer fettarmen vegetarischen Ernährung. Dadurch, dass die Ergebnisse von Ornishs Studie in angesehenen Fachzeitschriften wie *The Lancet* und *Journal of the American Medical Association* veröffentlicht wurden, wurde ihm die Aufmerksamkeit seiner Fachkollegen, der Medien und sogar eines großen Teils der allgemeinen Öffentlichkeit zuteil.

Hätten die Vertreter dieser Gruppen die von Ornish veröffentlichten Papiere etwas genauer unter die Lupe genommen, dann hätten sie schnell gemerkt, dass Ornishs Forschungspapiere die meisten seiner Behauptungen überhaupt nicht stützen.

Die Lifestyle-Heart-*Studie*

In einer Ausgabe von *The Lancet* aus dem Jahr 1990 veröffentlichten Ornish und einige seiner Kollegen die nach einem Jahr vorliegenden Ergebnisse der *Lifestyle-Heart*-Studie, an der ursprünglich 48 Patienten mit einer Erkrankung der Herzkranzgefäße (gesichert durch eine quantitative Koronarangiografie) teilgenommen hatten.[1] 28 dieser Patienten waren für ein umfangreiches Interventionsprogramm randomisiert worden, zu dem folgende Maßnahmen gehörten:

- mindestens drei Stunden körperliche Bewegung pro Woche.
- mindestens eine Stunde täglich ein Stressbewältigungsprogramm. Dazu gehörten Dehnung und Atemtechniken, Meditation, progressive Muskelentspannung und bildliche Vorstellung.
- eine vegetarische Ernährung, bei der etwa zehn Prozent der Kalorien aus Fett, 15 bis 20 Prozent aus Eiweiß und 70 bis 75 Prozent aus Kohlehydraten stammten. Zur Diät gehörte eine uneingeschränkte Menge an Obst, Gemüse, Getreide, Hülsenfrüchten und Sojaprodukten. An tierischen Produkten waren nur Eiweiß und eine Tasse fettarme Milch oder Joghurt erlaubt.
- zweimal wöchentlich Gruppensitzungen.

Den Teilnehmern in der Kontrollgruppe wurde keine Umstellung ihrer Ernährung oder ihrer Lebensweise auferlegt, obwohl sie diese vornehmen konnten, wenn sie wollten.

Zu Beginn der Studie und nach Ablauf von zwölf Monaten wurde bei jedem Patienten ein Koronarangiogramm gemacht, um zu sehen, ob sich fortgeschrittene arterielle Plaques verschlimmert hatten, zurückgegangen oder gleich geblieben waren.

Nach einem Jahr berichteten die Forscher, dass sich bei 82 Prozent der Teilnehmer der Prüfgruppe ein Rückgang der arteriellen Plaques gezeigt hatte, im Vergleich zu nur 42 Prozent in der Kontrollgruppe. Außerdem traten bei den Probanden der Prüfgruppe seltener Brustschmerzen auf.

Ornish hat daraus wiederholt den Schluss gezogen, diese Verbesserungen bewiesen den Wert einer fettarmen vegetarischen Ernährung.

In Wirklichkeit beweisen sie überhaupt nichts.

Die Variablen überprüfen

Eine der wichtigsten Grundregeln der Wissenschaft ist die, alle möglichen Variablen zu überprüfen. Bei der Prüfgruppe in der *Lifestyle-Heart*-Studie gab es vielfache Behandlungen: Bewegung, Stressbewältigung und eine ganze Reihe Ernährungsumstellungen. Außerdem sank im Verlauf der Studie das durchschnittliche Körpergewicht in der Prüfgruppe, blieb dagegen in der Kontrollgruppe konstant. Somit unterschied sich die Prüfgruppe in mehrfacher Hinsicht von der Kontrollgruppe.

Zwar behauptet Ornish zu Recht, dass seine Behandlung insgesamt die Brustschmerzen reduzierte und zu einem Rückgang der arteriografisch gesicherten Plaques der Koronararterien führte. Aber er kann keinesfalls behaupten, dass der niedrige Fettgehalt oder der Verzicht auf Fleisch zu dieser Entwicklung beigetragen hätte – solch eine Behauptung verbietet sich schon aufgrund der Vielfalt seiner Behandlung.

Ornish behauptet, die positiven Veränderungen bei der Prüfgruppe stünden im Zusammenhang mit dem geringeren Fettverzehr. Was soll das, eine mathematische Korrelation ist noch lange keine physiologische Ursache! Dieser Zusammenhang kann auch allein dadurch entstanden sein, dass die Probanden, die sich am genauesten an die vorgeschriebenen Fettrichtlinien hielten, ebenso präzise die anderen Ernährungsempfehlungen und die Richtlinien über ihre Lebensweise einhielten.

Hat Ornish bei seinen Probanden die Antioxidantien im Serum bestimmt? Die glykämische Kontrolle? Den Eisenstatus? Den Wert von Transfettsäuren im Blut und im Gewebe? Entzündungsmarker? Falls ja, dann hat er die Ergebnisse zumindest in seinen Forschungspapieren nie veröffentlicht. All diese Dinge können sich auf den Gesundheitszustand des Herz-Kreislauf-Systems auswirken und werden durch eine ganze Reihe Faktoren außer dem Gesamtfettverzehr beeinflusst.

Bewegung, Stressbewältigung, Gewichtsabnahme und pflanzliche Antioxidantien haben erwiesenermaßen die Eigenschaft, die Funktion und/oder Struktur der Arterien zu verbessern. Jeder dieser Faktoren könnte allein oder in Kombination mit allen anderen für die beobachteten Veränderungen verantwortlich sein.[2–6] Hingegen wurde bei keiner einzigen richtig kontrollierten Studie je bewiesen, dass eine drastische Einschränkung des Fettverzehrs oder der Verzicht auf Fleisch zu derartigen Verbesserungen führen kann. Bevor Ornish der ganzen Welt erzählt, eine Einschränkung beim Fettverzehr und der Verzicht auf Fleisch werde die Häufigkeit der Herzerkrankung senken, sollte er – oder besser noch eine neutralere Person – angemessen kontrollierte Untersuchungen durchführen, die diese Behauptung tatsächlich beweisen. Mit anderen Worten: Studien, bei denen

- zwei Gruppen eine in jeder Hinsicht identische Diät essen, die sich nur darin unterscheidet, dass die eine ihr Eiweiß überwiegend aus Fleisch und die andere ihr Eiweiß aus pflanzlichen Quellen bezieht; und bei denen
- beide Gruppen eine in jeder Hinsicht identische Diät essen, die sich nur darin unterscheidt, dass die eine weniger Fett (besonders tierisches Fett) enthält als die andere.

Bis solche Studien durchgeführt werden, sollten sich Ornish und seine Gesinnungsgenossen unter den Vegetariern damit zurückhalten, Fleisch und tierische Fette schlecht zu machen. Das ohne jeglichen Rückhalt durch strikt kontrollierte Beweise zu tun, ist eine völlige Missachtung der wissenschaftlichen Methodik.

Retten Ornishs Behandlungsmethoden tatsächlich Leben?

Im Endeffekt ist der aussagekräftigste Wert bei jeder Interventionsstudie die Überlebensrate in der Kontroll- und Prüfgruppe. Es ist gut und schön, eine Behandlungsmethode dafür in den höchsten Tönen zu preisen, dass sie die Brustschmerzen lindert, die Ergebnisse des Angiogramms verbessert oder sogar die Häufigkeit von Herzereignissen senkt, aber das alles sind Ergebnisse, deren Diagnose einer erheblichen subjektiven Interpretation unterliegt. Ärzte können endlos über die Interpretation der Untersuchungsergebnisse und die Notwendigkeit einer Operation streiten, aber der Tod ist unumkehrbar und unbestreitbar.

Ich bin nicht unbedingt darauf aus zu sterben. Aber ich muss zugeben, dass der Tod eine gewaltige Messlatte ist, mit der sich die Effizienz einer Behandlung bestimmen lässt – insbesondere einer Behandlung, die hoch gepriesen wird, weil sie angeblich Menschenleben rettet.

1998 veröffentlichte das *Journal of the American Medical Association* die Ergebnisse der *Lifestyle-Heart*-Studie, die nach einem Beobachtungszeitraum von fünf Jahren aufgetreten waren.[7] Während sich bei der Prüfgruppe eine deutliche Abnahme der Gesamtzahl von Herzereignissen zeigte (eine Klassifizierung, zu der Angioplastie, Bypass-Operation, Herzinfarkt und stationäre Behandlung wegen Herzbeschwerden zählen), gab es in der Prüfgruppe einen Todesfall mehr als in der Kontrollgruppe (in der Prüfgruppe starben zwei Patienten im Vergleich zu einem in der Kontrollgruppe).

Nach Angaben von Ornish war einer der Toten in der Prüfgruppe ein Patient, der die Behandlungsvorschriften nicht eingehalten hatte. Ein zweiter wurde von etwas zu großer Begeisterung beim körperlichen Training gepackt und überschritt seine vorgeschriebene Belastung – mit tödlichen Folgen.

Das wenig günstige Sterblichkeitsergebnis in der kleinen *Lifestyle-Heart*-Studie scheint hauptsächlich auf widrige Umstände zurückzuführen zu sein und sagt wenig darüber aus, wie sich Ornishs Behandlungsmethoden auf das Überleben von KHK-Patienten auswirken. Betrachten wir also lieber eine größere Studie von Ornish und seinen Kollegen, um zu prüfen, ob sein Behandlungsprogramm sich in irgendeiner Weise als fähig erwiesen hat, Leben zu retten.

Das Multicenter Lifestyle Demonstration Project

Mit dem *Multicenter Lifestyle Demonstration Project* sollten die bei Ornishs ursprünglicher Studie angewendeten Behandlungsmethoden auf eine größere Patientengruppe in Kliniken aus den gesamten USA angewendet werden.[8] Praktische Ärzte aus acht medizinischen Zentren im ganzen Land wurden in allen Aspekten des *Lifestyle*-Programms ausgebildet und behandelten dann Patienten mit einer Erkrankung der Herzkranzgefäße dementsprechend. Die Studie war nicht randomisiert oder kontrolliert; vielmehr wurden die Ergebnisse der 194 Patienten, die die Behandlung abschlossen, mit denen von 139 Patienten verglichen, die nicht am *Lifestyle*-Programm teilgenommen hatten.

Nach drei Jahren gab es in Bezug auf Herzereignisse oder Sterblichkeit zwischen den Patienten in der Prüf- und in der Kontrollgruppe keinerlei Unterschied. Die Zahl der Herzereignisse pro Patientenjahr in der Prüfgruppe lautete im Vergleich zur Kontrollgruppe wie folgt: 0,012 zu 0,012 bei Myokardinfarkt; 0,014 zu 0,006 bei Schlaganfall; 0,006 zu 0,012 für Tod aufgrund anderer Ursachen und 0,014 zu 0,012 für Herztod (keiner der genannten Unterschiede war statistisch von Bedeutung).

Allerdings besteht ehrlicherweise immer die Möglichkeit, dass die Prüfgruppe Opfer unglücklicher Störfaktoren wurde. Bei den Probanden in der Prüfgruppe gab es angeblich eine höhere Zahl mit vorhergehendem Herzinfarkt und einer längeren Geschichte einer koronaren Erkrankung, obwohl die angiografische Schwere der Arterienerkrankung in beiden Gruppen ähnlich war. Patienten in der Prüfgruppe durften sechs Wochen vor Beginn der Studie keine Bypass-Operation der Herzkranzgefäße (*coronary artery bypass grafting,* CABG) oder sechs Monate vorher keine perkutane transluminale Coronar-Angioplastie (PTCA) durchgemacht haben, während bei allen Probanden in der Kontrollgruppe kurz vor Beginn der Studie ein solcher Eingriff vorgenommen worden war. Man könnte nun zwar behaupten, die höhere Operationsrate habe das Überleben in der Kontrollgruppe positiv beeinflusst, doch ist der Nutzen der operativen Revaskularisation für eine Verlängerung des Lebens höchst fraglich; bei kontrollierten klinischen Studien hat sich gezeigt, dass CABG oder PTCA sich im Vergleich zur Standardbehandlung bei den meisten Patienten nicht lebensverlängernd auswirken. Bei der PTCA gibt es sogar eine Tendenz zu einer höheren Sterblichkeit (siehe Anhang C).

Zu ihrem Vorteil verloren die Patienten in der Prüfgruppe an Gewicht und verbesserten ihre körperliche Belastungsfähigkeit. Für die Kontrollgruppe wurden keine Vergleichszahlen genannt, aber da auch die Prüfgruppe nicht eingehend beraten wurde, ist unwahrscheinlich, dass es bei Ersteren solche Veränderungen gegeben hatte – eine von der ursprünglichen *Lifestyle*-Studie bestätigte Annahme.

Ob nun Störfaktoren zugunsten der Prüfgruppe oder der Kontrollgruppe am Werk waren oder nicht, lässt sich unmöglich mit Sicherheit feststellen. Aber auch so bleibt die Tatsache bestehen, dass es gegenwärtig keine veröffentlichten Ergebnisse gibt, die beweisen, dass man mit Ornishs *Lifestyle*-Programm – vollmundig als *»Das einzige wissenschaftlich bewiesene Programm zur Behandlung der Herzkrankheit ohne Medikamente oder chirurgischen Eingrff«*[9] angepriesen – tatsächlich auch nur ein einziges Menschenleben retten kann.

Wie wir in Kapitel 8 erfahren konnten, haben Studien, bei denen die Probanden angewiesen wurden, sich nicht-vegetarisch zu ernähren und sich körperlich zu bewegen, Fischöl einzunehmen oder mehr Fisch und/oder Obst und Gemüse zu essen, zu einem deutlichen Rückgang der Herz- und Gesamtsterblichkeit geführt. Die bei der *Lyon-Diet-Heart*-Studie angewandten Behandlungsmethoden führten beispielsweise zu einem Rückgang der koronaren Sterblichkeit um satte 81 Prozent und zu einem Rückgang der Gesamtsterblichkeit um 60 Prozent.[10]

Die Ergebnisse von Studien wie der *Lyon-Diet-Heart*-Studie sollte man nicht vergessen, wenn man die jubelnden, aber unbegründeten Behauptungen ausgesprochener Verfechter des Vegetarismus wie Ornish hört.

Interessanterweise hat Ornish trotz seiner gehässigen Verleumdung des Fleischverzehrs und seiner scheinbaren Betonung der Vollwertkost keine Hemmungen, hübsche Werbe- und Beratungshonorare von Nahrungsmittelproduzenten wie *McDonalds*, *PepsiCo* und *ConAgra Foods* anzunehmen.[11]

Nathan Pritikin

Nathan Pritikin war Ende der 1970er- und Anfang der 1980er-Jahre ein enorm einflussreicher Verfechter einer fettarmen Ernährung. 1957 hatte Pritikin festgestellt, dass er ein ernsthaftes Herzleiden hatte, aber sein Arzt hatte ihm gesagt, man könne nicht viel tun, um seinen Zustand zu verbessern.

Mit dieser Auskunft nicht zufrieden, nahm Pritikin die Sache selbst in die Hand und begann, über Herzkrankheiten zu forschen in der Hoffnung, eine Therapie zu finden. Er las über primitive Kulturen, die keine Herzkrankheiten kannten, und kam zu dem Schluss, es müsse die fettarme Ernährung sein, die zudem viel unraffiniertes Vollkorngetreide enthielt, die sie so gesund erhielt (seine Bücher erzählten ihm offensichtlich nichts über Kulturen, die sich sehr fettreich und praktisch ohne Getreide ernährten, wie die Masai, die Samburus, die Einwohner der Pazifikinseln und die Eskimos).

Außerdem wusste Pritikin, dass während des Zweiten Weltkriegs die KHK-Todesraten in mehreren europäischen Ländern gesunken waren, obwohl die Einwohner in Angst und Schrecken vor den Kämpfen und Bombardierungen lebten, denen sie direkt ausgesetzt waren. Pritikin entdeckte, dass der Fettverzehr während der Kriegsjahre gesunken war, was seine Überzeugung bestärkte, eine fettarme Ernährung sei der Gesundheit des Herz-Kreislauf-Systems förderlich. Tatsächlich sank der Fettverzehr während der Kriegsjahre, aber eben auch der Verzehr von Zucker und raffiniertem Getreide – ein Aspekt, den Pritikin außer Acht ließ, als er das Fett verdammte.

Weiterhin analysierte Pritikin Studien, bei denen die Arterien von Hunden bewusst blockiert worden waren und bei denen die Forscher dann entdeckten, dass Bewegung zur Bildung neuer winziger Blutgefäße führte, was die Durchblutung verbesserte. Nun verordnete Pritikin sich eine fettarme Diät ohne verarbeitete Lebensmittel und trainierte regelmäßig – mit dem Erfolg, dass sich sein Zustand schrittweise verbesserte. Der vorher kranke und schwache Pritikin war schließlich außerordentlich fit und zeigte keinerlei Symptome einer KHK mehr.

Pritikin wurde in den Medien als Sprecher der Bewegung für eine fettarme Ernährung bekannt und stieg zum Bestsellerautor auf. Er eröffnete das *Pritikin Longevity Center* im kalifornischen Santa Barbara, wo die Patienten mit Bewegungstraining und einer fettarmen Ernährung ohne verarbeitete Lebensmittel behandelt wurden.

Mehr Bewegung und der Verzicht auf verarbeitete Lebensmittel waren ein großer Schritt in die richtige Richtung, aber Pritikins Ansichten über Fett waren ausgesprochen fanatisch. Er trat zunächst für den völligen Verzicht auf Fett bei der Ernährung ein, da seiner Ansicht nach der minimale natürliche Fettgehalt in Gemüse genügte. Als die Patienten, die seine extremen Ratschläge befolgten, aufgrund des Mangels an essenziellen Fettsäuren erkrankten, änderte er seine Empfehlungen und erlaubte zehn Prozent der täglichen Kalorienaufnahme in Form von Fett. Zwar besiegte Nathan Pritikin seine Herzkrankheit, aber er starb trotzdem vorzeitig; er nahm sich im Alter von 69 Jahren das Leben, als er 1985 wegen einer Leukämieerkrankung stationär behandelt wurde und dabei Komplikationen auftraten.

Die Erfahrungen der Ernährungswissenschaftlerin Ann Louise Gittleman geben aufschlussreiche Einsichten in die Probleme, zu denen Pritikins Empfehlungen für eine extrem fettarme Diät führen. Gittleman, die frühere Direktorin für Ernährung am *Pritikin Longevity Center,* erklärt in ihrem Buch *Beyond Pritikin,* dass es zwar bei vielen Patienten tatsächlich zu Beginn ihres Krankenhausaufenthalts zu einer Verbesserung ihres Zustands gekommen war, dass sich aber bei späteren Besuchen ein ganz anderes Bild ergab. Patienten klagten häufig über Gewichtszunahme und ständigen Hunger, der sich nicht stillen ließ, so viel sie auch aßen. Es mehrten sich Symptome wie bei einer Glutenempfindlichkeit, als die Patienten ungeheuer viel Vollkorn aßen, eine unvermeidliche Nebenerscheinung von Pritikins Verordnung, 80 Prozent der Kalorien in Form von komplexen Kohlehydraten zu sich zu nehmen.

Gittleman begann an der Pritikin-Diät zu zweifeln und erkannte durch eigene Forschungen einige Aspekte, die Pritikin übersehen hatte – zum Beispiel die Bedeutung der essenziellen Fettsäuren. Gittleman stellte fest, dass viele der Symptome, über die die Patienten des *Pritikin Longevity Centers* klagten, nicht nur von dem übermäßigen Kohlehydratverzehr herrührten, sondern auch von einem Mangel wichtiger Fette. *»Pritikin sagte, Fett sei das Problem. Ich betrachtete allmählich Fett als die Lösung«,* schrieb Gittleman, die das Zentrum 1982 verlassen hat.[12] Gittleman wurde selbst zu einer bekannten Buchautorin und Ernährungswissenschaftlerin, die eine kohlehydratarme »Fat Flush«-Diät zur Gewichtsabnahme empfahl und eine gemäßigtere Kohlehydrat-»Erhaltungs«-Diät für die allgemeine Gesundheit.

Schlussfolgerung

Man hat allen Grund, die Menschen zu ermuntern, sich häufig zu bewegen, mit dem Rauchen aufzuhören, nur sehr wenig Fertigmahlzeiten zu essen und Wege zu finden, mit dem Stress des modernen Lebens fertigzuwerden. Der Nachweis der Wirksamkeit fettarmer Diäten beruht hingegen auf einer Mischung irrtümlicher Annahmen, Halbwahrheiten und ausgesprochenen Lügen.

ANHANG C

EINGRIFFE AN DEN KORONARARTERIEN: LEBENSRETTEND ODER ZEITVERSCHWENDUNG?

Wenig schmeichelhafte Tatsachen über Bypass-Chirurgie und Angioplastie

»Wunderbar« und *»lebensrettend«* – mit diesen und ähnlich begeisterten Worten werden die Bypass-Operation der Herzkranzgefäße und die Ballon-Angioplastie häufig beschrieben. Da sie immer wieder als die wunderbarsten Errungenschaften der modernen Medizin bezeichnet werden, machen sich die meisten Menschen gar keine weiteren Gedanken und nehmen es als gegeben hin, dass diese Eingriffe die Lebenserwartung von KHK-Patienten deutlich verlängern. Natürlich haben die meisten die veröffentlichten Resultate von randomisierten Studien, bei denen diese Verfahren untersucht wurden, nie angesehen.

Bypass-Hype

Bei der Bypass-Operation am Herzen müssen das Brustbein gespalten und die Rippen auseinander gezogen werden, damit der Chirurg das Herz erreichen kann. Er befestigt dann einen transplantierten Abschnitt einer Vene oder Arterie (meistens aus der Brust oder dem Bein entnommen) an einer blockierten oder verengten Koronararterie. Das Transplantat wird über und unter dem blockierten Arterienabschnitt befestigt und bildet somit eine Umleitung, einen »Bypass«, der hoffentlich die Herzdurchblutung gewährleistet. Bei einem solchen Eingriff können mehrere Engstellen auf einmal umgangen werden.

Die erste Bypass-Operation führte Dr. Rend Favoloro 1967 an der *Cleveland Clinic* in Ohio durch. Innerhalb weniger Jahre machte Dr. Favoloros bahnbrechende Operation Furore. In der Zeit um 1975 wurden in den Vereinigten Staaten pro Jahr 60 000 Bypass-Operationen durchgeführt; bis 1987 war die Zahl bereits auf 230 000 gestiegen. Gegenwärtig werden pro Jahr mehr als 500 000 solcher Operationen realisiert.[1] Die Bypass-Operation an den Herzkranzgefäßen ist heute die am häufigsten praktizierte Operation in den USA; sie ist darüber hinaus für die Akteure äußerst lukrativ. Die Operation kostet im Durchschnitt 61 000 Dollar, somit bringt es die koronare Herzchirurgie im Durchschnitt allein in den Vereinigten Staaten auf 32 Milliarden Dollar pro Jahr.

Ein besonders merkwürdiger Aspekt beim Aufstieg der Bypass-Chirurgie war, dass diese Operation populär wurde, noch bevor sie dem wichtigsten Test unterworfen wurde: einer randomisierten kontrollierten klinischen Studie. Neue Medikamente werden auf dem Markt erst zugelassen, nachdem ihre klinische Wirksamkeit und die Nebenwirkungen anhand kontrollierter Studien untersucht worden sind. Die Bypass-Chirurgie hatte buchstäblich sofort alles voll im Griff und wurde zum festen Bestandteil der Herztherapie, obwohl sie nicht einmal einer kontrollierten klinischen Untersuchung unterworfen worden war.

Erst im September 1975 wurden die Ergebnisse der ersten randomisierten Studie über die Bypass-Chirurgie in der angesehenen Fachzeitschrift *New England Journal of Medicine* veröffentlicht. An der Studie hatten insgesamt 596 Patienten von 13 Veteranenhospitälern teilgenommen. 95 Prozent der Patienten litten an mittelschwerer oder schwerer Angina pectoris und fast zwei Drittel hatten vorher einen Herzinfarkt erlitten. Die Patienten wurden in zwei Gruppen eingeteilt, von denen eine für eine Bypass-Operation randomisiert wurde. Die andere Gruppe wurde mit der normalen Standardtherapie behandelt. Dazu gehörte der Einsatz von Nitraten, Betablockern und Medikamenten gegen Arrhythmien.

Die Ergebnisse waren enttäuschend. Nach drei Jahren zeigte sich kein Unterschied in der Überlebensrate bei beiden Gruppen; 87 Prozent der konservativ Behandelten waren noch am Leben, im Vergleich zu 88 der Operierten.[2]

Zum ersten Mal war der »lebensrettende« Eingriff der Bypass-Chirurgen einem Test unterworfen worden und die enttäuschenden Ergebnisse stellten die Wirksamkeit des Verfahrens infrage, auf die diese Ärzte ihre lukrative und angesehene Karriere gegründet hatten. Deshalb ist es keine Überraschung, dass diese Chirurgen die Veteranenstudie lauthals kritisiert haben. Einige dieser Ärzte beschwerten sich, die Studie sei nicht lange genug durchgeführt worden (das war ein Wunschdenken, wie sich 1998 herausgestellt hat, als eine Untersuchung nach Ablauf von 22 Jahren ergab, dass die Überlebensraten bei 25 Prozent beziehungsweise 20 Prozent bei den konservativ beziehungsweise chirurgisch behandelten Patienten lag).[3] Andere behaupteten, die bei der Studie untersuchten Patienten seien nicht repräsentativ gewesen. Die schärfste Kritik richtete sich gegen die anscheinend sehr hohe Todesrate bei der Operation; immerhin starben 5,6 Prozent der Operierten aufgrund von Komplikationen bei diesem Eingriff.

Die Verteidiger der Bypass-Operation forderten lautstark eine neue Studie unter Beteiligung der Creme de la Creme der Bypass-Chirurgen. Sie bekamen ihren Willen, als das amerikanische NHLBI die *Coronary-Artery-Surgery*-Studie (CASS) finanzierte, die mit Patienten mit einer Erkrankung der Koronararterien durchgeführt wurde, die nach einem Herzinfarkt entweder nur eine leichte stabile oder überhaupt keine Angina hatten. Die an dieser Studie beteiligten Zentren gehörten zur ersten Adresse in der Kardiologie und Herzchirurgie: *Harvard*, *Yale*, *Standford*, *Duke*, die *University of Washington* und die *University of Alabama* in Birmingham. Man ging davon aus, dass eine solche Studie mit Beteiligung der besten Chirurgen auf diesem Gebiet zu einer niedrigeren Todesrate bei der Operation führen und den wirklichen Wert der Operation am offenen Herzen beweisen würde.

Als die ungeduldig erwarteten Ergebnisse von CASS 1984 endlich veröffentlicht wurden, zeigten sie in der Tat eine deutlich niedrigere Sterblichkeitsrate während der Operation (1,4 Prozent) als bei der Veteranenstudie. Trotzdem belegte das Ergebnis keinen Vorteil in Bezug auf die Gesamtsterblichkeit für die operierten Patienten. Nach sechs Jahren lebten noch 79 beziehungsweise 80 Prozent der konservativ beziehungsweise chirurgisch Behandelten, und sie hatten keinen weiteren Herzinfarkt erlitten.[4] Auch ein weiterer, nach Ablauf von zehn Jahren veröffentlichter Bericht zeigte keinen Unterschied in der Gesamtsterblichkeit oder in der Zahl nicht-tödlich verlaufender Herzinfarkte bei beiden Gruppen.[5]

Noch während die CASS-Studie lief, führten europäische Forscher eine eigene randomisierte Studie durch. Die *European Coronary Surgery Study Group* beobachtete 768 Männer mit mäßiger Angina pectoris und einer Blockierung von mindestens 50 Prozent bei mindestens zwei großen Herzkranzgefäßen. Anders als ihre US-Kollegen verzeichneten die europäischen Forscher nach Ablauf von fünf Jahren einen deutlichen Vorteil durch die Operation, die Überlebensrate lag bei 92 beziehungsweise 83 Prozent bei den konservativ behandelten Patienten.[6] Während der darauffolgenden sieben Jahre nahm jedoch die Zahl der Überlebenden in der chirurgisch behandelten Gruppe schneller ab als bei den konservativ behandelten Patienten (71 beziehungsweise 67 Prozent, die nach zwölf Jahren noch am Leben waren).[7]

Alle erwähnten Studien wurden vor mindestens 30 Jahren durchgeführt. Man kann sich also fragen, ob in der Zwischenzeit verbesserte Operationstechniken entwickelt wurden, die zu höheren Überlebensraten bei Bypass-Patienten geführt haben.

2004 stellte das *Journal of the American College of Cardiology* die Ein-Jahres-Ergebnisse von MASS-II vor, einer randomisierten Studie, bei der drei verschiedene therapeutische Verfahren für Patienten mit stabiler Angina und einer mindestens 70-prozentigen Blockade mehrerer Koronararterien untersucht wurden. Bei insgesamt 611 Patienten wurde entweder eine Bypass-Operation, eine konservative Behandlung oder eine Angioplastie vorgenommen.

Nach zwölf Monaten lag die Überlebensrate bei den konservativ Behandelten bei 98,5 Prozent, bei den Bypass-Operierten bei 96 Prozent und bei 95,6 Prozent bei denjenigen, die einer Angioplastie unterzogen worden waren.[8] Bei einer früheren Studie der MASS-Forscher an 214 Patienten, die im Durchschnitt drei Jahre lang beobachtet worden waren, hatte es bei den konservativ Behandelten keinen Todesfall gegeben, bei der Bypass- und der Angioplastie-Gruppe aber jeweils einen.[9]

Eine ähnliche Studie dänischer Forscher verglich invasive Eingriffe, entweder eine Angioplastie oder eine Bypass-Operation, mit der konservativen medizinischen Behandlung bei Patienten, die kurz zuvor einen Herzinfarkt erlitten hatten. Die 505 Patienten wurden über einen Zeitraum von einem bis 4,5 Jahren beobachtet. Nach durchschnittlich 2,4 Jahren lag die Überlebensrate bei den invasiv Behandelten bei 96,4 Prozent und bei 95,6 Prozent, ein statistisch nicht bedeutender Unterschied (die Forscher machten keine getrennten Angaben für die

Bypass-Chirurgie und die Angioplastie). Nach der invasiven Behandlung kam es jedoch deutlich seltener zu einem Reinfarkt (5,6 beziehungsweise 10,5 Prozent).[10]

Zwar ist in Hinsicht auf die Sterblichkeit der Nutzen der Bypass-Chirurgie bestenfalls zu vernachlässigen und in den meisten Fällen nicht gegeben, aber es gibt anscheinend Gruppen, bei denen das Verfahren die Überlebenschancen deutlich verbessert. Die *Veterans-Administration-* und die *European-Coronary-Surgery-*Studien sowie einige weitere nicht-randomisierte Studien haben ergeben, dass Patienten mit einer Blockade der linken Hauptarterie – eine der beiden großen Koronararterien, die aus der Aorta führen – deutlich bessere Überlebensaussichten hatten.[6,11] Die *European Coronary Surgery Study Group* ermittelte auch, dass bei Patienten mit Blockaden in drei Arterien die Überlebenschancen deutlich stiegen (bei Patienten mit einer Zwei-Gefäß-Erkrankung ergab sich keine Verbesserung in Bezug auf die Sterblichkeit), ebenso bei Patienten mit einer schweren belastungsinduzierten Ischämie (ST-Segment-Senkung über 1,5 mm) oder mit einer peripheren Arterienerkrankung. Nach Ablauf von zehn Jahren zeigte sich bei der CASS-Studie, dass die Bypass-Operation auch die Überlebensaussichten für Patienten mit einer Dysfunktion der linken Herzkammer deutlich verbesserte.[5]

Für solche Hochrisikopatienten stellt die Bypass-Chirurgie möglicherweise wirklich eine lebensrettende Option dar. Für die meisten anderen Patienten mit einer stabilen Erkrankung der Koronararterien gibt es aber praktisch keinen Beweis dafür, dass dieses Verfahren das Leben in irgendeiner Weise verlängern kann.

Die Angioplastie wird immer beliebter

Die Angioplastie gilt als weniger invasives, traumatisches und teures Verfahren als die Bypass-Chirurgie. Dabei wird ein Führungskatheter, an dem ein kleiner Ballon befestigt ist, an einen durch arteriosklerotische Plaque verengten Abschnitt einer Koronararterie geführt. Der Kardiologe platziert den Ballon in den verengten Abschnitt und bläst ihn anschließend auf, um die Plaque an die Arterienwand zu drücken und die Arterie zu erweitern. Nach Abschluss dieser Prozedur (die als Ballon-Angioplastie bekannt ist) kann der Kardiologe auch ein hohles

Maschenröhrchen aus Metall, *Stent* genannt, an dieser Stelle in der Arterie anbringen. Man hofft, dass der Stent verhindert, dass sich die Arterie wieder verengt. Bei etwa 70 bis 90 Prozent aller Angioplastien wird heutzutage ein Stent gesetzt.

Die erste Ballon-Angioplastie eines Herzkranzgefäßes beim Menschen wurde 1977 durchgeführt, die Stents folgten ab 1987. Ähnlich wie die Bypass-Chirurgie, so wurde auch die Angioplastie massenhaft eingesetzt, bevor ihre Wirksamkeit in streng kontrollierten Studien überprüft wurde. Die enorme Zunahme der Ballon-Angioplastie hat die der Bypass-Operation sogar noch übertroffen – im Jahr 2001 wurde der Eingriff mehr als 570 000 Mal durchgeführt, die durchschnittlichen Kosten lagen bei 29 000 Dollar.[1]

Ballon-Angioplastie auf dem Prüfstand

Keine der vielen bisher durchgeführten Studien, bei denen die Ballon-Angioplastie mit der internistischen Standardbehandlung verglichen wurde, hat einen Vorteil in Bezug auf niedrigere Sterblichkeit für Patienten unter Beweis gestellt, bei denen dieser Eingriff durchgeführt wurde.[8–10, 12–14] Tatsächlich zeigt eine Gesamtanalyse aller Therapiestudien, bei denen die Angioplastie mit der internistischen Behandlung verglichen wurde, keinen Vorteil in Bezug auf die Sterblichkeit bei der Angioplastie.[15]

Weshalb diese Aufregung?

Während sich bei klinischen Studien gezeigt hat, dass die Bypass-Operation der Herzkranzgefäße das Leben der meisten Patienten nicht verlängert, so hat sich gleichzeitig ergeben, dass sie den Patienten eine viel größere Linderung der Anginasymptome verschafft als die internistische Standardtherapie. Dasselbe gilt für die Ballon-Angioplastie. Diese Verfahren verlängern also vielleicht nicht das Leben, aber sie erhöhen bei vielen Patienten die Lebensqualität.

Kein Verfahren ist ohne Risiko. Bei einer durchschnittlichen Todesrate im Krankenhaus von 2,4 Prozent führen über 12 000 jährlich in den USA durchgeführte Bypass-Operationen zum Tod des Patienten. Darüber hinaus versagen im Durchschnitt zwölf Prozent der Venentransplantate im ersten Jahr nach der Operation, und diese Rate steigt nach zwölf Jahren auf bis zu 45 Prozent an.[16–18] Also müssen sich viele Patienten einer erneuten Operation unterziehen.

Die gegenwärtige Sterblichkeitsrate im Krankenhaus für Angioplastiepatienten beträgt 0,9 Prozent.[1] Bei etwa 1,5 Prozent dieser Patienten wird innerhalb von 24 Stunden nach der Operation wegen erheblicher Komplikationen eine Bypass-Operation erforderlich.[19] Bei einer Stent-Angioplastie – heutzutage ist das die Mehrzahl der Ballon-Angioplastie-Eingriffe – können Komplikationen beim Platzieren des Stents, ein schwerer Koronarspasmus oder das Verrutschen des Stents entstehen, die ein weiteres chirurgisches Eingreifen erforderlich machen. In 30 bis 60 Prozent aller Fälle kommt es nach einer Ballon-Angioplastie zu einem Wiederverschluss.[20]

Eine Operation vermeiden

Natürlich würden alle Angina-Pectoris-Patienten auf der Welt ein Verfahren begrüßen, das den Anginaschmerz ohne das Risiko, die Kosten und den erheblichen Eingriff einer Bypass-Operation oder Angioplastie entfernt. Nun, es gibt solch ein Verfahren, und es ist überraschend einfach, erschwinglich und steht überall zur Verfügung.

Es heißt *Bewegung.*

In der 2004er-Märzausgabe der Zeitschrift *Circulation* berichteten deutsche Forscher über eine Studie, bei der 101 männliche Patienten mit einer stabilen Erkrankung der Koronararterien randomisiert wurden, entweder für eine Stent-Angioplastie oder für ein körperliches Bewegungstraining. In den ersten zwei Wochen trainierten die Teilnehmer in der Bewegungsgruppe sechs Mal täglich im Krankenhaus, jeweils zehn Minuten lang, und zwar auf einem Standfahrrad bei 70 Prozent ihrer durch die Symptome bestimmten Höchstbelastung (dies ist die Herzfrequenz, bei der sich bei einem Belastungstest eine Ischämie zeigt; es erübrigt sich, darauf hinzuweisen, dass diese nur bei einem ärztlich überwachten Test ermittelt werden darf).

Nach den ersten zwei Wochen nahmen die Patienten ihre Standfahrräder mit nach Hause. Sie wurden angewiesen, täglich 20 Minuten lang bei der vorgeschriebenen Herzfrequenz zu trainieren und jede Woche an einer 60-minütigen Übungsstunde mit aeroben Übungen teilzunehmen.

Die Studie sollte Auskunft darüber geben, welches Verfahren im Verlauf eines Jahres die beste Wirkung in Hinsicht auf klinische Ergebnisse zeigte – inklusive Herzinfarkt, Schlaganfall und stationäre Behandlung wegen verschlimmerter Angina, Operation oder weiterer Angioplastie. Glücklicherweise starb keiner der teilnehmenden Patienten. Aber als die Endresultate verglichen wurden, zeigte sich, dass es bei 21 der 50 Patienten, die mit einer Angioplastie behandelt wurden, zu einem koronaren Ereignis kam; im Vergleich dazu passierte das nur sechs der übrigen 51 Patienten in der Trainingsgruppe – ein sehr signifikanter Unterschied! – Die Patienten, die das Bewegungstraining absolvierten, zeigten auch eine deutliche Verbesserung ihrer physischen Belastbarkeit, außerdem lag das Risiko einer fortschreitenden Arteriosklerose um 32 Prozent niedriger. Darüber hinaus wurden die viel besseren Resultate bei der Bewegungsgruppe bei nur der Hälfte der Kosten erzielt, die bei der Angioplastie anfielen.[21]

Man braucht kein Nobelpreisträger zu sein, um zu erkennen, warum es besser ist, sich regelmäßig zu bewegen, als sich ein Metallröhrchen in die Koronararterie stecken oder sich mit einer Elektrosäge das Brustbein spalten zu lassen: Weder die Bypass-Operation noch das Setzen eines Stents bekämpfen die Ursachen der Erkrankung der Koronararterien. Regelmäßige Bewegung liefert dagegen einen Stimulus für die Erneuerung der Arterien. Genauso, wie das Training mit Gewichten Ihre Muskeln besser gestaltet und kräftigt, führt regelmäßig Bewegung zu einer verbesserten Artenenfunktion und -struktur.

Der OP-Zug rollt munter weiter ...

Die Vorteile der Bypass-Operation und der Ballon-Angioplastie sind ohne Zweifel in der öffentlichen Darstellung erheblich übertrieben worden, und viele Patienten unterziehen sich diesen Eingriffen, ohne lange darüber nachzudenken. Sogar in einem 1989 im *Journal of the American Medical Association* erschienenen Artikel war zu lesen, dass bei 44 Prozent aller Bypass-Operationen die Notwendigkeit fraglich war.[22] Aber natürlich hat diese Warnung kaum etwas bewirkt: Die Zahl der Bypass-Operationen oder Angioplastien hat weiter enorm zugenommen. Das überrascht ja auch wenig, wenn man bedenkt, wie viel Geld und Prestige bei diesen Eingriffen auf dem Spiel stehen …

ANHANG D

WIE SIE IHR KHK-RISIKO BESTIMMEN KÖNNEN

Sofern die Bestimmung des Cholesterinwerts wenig über das wirkliche KHK-Risiko aussagt, welche medizinischen Untersuchungen kann man dann nutzen, um ein klareres Bild über den Gesundheitszustand des eigenen Herz-Kreislauf-Systems zu erlangen? Tabelle D1 nennt einige einfache Untersuchungen zur Bestimmung der Marker für den Blutzuckerstoffwechsel, den Eisenstatus, die Gerinnungsneigung des Blutes und die entzündliche Aktivität. Beachten Sie bitte, dass diese Liste in Tabelle Dl nicht erschöpfend ist und auch nicht sein kann; es ist nur eine Auflistung einfach durchzuführender Untersuchungen, die von jedem Hausarzt angeordnet werden können.

Tabelle D1. KHK- Risikotests

Test	Zweck	Bedeutung	Derzeitiger Normbereich	Vorgeschlagene Normwerte	Bemerkungen
Nüchternblutzucker	Messung des Nüchternblutzuckers	Erhöhte Blutzuckerwerte, sogar am oberen Ende des Normbereichs, erhöhen deutlich die Herz-Kreislauf-und die Gesamt-Sterblichkeit	< 100 mg/dl	< 89 mg/dl	Geringste Gesamt-Sterblichkeit korrespondiert mit Nüchternblutzuckerwerten von 80-89 mg/dl (Kapitel 18)
Nüchterninsulin	Messung der Insulinkonzentration im Serum im nüchternen Zustand	Erhöhte Insulinwerte können aufgrund verschiedener Mechanismen das Risiko der Herz-Kreislauf-Sterblichkeit erhöhen	< 27 µU/ml	< 5 µU/ml	
Hämoglobin A1c (HbA1c)	Messung der Serumkonzentrationen des glykierten oder glykosylierten Hämoglobins	Dient als Marker der Blutzuckerkontrolle der letzten zwei bis drei Monate	4%–6%	< 5 %	Kürzliche Studie mit >10 000 Probanden ergab erhöhte Sterblichkeit mit steigenden HbA1c-Werten. HbA1c von unter 5% ging mit der niedrigsten Rate von KHK & Sterblichkeit einher (1)

Tabelle D1. KHK- Risikotests					
Test	Zweck	Bedeutung	Derzeitiger Normbereich	Vorgeschlagene Normwerte	Bemerkungen
Blutzucker 2-Stunden nach dem Essen	Messung des Blutzuckers bis 2 Stunden nach dem Verzehr von Glukose	Kann zusammen mit der Bestimmung des Nüchternblutzuckers benutzt werden, um die Feststellung einer unzureichenden glykämischen Kontrolle zu verbessern	<140 mg/dl	Linearer Anstieg des KHK-Risikos mit steigenden Glukosewerten nach dem Essen	Bei über 45-Jährigen kann ein 2-Stunden-Test eine große Anzahl von Patienten mit gestörter glykämischer Kontrolle herausfiltern, die bei der ausschließlichen Bestimmung des Nüchternblutzuckers nicht auffielen (2)
Serumferritin	Messung des Eisengehalts im Blut. Genauer Indikator des Eisenspeichers im Körper	Ein hoher Eisenspeicher im Körper kann das Risiko von Herz-Kreislauf-Erkrankungen erhöhen sowie von Diabetes, Lebererkrankungen und Krebs	15-300 µg/l	Siehe Angaben	Idealwert unbekannt. Aufgrund verfügbarer Forschungsergebnisse können Werte unter 55 µg/l optimal sein zur Reduzierung von Herz-Kreislauf-Erkrankungen und Sterblichkeit (Kapitel 22).
Anzahl der weißen Blutkörperchen	Ermittlung der Leukozytenzahl (weiße Blutkörperchen)	Zahl der Leukozyten ist ein Anzeichen einer Entzündung	Zwischen 4300 und 10 800 µg (4,3 -10,8 x 10^9/l)	<6 000 µg (6,0 x10^9/l)	Erhöhte Leukozytenzahl ist ein konsistentes, unabhängiges Anzeichen von Herz-Kreislauf-Ereignissen bei Patienten mit und ohne KHK. Weitverbreitet, nicht teuer & zuverlässig (4,5)
hsCRP	Dient als Marker der Entzündungsaktivität	Kausale Rolle von CRP bei KHK noch nicht sicher, aber CRP dient als Entzündungsmarker. Erhöhte CRP-Werte gehen mit erhöhtem KHK-Risiko einher (3)	< 3,0 mg/l	< 0,05 mg/l	CRP-Werte können aufgrund einer akuten Krankheit & Infektion zeitweilig erhöht sein. Zur Einschätzung eines KHK-Risikos erst nach der Rekonvaleszenz der Erkrankung durchführen.
Fibrinogen	Messung der Fibrinogenkonzentration im Serum	Fibrinogen ist ein Protein, das die Blutgerinnung fördert	200-400 mg/dl	200-300 mg/dl	
Homocystein (HcY)	Messung der Serumwerte von Homocystein	HcY ist eine potenziell atherogene Aminosäure	< 12 mmol/l	< 9 mmol/l; vorliegende Daten besagen: je niedriger, desto besser	Siehe Anhang E bzgl. Diskussion von Homocystein

ANHANG E

WAS IST MIT HOMOCYSTEIN?

1968, sieben Jahre nachdem die *American Heart Association* offiziell die Lipidhypothese unterstützt hatte, begann ein in *Harvard* ausgebildeter Forscher namens Kilmer McCully mit der Untersuchung einer Substanz, die als *Homocystein* bekannt war. McCully interessierte sich für diesen wenig bekannten Stoff, nachdem er auf zwei sehr ungewöhnliche Fallstudien in der medizinischen Literatur gestoßen war. Die beiden bedauerlichen jungen Menschen, deren Krankheiten in diesen Studien beschrieben wurden, starben an einer seltenen genetischen Störung, die *Homocysteinurie* genannt wird und bei der außergewöhnlich große Mengen von Homocystein in Blut und Urin gefunden werden.

McCully berührte bei diesen Fallberichten, dass es sich um zwei sehr junge Menschen handelte – der eine war acht Jahre, der andere nur zwei Monate alt –, und dass bei beiden in der Autopsie eine ausgedehnte Arteriosklerose festgestellt wurde. Der Achtjährige war gestorben, weil die Arterien in seinem Gehirn verengt und durch ein Blutgerinnsel verstopft waren, was zu einem Schlaganfall geführt hatte. McCully fragte sich, ob Homocystein bei Menschen, die weniger hohe Werte dieses Stoffes aufwiesen, zu einer Herz-Kreislauf-Erkrankung führen könnte, da es direkt Zellen und Gewebe der Arterien beschädigte. Nachdem er Studien über Tierexperimente ausgegraben hatte, die belegten, dass ein Mangel an Vitamin B6, B12 und Folsäure zur Arterienerkrankung führte, konnte sich McCully kaum noch beherrschen – diese Vitamine waren schließlich daran beteiligt, den Homocysteinwert unter Kontrolle zu halten!

Voller Begeisterung begann der Forscher, der vermutete, dass er etwas Wichtigem auf der Spur war, mit eigenen Experimenten zu Homocystein. Er entwarf ein immer detaillierteres Bild darüber, wie Homocystein die Arteriosklerose begünstigen könnte und begann Anfang der 1970er-Jahre, seine Erkenntnisse in der medizinischen Literatur zu veröffentlichen.

Leute wie Sie oder ich würden Wissenschaftspioniere wie McCully – dessen bahnbrechende Entdeckungen potenziell Millionen Menschenleben retten konnten – wahrscheinlich als Helden betrachten. Für die Schulmedizin hingegen sind solche Forscher eine Bedrohung. McCullys Theorie widersprach völlig der vorherrschenden Cholesterintheorie, also genau der Theorie, die medizinische Koryphäen bereits zur offiziellen Erklärung der Herzkrankheit ausgelobt hatten. McCullys Forschungen waren für all die lukrativen Karrieren, die auf der Lipidhypothese aufbauten, eine direkte Bedrohung.

1970 war McCullys Forschung über Homocystein und Arterienerkrankung von einem besonderen wissenschaftlichen Beratergremium bei seinem Arbeitgeber, dem *Harvard Massachusetts General Hospital,* lobend erwähnt worden. Doch 1977 hatte man McCully sein Labor an dieser Hochschule weggenommen und ihm die Mitarbeiter für seine Forschungen entzogen. Kurz darauf erklärte man McCully, dass sein Vertrag 1979 nicht mehr verlängert würde. Außerdem teilte man ihm mit, dass ihm, wenn er keine weiteren Forschungsgelder der NIH mehr erhielte, ab Januar 1978 sein Gehalt fast ganz gestrichen werde. Allerdings war es unmöglich, ohne Laboratorium und ohne Mitarbeiter Forschungsgelder zu bekommen, und nachdem die Leitung des *Harvard and Massachusetts General Hospital* McCullys Antrag zur Verlängerung seiner Forschungsarbeiten abgelehnt hatte, war der hochdekorierte Wissenschaftler arbeitslos.

In den nächsten zwei Jahren wurde McCully – mit seinem *Harvard*-Examen und nachdem er 14 Jahre lang Professor an dieser Universität gewesen war – von 50 potenziellen Arbeitgebern in den gesamten Vereinigten Staaten abgelehnt. Ihm wurde wiederholt geraten, seine Forschung aufzugeben und eine niedrigere Stellung als Pathologe anzunehmen. Als er davon erfuhr, dass von *Harvard* aus verleumderische Telefonanrufe realisiert wurden, bei denen sein Benehmen sehr negativ dargestellt wurde, sagte sich McCully »Jetzt reicht es mir« und entschloss sich zum Kampf. Er verpflichtete einen prominenten Rechtsanwalt aus Boston, ihn in einem Verfahren gegen seinen früheren Arbeitgeber bei *Harvard and Mass General* zu vertreten. Erst nachdem er zu diesem Mittel gegriffen hatte, erhielt er ein Angebot für eine Tätigkeit, allerdings in einem weit weniger angesehenen Krankenhaus, dem *V. A. Hospital* in Providence im US-Bundesstaat Rhode Island.[1]

Was soll all diese Aufregung?

Homocystein wird gebildet, wenn der Körper eine Aminosäure namens Methionin, die wir mit eiweißhaltigen Nahrungsmitteln aufnehmen, in eine andere Aminosäure namens Cystein umwandelt. Nachdem Homocystein gebildet worden ist, wird es im Allgemeinen wieder entweder zu Cystein oder Methionin abgebaut. Dieses Recycling von Homocystein wird durch zwei Prozesse ermöglicht: die *Remethylierung* oder die *Transsulfurierung.* Damit der erste Prozess stattfinden kann, werden Vitamin B12 und Folsäure gebraucht, der zweite erfordert Vitamin B6.

Das als Ergebnis einer Transsulfurierung gebildete Cystein wird für die Bildung von Glutathion benötigt, einem der wichtigsten Antioxidantien des Körpers. Tatsächlich hängt die Glutathionsynthese von der Transsulfurierung des Homocysteins ab. Wird dieses (aufgrund eines Mangels an Vitamin B6, B 12 und/oder Folsäure) nicht ausreichend zu Cystein umgewandelt, dann kann dies zu einem zu geringen Glutathionwert führen. Dies liefert dann wiederum unsere Organe und Gewebe – einschließlich derer im Herz-Kreislauf-System – zunehmend den Angriffen freier Radikale aus. Diese These wird von Forschungsergebnissen gestützt, die einen deutlichen Anstieg der Aktivität freier Radikale bei Patienten zeigten, deren Homocysteinwert im Blut gestiegen war, nachdem sie eine hohe Dosis Methionin eingenommen hatten.[2]

Zusätzlich zur Stimulierung der Schädigung durch freie Radikale ist Homocystein selbst möglicherweise auch giftig für die Arterien. Bei Labor- und Tierversuchen hat sich gezeigt, dass Homocystein die Bildung von Blutgerinnseln und Entzündungen begünstigt, die Funktion der Arterien verschlechtert und die Bildung arteriosklerotischer Läsionen beschleunigt.[3]

Bei Menschen mit erblich bedingten Defekten des Homocysteinstoffwechsels kann die Blutkonzentration dieser Aminosäure in die Höhe schießen und Werte von bis zu 400 mmol/l erreichen – sehr viel höher als die Norm von 5 bis 15 mmol/l. Auffälligerweise besteht bei diesen Patienten ein viel größeres Risiko, frühzeitig an der KHK zu erkranken als bei anderen.[4]

Es gibt epidemiologische Beweise dafür, dass nicht nur bei Personen mit einem außergewöhnlich hohen Homocysteinwert ein erhöhtes KHK-Risiko besteht. Selbst im Normalbereich nimmt die Wahrscheinlichkeit einer KHK mit steigender Homocysteinkonzentration zu; bei Personen mit einem Wert am oberen Ende des Normbereichs besteht ein wesentlich höheres KHK- oder Schlaganfall-Risiko als bei denen mit einem Wert am unteren Ende der Skala.[5] Außerdem haben zahlreiche Studien ergeben, dass die Konzentration von Homocystein in dem Maße steigt, wie die Blutwerte von Folsäure und Vitamin B6 und B12 sinken.[6,7]

An der ersten groß angelegten Prospektivstudie über die Beziehung zwischen Homocystein und KHK waren fast 15 000 männliche Ärzte im Alter zwischen 40 und 84 Jahren ohne vorhergehenden Herzinfarkt oder Schlaganfall beteiligt, die zu Beginn der Studie Blutproben abgeliefert hatten. Nach fünf Jahren wurden die Blutproben derjenigen Männer, die in der Zwischenzeit einen Herzinfarkt erlitten hatten, aufgetaut und jeweils mit einer Probe eines anderen Teilnehmers verglichen, bei dem es zu keinem koronaren Ereignis gekommen war. Im Vergleich zu den Männern mit dem niedrigsten Homocysteinwert bestand bei denjenigen mit den am stärksten erhöhten Werten ein 3,5-fach erhöhtes Risiko eines nicht-tödlichen oder tödlichen Herzinfarkts.[8] Eine Nachfolgestudie nach 24 Jahren an über 1300 schwedischen Frauen, die nie zuvor einen Herzinfarkt erlitten hatten, ergab ein fünffach erhöhtes Risiko eines tödlichen Herzinfarkts bei denjenigen im oberen Fünftel der Homocysteinwerte, im Vergleich zu denen im untersten Fünftel.[9]

An diesem Punkt fragt sich der Leser gewiss, ob ein erhöhter Homocysteinwert direkt zur KHK führt oder ob er, wie das Cholesterin, nur der Mittäterschaft schuldig ist. Die Beweise deuten zurzeit eher auf die erste Möglichkeit hin. Bislang wurde nur in wenigen Studien die Wirkung von homocysteinsenkenden Therapien in Bezug auf Herz-Kreislauf-Erkrankungen untersucht. An diesen Studien nahmen Patienten mit vorhergehender KHK oder mit einem vorhergehenden Schlaganfall teil oder Personen im Endstadium einer Nierenerkrankung, da bei dieser Gruppe das Risiko einer Herz-Kreislauf-Problematik besonders hoch ist. Allerdings wurde bei den meisten dieser Studien lediglich Folsäure benutzt, was für sich genommen bei der kurzen Laufzeit der Studie (ein bis zwei Jahre) zu keinem deutlichen Unterschied zwischen einem nicht-tödlichen oder tödlichen Verlauf führte.[10–12]

Bis heute wurden die Ergebnisse von drei Studien veröffentlicht, bei denen die Wirkung von Folsäure *und* Vitamin B6 und B12 untersucht wurde. Die erste davon war eine in der Schweiz durchgeführte einjährige placebokontrollierte Doppelblindstudie, bei der sich bei Angioplastiepatienten, die im Zuge dieser Studie diese drei Vitamine erhielten, deutlich weniger erneute Herz-Kreislauf-Ereignisse zeigten. Nur 15,4 Prozent der Patienten, die diese drei B-Vitamine erhielten, starben, erlitten einen nicht-tödlichen Herzinfarkt oder benötigten eine erneute Angioplastie, im Vergleich zu 22,8 Prozent in der Placebogruppe.[13]

Hingegen ergab die neuere und weit umfangreichere *Norwegian-Vitamin-Trial*-Studie (NORVIT), bei der 3749 Patienten 3,5 Jahre lang begleitet wurden, keine positive Wirkung der B-Vitamine auf die Entwicklung der Herz-Kreislauf-Erkrankung. Tatsächlich wurde berichtet, dass bei einer Gruppe, die eine Kombination von Folsäure und Vitamin B6 erhielt, ein leichter Anstieg bei Herzinfarkt, Schlaganfall, Krebs und Gesamtsterblichkeit zu verzeichnen war, und zwar im Vergleich zu den Patienten, die entweder nur Folsäure, nur Vitamin B6 oder ein Placebo erhielten. Dieses enttäuschende Ergebnis aber war nicht auf eine unzureichende Senkung des Homocysteins zurückzuführen, denn sowohl die Kombination von Vitamin B6 und Folsäure als auch Folsäure allein senkte den Homocysteinwert deutlich um 28 Prozent.[14]

Die Ergebnisse von NOVIT haben zwar ein breites Echo in den Medien gefunden, sind aber zum Zeitpunkt des Erscheinens der ersten Auflage dieses Buches weder überprüft noch in der wissenschaftlichen Literatur veröffentlicht worden; bis der Bericht in ganzer Länge vorliegt, lässt sich wenig über die Durchführung und die Ergebnisse dieser Studie sagen. Bis weiteres Licht auf die besorgniserregenden Ergebnisse fällt, sollte man hohe Dosen isolierten Vitamins B6 tunlichst vermeiden. Die tägliche Einnahme eines Multivitamin-/Mineralstoffpräparats wäre wahrscheinlich klüger (siehe Kapitel 27).

Mit der *Vitamin-Intervention-for-Stroke-Prevention*-Studie (VISP) sollte untersucht werden, ob die tägliche Behandlung mit hochdosiertem Folat (25 mg), B6 (25 mg) und B 12 (400 µg) im Vergleich mit niedrigeren Dosierungen derselben Vitaminkombination (20 µg Folat, 200 µg B6 und 6 µg B12) die Zahl von Schlaganfällen und die von tödlich verlaufenden Schlaganfällen und Myokardinfarkten deutlich senkte. Der Unterschied im Ergebnis war zwischen beiden Gruppen so gering, dass die Studie wegen mangelnder Erfolgsaussicht vorzeitig abgebrochen wurde.[15]

Als die VISP-Forscher über die enttäuschenden Ergebnisse nachdachten, fassten sie den Entschluss, sich die verschiedenen Faktoren, die ihre Ergebnisse möglicherweise beeinflusst und eine positivere Wirkung einer hochdosierten Vitamin B-Therapie verschleiert haben könnten, genauer anzusehen. Sie griffen einige Aspekte heraus, wie beispielsweise die Folsäureanreicherung in bestimmten Getreideprodukten, die in den USA 1988 eingesetzt hatte, also in demselben Jahr, als die VISP-Studie begonnen hatte, oder die Empfehlung an die niedrigdosierte Gruppe, täglich auch B12 einzunehmen; sowie die Behandlung mit injiziertem B12 bei Patienten mit niedrigen B12-Werten in beiden Gruppen; eine zu geringe Dosis B12 bei Patienten mit schlechter B12-Absorption; Nahrungsergänzung mit Vitaminen, die in der Studie nicht verwendet worden waren; und schließlich die Beteiligung von Patienten mit deutlich eingeschränkter Nierenfunktion, die normalerweise auf eine Vitaminbehandlung nicht gut reagieren. Die Autoren beschlossen, die Ergebnisse erneut zu prüfen und dieses Mal alle Patienten auszuschließen, die in die oben genannten Kategorien fielen. Bei den verbleibenden 2155 Patienten – 37 Prozent davon waren Frauen – zeigte sich ein Rückgang des Gesamtrisikos von ischämischem Schlaganfall, Koronarerkrankung und Tod um 21 Prozent bei der hochdosierten Gruppe im Vergleich zu der niedrigdosierten Gruppe. Und das, obwohl der Anteil der Raucher in der Gruppe mit dem hochdosierten Vitamin deutlich höher war.

Bei Patienten mit überdurchschnittlich hohem Grundwert von B12, die randomisiert hochdosierte Vitamine erhielten, zeigten sich die besten Ergebnisse, während sich bei denjenigen mit unterdurchschnittlichen B12-Werten, die niedrigdosierte B-Vitamine erhalten hatten, die schlechtesten Ergebnisse zeigten. Die Autoren betonten, dass einige ältere Patienten vielleicht 1000 µg B 12 statt der allgemein untersuchten 400 µg brauchten, um optimale Blutwerte dieses Vitamins zu erhalten. Die Autoren fanden auch keinen nennenswerten Zusammenhang zwischen der Senkung des Homocysteins zwischen dem Zeitpunkt des Beginns der Studie und einem Monat später oder nach Herz-Kreislauf-Ereignissen, was nahelegt, dass sich eine hochdosierte B-Vitamin-Ergänzung positiv auf das Herz-Kreislauf-System auswirkt, unabhängig von der Senkung des Homocysteins (mehr dazu später).[16]

Das Einzige, was sich gegenwärtig mit Sicherheit über Homocystein sagen lässt, ist, dass seine genaue Rolle bei der Auslösung und dem Fortschreiten der Herz-Kreislauf-Erkrankung noch immer nicht geklärt ist. Vielleicht sind die uneinheitlichen und wenig beeindruckenden Ergebnisse aus Vitamin-B-Therapiestudien an Patienten mit gesicherter Herz-Kreislauf-Erkrankung Beispiele dafür, dass *»zu wenig, zu spät«* getan wurde. Kann es sein, dass die optimale Einnahme von B-Vitaminen schon in jüngerem Alter zu einem deutlicheren Rückgang der KHK führt? Möglicherweise bringen auch höhere Dosierungen dieser Vitamine einen größeren Nutzen; auf diese Möglichkeit deuten die Resultate hin, wonach 1000 µg B 12 die Mindestmenge darstellt, die viele ältere Menschen brauchen, um auf einen ausreichenden B12-Spiegel im Blut zu kommen.

Untersuchungen an Tieren stützen die Annahme, dass Homocystein bei Auslösung und Fortschreiten der KHK eine direkte Rolle spielt. Arterioskleroseanfällige Mäusearten entwickeln größere und mehr Plaques, wenn sie so gefüttert werden, dass ihr Homocysteinspiegel im Blut steigt. Das Gleiche gilt für Mäuse, die so gezüchtet wurden, dass ihr Homocysteinstoffwechsel gestört war.[17,18]

Die Wissenschaft ist uns das Gesamtbild noch schuldig, aber die vorliegenden Beweise deuten stark darauf hin, dass die Senkung erhöhter Homocysteinwerte eine geeignete Maßnahme zur KHK-Prävention ist. Die Senkung des Homocysteinwerts erfordert keine teuren und möglicherweise schädlichen Medikamente und auch keine drastische Ernährungsumstellung; sowohl Vitamin-B-Ergänzungsmittel als auch ein hoher Verzehr von Obst und Gemüse führen zur Senkung des Homocysteinwerts, wie sich wiederholt gezeigt hat.

Wie hoch ist nun eine wirksame Dosis homocysteinsenkender B-Vitamine? Bei der zuvor besprochenen Schweizer Studie setzten die Forscher eine Tagesdosis von je 1 mg (1000 µg) Folsäure, 400 µg Vitamin B12 und 10 µg Vitamin B6 ein. Forscher in den Niederlanden untersuchten die Wirkung derselben Vitamine bei Patienten mit Homocysteinwerten von über 16 mmol/l und stellten fest: Eine Kombination von 5 mg Folsäure, 400 µg B12 und 50 µg B6 senkte die Homocysteinwerte auf 16 mmol/l oder darunter bei 26 von 30 Patienten, im Vergleich zu nur 7 von 30 Patienten, die ein Placebo erhielten. Bei Personen, deren Wert bereits unter 16 mmol/l lag, senkte die Vitaminergänzung den Homocysteinwert um durchschnittlich 30 Prozent![19]

Bei einer Studie an Patienten, die auf einer Warteliste für einen koronaren Eingriff standen, senkte die Gabe von 400 µg Folsäure, 2 mg Vitamin B6 und 6 µg Vitamin B 12 den Homocysteinwert auf mehr als die Hälfte – der Wert fiel von durchschnittlich 23,4 auf 11,3 mmol/l. Zudem waren in der mit Vitaminen behandelten Gruppe bestimmte Messwerte der Arterienfunktion deutlich verbessert, genauso wie ihre Herzreaktion auf Belastungstests. Dagegen zeigten sich diese positiven Veränderungen bei Patienten, die ein Placebo erhielten, nicht.[20]

Hohe Dosen des Nährstoffs *Betain* können möglicherweise dazu beitragen, erhöhte Homocysteinwerte selbst bei den Patienten zu senken, bei denen eine Vitamin-B6-Therapie nicht anschlägt.[21] Eine effektive Dosierung erfolgt mit 3 bis 6 g *Betainglycin,* das auch unter dem Namen Trimethylglycin (TMG) bekannt ist.

Auch mit einer Ernährungsumstellung lassen sich die Homocysteinwerte senken. Um eine Einschränkung des Methionins in der Ernährung brauchen Sie sich nicht zu sorgen; denn hohe Dosen eines isolierten Methioninergänzungsmittels erhöhen zwar beim Menschen den Homocysteinwert, aber bei kontrollierten Forschungen hat sich gezeigt, dass das Methionin in der Nahrung keine solche Wirkung zeigt.[22] Im Gegenteil: Die beste Art und Weise, die Aufnahme von B6 und B12 mit der Nahrung zu verbessern, besteht darin, methioninreiche eiweißhaltige Nahrungsmittel zu essen, wie Fleisch! Denn tierische Nahrungsmittel sind die einzige Quelle von bioverfügbarem B12. Im Vergleich zu Menschen, die Fleisch essen, haben Vegetarier durchgängig höhere Homocysteinwerte; die höchsten Werte gab es bei Veganern (die alle tierischen Produkte verschmähen, einschließlich Eier und Milchprodukte).[23–25] Eine randomisierte und kontrollierte klinische

Studie über einen Zeitraum von sechs Monaten ergab, dass bei den Probanden, die eine eiweißreiche Ernährung erhielten, der Homocysteinwert um 21 Prozent sank, während sich bei denen, die sich eiweißarm ernährten oder bei Kontrollprobanden, die ihre gewohnte Ernährung fortführten, keine Senkung zeigte.[26]

Zusätzlich dazu, dass sie eine gute Quelle von B6 und B 12 sind, liefern Innereien (aber nicht das Muskelfleisch), ebenso wie Obst und Gemüse, viel Folat. Studien, bei denen Probanden ihren Verzehr von Obst und Gemüse erhöhten, haben wiederholt eine Senkung des Homocysteins ergeben, wenn auch in geringerem Ausmaß als bei einer Vitamin B-Ergänzung[27,28] Bei Personen, die normalerweise täglich 162 g Obst und Gemüse zu sich nehmen, sank der Homocysteinwert um elf Prozent, nachdem sie vier Wochen lang täglich 500 g dieser folsäurereichen Nahrungsmittel gegessen hatten.

Jenseits von Homocystein

Der Nutzen einer hohen Einnahme von B-Vitaminen hört bei der Senkung des Homocysteins nicht auf. Forschungen deuten darauf hin, dass B6 möglicherweise die Blutgerinnung vermindert und dass schon ein geringfügiger Mangel dieses Vitamins die Aktivität der *Lysyloxidase* behindert. Das Enzym Lysyloxidase ist für die Bildung gesunden Bindegewebes von Bedeutung.[29,30] Forscher haben niedrige Vitamin-B-Blutwerte auch mit höheren Blutwerten an Fibrinogen und C-reaktivem Protein in Verbindung gebracht (was auf eine erhöhte Gerinnungs- und Entzündungsneigung hindeutet), und zwar unabhängig vom Homocysteinwert.[31,32]

Um den Homocysteinwert zu senken und einen optimalen Status von Vitamin B zu erhalten, sollten Sie:

- täglich Vitamine einnehmen – in Form eines Multivitaminpräparats mit hohem Anteil des Vitamin-B-Komplexes. Wenn trotz dieser hochdosierten Einnahme von Vitamin B der Homocysteinwert hoch bleibt, sollten Sie die zusätzliche Einnahme von 3 bis 6 g Betainglycin in Erwägung ziehen.
- Essen Sie möglichst 400 bis 500 g Obst und Gemüse pro Tag.
- Machen Sie es wie die Höhlenmenschen: Essen Sie regelmäßig Fleisch, das viel Vitamin B6, B12 und Folsäure enthält.

ANHANG F

KUPFERMANGEL ODER KUPFERÜBERLADUNG

Diätstudien deuten an, dass die Kupferaufnahme mit der Nahrung in den USA relativ niedrig ist (die durchschnittliche Kupferaufnahme beträgt 1,4 mg bei Männern und 1,1 mg bei Frauen[1]); Untersuchungen bei Menschen und Tieren weisen darauf hin, dass eine unzureichende Zufuhr dieses Minerals die Entstehung einer Herz-Kreislauf-Erkrankung begünstigen kann.[2–17] Aber die Nahrung ist nur einer von vielen Wegen, wie der Mensch Kupfer zu sich nehmen kann; andere kupferreiche Quellen sind beispielsweise Wasser (aufgrund eines hohen Kupfergehalts und/oder aufgrund von Kupferrohren), kupferhaltige Einlagen in der Gebärmutter, kupferhaltige Zahnfüllungen und Kontakt mit kupferhaltigen Unkrautvernichtungsmitteln. Aber auch Antibabypillen, eine Östrogenersatztherapie, eiweißarme Diäten, Bierkonsum und eine niedrige Aufnahme von Zink können die Kupferspeicherung im Körper erhöhen. Deshalb sollten sich viele Menschen mehr Gedanken darüber machen, dass sie *zu viel* und nicht zu wenig Kupfer aufnehmen.

Bei einer Studie an gesunden Männern, deren Ernährung fünf Monate lang durch die zusätzliche Gabe von 7 mg Kupfer pro Tag ergänzt wurde, entdeckte man Veränderungen, die auf erhöhte Entzündungen und eine gesteigerte Aktivität freier Radikaler hindeuteten. Im Vergleich zu Kontrollpersonen zeigte sich bei den Probanden, die zusätzliches Kupfer erhalten hatten, eine verminderte Antikörperreaktion nach einer Grippeimpfung – ein Hinweis auf eine gestörte Immunfunktion.[18] Die Ernährungswissenschaftlerin Ann Louise Gittleman hat das Phänomen der Kupferüberladung eingehend studiert, nachdem sie entdeckt hatte, dass hohe Kupferspeicher andauernde Müdigkeit erklärten.

Was Kupfer angeht, so ist es wohl das Vernünftigste, nur gefiltertes kupferfreies Wasser zu trinken und kupferhaltige Ergänzungsmittel zu meiden. Wer sich an die Ernährungsvorschläge aus Kapitel 26 hält, der wird kaum Probleme mit Kupfermangel bekommen. Wer mehr zur Frage der Kupferüberladung wissen möchte, dem empfehle ich die Lektüre von Gittlemans Buch *Why Am I Always So Tired?* [*Warum bin ich immer so müde?*].

ANHANG G

RETTET VITAMIN E DAS HERZ?

1996 veröffentlichen britische Forscher die Ergebnisse der *Cambridge-Heart-Antioxidant*-Studie (CHAOS), bei der es sich um eine Doppelblindstudie mit einer Laufzeit von 1,4 Jahren handelte. Diese Studie hatte bei einer Gruppe, die randomisiert täglich 400 bis 800 Internationale Einheiten (IE) Vitamin E eingenommen hatte, einen Rückgang an nicht-tödlichen Herzinfarkten um satte 77 Prozent ergeben. Bevor Sie nun aber dieses Buch fallen lassen und voller Begeisterung das nächste Reformhaus stürmen, lassen Sie mich hinzufügen, dass dieser Rückgang bei den nicht-tödlichen Ereignissen mit einer leichten Zunahme tödlich verlaufender Herz-Kreislauf-Erkrankungen einherging. Als die Gesamtzahl der Todesfälle verglichen wurde, zeigte sich, dass 3,5 Prozent der Patienten, die Vitamin E eingenommen hatten, aufgrund einer Herz-Kreislauf-Erkrankung gestorben waren, im Vergleich zu 2,7 Prozent in der Placebogruppe. Vergleicht man jedoch die Sterblichkeitsrate gemäß der Dosis von Vitamin E, dann erfährt man, dass bei denjenigen, die täglich 400 IE einnahmen, die Herz-Kreislauf-Sterblichkeit um 15 Prozent niedriger und bei denjenigen, die 800 IE Einheiten einnahmen, um 29 Prozent höher lag als bei der Placebogruppe.[1]

Es stellt sich natürlich die Frage: Wenn die niedrigere Dosis die Sterblichkeit senkte, warum erhöhte die höhere Dosis sie dann?

Vitamin E ist zwar für sein antioxidatives Wirken berühmt, aber bei Laborversuchen hat sich gezeigt, dass es bei hoher Dosierung durchaus oxidationsfördernd wirken kann.[2,3] Hohe Dosen Vitamin E verdrängen möglicherweise andere fettlösliche Antioxidantien wie Gamma-Tocopherol (siehe unten) und hemmen möglicherweise die *Glutathion-S-Transferase,* eine Enzymfamilie, die bei der Entgiftung von Medikamenten, Karzinogenen und Produkten der Schädigung durch freie Radikale eine wichtige Rolle spielt.[4,5] In Maßen kann also zusätzliches Vitamin E positiv wirken, größere Mengen (über 400 IE) können aber durch die Störung der natürlichen Antioxidantienbalance des Körpers schädlich sein.

Die sehr umfangreiche italienische GISSI-Studie, die ergeben hat, dass Fischöl einen großen Beitrag zur Senkung der Sterblichkeitsrate von KHK-Patienten leistet, verzeichnete auch einen Rückgang der Todesrate aufgrund von Herz-Kreislauf-Erkrankungen um 20 Prozent bei Patienten, die täglich 300 IE Einheiten Vitamin E eingenommen hatten.[6]

Bei der *Women's-Health*-Studie mit Frauen, die angewiesen waren, zehn Jahre lang alle zwei Tage 600 IE Vitamin E einzunehmen, zeigte sich eine Senkung der Herz-Kreislauf-Sterblichkeit um 24 Prozent, aber kein Rückgang der Häufigkeit von Herzinfarkten oder der Gesamtsterblichkeit.[7]

Dieser beobachtete Rückgang der Sterblichkeit infolge der Einnahme von Vitamin-E-Ergänzungsmitteln wurde von anderen Forschern allerdings nicht bestätigt; mehrere andere kontrollierte Studien mit einer Laufzeit von bis zu 6,3 Jahren und einer täglichen Einnahme von 50 bis 600 IE Vitamin E haben keinen Rückgang der Herz-Kreislauf- und Gesamt-Sterblichkeit ergeben.[8]

Die flüchtige Natur positiver Ergebnisse bei Studien mit Vitamin E ist womöglich in erheblichem Maße darauf zurückzuführen, welche Art Vitamin E verwendet wurde. Alle oben erwähnten klinischen Studien verwendeten *Alpha-Tocopherol*; das ist aber nur eines von einer ganzen Reihe von Tocopherolen und Tocotrienolen, die bei den realen Nahrungsmitteln das Vitamin E bilden. Alpha-Tocopherol ist auch das Vitamin-E-Isomer, das in den meisten im Handel erhältlichen Nahrungsergänzungsmitteln enthalten ist.

Laborforschungen und Tierversuche legen die Annahme nahe, dass man zu einer durchgängigeren und stabileren Senkung der Herz-Kreislauf-Erkrankungen kommen könnte, wenn man andere Formen von Vitamin E verwendet. Ein wichtiges Vitamin-Isomer namens *Gamma-Tocopherol* hat bei Ratten nachweislich die Bildung von entzündungsfördernden Eicosanoiden und die nachfolgenden Entzündungsschäden behindert. Diese positive Wirkung zeigte sich bei Ratten, die Alpha-Tocopherol erhielten, dagegen nicht.[9] Andere Studien an Nagetieren haben ergeben, dass sowohl Alpha- als auch Gamma-Tocopherol die Bildung von Blutgerinnseln hemmen, die Bildung freier Radikale verhindern und die LDL-Oxidation vermindern. Gamma-Tocopherol war dabei aber deutlich wirksamer als Alpha-Tocopherol.[10] Bei Forschungen im Labor wurde beobachtet, dass ein Tocopherol-Mischprodukt (das Gamma-, Delta- und Alpha-Tocopherol enthielt) die Zelllipide der roten Blutkörperchen weit wirkungsvoller vor Schädigung durch Oxidantien schützte als Alpha-Tocopherol allein.[11]

Wissenschaftler haben wiederholt berichtet, dass bei KHK-Patienten die Blutwerte von Gamma-Tocopherol, nicht aber von Alpha-Tocopherol, erniedrigt waren.[12] Die Beobachtung von 34 000 Frauen nach den Wechseljahren über einen Zeitraum von sieben Jahren ergab, dass die tägliche Einnahme von Nahrungsmittel-Vitamin E, das einen erheblichen Anteil von Gamma-Tocopherol hat – im Gegensatz zu den Ergänzungsmitteln, die zum überwiegenden Teil aus Alpha-Tocopherol bestehen – im umgekehrten Verhältnis zu KHK-Todesfällen stand. Bei den Frauen, die am meisten Vitamin E zu sich nahmen, stellte sich heraus, dass das KHK-Sterblichkeitsrisiko um 62 Prozent vermindert war – eine Zahl, von der die Teilnehmerinnen, die Alpha-Tocopherol erhielten, nur träumen konnten.[14]

Bei einer experimentellen Studie teilten die Forscher die Probanden randomisiert in drei Gruppen auf – Alpha-Tocopherol, gemischte Tocopherole und eine Kontrollgruppe – und gaben ihnen Wirkstoffe, die zur Thrombozytenaggregation führen. Bei der Gruppe mit gemischtem Tocopherol sank die Thrombozytenaggregation deutlich, bei der Alpha-Tocopherol- und der Kontrollgruppe zeigte sich keine solche Wirkung.[15] Bei Nierendialysepatienten senkte die Einnahme von gamma-angereicherten Tocopherolen über 14 Tage den Blutwert des C-reaktiven Proteins, ein Indikator für entzündliche Vorgänge im Körper. Eine mit Alpha-Tocopherol angereicherte Mischung zeigte diese positive Wirkung nicht.[16]

Darüber hinaus hat eine Reihe von Studien gezeigt, dass Alpha-Tocopherol-Ergänzungsmittel die Konzentration von Gamma-Tocopherol im Blut deutlich senken – eine Erkenntnis mit möglicherweise enormer langfristiger Bedeutung.[17–21]

Jeder, der Vitamin-E-Ergänzungsmittel einnimmt, täte auch gut daran, ein Produkt mit einer Mischung aus Tocopherol und Tocotrienol zu wählen, oder vermehrt Lebensmittel zu essen, die viel Gamma-Tocopherol enthalten. Die bei Weitem beste Quelle für Gamma-

Tocopherol sind Sesamkörner, Pecannüsse, Walnüsse, Pistazien und Kürbiskerne; auch Pinienkerne, Paranüsse und Cashewnüsse enthalten relativ große Mengen Gamma-Tocopherol.

Vor allem Sesamkörner erhöhen den Gehalt von Gamma-Tocopherol im Blut besonders effektiv; und sie bewirken vielleicht noch etwas Positives – nämlich ein günstiges Verhältnis von Omega-6 zu Omega-3. Als man Ratten Omega-6-reiche Öle verfütterte, zeigte sich bei den Tieren, die als *Lignane* bezeichnete phytochemische Stoffe aus Sesamkörnern bekamen, ein höherer Wert von Omega-3- und ein niedrigerer Wert von Omega-6-Fetten in der Leber als bei den Tieren, die keine zusätzlichen Sesamlignane erhielten.[22–24]

Aufgrund der bisher durchgeführten Forschungen sollte man die Einnahme von Alpha-Tocopherol-Ergänzungsmitteln mit einem Gehalt von über 400 IE täglich besser meiden.

ANHANG H

FAMILIÄRE HYPERCHOLESTERINÄMIE: KEINE ANKLAGE GEGEN CHOLESTERIN

Die familiäre Hypercholesterinämie (FH) ist eine seltene genetische Störung, die nur eine von 500 Personen betrifft. FH-Patienten fehlen die notwendigen Rezeptoren, um Cholesterin aus der Blutbahn zu entfernen, deshalb zeigen sie überdurchschnittlich erhöhte Cholesterinwerte. Einige Studien haben über eine größere Häufigkeit einer Herzerkrankung bei Personen mit FH berichtet, ein Ergebnis, das dann triumphierend als »Beweis« für die Atherogenität des Cholesterins benutzt wird. Wie alle anderen zur Untermauerung der Lipidhypothese herangezogenen Behauptungen, so verliert auch das FH-Dogma bei einer sorgfältigeren Untersuchung schnell seine Glaubwürdigkeit.

FH: übertriebenes Risiko?

In der Zeit zwischen 1980 und 1989 beobachtete das britische *Scientific Steering Committee* 282 Männer und 244 Frauen mit FH im Alter zwischen 20 und 74 Jahren. Die Sterblichkeitsrate in dieser Gruppe wurde mit derjenigen der Gesamtbevölkerung in England und Wales verglichen. Während der Laufzeit der Studie starben insgesamt 24 der Patienten; 15 dieser Personen starben aufgrund einer Koronaren Herzkrankheit, ein fast vier Mal so hoher Wert wie bei einer ähnlich großen Gruppe in der Gesamtbevölkerung. Aber die erhöhte KHK-Sterblichkeit verteilte sich nicht gleichmäßig über alle Altersgruppen; das höchste Risiko bestand bei den FH-Patienten im Alter zwischen 20 und 39 Jahren. Auch bei den 30- bis 49-jährigen Patienten bestand ein deutlich überdurchschnittlich hohes Risiko. Dagegen war die Sterblichkeit bei der Gruppe der 60- bis 74-jährigen Patienten nicht erhöht. Tatsächlich bestand hier ein um 56 Prozent niedrigeres relatives Risiko eines koronaren Todes, und die Gesamtsterblichkeit lag um 31 Prozent niedriger.[1]

Wenn ein erhöhter Cholesterinwert die Herzkrankheit hervorriefe, dann sollte doch bei allen Altersgruppen der FH-Patienten ein erhöhtes Risiko bestehen. Es war aber anders; der mangelnden Verbindung zwischen FH und KHK in der Gruppe der über 60-Jährigen entsprach die ebenfalls nicht gegebene Verbindung zwischen Cholesterin und KHK bei älteren Menschen in der Gesamtbevölkerung.

Zudem gehörten die Untersuchten in der *Steering-Committee*-Studie nicht zu einer willkürlich ausgesuchten Gruppe gesunder Personen mit einer FH. Viele wurden für die Studie ausgewählt, nachdem ihr FH-Status bei einem Screening über eine eigene frühere Herzkrankheit oder einen Fall in der Familie aufgefallen war. In der Gesamtbevölkerung bleiben viele Menschen mit einer FH gesund und fallen daher nicht auf. Das beobachtete KHK-Risiko bei den FH-Probanden in der englischen Studie kann daher durchaus mit dem erhöhten Risiko zu tun haben, das mit einer eigenen früheren KHK und/oder einem Fall in der Familie einhergeht. Diese Möglichkeit wird durch die Tatsache bestätigt, dass die jüngeren Teilnehmer an der Studie, unter denen es die höchsten Todesraten gab, eher Fälle von Herzkrankheit in der Familie aufwiesen. Trotzdem war das erhöhte Risiko unter den FH-Probanden so deutlich, dass die Familiengeschichte allein zur Erklärung der vermehrten Todesfälle nicht ausreichte. Es scheint, dass die jüngeren FH-Probanden sensibler auf Umweltfaktoren reagierten, die die Entstehung einer Koronaren Herzkrankheit begünstigten.

Die mögliche Rolle von Umweltfaktoren wird durch die Erkenntnisse niederländischer Forscher erhärtet, die den Familienstammbaum von drei PH-Patienten bis zu einem einzigen Vorfahrenpaar im 19. Jahrhundert zurückverfolgten. Die Forscher konnten insgesamt 412 Nachkommen über acht Generationen verteilt nachweisen. Zwischen 1830 und 1989 gab es unter den Familienangehörigen, die mit 100-prozentiger Wahrscheinlichkeit eine FH-Mutation aufwiesen, 60 Todesfälle. In der Zeit zwischen 1830 und 1869 war die Wahrscheinlichkeit, dass die Personen mit einer definitiven FH starben, weniger als halb so groß als in der Gesamtbevölkerung. In der Zeit zwischen 1935 und 1964 stieg die Todesrate der FH-Patienten in diesen Familien auf das 2,3-Fache der Gesamtbevölkerung an, bevor sie in der Zeit zwischen 1965 und 1989 auf das 1,8-Fache des Durchschnittswertes sank.

Die Sterblichkeitsrate bei den Vorfahren eines der untersuchten PH-Patienten war praktisch dieselbe wie beim Durchschnitt der Bevölkerung. Die Todesrate des zweiten Untersuchten war 1,7 Mal so hoch wie bei dem ersten, während die Todesrate bei den Vorfahren des dritten Untersuchten – dessen FH-Status entdeckt wurde, nachdem er im Alter von 51 Jahren einen Herzinfarkt erlitten hatte – um das 3,3-Fache erhöht war. In der Zusammenfassung ihrer Ergebnisse schrieben die Forscher: »*Im 19. Jahrhundert schien die Sterblichkeit niedriger als in der Gesamtbevölkerung zu sein. Sie stieg nach 1915 an, erreichte in den 1950er-Jahren ihren Höhepunkt und sank danach wieder ab. In den Jahrzehnten der erhöhten Sterblichkeit unterschieden sich die Überlebensraten in den verschiedenen Zweigen des Stammbaums erheblich voneinander, sie reichten von einer normalen Lebenserwartung bis zu einer deutlich erhöhten Sterblichkeit. Dieses deutlich unterschiedliche Risiko legt die Vermutung nahe, dass bei früheren Studien mit Familien ausgewählter Patienten die Sterblichkeit überschätzt worden ist. Darüber hinaus weisen derart große Unterschiede bei der Sterblichkeit in zweierlei Hinsicht (im Laufe der Zeit und innerhalb einzelner Generationen) bei einem Familienstammbaum darauf hin, dass die Erkrankung mit Umweltfaktoren in enger Wechselwirkung steht.*«[2]

Dass Forscher aus Utah und aus Finnland ebenfalls zu der Erkenntnis gelangten, die FH bei früheren Generationen, die unter anderen Umweltbedingungen lebten, sei durchaus mit einer normalen Lebenserwartung vereinbar, deutet darauf hin, dass Umweltfaktoren bei der Bestimmung eines gestiegenen Sterblichkeitsrisikos bei FH-Patienten eine Schlüsselrolle spielen.[3,4] Im Laufe des vergangenen Jahrhunderts haben sich mehrere Umweltfaktoren, die das Risiko einer Herzkrankheit erhöhen, weiter ausgebreitet, darunter (aber keinesfalls ausschließlich) zunehmende körperliche Untätigkeit, psychosozialer Stress, der Verzehr raffinierter Pflanzenöle mit einem hohen Anteil mehrfach ungesättigter Fettsäuren, transfettreiche Margarinen, raffinierte Kohlehydrate und nährstoffarme abgepackte Nahrungsmittel.

Irrelevante Hochrechnungen

Bei den meisten Menschen helfen LDL-Rezeptoren, das Cholesterin aus der Blutbahn in die Zellen zu befördern, wo es benötigt wird. Bei Menschen mit einer familiären Hypercholesterinämie fehlen diese

Rezeptoren, deshalb können die Cholesterinwerte im Blut weit über den Normalwert ansteigen. Wie Beobachtungen an pflanzenfressenden Tieren, die mit Cholesterin erhöhendem Futter gefüttert wurden, gezeigt haben, entwickeln wohl auch Menschen mit FH oft Cholesterinablagerungen in weit von den Koronararterien entfernten Gefäßen, darunter am Auge und in den Sehnen der Füße und Hände. Bei pflanzenfressenden Tieren und bei Menschen mit FH kann der erhöhte Cholesteringehalt im Blut allein zu »fettigen Ablagerungen« (richtiger als *Xanthome* bezeichnet) im gesamten Kreislaufsystem führen. Aber bei Menschen ohne FH, die ja 99,8 Prozent der Bevölkerung ausmachen, ist dies nicht so; anders als einfache kristallisierte Cholesterinablagerungen wie die Xanthome bei FR-Patienten sind arteriosklerotische Plaques oft eine komplexe Mischung aus weißen Blutkörperchen, glattem Muskelgewebe, Kalzium, Bindegewebe, Fettsäuren und Cholesterin. Und in der Gesamtbevölkerung wurde auch bei Patienten mit sehr niedrigen Cholesterinwerten von bis zu 111 mg/dl eine fortgeschrittene Arteriosklerose beobachtet (siehe Kapitel 4).

Wie in Kapitel 13 erklärt, ist die herkömmliche Theorie, wonach das Blut-Cholesterin und Fette unsere Arterien verstopfen wie Schlamm eine Röhre, als Erklärung für die meisten Fälle der Koronaren Herzkrankheit beim Menschen wertlos. Die FH, eine seltene genetische Anomalie, die sich bei 0,2 Prozent der Bevölkerung findet, zur Unterstützung dieses simplistischen Paradigmas heranzuziehen, ist ebenfalls unredlich.

Behandeln oder nicht behandeln

Aufgrund ihrer sehr hohen Cholesterinwerte stehen Menschen mit einer FH oft unter großem Druck vonseiten ihrer Ärzte, eine lipidsenkende Behandlung über sich ergehen zu lassen. Die Annahme, die Patienten mit einer FR würden von einer aggressiven Cholesterinsenkung erheblich profitieren, ist ein tief verwurzeltes Dogma der heutigen medizinischen Praxis.

Eine vor Kurzem in *Expert Opinion on Drug Safety* veröffentlichte Übersicht bringt die derzeitige Sichtweise der modernen Medizin mit ihrem starken Focus auf medikamentöser Behandlung gegenüber FH-Patienten zum Ausdruck: *»Die Lebenserwartung von Patienten* *mit einer FH ist um 15 bis 30 Jahre geringer, wenn sie nicht in angemessener Weise lipidsenkend behandelt werden. Patienten mit dieser Störung brauchen eine Langzeitbehandlung mit Medikamenten ...«*[5]

In einem 1993 im *American Journal of Cardiology* veröffentlichten Artikel wird behauptet: »... *Schätzungen gehen davon aus, dass 20 mg Lovastatin täglich für alle Männer zwischen 35 und 44 Jahren mit einer hFH und bei Frauen zwischen 35 und 44 mit einer hFH und einem zusätzlichen Risikofaktor Leben rettet und Geld spart.«*[6] Diese »Schätzung« beruht aber nicht auf einer klinischen Studie, denn Lovastatin hat nie nachweislich Leben gerettet, weder bei Patienten mit einer FH noch bei Patienten ohne FH. Bei den einzigen Langzeitstudien, bei denen die Wirkung von Lovastatin untersucht worden ist, hat sich entweder eine gleich gebliebene oder gar eine erhöhte Sterblichkeit ergeben (siehe Tabelle 23a, Kapitel 23).

Tatsächlich hat kein cholesterinsenkendes Medikament jemals die Sterblichkeit bei Personen mit einer FH gesenkt. In der Literatur gibt es zwar unzählige Statinstudien, die eine deutliche Cholesterinsenkung bei FH-Patienten zeigen, aber bei praktisch allen Langzeitstudien, bei denen die Sterblichkeit untersucht wurde, waren FH-Patienten ausgeschlossen. Deshalb beruht die Behauptung, die Lebenserwartung dieser Personen würde durch die Behandlung mit cholesterinsenkenden Mitteln erhöht, derzeit nicht auf klinischen Beweisen, sondern auf reinem Wunschdenken.

Medikamente meiden, die die Gesundheit fördern

Bei dem Geschäftsmann Frank Cooper aus Sydney liegt eine familiäre Hypercholesterinämie vor; er ist Autor des Buchs *Cholesterol and the French Paradox* [*Cholesterin und das französische Paradox*]. Als bei einer Blutuntersuchung bei ihm im Alter von 29 Jahren ein Blut-Cholesterinwert von 510 mg/dl festgestellt wurde, empfahl ihm sein Arzt eine sofortige Behandlung mit cholesterinsenkenden Medikamenten und erklärte ihm, er habe eine »Chance von 50:50«, ohne diese Behandlung 50 Jahre alt zu werden.

Cooper wurde Clofibrat verschrieben, aber nachdem *»ich mich einen Monat lang selbst nicht mehr gefühlt hatte«*, setzte er das Medikament ab. Da er sich immer noch Sorgen über seinen erhöhten Cholesterinwert machte und nicht sicher war, ob er nicht doch wieder Clofibrat einnehmen sollte, stellte Cooper Nachforschungen an. Nachdem er von den Nebenwirkungen und der geringen Auswirkung auf die Sterblichkeit von Clofibrat erfahren hatte, fiel Cooper die Entscheidung leicht, das Mittel in Zukunft nicht mehr einzunehmen. In den folgenden Jahren experimentierte Cooper mit Nikotinsäure, Cholestyramin und verschiedenen Statinmedikamenten. Er setzte alle diese cholesterinsenkenden Mittel wegen ihrer Nebenwirkungen jeweils nach kurzer Zeit wieder ab. Cooper ist kaum der einzige Patient mit einer FH, bei dem Nebenwirkungen einer cholesterinsenkenden Therapie auftreten; eine Studie mit 22 Profisportlern mit einer FH ergab, dass nur sechs von ihnen Statine vertrugen. Die übrigen 16 mussten die medikamentöse Behandlung wegen der Nebenwirkungen abbrechen.[7]

Im Verlauf seiner Nachforschungen war Cooper besonders fasziniert von den Forschungsergebnissen bei den Franzosen und deren sehr geringen KHK-Rate. Es gab also eine Bevölkerung, die sehr viel gesättigtes Fett aß und ähnliche Blut-Cholesterinwerte aufwies wie die Engländer und die US-Amerikaner, bei der aber die Sterblichkeitsrate um zwei Drittel niedriger lag. Cooper entdeckte, dass die Cholesterinwerte der Bewohner dieser Länder zwar ähnlich waren, dass die Franzosen aber viel mehr frisches Gemüse aßen und mehr Antioxidantien zu sich nahmen, aber weniger Zucker und viel weniger Pflanzenöle mit einem hohen Anteil an mehrfach ungesättigten Fettsäuren verzehrten, als die Engländer und Amerikaner. 1997 entschied sich Cooper, ganz auf Medikamente zu verzichten und seine eigene KHK-Prävention auf gesundes Essen und eine gesunde Lebensweise zu gründen, anstatt auf giftige Medikamente. Er bat diese Entscheidung nie bereut. Sein Cholesterinwert hat sich bei 387 mg/dl stabilisiert, und Cooper vollendete kürzlich sein 50. Lebensjahr ohne einen Hinweis auf eine Herzkrankheit oder irgendein anderes Gesundheitsproblem.

Im Gegenteil: Als er vor Kurzem seine Arterien einer CT-Untersuchung unterzog, zeigte sich ein sehr niedriger Verkalkungsgrad in seinen Blutgefäßen. Cooper fühlt sich in seiner Entscheidung auch weiter dadurch gestärkt, dass seine Mutter ein sehr aktives Leben führte und 85 Jahre alt wurde, obwohl auch bei ihr eine FH vorlag und ihr Blutcholesterinwert 348 mg/dl betrug.[8]

QUELLEN

Kapitel 1

1. American Heart Association, Inc. Financial Statements, 30. Juni, 2005. Siehe: http://www.american heart.org/downloadable/heartsmart/1132768869358American%20Heart%20Association%20-%206-30-2005%20Final.pdf (Stand: 26. November 2005).
2. Index of Non-Profit Organizations Receiving Corporate Funding. Internetseite des Center for Science in the Public Interest Integrity in Science. Siehe: http://www.cspinet.org/integrity/nonprofits/ameri can_heart_association.html (Stand: 8. Juni 2004).
3. American Heart Association, Statement 19 for fiscal year 2005, Form 990, p. 4, Pt. 5.
4. Herrick JB. Clinical features of sudden obstruction of the coronary arteries. *Journal of the American Medical Association*, 1912; 59: 2015–2020.
5. Harper AE. Coronary heart disease – an epidemic related to diet?. *American Journal of Clinical Nutrition*, 1983; 37: 669–681.
6. Stallones RA. The rise and fall of ischemic heart disease. *Scientific American*, November 1980; 243 (5): 43–49.
7. Rosamond WD, et al. Trends in the Incidence of Myocardial Infarction and in Mortality Due to Coronary Heart Disease, 1987 to 1994. *New England Journal of Medicine*, 24. September, 1998; 339 (13): 861–867.
8. Center for Disease Control. Hospitalization Rates for Ischemic Heart Disease – United States, 1970–1986. *MMWR Weekly*, 28. April, 1989; 38 (16); 275–276, 281–284.
9. Lampe FC, et al. Trends in rates of different forms of diagnosed coronary heart disease, 1978 to 2000: prospective, population based study of British men. *British Medical Journal*, 7. Mai 2005; 330: 1046.
10. Sytkowski PA, et al. Changes in risk factors and the decline in mortality from cardiovascular disease. The Framingham Study. *New England Journal of Medicine*, 7. Juni 1990; 322 (23): 1635–1641.
11. McGovern PG, et al. Trends in acute coronary heart disease mortality, morbidity, and medical care from 1985 through 1997: The Minnesota Heart Survey. *Circulation,* Juli 2001; 104: 19–24.
12. Hayashi T, et al. Recent decline in hospital mortality among patients with acute myocardial infarction. *Circulation Journal*, 2005; 69 (4): 420–426.
13. Gottlieb S, et al. Mortality trends in men and women with acute myocardial infarction in coronary care units in Israel. A comparison between 1981–1983 and 1992–1994. *European Heart Journal*, 2000; 21: 284–295.
14. Rea TD, et al. Temporal patterns in long-term survival after resuscitation from out-of hospital cardiac arrest. *Circulation*, 9. September 2003; 108 (10): 1196–1201.
15. Bishop JE. Deaths from heart disease are occurring later in life. *Wall Street Journal*, 13. November 1996.
16. Weiss W. Cigarette smoking and lung cancer trends: A light at the end of the tunnel? *Chest*, 1997; 111: 1414–1416.
17. USDA: U.S. Food Supply database. Siehe: http://www.cnpp.usda.gov/nutrient_content.html (Stand: 8. September 2005).
18. Antar MA, et al. Changes in retail market food supplies in the United States in the last seventy years in relation to the incidence of coronary heart disease, with special reference to dietary carbohydrates and essential fatty acids. *American Journal of Clinical Nutrition*, März 1964; 14: 169–178.

Kapitel 2

1. Mensink RF, Katan MB. Effect of dietary fatty acids on serum lipids and lipoproteins: A meta-analysis of 27 trials. *Arteriosclerosis and Thrombosis*, 1992; Vol. 12: 911–919.
2. Nelson GJ, et al. Low-fat diets do not lower plasma cholesterol levels in healthy men compared to high-fat diets with similar fatty acid composition at constant caloric intake. *Lipids*, November 1995; 30 (11): 969–976.
3. Yudkin J. Diet and coronary thrombosis. Hypothesis and fact. *Lancet,* 27. Juli 1957; II: 155–162.
4. Kannel WB, et al. Cholesterol in the prediction of atherosclerotic disease. New perspectives based on the Framingham Study. *Annals of Internal Medicine*, 1979; 90: 85–91.

5. Anderson KM, et al. Cholesterol and mortality. 30 years of follow-up from the Framingham study. *Journal of the American Medical Association*, 1987; 257: 2176–2180.
6. Scientific steering committee on behalf of the Simon Broome Register group. Risk of fatal coronary heart disease in familial hypercholesterolaemia. *British Medical Journal*, 1991; 303: 893–896.
7. Forette F, et al. The prognostic significance of isolated systolic hypertension in the elderly. Results of a ten year longitudinal survey. *Clinical and Experimental Hypertension. Part A, Theory and Practice*, 1982; 4: 1177–1191.
8. Siegel D, et al. Predictors of cardiovascular events and mortality in the Systolic Hypertension in the Elderly Program pilot project. *American Journal of Epidemiology*, 1987; 126: 385–389.
9. Nissinen A, et al. Risk factors for cardiovascular disease among 55 to 74 year-old Finnish men: a 10-year follow-up. *Annals of Medicine*, 1989; 21: 239–240.
10. Krumholz HM, et al. Lack of association between cholesterol and coronary heart disease mortality and morbidity and all-cause mortality in persons older than 70 years. *Journal of the American Medical Association*, 1994; 272: 1335–1340.
11. Weijenberg MP, et al. Serum total cholesterol and systolic blood pressure as risk factors for mortality from ischemic heart disease among elderly men and women. *Journal of Clinical Epidemiology*, 1994; 47: 197–205.
12. Simons LA, et al. Diabetes, mortality and coronary heart disease in the prospective Dubbo study of Australian elderly. *Australian and New Zealand Journal of Medicine*, 1996; 26: 66–74.
13. Weijenberg MP, et al. Total and high density lipoprotein cholesterol as risk factors for coronary heart disease in elderly men during 5 years of follow-up. The Zutphen Elderly Study. *American Journal of Epidemiology*, 1996; 143: 151–158.
14. Simons LA, et al. Cholesterol and other lipids predict coronary heart disease and ischaemic stroke in the elderly, but only in those below 70 years. *Atherosclerosis*, 2001; 159: 201–208.
15. Abbott RD, et al. Age-related changes in risk factor effects on the incidence of coronary heart disease. *Annals of Epidemiology*, 2002; 12: 173–181.
16. Zimetbaum P, et al. Plasma lipids and lipoproteins and the incidence of cardiovascular disease in the very elderly. The Bronx aging study. *Arteriosclerosis, Thrombosis and Vascular Biology*, 1992; 12: 416–423.
17. Fried LP, et al. Risk factors for 5-year mortality in older adults: the Cardiovascular Health Study. *Journal of the American Medical Association*, 1998; 279: 585–592.
18. Chyou PH, Eaker ED. Serum cholesterol concentrations and all-cause mortality in older people. *Age and Ageing*, 2000; 29: 69–74.
19. Menotti A, et al. Cardiovascular risk factors and 10-year all-cause mortality in elderly European male populations; the FINE study. *European Heart Journal*, 2001; 22: 573–579.
20. Räihä I, et al. Effect of serum lipids, lipoproteins, and apolipoproteins on vascular and nonvascular mortality in the elderly. *Arteriosclerosis, Thrombosis and Vascular Biology*, 1997; 17: 1224–1232.
21. Brescianini S, et al. Low total cholesterol and increased risk of dying: are low levels clinical warning signs in the elderly? Results from the Italian Longitudinal Study on Aging. *Journal of the American Geriatrics Society*, Juli 2003; 51 (7): 991–996.
22. Forette B, et al. Cholesterol as risk factor for mortality in elderly women. *Lancet*, 1989; 1: 868–870.
23. Jonsson A, et al. Total cholesterol and mortality after age 80 years. *Lancet*, 1997; 350: 1778–1779.
24. Weverling-Rijnsburger AW, et al. Total cholesterol and risk of mortality in the oldest old. *Lancet*, 1997; 350: 1119–1123.
25. Gotto AM, et al. The cholesterol facts. A summary of the evidence relating dietary fats, serum cholesterol and coronary heart disease. A joint statement by the American Heart Association and the National Heart, Lung and Blood Institute. *Circulation*, 1994; 81: 1721–1733.
26. Schatz IJ, et al. Cholesterol and all-cause mortality in elderly people from the Honolulu Heart Program: a cohort study. *Lancet*, 4. August 2001; 358 (9279): 351–355.
27. Iso H, et al. Serum total cholesterol and mortality in a Japanese population. *Journal of Clinical Epidemiology*, September 1994; 47 (9): 961–969
28. Matsuzaki M, et al. Large scale cohort study of the relationship between serum cholesterol concentration and coronary events with low-dose simvastatin therapy in Japanese patients with hypercholesterolemia. *Circulation Journal*, Dezember 2002; 66 (12): 1087–1095.
29. Stamler J, et al. Is relationship between serum cholesterol and risk from coronary heart disease continuous and graded? Findings in 356 222 primary screenees of the Multiple Risk Factor Intervention Trial (MRFIT). *Journal of the American Medical Association*, 28. November 1986; 256 (20): 2823–2828.

30. Iso H, et al. Serum cholesterol levels and six-year mortality from stroke in 350 977 men screened for the Multiple Risk Factor Intervention Trial. *New England Journal of Medicine*, April 1989; 320 (14): 904–910.
31. Kircher T, et al. The autopsy as a measure of accuracy of the death certificate. *New England Journal of Medicine*, 14. November 1985; 313: 1263–1269.
32. Jordan JM, Bass MJ. Errors in death certificate completion in a teaching hospital. *Clinical and Investigative Medicine*, 1993; 16: 249–255.
33. Davis BR, et al. Standardized physician preparation of death certificates. *Controlled Clinical Trials*, 1987; 8: 110–120.
34. Lloyd-Jones D, et al. Accuracy of Death Certificates for Coding Coronary Heart Disease as the Cause of Death. *Annals of Internal Medicine*, 15. Dezember 1998; 129 (12): 1020–1026.
35. Messite J, Stellman SD. Accuracy of death certificate completion: the need formalized physician training. *Journal of the American Medical Association*, 1996; 275: 794–796.
36. Multiple Risk Factor Intervention Trial Research Group. Multiple risk factor intervention trial. Risk factor changes and mortality results. *Journal of the American Medical Association*, 24. September 1982; 248(12): 1465–1477.
37. Strandberg TE, et al. Low cholesterol, mortality, and quality of life in old age during a 39-year follow-up. *Journal of the American College of Cardiology*, 1. September 2004; 44 (5): 1002–1008.
38. Jacobs D, et al. Report of the Conference on Low Blood Cholesterol: Mortality Associations. *Circulation*, 1992; 86: 1046–1060.
39. Ulmer H, et al. Why Eve is not Adam: prospective follow-up in 149 650 women and men of cholesterol and other risk factors related to cardiovascular and all-cause mortality. *Journal of Womens Health*, Januar/Februar 2004; 13 (1): 41–53.

Kapitel 3

1. Jacobs D, et al. Report of the Conference on Low Blood Cholesterol: Mortality Associations. *Circulation*, 1992; 86: 1046–1060.
2. Zureik M, et al. Decline in serum total cholesterol and the risk of death from cancer. *Epidemiology*, März 1997; 8 (2): 137–143.
3. Horwich TB, et al. Low serum total cholesterol is associated with marked increase in mortality in advanced heart failure. *Journal of Cardiac Failure*, 2002; 8 (4): 216–224.
4. Sharp SJ, Pocock SJ. Time trends in serum cholesterol before cancer death. *Epidemiology*, März 1997; 8 (2): 132–136.
5. Muldoon MF, et al. Lowering cholesterol concentrations and mortality: a quantitative review of primary prevention trials. *British Medical Journal*, 1990; 301; 309–314. Man beachte: Eine 2001 durchgeführte Analyse derselben Autoren ergab, dass der Zusammenhang zwischen gewaltsamen Todesfällen und Cholesterinsenkung nicht festgestellt werden konnte bei kürzlichen Untersuchungen von Frauen sowie Personen, die bereits einen Herzinfarkt erlitten hatten und Patienten, die mit Statinen behandelt worden waren. Abgesehen von diesen Gruppen besteht dieser Zusammenhang jedoch noch. Siehe: Muldoon MF, et al. Cholesterol reduction and non-illness mortality: meta-analysis of randomised clinical trials. *British Medical Journal*, 6. Januar 2001; 322 (7277): 11–15.
6. Golomb BA, et al. Severe irritability associated with statin cholesterol-lowering drugs. *Quarterly Journal of Medicine*, 2004; 97: 229–235.
7. Hyyppa MT, et al. Does simvastatin affect mood and steroid hormone levels in hypercholesterolemic men? A randomized double-blind trial. *Psychoneuroendocrinology*, Februar 2003; 28 (2): 181–194.
8. Wells AS, et al. Alterations in mood after changing to a low-fat diet. *British Journal of Nutrition*, Januar 1998; 79 (1): 23–30.
9. Kaplan JR, et al.: The effects of fat and cholesterol on social behavior in monkeys. *Psychosomatic Medicine*, November/Dezember 1991; 53 (6): 634–642.
10. Steegmans PHA, et al. Higher Prevalence of Depressive Symptoms in Middle-Aged Men With Low Serum Cholesterol Levels. *Psychosomatic Medicine*, 1. März 2000; 62 (2): 205–211.
11. Morgan RE, et al. Plasma cholesterol and depressive symptoms in older men. *Lancet*, 1993; 341: 75–9.
12. Ellison LF, Morrison HI. Low serum cholesterol concentration and risk of suicide. *Epidemiology*, März 2001; 12 (2): 168–172.
13. Horrobin DF. Lowering cholesterol concentrations and mortality. *British Medical Journal*, 1990; 301: 554.

14. Zhang J, et al. Serum cholesterol concentrations are associated with visuomotor speed in men: findings from the third National Health and Nutrition Examination Survey, 1988–1994. *American Journal of Clinical Nutrition*, August 2004; 80: 291–298.
15. Muldoon MF, et al. Serum cholesterol and intellectual performance. *Psychosomatic Medicine*, Juli/August 1997; 59 (4): 382–387.
16. Benton D. Do low cholesterol levels slow mental processing? *Psychosomatic Medicine*, Januar/Februar 1995; 57 (1): 50–53.
17. Swan GE, et al. Decline in cognitive performance in aging twins. Heritability and biobehavioral predictors from the National Heart, Lung, and Blood Institute Twin Study. *Archives of Neurology*, Mai 1992; 49 (5): 476–481.
18. Kuusisto J, et al. Association between features of the insulin resistance syndrome and Alzheimer's disease independently of apolipoprotein e4 phenotype: cross sectional population based study. *British Medical Journal*, Oktober 1997; 315: 1045–1049.
19. Wardle J, et al. Randomized trial of the effects of cholesterol-lowering dietary treatment on psychological function. *American Journal of Medicine*, Mai 2000; 108 (7): 547–553.
20. Roth T, et al. Comparative effects of pravastatin and lovastatin on nighttime sleep and daytime performance. *Clinical Cardiology*, 1992; 15: 426–432.
21. Muldoon MF, et al. Effects of lovastatin on cognitive function and psychological well-being. *American Journal of Medicine*, 2000; 108: 538–546.
22. Muldoon MF, et al. Randomized trial of the effects of simvastatin on cognitive functioning in hypercholesterolemic adults. *American Journal of Medicine*, 1. Dezember 2004; 117: 823–829.

Kapitel 4

1. Landé K. E., Sperry W. M. Human atherosclerosis in relation to the cholesterol content of the blood. *Archives of Pathology*, 1936; 22: 301–312.
2. Mathur KS, et al. Serum cholesterol and atherosclerosis in man. *Circulation*, 1961; 23; 847–852.
3. Paterson JC, et al. Serum lipid levels and the severity of coronary and cerebral atherosclerosis in adequately nourished men, 60 to 69 years of age. *Circulation*, 1963; 27; 229–236.
4. McGee CT. *Heart Frauds: Uncovering the Biggest Health Scam in History*. Piccadilly Books, April 2001: 82.
5. Marek Z, et al. Atherosclerosis and levels of serum cholesterol in postmortem investigations. *American Heart Journal*, 1962; 63; 768–774.
6. Méndez J, Tejada C. Relationship between serum lipids and aortic atherosclerotic lesions in sudden accidental deaths in Guatemala City. *American Journal of Clinical Nutrition*, 1967; 20; 1113–1117.
7. Cabin HS, Roberts WC. Relation of serum total cholesterol and triglyceride levels to the amount and extent of coronary arterial narrowing by atherosclerotic plaque in coronary heart disease. *American Journal of Medicine*, 1982; 73: 227–234.
8. Feinleib M, et al. The relation of antemortem characteristics to cardiovascular findings at necropsy. The Framingham Study. *Atherosclerosis*, 1979, 34: 145-157.
9. Solberg LA, et al. Stenoses in the coronary arteries. Relation to atherosclerotic lesions, coronary heart disease, and risk factors. The Oslo Study. *Laboratory Investigation*, 1985; 53 (6): 648–655.
10. Okumiya N, et al. Coronary atherosclerosis and antecedent risk factors: Pathologic and epidemologic study in Hisayama, Japan. *American Journal of Cardiology*, 1. Juli 1985; 56: 62–66.
11. Rhoads, GG, et al. Coronary risk factors and autopsy findings in Japanese-American men. *Laboratory Investigation*, 1978; 38 (3): 304–311.
12. Kritchevsky D. Dietary Protein, cholesterol and atherosclerosis: A review of the early history. *Journal of Nutrition*, 1995; 125: 589S–593S.
13. Steiner A, Kendall FE. Atherosclerosis and arteriosclerosis in dogs following ingestion of cholesterol and thiouracil. *Archives of Pathology*, 1946, 42: 433–444.
14. Duff L. Experimental cholesterol arteriosclerosis and its relationship to human arteriosclerosis. *Archives of Pathology*, 1935; 20: 81–123, 259–304.
15. McNamara DJ., The Impact of Egg Limitations on Coronary Heart Disease Risk: Do the Numbers Add Up? *Journal of the American College of Nutrition*, 2000; 19 (90005): 540S–548S.
16. Rudel LL, et al. Compared with dietary monounsaturated and saturated fat, polyunsaturated fat protects African green monkeys from coronary artery atherosclerosis. *Arteriosclerosis, Thrombosis and Vascular Biology*, Dezember 1995; 15 (12): 2101–2110.

17. Rudel LL, et al. Dietary polyunsaturated fat modifies low-density lipoproteins and reduces atherosclerosis of nonhuman primates with high and low diet responsiveness. *American Journal of Clinical Nutrition*, August 1995; 62 (2): 463S–470S.
18. Wolfe MS, et al. Dietary polyunsaturated fat decreases coronary artery atherosclerosis in a pediatric-aged population of African green monkeys. *Arteriosclerosis and Thrombosis*, April 1994; 14 (4): 587–597.
19. Eggen DA, et al. Regression of experimental atherosclerotic lesions in rhesus monkeys consuming a high saturated fat diet. *Arteriosclerosis*, März/April 1987; 7 (2): 125–134.
20. Kannel WB, Gordon T. The search for an optimum serum cholesterol. *Lancet*, 14. August 1982: 374–375.
21. Stare F. The AMA campaign against cholesterol. *Journal of the American Medical Association*, 9. Juni 1989; 261 (22): 3240–3241.

Kapitel 5

1. Keys A. Atherosclerosis: a problem in new public health. *Journal of Mount Sinai Hospital*, 1953; 20: 118–139.
2. Yerushalmey J, Hilleboe HE. Fat in the diet and mortality from heart disease. A methodological note. *New York State Journal of Medicine*, 1957; 57: 2343–2354.
3. Yudkin J. Diet and coronary thrombosis. Hypothesis and fact. *Lancet*, 27. Juli 1957; II: 155–162.
4. Marmot MG, et al. Changing social-class distribution of heart disease. *British Medical Journal*, 21. Oktober 1978; 2 (6145): 1109–1112.
5. Epstein FH. The relationship of lifestyle to international trends in CHD. *International Journal of Epidemiology*, 1989; 18 (3, Suppl 1): S203–S209.
6. Keys, A. Coronary heart disease in seven countries. *Circulation*, 1970; 41 (Suppl 1): 1–211.
7. Page IH, et al., Dietary fat and its relation to heart attacks and strokes. *Circulation*, 1961; 23: 133–136.
8. Kendricks M. Comments made during The International Network of Cholesterol Skeptics online discussion. Siehe: www.thincs.org/discuss.cavemen.htm (Stand: 8. September 2005).
9. Keine Autorenangabe. Health Revolutionary: The Life and Work of Ancel Keys. Siehe: http://www.asph.org/movies/keys.pdf (Stand: 8. September 2005).
10. Keine Autorenangabe. Introduction to the 2003 Conference on the Mediterranean Diet, 12.–14. Januar 2003, Boston, Massachusetts. Siehe: www.eguana.net/organizations/org/intromed10book.pdf (Stand: 8. September 2005).

Kapitel 6

1. Daten für den Nahrungsmittelverzehr stammen von der Food and Agriculture Organization of the United Nations, Statistical Database, 2000; siehe: http://apps.fao.org. KHK-Sterblichkeitsangaben aus: *World Health Statistics Annual, Volume 1*, 1966 (die Zahlen für Italien sind der Ausgabe von 1961 entnommen) sowie *1997–1999 World Health Statistics Annual;* siehe: http://www.who.int/research/en/ (Stand: 8. September 2005).
2. Mann GV, et al. Cardiovascular disease in the Masai. *Journal of Atherosclerosis Research*, 1964; 4; 289–312.
3. Mann GV, et al. Physical fitness and immunity to heart-disease in Masai. *Lancet*, 25. Dezember 1965; 2 (7426): 1308–1310.
4. Day J, et al. Anthropometric, physiological and biochemical differences between urban and rural Masai. *Atherosclerosis*, 1976; 23: 357–361.
5. Mann GV, et al. Atherosclerosis in the Masai. *American Journal of Epidemiology*, Januar 1972; 95 (1): 26–37.
6. Mann G. *Coronary Heart Disease: The Dietary Sense and Nonsense*. Veritas Society, London 1993.
7. Biss K, et al. Some unique biological characteristics of the Masai of east Africa. *New England Journal of Medicine*, 1. April 1971; 284 (13): 694–699.
8. Shaper, AG. Cardiovascular studies in the Samburu tribe of Northern Kenya. *American Heart Journal*, 1962; 63 (4); 437–442.
9. Temple NJ. Coronary heart disease – dietary lipids or refined carbohydrates? *Medical Hypotheses*, 1983; 10: 425–435.
10. Prior IA, et al. Cholesterol, coconuts, and diet on Polynesian atolls: a natural experiment: the Pukapuka and Tokelau island studies. *American Journal of Clinical Nutrition*, August 1981; 34 (8): 1552–1561.
11. Stanhope JM, et al. The Tokelau Island Migrant Study: serum lipid concentration in two environments. *Journal of Chronic Disease*, 1981; 34 (2-3): 45–55.

12. Joseph JG, et al. Elevation of systolic and diastolic blood pressure associated with migration: the Tokelau island migrant study. *Journal of Chronic Disease*, 1983; 36 (7): 507–516.
13. Ostbye T, et al. Type 2 (non-insulin-dependent) diabetes mellitus, migration and westernisation: the Tokelau Island Migrant Study. *Diabetologia*, August 1989; 32 (8): 585–590.
14. Prior IA, et al. Migration and gout: the Tokelau Island migrant study. *British Medical Journal (Clinical Research Edition)*, 22. August 1987; 295 (6596): 457–461.
15. Malhotra SL. Epidemiology of ischaemic heart disease in India with special reference to causation. *British Heart Journal*, 1967; 29: 895–905.
16. Marmot MG, et al. Epidemiologic studies of coronary heart disease and stroke in Japanese men living in Japan, Hawaii and California: prevalence of coronary and hypertensive heart disease and associated risk factors. *American Journal of Epidemiology*, 1975; 102: 514–525
17. Marmot MG, Syme SL. Acculturation and coronary heart disease in Japanese-Americans. *American Journal of Epidemiology*, 1976; 104: 225–247.
18. Statistik über Langlebigkeit von: Population Division of the United Nations Secretariat, World Population Prospects: The 2000 Revision, Volume I: Comprehensive Tables, *Demographic Yearbook 1999*, und Population and Vital Statistics Report, *Statistical papers, Series A Vol. LIV, No. 1*. Ernährungsdaten von: Food and Agriculture Organization of the United Nations, *Statistical Database*, 2000; siehe: http://apps.fao.org.
19. Tanaka H, et al. Secular trends in mortality for cerebrovascular disease in Japan, 1960–1979. *Stroke*, 1982; 13: 574–581.
20. Nakayama C, et al. A 15.5-Year Follow-up Study of Stroke in a Japanese Provincial City: The Shibata Study. *Stroke*, 1997; 28 (1): 45–52.
21. Sauvaget C, et al. Animal Protein, Animal Fat, and Cholesterol Intakes and Risk of Cerebral Infarction Mortality in the Adult Health Study. *Stroke*, 2004; 35: 1531.
22. Sauvaget C, et al. Intake of animal products and stroke mortality in the Hiroshima/Nagasaki Life Span Study. *International Journal of Epidemiology*, 1. August 2003; 32 (4): 536–543.
23. Iso H, et al. Fat and protein intakes and risk of intraparenchymal hemorrhage among middle-aged Japanese. *American Journal of Epidemiology*, 1. Januar 2003; 157 (1): 32–39.
24. Castelli WP, Concerning the Possibility of a Nut … *Archives of Internal Medicine*, Juli 1992; 152: 1371–1372.
25. Gordon T, et al. Diet and its relation to coronary heart disease in three populations. *Circulation*, März 1981; 63; 500–515.
26. Keine Autorenangabe. Ecological analysis of the association between mortality and major risk factors of cardiovascular disease. The World Health Organization MONICA Project. *International Journal of Epidemiology*, Juni 1994; 23 (3): 505–516.
27. Ginter E. Cardiovascular disease prevention in Eastern Europe. *Nutrition*, Mai 1998; 14 (5): 452–457.
28. Blackburn H. Ancel Keys. Siehe: http://mbbnet.umn.edu/firsts/blackburn_h.html (Stand: 8. September 2005).
29. Yusuf S, et al. Effect of potentially modifiable risk factors associated with myocardial infarction in 52 countries (the INTERHEART study): case-control study. *Lancet*, 11. September 2004; 364 (9438): 937–9352.
30. Walldius G, et al. High apolipoprotein B, low apolipoprotein A-I, and improvement in the prediction of fatal myocardial infarction (AMORIS study): a prospective study. *Lancet*, 2001; 358: 2026–2033.
31. Connor SL, et al. Diets lower in folic acid and carotenoids are associated with the coronary disease epidemic in Central and Eastern Europe. *Journal of the American Dietetic Association*, 2004; 104: 1793–1799.

Kapitel 7

1. Paul O, et al. A longitudinal study of coronary heart disease. *Circulation*, Juli 1963; 28: 20–31.
2. Gordon T. The Framingham Diet Study: diet and the regulation of serum cholesterol. In: *The Framingham Study: An Epidemiological Investigation of Cardiovascular Disease, Section 24*. U.S. Government Printing Office, Washington, D. C. 1970.
3. Medalie JH, et al. Five-year myocardial infarction incidence. II. Association of single variables to age and birthplace. *Journal of Chronic Diseases*, Juni 1973; 26 (6): 325–349.
4. Morris JN, et al. Diet and heart: a postscript. *British Medical Journal*, 1977; 2: 1307–1314.
5. Yano K, et al. Dietary intake and the risk of coronary heart disease in Japanese men living in Hawaii. *American Journal of Clinical Nutrition*, Juli 1978; 31: 1270–1279.

6. Garcia-Palmieri MR, et al. Relationship of dietary intake to subsequent coronary heart disease incidence: The Puerto Rico Heart Health Program. *American Journal of Clinical Nutrition*, August 1980; 33 (8): 1818–1827.
7. Gordon T, et al. Diet and its relation to coronary heart disease in three populations. *Circulation*, März 1981; 63; 500–515.
8. Shekelle RB, et al. Diet, serum cholesterol, and death from coronary heart disease: the Western Electric Study. *New England Journal of Medicine*, 1981; 304: 65–70.
9. McGee DL, et al. Ten-year incidence of coronary heart disease in the Honolulu Heart Program: relationship to nutrient intake. *American Journal of Epidemiology*, 1984; 119: 667–676.
10. Kromhout D, de Lezenne Coulander C. Diet, prevalence and 10-year mortality from coronary heart disease in 871 middle-aged men: the Zutphen Study. *American Journal of Epidemiology*, 1984; 119: 733–741.
11. Kushi LH, et al. Diet and 20-year mortality from coronary heart disease: the Ireland-Boston Diet-Heart Study. *New England Journal of Medicine*, 1985; 312: 811–818.
12. Lapidus L, et al. Dietary habits in relation to incidence of cardiovascular disease and death in women: a 12-year follow-up of participants in the population study of women in Gothenburg, Sweden. *American Journal of Clinical Nutrition*, 1986; 44 (4): 444–448.
13. Khaw KT, Barrett-Connor E. Dietary fiber and reduced ischemic heart disease mortality rates in men and women: a 12-year prospective study. *American Journal of Epidemiology*, Dezember 1987; 126 (6): 1093–1102.
14. Farchi G, et al. Diet and 20-y mortality in two rural population groups of middle-aged men in Italy. *American Journal of Clinical Nutrition*, November 1989; 50 (5): 1095–1103.
15. Posner BM, et al. Dietary lipid predictors of coronary heart disease in men: the Framingham Study. *Archives of Internal Medicine*, 1991; 151: 1181–1187.
16. Dolecek TA. Epidemiological evidence of relationships between dietary polyunsaturated fatty acids and mortality in the multiple risk factor intervention trial. *Proceedings of the Society for Experimental Biology and Medicine*, Juni 1992; 200 (2): 177–182.
17. Fehily AM, et al. Diet and incident ischaemic heart disease: the Caerphilly Study. *British Journal of Nutrition*, 1993; 69: 303–314.
18. Goldbourt U, et al. Factors predictive of long-term coronary heart disease mortality among 10 059 male Israeli civil servants and municipal employees: a 23-year mortality follow-up in the Israeli Ischemic Heart Disease Study. *Cardiology*, 1993; 82: 100–121.
19. Esrey KL, et al. Relationship between dietary intake and coronary heart disease mortality: Lipid Research Clinics Prevalence Follow-Up Study. *Journal of Clinical Epidemiology*, Februar 1996; 49 (2): 211–216.
20. Ascherio A, et al. Dietary fat and risk of coronary heart disease in men: cohort follow up study in the United States. *British Medical Journal*, 1996; 313: 84–90.
21. Pietinen P, et al. Intake of fatty acids and risk of coronary heart disease in a cohort of Finnish men: the Alpha-Tocopherol, Beta-Carotene Cancer Prevention Study. *American Journal of Epidemiology*, 1997; 145: 876–887.
22. Hu FB, et al. Dietary fat intake and the risk of coronary heart disease in women. *New England Journal of Medicine*, 1997; 337 (21): 1491–1499.
23. Tanasescu M, et al. Dietary fat and cholesterol and the risk of cardiovascular disease among women with type 2 diabetes. *American Journal of Clinical Nutrition*, Juni 2004; 79: 999–1005.

Man beachte: Die Papiere von Hu et al. und Tanasescu et al. müssen kommentiert werden. Beide beziehen sich auf die »Nurses' Health Study«, wobei Hu und Kollegen über 80 082 Frauen im Alter zwischen 34 und 59 berichten, die 1980 keine bekannte KHK, keinen Schlaganfall, Krebs, keine »Hypercholesterinämie« oder Diabetes aufwiesen und 14 Jahre lang beobachtet wurden. Hu und seine Kollegen behaupteten, dass für jede fünfprozentige Erhöhung der Kalorienzufuhr an gesättigtem Fett im Vergleich zu einer gleichen Energiezufuhr aus Kohlehydraten ein 17-prozentiger Anstieg des KHK-Risikos resultierte. Reduziert wurden die Risiken allerdings durch einfach ungesättigte und mehrfach ungesättigte Fette, was die Autoren zu dem Schluss verleitete, dass *»der Ersatz von gesättigten und ungesättigten Transfetten durch ungehärtete einfach ungesättigte und mehrfach ungesättigte Fette einer KHK bei Frauen effektiver vorbeugt als die Reduktion des Gesamtfettverzehrs«.*

Der Behauptung der Autoren, der Ersatz gesättigter Fette mit Kohlehydraten und ungesättigten Fetten verringere das KHK-Risiko, widerspricht die jahrzehntelange klinische Forschung, die diese These nicht stützt (siehe Kapitel 8). Nachdem die Autoren potenzielle Störfaktoren wie Alter, Rauchen, Gesamtenergiezufuhr und den prozentualen Anteil der Kalorien aus Eiweiß und spezifischen Fettarten berücksichtigt hatten, stellte sich außerdem heraus, dass weder der Wert des Blutcholesterins noch tierische Fette noch gesättigtes Fett mit einem nennenswerten Anstieg des KHK-Risikos einhergingen. Dagegen zeigte sich, dass jeder fünfprozentige Anstieg der Energiezufuhr durch tierische Fette mit einer zweiprozentigen Abnahme des KHK-Risikos einherging. Diese Abnahme war statistisch unbedeutend und konnte daher wohl kaum die Annahme stützen, dass tierische Fette – und damit die Hauptquelle der gesättigten Fette – schädlich sind!

In dem Papier aus dem Jahr 2004 untersuchte Tanasescu mit seinen Kollegen die Beziehung zwischen verschiedenen Typen des Nahrungsfetts und kardiovaskulären Erkrankungen anhand der Daten von 5674 Frauen aus der »Nurses' Health«-Studie, die an Diabetes erkrankt waren. Sie behaupteten, dass ein höherer Verzehr von gesättigtem Fett und eine niedrigere Rate von mehrfach ungesättigtem Fett zu gesättigtem Fett mit einem höheren KHK-Risiko einhergingen. Dagegen zeigen ihre eigenen Daten jedoch, dass nach Berücksichtigung von Störfaktoren wie Alter, verschiedene Ernährungs- und Lebensgewohnheiten sowie Verzehr von ungesättigten Fetten und Transfetten weder der Verzehr von tierischem Fett noch von ungesättigtem Fett nennenswert mit der KHK in Verbindung gebracht werden konnten.

24. Laaksonen DE, et al. Prediction of cardiovascular mortality in middle-aged men by dietary and serum linoleic and polyunsaturated fatty acids. *Archives of Internal Medicine*, 2005; 165: 193–199.
25. Tucker KL, et al. The Combination of High Fruit and Vegetable and Low Saturated Fat Intakes Is More Protective against Mortality in Aging Men than Is Either Alone: The Baltimore Longitudinal Study of Aging. *Journal of Nutrition*, März 2005; 135: 556–561.
26. Leosdottir M, et al. Dietary fat intake and early mortality patterns – data from The Malmo Diet and Cancer Study. *Journal of Internal Medicine*, 2005; 258: 153–165.
27. Reed DM, et al. Predictors of atherosclerosis in the Honolulu Heart Program. I. Biologic, dietary, and lifestyle characteristics. *American Journal of Epidemiology*, August 1987; 126 (2): 214–225.
28. Reed DM, et al. A prospective study of cerebral artery atherosclerosis. *Stroke*, Juli 1988; 19 (7): 820–825.
29. Moore MC, et al. Dietary-atherosclerosis study on deceased persons. Relation of selected dietary components to raised coronary lesions. *Journal of the American Dietetic Association*, März 1976; 68 (3): 216–223.
30. He K, et al. Dietary fat intake and risk of stroke in male US healthcare professionals: 14 year prospective cohort study. *British Medical Journal*, 2003; 327 (7418): 777–782.
31. Iso H, et al. Prospective study of fat and protein intake and risk of intraparenchymal hemorrhage in women. *Circulation*, 13. Februar 2001; 103 (6): 856–863.
32. Iso H, et al. Fat and protein intakes and risk of intraparenchymal hemorrhage among middle-aged Japanese. *American Journal of Epidemiology*, 1. Januar 2003; 157 (1): 32–39.
33. Sauvaget C, et al. Intake of animal products and stroke mortality in the Hiroshima/Nagasaki Life Span Study. *International Journal of Epidemiology*, 1. August 2003; 32 (4): 536–543.
34. Gillman MW, et al. Inverse association of dietary fat with development of ischemic stroke in men. *Journal of the American Medical Association*, 1997; 278: 2145–2150.
35. Tzonou A, et al. Diet and coronary heart disease: a case-control study in Athens, Greece. *Epidemiology*, November 1993; 4 (6): 511–516.
36. Suh I, et al. Moderate dietary fat consumption as a risk factor for ischemic heart disease in a population with a low fat intake: a case-control study in Korean men. *American Journal of Clinical Nutrition*, April 2001; 73 (4): 722–727.
37. Zukel WJ, et al. A short-term community study of the epidemiology of coronary heart disease. A preliminary report on the North Dakota study. *American Journal of Public Health*, Dezember 1959; 49: 1630–1639.
38. Papp OA, et al. Dietary intake in patients with and without myocardial infarction. *Lancet*, 7. August 1965; 19: 259–261.
39. Little JA, et al. Diet and serum-lipids in male survivors of myocardial infarction. *Lancet*, 1. Mai 1965; 62: 933–935.
40. Finegan A, et al. Diet and coronary heart disease. Dietary analysis on fifty females. *American Journal of Clinical Nutrition*, Januar 1969; 22 (1): 8–9.
41. Bassett DR, et al. Coronary heart disease in Hawaii: dietary intake, depot fat, »stress«, smoking, and energy balance in Hawaiian and Japanese men. *American Journal of Clinical Nutrition*, November 1969; 22: 1483–1503.

Kapitel 8

1. Cornfield J, Mitchell S. Selected risk factors in coronary disease. *Archives of Environmental Health*, September 1969; 19: 382–394.
2. Morrison LM. A nutritional program for prolongation of life in coronary atherosclerosis. *Journal of the American Medical Association*, 10. Dezember 1955; 159 (15): 1425–1428.
3. Hu FB, et al. Dietary protein and risk of ischemic heart disease in women. *American Journal of Clinical Nutrition*, August 1999; 70 (2): 221–227.
4. Schnyder G, et al. Effect of homocysteine-lowering therapy with folic acid, vitamin B12, and vitamin B6 on clinical outcome after percutaneous coronary intervention: the Swiss Heart study: a randomized controlled trial. *Journal of the American Medical Association*, 28. August 2002; 288 (8): 973–979.
5. Korpela H, et al. Effect of selenium supplementation after acute myocardial infarction. *Research Communications in Chemical Pathology and Pharmacology*, August 1989; 65 (2): 249–252.
6. Rose GA, et al. Corn oil in treatment of ischaemic heart disease. *British Medical Journal*, 1965; 1: 1531–1533.
7. Ball KP, et al. Low-fat diet in myocardial infarction: a controlled trial. *Lancet*, 1965; 2: 501–504.
8. Hood B, et al. Long-term prognosis in essential hypercholesterolemia: the effect of strict diet. *Acta Medica Scandanavica*, August 1965; 178 (2): 161–173.
9. Christakis G, et al. Effect of the Anti-Coronary Club on coronary heart disease risk factor status. *Journal of the American Medical Association*, 7. November 1966; 198 (6): 597–604.
10. Bierenbaum ML, et al. Modified fat dietary management of the young male with coronary disease. A five year-report. *Journal of the American Medical Association*, 25. Dezember 1967; 202 (13): 1119–1123.
11. National Diet Heart Study. Final report. *Circulation*, 1968; 37: 1–428.
12. Medical Research Council. Controlled trial of soya-bean oil in myocardial infarction. *Lancet*, 1968; 2: 693–699.
13. Dayton S, et al. A controlled clinical trial of a diet high in unsaturated fat in preventing complications of atherosclerosis. *Circulation*, 1969; 40 (Suppl. II): 1–63.
14. Nitenberg A, et al. Acetylcholine-induced coronary vasoconstriction in young, heavy smokers with normal coronary arteriographic findings. *American Journal of Medicine*, 1993; 95: 71–77.
15. C Ip, et al. Requirement of essential fatty acid for mammary tumorigenesis in the rat. *Cancer Research*, 1985; Vol. 45, Issue 5: 1997–2001.
16. Leren P. The effect of plasma cholesterol lowering diet in male survivors of myocardial infarction. A controlled clinical trial. *Acta Medica Scandanavica Supplement*, 1966; 466: 1–92.
17. Leren P. The Oslo Diet-Heart Study: Eleven Year Report. *Circulation*, November 1970; Vol. 42: 935–942.
18. Miettinen M, et al. Effect of cholesterol-lowering diet on mortality from coronary heart-disease and other causes. A twelve-year clinical trial in men and women. *Lancet*, 21. Oktober 1972; 2(7782): 835–8.
19. Halperin M, et al. Effect of diet on coronary-heart-disease mortality. *Lancet*, 25. August 1973; 2 (7826): 438–439.
20. Smith RL, Pinckney ER. *The Cholesterol Conspiracy*. Warren H. Green, Inc., St. Louis, Missouri, 1993.
21. Woodhill JM, et al. Low fat, low cholesterol diet in secondary prevention of coronary heart disease. *Advances in Experimental Medicine and Biology*, 1978; 109: 317–330.
22. Frantz Jr ID, et al. Test of effect of lipid lowering by diet on cardiovascular risk. The Minnesota coronary survey. *Arteriosclerosis*, 1989; 9: 129–135.
23. Burr ML, et al. Effects of changes in fat, fish, and fibre intakes on death and myocardial reinfarction: diet and reinfarction trial (DART). *Lancet*, 1989; 2: 757–761.
24. Watts GF, et al. Effects on coronary artery disease of lipid-lowering diet, or diet plus cholestyramine, in the St Thomas' atherosclerosis regression study (STARS). *Lancet*, 1992; 339: 563–569.
25. Watts GF, et al. Dietary fatty acids and progression of coronary artery disease in men. *American Journal of Clinical Nutrition*, 1996; 64: 202–209.
26. Connor WE. The decisive influence of diet on the progression and reversibility of coronary heart disease. *American Journal of Clinical Nutrition*, 1996; 64: 253–254.
27. Ornish D, et al. Can lifestyle changes reverse coronary heart disease? The Lifestyle Heart Trial. *Lancet*, 1990; 336: 129–133.
28. Schuler G, et al. Regular physical exercise and low fat diet. Effects of coronary heart disease. *Circulation*, 1992; 86: 1–11.
29. De Lorgeril M, et al. Mediterranean alpha-linolenic acid-rich diet in secondary prevention of coronary heart disease. *Lancet*, 1994; 343: 1454–1459.

30. Lemaitre RN, et al. n-3 polyunsaturated fatty acids, fatal ischemic heart disease, and nonfatal myocardial infarction in older adults: the Cardiovascular Health Study. *American Journal of Clinical Nutrition*, 2003; 77: 319–325.
31. Baylin A, et al. Adipose tissue alpha-linolenic acid and nonfatal acute myocardial infarction in Costa Rica. *Circulation*, 1. April 2003; 107 (12): 1586–1591.
32. Yli-Jama P, et al. Serum free fatty acid pattern and risk of myocardial infarction: a case-control study. *Journal of Internal Medicine*, Januar 2002; 251 (1): 19–28.
33. Marchioli R, et al. Early protection against sudden death by n-3 polyunsaturated fatty acids after myocardial infarction: time-course analysis of the results of the Gruppo Italiano per lo Studio della Sopravvivenza nell'Infarto Miocardico (GISSI) Prevenzione. *Circulation*, 2002; 105: 1897–1903.
34. Simini B. Serge Renaud: from French paradox to Cretan miracle. *Lancet*, 2000: 355: 48.
35. Howard BV, et al. Low-Fat Dietary Pattern and Risk of Cardiovascular Disease: The Women's Health Initiative Randomized Controlled Dietary Modification Trial. *Journal of the American Medical Association*, 8. Februar 2006; 295: 655–666.
36. Prentice RL, et al. Low-Fat Dietary Pattern and Risk of Invasive Breast Cancer: The Women's Health Initiative Randomized Controlled Dietary Modification Trial. *Journal of the American Medical Association*, 8. Februar 2006; 295: 629–642.
37. Beresford SAA, et al. Low-Fat Dietary Pattern and Risk of Colorectal Cancer: The Women's Health Initiative Randomized Controlled Dietary Modification Trial. *Journal of the American Medical Association*, 8. Februar 2006; 295: 643–654.
38. Multiple Risk Factor Intervention Trial Research Group. Multiple risk factor intervention trial. Risk factor changes and mortality results. *Journal of the American Medical Association*, 24. September 1982; 248 (12): 1465–1477.
39. Strandberg TE, et al. Long-term mortality after 5-years multifactorial primary prevention of cardiovascular diseases in middle-aged men. *Journal of the American Medical Association*, 1991; 266: 1225–1229.
40. Wilhelmsen L, et al. The multifactor primary prevention trial in Goteburg, Sweden. *European Heart Journal*, April 1986; 7 (4): 279–288.
41. European collaborative trial of multifactorial prevention of coronary heart disease: final report on the 6-year results. World Health Organisation European Collaborative Group. *Lancet*, 19. April 1986; 1 (8486): 869–872.
    Man beachte: Drei von Dr. Ram B. Singh aus Morabad (Indien) durchgeführte Ernährungsstudien wurden bewusst in diesem Kapitel nicht berücksichtigt. In allen drei Studien wurde angeblich ein erheblicher Rückgang der Gesamt- und der KHK-Sterblichkeit bei Probanden mit einer Omega-3 und/oder mit Früchten und Gemüsen angereicherten Ernährung festgestellt. Es gab allerdings schwerwiegende Bedenken gegen die Glaubwürdigkeit Singhs und die Güte seiner Forschungsdaten. Siehe: White C. Suspected research fraud: difficulties of getting at the truth. *British Medical Journal*, 2005; 331: 281–288.

Kapitel 9

1. Corr LA, Oliver MF. The low fat/low cholesterol diet is ineffective. *European Heart Journal*, 1997; 18: 18–22.
2. Pfizer Inc. Annual Report 2004. Siehe: http://www.pfizer.com/pfizer/annualreport/2004/financial/financial2004.pdf (Stand: 8. September 2005).
3. Top 500 Prescription Drugs. *Med Ad News*, Mai 2005. Siehe: http://www.pharmalive.com/special_reports/sample.cfm?reportID=191 (Stand: 8. September 2005).
4. Shepherd J, et al. Prevention of Coronary Heart Disease with Pravastatin in Men with Hypercholesterolemia. *New England Journal of Medicine*, 16. November 1995; 333 (20): 1301–1308.
5. Sacks FM, et al. The Effect of Pravastatin on Coronary Events after Myocardial Infarction in Patients with Average Cholesterol Levels. *New England Journal of Medicine*, 3. Oktober 1996; 335 (14): 1001–1009.
6. Sacks FM, et al. Relationship Between Plasma LDL Concentrations During Treatment With Pravastatin and Recurrent Coronary Events in the Cholesterol and Recurrent Events Trial. *Circulation*, 1998; 97: 1446–1452.
7. The Long-Term Intervention with Pravastatin In Ischaemic Disease (LIPID) Study Group. Prevention of cardiovascular events and death with pravastatin in patients with coronary heart disease and a broad range of initial cholesterol levels. *New England Journal of Medicine*, 1998, Vol. 339: 1349–1357.

8. Downs JR, et al. Primary prevention of acute coronary events with lovastatin in men and women with average cholesterol levels. *Journal of the American Medical Association*, 1998; 279: 1615–1622.
9. Heart Protection Study Collaborative Group. MRC/BHF Heart Protection Study of cholesterol lowering with simvastatin in 20 536 high risk individuals: a randomised placebo-controlled trial. *Lancet*, 2002; 360: 7–22M.
10. Ravnskov U. Implications of 4S evidence on baseline lipid levels. *Lancet,* 15. Juli 1995; 346 (8968): 181.
11. Shepherd J, et al. Pravastatin in elderly individuals at risk of vascular disease (PROSPER): a randomised controlled trial. *Lancet*, 2002; 360 (9346): 1623–1630.
12. Matsuzaki M, et al. Large scale cohort study of the relationship between serum cholesterol concentration and coronary events with low-dose simvastatin therapy in Japanese patients with hypercholesterolemia. *Circulation Journal*, Dezember 2002; 66 (12): 1087–1095.
13. Kano H, et al. A HMG-CoA reductase inhibitor improved regression of atherosclerosis in the rabbit aorta without affecting serum lipid levels: possible relevance of up-regulation of endothelial NO synthase mRNA. *Biochemical and Biophysical Research Communications*, 1999; 259: 414–419.
14. Soma MR, et al. HMG CoA reductase inhibitors. In vivo effects on carotid intimal thickening in normocholesterolemic rabbits. *Arteriosclerosis, Thrombosis, and Vascular Biology*, 1993; 13 (4): 571–578.
15. Tsunekawa T, et al. Cerivastatin, a hydroxymethylglutaryl coenzyme a reductase inhibitor, improves endothelial function in elderly diabetic patients within 3 days. *Circulation*, 2001; 104: 376.
16. Laufs U, et al. Rapid effects on vascular function after initiation and withdrawal of atorvastatin in healthy, noncholesterolemic men. *American Journal of Cardiology*, 2001; 88: 1306–1307.
17. O'Driscoll G, et al. Simvastatin, an hmg-coenzyme a reductase inhibitor, improves endothelial function within 1 month. *Circulation*, 1997; 95: 1126–1131.
18. Schror K. Platelet reactivity and arachidonic acid metabolism in type II hyperlipoproteinaemia and its modification by cholesterol-lowering agents. *Eicosanoids*, 1990; 3 (2): 67–73.
19. Puccetti L, et al. Time-dependent effect of statins on platelet function in hypercholesterolaemia. *European Journal of Clinical Investigation*, 2002; 32 (12): 901–908.
20. Puccetti L, et al. Atorvastatin reduces platelet-oxidized-LDL receptor expression in hypercholesterolaemic patients. *European Journal of Clinical Investigation*, 2005; 35 (1): 47–51.
21. Sparrow CP, et al. Simvastatin Has Anti-Inflammatory and Antiatherosclerotic Activities Independent of Plasma Cholesterol Lowering. *Arteriosclerosis, Thrombosis, and Vascular Biology*, 2001; 21: 115–121.
22. Ridker PM, et al. Long-term effects of pravastatin on plasma concentration of Creactive protein. *Circulation*, 1999; 100: 230–235.
23. Albert MA, et al. Effect of statin therapy on C-reactive protein levels: The Pravastatin Inflammation/CRP Evaluation (PRINCE): a randomized trial and cohort study. *Journal of the American Medical Association*, 2001; 286: 64–70.
24. Jialal I, et al. Effect of hydroxymethyl glutaryl coenzyme A reductase inhibitor therapy on high sensitive C-reactive protein levels. *Circulation*, 2001; 103: 1933–1935.
25. Plenge JK, et al. Simvastatin lowers C-reactive protein within 14 days: an effect independent of low-density lipoprotein cholesterol reduction. *Circulation*, 2002; 106: 1447–1452.
26. Blake GJ, Ridker PM. Novel clinical markers of vascular wall inflammation. *Circulation Research*, 2001; 89: 763–771.
27. Weitz-Schmidt G, Welzenbach K, Brinkmann V, et al. Statins selectively inhibit leukocyte function antigen-1 by binding to a novel regulatory integrin site. *Nature Medicine*, 2001; 7 (6): 687–692.
28. Wilson SH, et al. Simvastatin preserves coronary endothelial function in hypercholesterolemia in the absence of lipid lowering. *Arteriosclerosis, Thrombosis, and Vascular Biology*, 2001; 21: 546–554.
29. Rikitake Y, et al. Anti-oxidative properties of fluvastatin, an HMG-CoA reductase inhibitor, contribute to prevention of atherosclerosis in cholesterol-fed rabbits. *Atherosclerosis*, 2001; 154 (1): 87–96.
30. Inami S, et al. Effects of statins on circulating oxidized low-density lipoprotein in patients with hypercholesterolemia. *Japanese Heart Journal*, 2004; 45 (6): 969–975.
31. Yasunari K, et al. HMG-CoA reductase inhibitors prevent migration of human coronary smooth muscle cells through suppression of increase in oxidative stress. *Arteriosclerosis, Thrombosis, and Vascular Biology*, 2001; 21 (6): 937–942.
32. Hidaka Y, et al. Inhibition of cultured vascular smooth muscle cell migration by simvastatin (MK-733). *Atherosclerosis*, 1992; 95 (1): 87–94.
33. Raiteri M, et al. Pharmacological control of the mevalonate pathway: effect on arterial smooth muscle cell proliferation. *Journal of Pharmacology and Experimental Therapeutics*, 1997; 281: 1144–1153.

34. Axel DI, et al. Effects of cerivastatin on human arterial smooth muscle cell proliferation and migration in transfilter cocultures. *Journal of Cardiovascular Pharmacology*, 2000; 35: 619–629.
35. Corsini A, et al. Relationship between mevalonate pathway and arterial myocyte proliferation: in vitro studies with inhibitors of HMG-CoA reductase. *Atherosclerosis*, 1993; 101: 117–125.
36. Shah PK. Plaque disruption and coronary thrombosis: new insight into pathogenesis and prevention. *Clinical Cardiology*, 1997; 20 (11, Suppl 2): II-38-44.
37. Crisby M, et al. Pravastatin treatment increases collagen content and decreases lipid content, inflammation, metalloproteinases, and cell death in human carotid plaques: implications for plaque stabilization. *Circulation,* 2001; 103: 926–933.
38. Bea F, et al. Simvastatin promotes atherosclerotic plaque stability in apoe-deficient mice independently of lipid lowering. *Arteriosclerosis, Thrombosis, and Vascular Biology*, 2002; 22 (11): 1832–1837.
39. Sukhova GK, et al. Statins reduce inflammation in atheroma of nonhuman primates independent of effects on serum cholesterol. *Arteriosclerosis, Thrombosis, and Vascular Biology*, 2002; 22 (9): 1452–1458.
40. Takemoto M, et al. Statins as antioxidant therapy for preventing cardiac myocyte hypertrophy. *Journal of Clinical Investigation*, 2001, 108 (10): 1429–1437.
41. Nadruz W, et al. Simvastatin Prevents Load-Induced Protein Tyrosine Nitration in Overloaded Hearts. *Hypertension*, 2004; 43 (5): 1060–1066.
42. Wolfrum S, et al. Acute reduction of myocardial infarct size by a hydroxymethyl glutaryl coenzyme A reductase inhibitor is mediated by endothelial nitric oxide synthase. *Journal of Cardiovascular Pharmacology*, März 2003; 41 (3): 474–480.
43. Cannon CP, et al. Intensive versus moderate lipid lowering with statins after acute coronary syndromes. *New England Journal of Medicine*, 2004; 350 (15): 1495–1504.
44. Schaefer EJ, et al. Effects of atorvastatin versus other statins on fasting and postprandial C-Reactive Protein and Lipoprotein-Associated Phospholipase A2 in patients with coronary heart disease versus control subjects. *American Journal of Cardiology*, 2005; 95:1025–1032.
45. Grundy SM, et al. Implications of Recent Clinical Trials for the National Cholesterol Education Program Adult Treatment Panel III Guidelines. *Circulation*, 2004; 110: 227–239.
46. Ricks D, Rabin R. Panel's ties to drugmakers not cited in new. cholesterol guidelines. *Newsday.com*, 15. Juli 2004. Siehe: http://www.citizens.org/docUploads/Panel's%20ties%20to%20drugmakers%20not%20cited%20in%20new%20cholesterol%20guidelines.pdf (Stand: 8. September 2005).
47. de Lemos JA, et al. Early intensive vs a delayed conservative simvastatin strategy in patients with acute coronary syndromes: Phase Z of the A to Z Trial. *Journal of the American Medical Association*, 15. September 2004; 292: 1307–1316.
48. LaRosa JC, et al. Intensive lipid lowering with atorvastatin in patients with stable coronary disease. *New England Journal of Medicine*, 8. März 2005; 352 (14): 1425–1435.
49. O'Riordan M. Treating to New Targets: A new era in the treatment of established coronary heart disease. *TheHeart.org*, 9. März 2005. Siehe: http://www.theheart.org/viewArticle.do?primaryKey=400939 (Stand: 8. September 2005).
50. Ridker PM, et al. C-Reactive Protein Levels and Outcomes after Statin Therapy. *New England Journal of Medicine*, 6. Januar 2005; 352: 20–28.
51. Nissen SE, et al. Statin Therapy, LDL Cholesterol, C-Reactive Protein, and Coronary Artery Disease. *New England Journal of Medicine*, 6. Januar 2005; 352: 29–38.
52. Ridker PM, et al. Inflammation, pravastatin, and the risk of coronary events after myocardial infarction in patients with average cholesterol levels. Cholesterol and recurrent events (CARE) Investigators. *Circulation*, 1998; 98: 839–884.
53. Heeschen C, et al. Withdrawal of statins increases event rates in patients with acute coronary syndromes. *Circulation*, 2002; 105: 1446–1452.
54. Jenkins DJ, et al. Effects of a dietary portfolio of cholesterol-lowering foods vs lovastatin on serum lipids and C-reactive protein. *Journal of the American Medical Association*, 23. Juli 2003; 290(4): 502–510.
55. Pereira MA, et al. Effects of a low-glycemic load diet on resting energy expenditure and heart disease risk factors during weight loss. *Journal of the American Medical Association*, 24. November 2004; 292 (20): 2482–90.
56. Esposito K, et al. Effect of weight loss and lifestyle changes on vascular inflammatory markers in obese women: a randomized trial. *Journal of the American Medical Association*, 9. April 2003; 289 (14): 1799–1804.

57. Okita K, et al. Can exercise training with weight loss lower serum C-reactive protein levels? *Arteriosclerosis, Thrombosis, and Vascular Biology*, 2004; 24 (10): 1868–1873.
58. Sharman MJ, Volek JS. Weight loss leads to reductions in inflammatory biomarkers after a very-low-carbohydrate diet and a low-fat diet in overweight men. *Clinical Science*, Oktober 2004; 107 (4): 365–369.
59. Seshadri P, et al. A randomized study comparing the effects of a low-carbohydrate diet and a conventional diet on lipoprotein subfractions and C-reactive protein levels in patients with severe obesity. *American Journal of Medicine*, 2004; 117 (6): 398–405.
60. Ciubotaru I, et al. Dietary fish oil decreases C-reactive protein, interleukin-6, and triacylglycerol to HDL-cholesterol ratio in postmenopausal women on HRT. *Journal of Nutritional Biochemistry*, September 2003; 14 (9): 513–521.
61. Hulten E, et al. The Effect of Early, Intensive Statin Therapy on Acute Coronary Syndrome: A Meta-analysis of Randomized Controlled Trials. *Archives of Internal Medicine*, 2006; 166: 1814–1821.
62. Hayward RA, et al. Narrative Review: Lack of Evidence for Recommended Low-Density Lipoprotein Treatment Targets: A Solvable Problem. *Annals of Internal Medicine*, 3. Oktober 2006; 145 (7): 520–530.
63. Beispiele, siehe: DIT (Drug Information Technologies) Message Board, auf dem am 14. August 2004 insgesamt 3764 Staine verzeichnet waren. (http://forum.ditonline.com/index.php); sowie: Lipitor board auf www.rxlist.com mit insgesamt 3676 Stainen (Stand: 8. September 2005; http://www.rxlist.com/rxboard/lipitor.pl).
64. Jackevicius CA, et al. Adherence with statin therapy in elderly patients with and without acute coronary syndromes. *Journal of the American Medical Association*, 24–31. Juli 2002; 288 (4): 462–467.
65. Avorn J, et al. Persistence of use of lipid-lowering medications: a cross-national study. *Journal of the American Medical Association*, 13. Mai 1998; 279 (18): 1458–1462.
66. Cohen JS. *Over Dose: The Case Against the Drug Companies: Prescription Drugs, Side Effects, and Your Health*. Penguin USA, 2001.
67. MRC/BHF Heart Protection Study Collaborative Group. Heart protection study of cholesterol lowering therapy and antioxidant vitamin supplementation in a wide range of patients at increased risk of coronary heart disease death: early safety and efficacy experience. *European Heart Journal*, 1999; 20: 7254.
68. The ALLHAT Officers and Coordinators for the ALLHAT Collaborative Research Group. Major outcomes in moderately hypercholesterolemic, hypertensive patients randomized to pravastatin vs usual care: The Antihypertensive and Lipid-Lowering Treatment to Prevent Heart Attack Trial (ALLHAT-LLT). *Journal of the American Medical Association*, 18. Dezember 2002; 288: 2998–3007.
69. Barnett, BP. RE: Notice of request for participation by consumer and interested persons in public hearing June 28, June 29, 2000 [Docket No. 00N-1256]. Siehe: http://www.fda.gov/ohrms/dockets/dailys/00/jun00/060200/ape0042.rtf (Stand: 8. September 2005).
70. Siehe: Keine Autorenangabe. Pulled drug may be linked to 52 deaths. *USA Today*, 13. August 2001 (http://www.usatoday.com/news/health/2001-08-13-cholesterol-drug.htm) sowie: 1 Stop Baycol Lawyer web site (http://www.1-stop-baycol-lawyer.com/) (Stand beider URLs: 8. September 2005).
71. Omar MA, Wilson JP. FDA adverse event reports on statin-associated rhabdomyolysis. *Annals of Pharmacotherapy*, Februar 2002; 36 (2): 288–295.
72. Philips, PS et al. Statin-associated myopathy with normal creatine kinase levels. *Annals of Internal Medicine*, 1. Oktober 2002; 137: 581–585.
73. Draeger A, et al. Statin therapy induces ultrastructural damage in skeletal muscle in patients without myalgia. *Journal of Pathology*, 2006; 210: 94–102.
74. Hughes S. PRINCESS supports early use of statins after MI. *TheHeart.org*, 31. August 2004.
75. Langsjoen PH, Langsjoen AM. The clinical use of HMG CoA-reductase inhibitors and the associated depletion of coenzyme Q10. A review of animal and human publications. *Biofactors*, 2003; 18 (1–4): 101–111.
76. National Heart, Lung, and Blood Institute, National Institutes of Health Data Fact Sheet. *Congestive Heart Failure in the United States: A New Epidemic*. Siehe: http://www.medhelp.org/NIHlib/GF-241.html (Stand: 8. September 2005).
77. Langsjoen PH. Statin-induced cardiomyopathy. Introduction to the citizens petition on statins. Siehe: http://www.redflagsweekly.com/features/2002_july08P.html (Stand: 8. September 2005).
78. Silver MA, et al. Effect of Atorvastatin on Left Ventricular Diastolic Function and Ability of Coenzyme Q10 to Reverse That Dysfunction. *American Journal of Cardiology*, 2004; 94: 1306–1310.

79. Banerjee P, et al. Diastolic heart failure: a difficult problem in the elderly. *American Journal of Geriatric Cardiology*, Januar/Februar 2004; 13 (1): 16–21.
80. Patent applications 4 933 165 (vom 18. Januar 1989) und 4 929 437 (vom 2. Februar 1989) können eingesehen werden auf der Internetseite http://patft.uspto.gov/netahtml/srchnum.htm; Eingabe der Patentzahlen in der »query«-Box, dann auf »search« klicken. (Stand: 8. September 2005).
81. Jula A, et al. Effects of diet and simvastatin on serum lipids, insulin, and antioxidants in hypercholesterolemic men: a randomized controlled trial. *Journal of the American Medical Association*, 6. Februar 2002; 287 (5): 598–605.
82. Wagstaff LR, et al. Statin-Associated Memory Loss: Analysis of 60 Case Reports and Review of the Literature. *Pharmacotherapy*, 2003; 23 (7): 871–880.
83. Roth T, et al. Comparative effects of pravastatin and lovastatin on nighttime sleep and daytime performance. *Clinical Cardiology*, 1992; 15: 426–432.
84. Muldoon MF, Barger SD, Ryan CM, et al. Effects of lovastatin on cognitive function and psychological well-being. *American Journal of Medicine*, 2000; 108: 538–546.
85. Barres BA, Smith SJ. Cholesterol – making or breaking the synapse. *Science*, 9. November 2001; 294 (5545): 1296–1297.
86. *Memory*. Infinity Publishing, Haverford, PA, Jan. 2004.
87. Newman TB, Hulley SB. Carcinogenicity of lipid-lowering drugs. *Journal of the American Medical Association*, 3. Januar 1996; 275: 55–60.
88. Dalen J, Dalton W. Does Lowering Cholesterol Cause Cancer? *Journal of the American Medical Association*, 3. Januar 1996; 275: 67–69.
89. Bradford RH et al. Expanded Clinical Evaluation of Lovastatin (EXCEL) study results. I. Efficacy in modifying plasma lipoproteins and adverse event profile in 8245 patients with moderate hypercholesterolemia. *Archives of Internal Medicine*, Januar 1991; 151 (1): 43–49.
90. Strandberg TE, et al. Mortality and incidence of cancer during 10-year follow-up of the Scandinavian Simvastatin Survival Study (4S). *Lancet*, 28. August 2004; 364: 771–777.
91. Ravnskov U. Evidence that statin treatment causes cancer, and Ravnskov U, et al. Evidence from the simvastatin trials that cancer is a probable long-term side effect. Unveröffentlichter Leserbrief an *Lancet,* siehe: http://www.thincs.org/unpublic.htm (Stand: 7. März 2003).
92. Kwak B, et al. Statins as a newly recognized type of immunomodulator. *Nature Medicine*, Dezember 2000; 6 (12): 1399–1402.
93. Iwata H, et al. Use of hydroxy-methyl-glutaryl coenzyme A reductase inhibitors is associated with risk of lymphoid malignancies. *Cancer Science*, Februar 2006; 97 (2): 133–138.
94. Edison RJ, Muenke M. Central nervous system and limb anomalies in case reports of first-trimester statin exposure. *New England Journal of Medicine*, 8. April 2004; 350 (15): 1579–1582. Siehe auch: Erratum für diesen Bericht: Edison RJ, Muenke M. Gestational exposure to lovastatin followed by cardiac malformation misclassified as holoprosencephaly. *New England Journal of Medicine*, 30. Juni 2005; 352 (26): 2759.
95. Gordon S. Cholesterol Drugs Tied to Birth Defects: U. S. study finds high number of abnormalities in babies of women taking statins. *HON News*, 7. April 2004. Siehe: http://www.hon.ch/News/HSN/518293.html (Stand: 10. Februar 2006).
96. Kenis I, et al. Simvastatin has deleterious effects on human first trimester placental explants. *Human Reproduction*, 2005; 20: 2866–2872.
97. Rizvi K, et al. Do lipid-lowering drugs cause erectile dysfunction? A systematic review. *Family Practice*, Februar 2002; 19: 95–98.
98. de Graaf L, et al. Is decreased libido associated with the use of HMG-CoA-reductase inhibitors? *British Journal of Clinical Pharmacology*, 2004; 58 (3): 326–328.
99. Carvajal A, et al. HMG CoA Reductase Inhibitors and Impotence: Two Case Series from the Spanish and French Drug Monitoring Systems. *Drug Safety*, 2006; 29 (2): 143–149.

Kapitel 10

1. Page IH, et al., Atherosclerosis and the fat content of the diet. *Circulation*, 1957; 16: 164–178.
2. Page IH, et al., Dietary fat and its relation to heart attacks and strokes. *Circulation*, 1961; 23: 133–136.
3. Alton Blakeslee und Jeremiah Stamler, M. D. *Your Heart Has Nine Lives. Nine ways to protect yourself against coronary heart disease*. Prentice Hall, 1963.
4. Stare FJ. Practical guidelines to calorie needs. *Los Angeles Times*, 23. Oktober 1969.
5. Smith, RL. *The Cholesterol Conspiracy*. Warren H. Green, Inc., 1993.

6. De Bakey M, et al. Serum Cholesterol Values in Patients Treated Surgically for Atherosclerosis. *Journal of the American Medical Association*, 1964, 189:9: 655–659.
7. Status of Articles Offered to the General Public for the Control or Reduction of Blood Cholesterol and for the Prevention and Treatment of Heart and Artery Disease Under the Federal Food, Drug, and Cosmetic Act. *Federal Register*, 12. Dezember 1959.
8. Oils, Fats, and Fatty Acids in Dietary Management: Proposal to Require Label Statements. *Federal Register*, 18. Mai 1965.
9. Taubes G. The Soft Science of Dietary Fat. *Science*, 30. März 2001; 291: 2536–2545.
10. Keine Autorenangabe. The Lipid Research Clinics Coronary Primary Prevention Trial results. I. Reduction in incidence of coronary heart disease. *Journal of the American Medical Association*, 20. Januar 1984; 251 (3): 351–364.
11. Keine Autorenangabe. The Lipid Research Clinics Program. The Coronary Primary Prevention Trial: Design and implementation. *Journal of Chronic Diseases*, 1979; 32: 609–631.

Kapitel 11

1. Lowering Blood Cholesterol To Prevent Heart Disease. National Institutes of Health Consensus Development Conference Statement, December 10–12, 1984. Siehe: http://consensus.nih.gov/cons/047/047_statement.htm (Stand: 8. September 2005).
2. Moore, Thomas J. *Heart Failure*, Random House, 1989.
3. National Cholesterol Education Program, Program Description. Siehe: http://www.nhlbi.nih.gov/about/ncep/ncep_pd.htm (Stand: 8. September 2005)

Kapitel 12

1. Center for Science in the Public Interest. Lift the Veil report: Professional associations, charities, and industry front groups. Siehe: http://www.cspinet.org/new/pdf/lift_the_veil_guts_fnl.pdf (Stand: 8. September 2005).
2. American Heart Association. Current Heart-Check mark products. Siehe: http://216.185.112.90/productlist.aspx (Stand: 18. August 2004).
3. Angell M. Is academic medicine for sale? *New England Journal of Medicine*, 18. Mai 2000; 342 (20): 1516–1518.
4. Norton JW. Is academic medicine for sale? *New England Journal of Medicine*, 17. August 2000; 343 (7): 508.
5. Bodenheimer T. Uneasy alliance – clinical investigators and the pharmaceutical industry. *New England Journal of Medicine*, 18. Mai 2000; 342 (20): 1539–1544.
6. Bekelman JE, et al. Scope and impact of financial conflicts of interest in biomedical research: a systematic review. *Journal of the American Medical Association*, 22.–29. Januar 2003; 289 (4): 454–65.
7. Henry DA, et al. Medical specialists and pharmaceutical industry-sponsored research: a survey of the Australian experience. *Medical Journal of Australia*, 2005; 182 (11): 557–560.
8. Willman D. The National Institutes of Health: Public Servant or Private Marketer? *Los Angeles Times*, 22. Dezember 2004. Siehe: http://www.latimes.com/news/nationworld/nation/la-nanih22dec22,0,7519657.story?coll=la-home-headlines (Stand: 8. September 2005).
9. Willman D. U. S. Scientists' Deals With Drug Firms Under Review. *Los Angeles Times*, 29. Dezember 2003.
10. Willman D. NIH Directors No Longer Drug Firm Consultants. *Los Angeles Times*, 23. Januar 2004.
11. Willman D. NIH Seeks Outside Inquiry of Scientist. *Los Angeles Times*, 28. Januar 2005.
12. Willman D. NIH to Ban Deals With Drug Firms. *Los Angeles Times*, 1. Februar 2005.
13. Weiss R. NIH Workers angered by new ethics rules restrictions on outside income meet with derision at meeting. *Washington Post*, 3. Februar 2005: A25. Siehe: http://www.washingtonpost.com/wp-dyn/articles/A58845-2005Feb2.html?sub=AR (Stand: 8. September 2005).
14. Connolly C. Director of NIH Agrees To Loosen Ethics Rules. *Washington Post*, 26. August 2005: A19. Siehe: http://www.washingtonpost.com/wpdyn/content/article/2005/08/25/AR2005082501664.html (Stand: 30. Oktober 2005).
15. Cauchon D. FDA Advisers Tied to Industry. *USA Today*, 25. September 2000.
16. Ravnskov U. Cholesterol lowering trials in coronary heart disease: frequency of citation and outcome. *British Medical Journal*, 4. Juli 1992; 305: 15-19. Siehe auch: Frequency of citation and outcome of

cholesterol-lowering trials, *British Medical Journal*, 15. August 1992; 305: 420–422 (Kommentar über Ravnskovs Artikel und Ravnskovs Erwiderung.)

17. Ravnskov U. Quotation bias in reviews of the diet-heart idea. *Journal of Clinical Epidemiology*, Mai 1995; 48 (5): 713–719.
18. From the Executive Summary of the Third Report of the National Cholesterol Education Program (NCEP) Expert Panel on Detection, Evaluation, and Treatment of High Blood Cholesterol in Adults (Adult Treatment Panel III). *Journal of the American Medical Association*, 16. Mai 2001; 285 (19): 2486–2497: *»Dr. Grundy hat von den Unternehmen Merck, Pfizer, Sankyo, Baye und Bristol-Myers Squibb Honorare erhalten. Dr. Hunninghake erhält gegenwärtig Gelder von den Firmen Merck, Pfizer, Kos Pharmaceuticals, Schering Plough, Wyeth Ayerst, Sankyo, Bayer, AstraZeneca, Bristol-Myers Squibb und G. D. Searle; außerdem hat er Beratungshonorare erhalten von den Firmen Merck, Pfizer, Kos Pharmaceuticals, Sankyo, AstraZeneca und Bayer. Dr. McBride hat Gelder und/oder Unterstützung erhalten von den Firmen Pfizer, Merck, Parke-Davis und AstraZeneca; er war für Kos Pharmaceuticals, Abbott und Merck als Berater tätig und hat Gelder erhalten von den Unternehmen Abbott, Bristol-Myers Squibb, Novartis, Merck, Kos Pharmaceuticals, Parke-Davis, Pfizer und DuPont. Dr. Pasternak war als bezahlter Berater für die Firmen Merck, Pfizer und Kos Pharmaceuticals tätig und hat Zuwendungen von Merck und Pfizer erhalten. Dr. Stone hat die Firmen Abbott, Bayer, Bristol-Myers Squibb, Kos Pharmaceuticals, Merck, Novartis, Parke-Davis/Pfizer und Sankyo beraten und/oder hat für diese Firmen Gelder für Vorträge erhalten. Dr. Schwartz hat die Unternehmen Bristol-Myers Squibb, AstraZeneca, Merck, Johnson & Johnson-Merck und Pfizer beraten und/oder hat für diese Firmen gegen Bezahlung Forschungsarbeiten durchgeführt.«*
19. Grundy SM, et al. Implications of Recent Clinical Trials for the National Cholesterol Education Program Adult Treatment Panel III Guidelines. *Circulation*, 2004; 110: 227–239.
20. Lenzer J. Scandals have eroded US public's confidence in drug industry. *British Medical Journal*, 31. Juli 2004; 329: 247.
21. Kassirer JP. Physicians' Ties With the Pharmaceutical Industry: A Critical Element of a Wildly Successful Marketing Network. Siehe: http://www.theomnivore.com/Kassirer_Physicians_Big_Pharma.html (Stand: 8. September 2005).
22. Simons J. The $10 Billion Pill. *Forbes*, 6. Januar 2003.
23. Neergaard L. Documents Show Vioxx Sales Tactics. *Yahoo! News*, 6. Mai. Siehe: http://news.yahoo.com/news?tmpl=story&u=/ap/20050506/ap_on_bi_ge/vioxx (Stand: 12. Mai 2005).
24. Wazana A. Physicians and the pharmaceutical industry. Is a gift ever just a gift? *Journal of the American Medical Association*, 19. Januar 2000; 283 (3): 373–380.
25. Prosser H, et al. Influences on GPs' decision to prescribe new drugs-the importance of who says what. *Family Practice*, Januar 2003; 20: 61–68.
26. Tuffs A. Only 6% of drug advertising material is supported by evidence. *British Medical Journal*, 28. Februar 2004; 328: 485.
27. Siehe: http://www.heartsavers.org/phil_sokolof.htm (Stand: 16. Januar 2003; Internetseite war am 8. September 2005 nicht zugänglich).
28. Lindeberg S, Lundh B. Apparent absence of stroke and ischaemic heart disease in a traditional Melanesian island: a clinical study in Kitava. *Journal of Internal Medicine*, März 1993; 233 (3): 269–275.
29. Prior IA, et al. Cholesterol, coconuts, and diet on Polynesian atolls: a natural experiment: the Pukapuka and Tokelau island studies. *American Journal of Clinical Nutrition*, August 1981; 34 (8): 1552–1561.
30. Müller H, et al. A Diet Rich in Coconut Oil Reduces Diurnal Postprandial Variations in Circulating Tissue Plasminogen Activator Antigen and Fasting Lipoprotein (a) Compared with a Diet Rich in Unsaturated Fat in Women. *Journal of Nutrition*, 2003; 133: 3422–3427.

Kapitel 13

1. Ross R. Atherosclerosis – an inflammatory disease. *New England Journal of Medicine*, 14. Januar 1999; 340 (2): 115–126.
2. Allison MA, et al. Patterns and Risk Factors for Systemic Calcified Atherosclerosis. *Arteriosclerosis, Thrombosis, and Vascular Biology*, 2004; 24: 331.
3. Stary HC, et al. A definition of initial, fatty streak, and intermediate lesions of atherosclerosis. A report from the Committee on Vascular Lesions of the Council on Arteriosclerosis, American Heart Association. *Arteriosclerosis and Thrombosis*, 1994; 14: 840–856.

Kapitel 14

1. Marmot MG, et al. Epidemiologic studies of coronary heart disease and stroke in Japanese men living in Japan, Hawaii and California: prevalence of coronary and hypertensive heart disease and associated risk factors. *American Journal of Epidemiology*, 1975; 102: 514–525.
2. Marmot MG, Syme SL. Acculturation and coronary heart disease in Japanese-Americans. *American Journal of Epidemiology*, 1976; 104: 225–247.
3. Wolf S. Predictors of myocardial infarction over a span of 30 years in Roseto, Pennsylvania. *Integrative Physiological and Behavioral Science*, Juli/September 1992; 27 (3): 246–257.
4. Marmot MG, et al. Employment grade and coronary heart disease in British civil servants. *Journal of Epidemiology and Community Health*, Dezember 1978; 32 (4): 244–249.
5. Kuper H, Marmot M. Job strain, job demands, decision latitude, and risk of coronary heart disease within the Whitehall II study. *Journal of Epidemiology and Community Health*, Februar 2003; 57 (2): 147–153.
6. Bosma H, et al. Low job control and risk of coronary heart disease in Whitehall II (prospective cohort) study. *British Medical Journal*, 22. Februar 1997; 314 (7080): 558–565.
7. Theorell T, et al. Decision latitude, job strain, and myocardial infarction: a study of working men in Stockholm. The SHEEP Study Group. Stockholm Heart epidemiology Program. *American Journal of Public Health*, 1998; 88 (3): 382–388.
8. Ala-Mursula L, et al. Employee control over working times: associations with subjective health and sickness absences. *Journal of Epidemiology and Community Health*, 1. April 2002; 56 (4): 272–278.
9. Malinauskiene V, et al. Low job control and myocardial infarction risk in the occupational categories of Kaunas men, Lithuania. *Journal of Epidemiology and Community Health*, 1. Februar 2004; 58 (2): 131–135.
10. Cheng Y, et al. Association between psychological work characteristics and health functioning in American women: prospective study. *British Medical Journal*, 2000; 320: 1432–1436.
11. Peter R, et al. Does a stressful psychosocial work environment mediate the effects of shift work on cardiovascular risk factors? *Scandinavian Journal of Work Environment & Health*, August 1999; 25 (4): 376–381.
12. Quinlan M, et al. The global expansion of precarious employment, work disorganization, and consequences for occupational health: a review of recent research. *International Journal of Health Services*, 2001; 31: 335–414.
13. Vahtera J, et al. Organisational downsizing, sickness absence, and mortality: 10-town prospective cohort study. *British Medical Journal*, 6. März 2004; 328: 555.
14. Kivimaki M, et al. Work stress and risk of cardiovascular mortality: prospective cohort study of industrial employees. *British Medical Journal*, 19. Oktober 2002; 325 (7369): 857–857.
15. National Sleep Foundation Sleep in America 2001 poll. Die Daten sind erfasst unter: http://www.sleepfoundation.org/hottopics/index.php?secid=16 (Stand: 8. September 2005).
16. Geary LH. I quit! *CNN/Money*, 30. Dezember 2003. Siehe: http://money.cnn.com/2003/11/11/pf/q_iquit/?cnn=yes (Stand: 8. September 2005).
17. Liu Y, et al. Overtime work, insufficient sleep, and risk of non-fatal acute myocardial infarction in Japanese men. *Occupational and Environmental Medicine*, Juli 2002; 59 (7): 447–451.
18. Sokejima S, Kagamimori S. Working hours as a risk factor for acute myocardial infarction in Japan: case-control study. *British Medical Journal*, September 1998; 317: 775–780.
19. Falger PR, Schouten EG. Exhaustion, psychological stressors in the work environment, and acute myocardial infarction in adult men. *Journal of Psychosomatic Research*, Dezember 1992; 36 (8): 777–786.
20. Theorell T, Rahe RH. Behavior and life satisfactions characteristics of Swedish subjects with myocardial infarction. *Journal of Chronic Diseases*, März 1972; 25 (3): 139–147.
21. Uehata T. Long working hours and occupational stress-related cardiovascular attacks among middle-aged workers in Japan. *Journal of Human Ergology*, 1991; 20: 147–153.
22. Netterstrom B, et al. Relation between job strain and myocardial infarction: a casecontrol study. *Occupational and Environmental Medicine*, Mai 1999; 56 (5): 339–342.
23. Tennant C. Experimental stress and cardiac function. *Journal of Psychosomatic Research*, Juni 1996; 40 (6): 569–583.
24. Steptoe A, et al. Influence of socioeconomic status and job control on plasma fibrinogen responses to acute mental stress. *Psychosomatic Medicine*, Januar/Februar 2003; 65 (1): 137–144.
25. Schiffer F, et al. Evidence for emotionally-induced coronary arterial spasm in patients with angina pectoris. *British Heart Journal*, 1980; 44: 62–66.

26. Mansour VM, et al. Panic disorder: coronary spasm as a basis for cardiac risk? *Medical Journal of Australia*, 20. April 1998; 168 (8): 390–392.
27. Bashour T, et al. Coronary spastic angina in middle-aged women: a psychosomatic disorder? *American Heart Journal*, 1983; 106: 609–613.
28. Tsutsumi A, et al. Association between job characteristics and plasma fibrinogen in a normal working population: a cross sectional analysis in referents of the SHEEP Study. Stockholm Heart Epidemiology Program. *Journal of Epidemiology and Community Health*, Juni 1999; 53 (6): 348–354.
29. Vrijkotte TGM, et al. Effects of work stress on ambulatory blood pressure, heart rate, and heart rate variability. *Hypertension*, 2000; 35: 880–886.
30. Peter R, et al. High effort, low reward, and cardiovascular risk factors in employed Swedish men and women: baseline results from the WOLF study. *Journal of Epidemiology and Community Health*, 1998; 52: 540–547.
31. Bishop GD, et al. Job demands, decisional control, and cardiovascular responses. *Journal of Occupational Health Psychology*, April 2003; 8 (2): 146–156.
32. Peter R, et al. Does a stressful psychosocial work environment mediate the effects of shift work on cardiovascular risk factors? *Scandinavian Journal of Work, Environment & Health*, August 1999; 25 (4): 376–381.
33. Ross C, et al. Impact of the family on health: Decade in review. *Journal of Marriage and the Family*, November 1990; 52: 1059–1078.
34. Glenn N, Weaver C. The contribution of marital happiness to global happiness. *Journal of Marriage and the Family*, 1981; 43: 161–168.
35. Tucker JS, et al. Marital history at midlife as a predictor of longevity alternative explanations to the protective effect of marriage. *Health Psychology*, 1996; 15: 94–101.
36. Burman B, Margolin G. Analysis of the association between marital relationships and health problems: an interactional perspective. *Psychological Bulletin*, Juli 1992; 112 (1): 39–63.
37. Kiecolt Glaser JK, et al. Marriage and health: His and hers. *Psychological Bulletin*, Juli 2001; 127 (4): 472–503.
38. Matthews KA, Gump BB. Chronic Work Stress and Marital Dissolution Increase Risk of Posttrial Mortality in Men From the Multiple Risk Factor Intervention Trial. *Archives of Internal Medicine*, 11. Februar 2002; 162 (3): 309–315.
39. Orth-Gomer K, et al. Marital Stress Worsens Prognosis in Women With Coronary Heart Disease: The Stockholm Female Coronary Risk Study. *Journal of the American Medical Association*, 20. Dezember 2000; 284 (23): 3008–3014.
40. Gallo LC, et al. Marital Status, Marital Quality, and Atherosclerotic Burden in Postmenopausal Women. *Psychosomatic Medicine*, 2003; 65: 952–962.
41. Ewart CK, et al. High blood pressure and marital discord: not being nasty matters more than being nice. *Health Psychology*, 1991; 10: 155–63.
42. Kiecolt-Glaser JK, et al. Negative behavior during marital conflict is associated with immunological down-regulation. *Psychosomatic Medicine*, 1993; 55: 395–409.
43. Kiecolt-Glaser JK, et al. Marital Stress: Immunologic, Neuroendocrine, and Autonomic Correlates. *Annals of the New York Academy Of Sciences*, 1. Mai 1998; 840 (1): 656–663.
44. Smith TW, Brown PC. Cynical hostility, attempts to exert social control, and cardiovascular reactivity in married couples. *Journal of Behavioral Medicine*, 1991; 14: 581–92.
45. Smith TW, Gallo LC. Hostility and Cardiovascular Reactivity During Marital Interaction. *Psychosomatic Medicine*, 1999; 61: 436–445.
46. Fuller RG. What happens to mental patients after discharge from the hospital? *Psychiatric Quarterly*, 1935; 9: 95–104.
47. Malzberg B. Mortality among patients with involution melancholia. *American Journal of Psychiatry*, 1937; 93: 1231–1238.
48. Carney RM, Freedland KE. Depression, mortality, and medical morbidity in patients with coronary heart disease. *Biological Psychiatry*, 2003; 54: 241–247.
49. Wulsin LR, Singal BM. Do depressive symptoms increase the risk for the onset of coronary disease? A systematic quantitative review. *Psychosomatic Medicine*, 2003; 65: 201–210.
50. Rugulies R. Depression as a predictor for coronary heart disease. *American Journal of Preventive Medicine*, Juli 2002; 23: 51–61.
51. Surgeon General. The Health Consequences of Smoking: Cardiovascular Disease. Department of Health & Human Services, MD, 1983. Siehe: http://sgreports.nlm.nih.gov/NN/B/B/T/D/ (Stand: 8. September 2005).

52. Jonas BS, Mussolino ME. Symptoms of depression as a prospective risk factor for stroke. *Psychosomatic Medicine*, Juli/August 2000; 62 (4): 463–471.
53. Larson SL, et al. Depressive disorder, dysthymia, and risk of stroke: thirteen-year follow-up from the Baltimore epidemiologic catchment area study. *Stroke*, September 2001; 32 (9): 1979–1983.
54. Frasure-Smith N, et al. Depression following myocardial infarction. Impact on 6-month survival. *Journal of the American Medical Association*, Oktober 1993; 270: 1819–1825.
55. Rudisch B, Nemeroff CB. Epidemiology of comorbid coronary artery disease and depression. *Biological Psychiatry*, 2003; 54: 227–240.
56. Suarez EC, Williams RB. Situational determinants of cardiovascular and emotional reactivity in high and low hostile men. *Psychosomatic Medicine*, 1989; 51: 404–18.
57. Smith TW, Allred KD. Blood pressure responses during social interaction in highand low-cynically hostile males. *Journal of Behavioral Medicine*, 1989; 12: 125–143.
58. Everson SA, et al. Effect of trait hostility on cardiovascular responses to harassment in young men. *International Journal of Behavioral Medicine*, 1995; 2: 172–191.
59. Williams JE, et al. Effects of an angry temperament on coronary heart disease risk: The Atherosclerosis Risk in Communities Study. *American Journal of Epidemiology*, 1. August 2001; 154 (3): 230–235.
60. Matthews KA, et al. Hostile Behaviors Predict Cardiovascular Mortality Among Men Enrolled in the Multiple Risk Factor Intervention Trial. *Circulation*, 6. Januar 2004; 109 (1): 66–70.
61. Gallacher JE, et al. Anger and Incident Heart Disease in the Caerphilly Study. *Psychosomatic Medicine*, 1999; 61: 446–453.
62. Stroebe W, Stroebe MS. Bereavement and Health: The Psychological and Physical Consequences of Partner Loss. *Cambridge University Press*, New York, 1987: 151–167.
63. Bachen EA, et al. Effects of hemoconcentration and sympathetic activation on serum lipid responses to brief mental stress. *Psychosomatic Medicine*, Juli/August 2002; 64 (4): 587–594.
64. Patterson SM, et al. Stress-induced hemoconcentration of blood cells and lipids in healthy women during acute psychological stress. *Health Psychology*, Juli 1995; 14 (4): 319–324.
65. Muldoon MF, et al. Effects of acute psychological stress on serum lipid levels, hemoconcentration, and blood viscosity. *Archives of Internal Medicine*, 27. März 1995; 155 (6): 615–620.
66. Kendrick M. Does insulin resistance cause atherosclerosis in the post-prandial period? *Medical Hypotheses*, Januar 2003; 60 (1): 6–11.
67. Morrow LA, et al. Effects of epinephrine on insulin secretion and action in humans. Interaction with aging. *Diabetes*, 1993; 42: 307–315.
68. Heise T, et al. Simulated postaggression metabolism in healthy subjects: Metabolic changes and insulin resistance. *Metabolism*, Oktober 1998; 47 (10): 1263–1268.
69. Hsueh WA, et al. Insulin Signaling in the Arterial Wall. *American Journal of Cardiology*, 8. Juli 1999; 84 (1A): 21J–24J.
70. Ceolotto G, et al. Insulin generates free radicals by an NAD(P)H, phosphatidylinositol 3'-kinase-dependent mechanism in human skin fibroblasts exvivo. *Diabetes*, Mai 2004; 53 (5): 1344–1351.
71. Charles MA, et al. Non-insulin-dependent diabetes in populations at risk: the Pima Indians. *Diabetes & Metabolism*, November 1997; 23 (Suppl 4): 6–9.
72. Nelson RG, et al. Low incidence of fatal coronary heart disease in Pima Indians despite high prevalence of non-insulin-dependent diabetes. *Circulation*, März 1990; 81: 987–995.
73. Tataranni PA, Hypothalamic-pituitary-adrenal axis and sympathetic nervous system activities in Pima Indians and Caucasians. *Metabolism*, März 1999; 48 (3): 395–399.
74. Legrain M, Lecomte T. Psychotropic drug consumption in France and several European countries. *Bulletin De l'Academie Nationale De Medecine*, Juni/Juli 1997; 181 (6): 1073–1084.
75. Young CM. Migration and mortality: the experience of birthplace groups in Australia. *International Migration Review*, Herbst 1987; 21 (3): 531–554.
76. Armstrong BK, et al. Coronary risk factors in Italian migrants to Australia. *American Journal of Epidemiology*, November 1983; 118 (5): 651–658.
77. Kouris-Blazos A. Morbidity mortality paradox of 1st generation Greek Australians. *Asia Pacific Journal of Clinical Nutrition*, 2002; 11 Suppl 3: S569–S575.
78. Hodge AM, et al. Increased Diabetes Incidence in Greek and Italian Migrants to Australia: How much can be explained by known risk factors? *Diabetes Care*, Oktober 2004; 27 (10): 2330–2234.
79. Hayashi K, et al. Laughter lowered the increase in postprandial blood glucose. *Diabetes Care*, Mai 2003; 26 (5): 1651.
80. The DECODE study group/European Diabetes Epidemiology Group: Glucose tolerance and mortality: comparison of WHO and American Diabetes Association diagnostic criteria. *Lancet*, 1999; 354: 617–621.

81. Rodriguez BL, et al. Glucose intolerance and 23-year risk of coronary heart disease and total mortality: the Honolulu Heart Program. *Diabetes Care*, 1999; 22: 1262–1265.
82. Hanefeld M,et al. Risk factors for myocardial infarction and death in newly detected NIDDM: the Diabetes Intervention Study, 11-year follow-up. *Diabetologia*, 1996; 39: 1577–1583.
83. Kaufmann PG. Depression in cardiovascular disease: Can the risk be reduced? *Biological Psychiatry*, 2003; 54: 187–190.

Kapitel 15

1. Abrams HL Jr. The relevance of Paleolithic diet in determining contemporary nutritional needs. *Journal of Applied Nutrition*, 1979; 31 (1 & 2): 43–59.
2. Harlan JR. *The Living Fields: Our Agricultural Heritage*. Cambridge University Press, 1998.
3. Tudge C. *Neanderthals, Bandits, and Farmers: How Agriculture Really Began*. Yale University Press, 1999.
4. Stephen AM. Whole grains – impact of consuming whole grains on physiological effects of dietary fiber and starch. *Critical Reviews in Food Science and Nutrition*, 1994; 34 (5-6): 499–511.
5. Gahlawat P, Sehgal S. Protein and starch digestibilities and mineral availability of products developed from potato, soy and corn flour. *Plant Foods in Human Nutrition*, 1998; 52 (2): 151–160.
6. Bradbury JH, et al. Digestibility of proteins of the histological components of cooked and raw rice. *British Journal of Nutrition*, November 1984; 52 (3): 507–513.
7. Aikens CM. First in the world: The Jomon pottery of Japan. In: *Emergence of Pottery: Technology and Innovation In Ancient Societies*. Eds: Barnett WK, Hoopes JW, McAdams R. Smithsonian Institution Press, November 1995: 11–21.
8. *Paleopathology at the Origins of Agriculture*. Eds: Cohen MN, Armelagos GJ. Academic Press, New York 1984.
9. Food and Agriculture Organization Food Balance Sheet for United States of America, 2002. Siehe: http://faostat.fao.org (Stand: 8. September 2005).
10. Bohn T, et al. Phytic acid added to white-wheat bread inhibits fractional apparent magnesium absorption in humans. *American Journal of Clinical Nutrition*, März 2004; (79) 3: 418–423.
11. Torre M, et al. Effects of dietary fiber and phytic acid on mineral availability. *Critical Reviews in Food Science and Nutrition*, 1991; 30 (1): 1–22.
12. Reinhold JG, et al. Effects of purified phytate and phytate-rich bread upon metabolism of zinc, calcium, phosphorous, and nitrogen in man. *Lancet*, 10. Februar 1973; 1 (7798): 283–288.
13. Ervin RB, et al. Dietary intakes of selected minerals for the United States population: 1999–2000. *Advance Data*, 27. April 2004; 341: 1–5.
14. Ford ES, Mokdad, AH. Dietary Magnesium Intake in a National Sample of U. S. Adults. *Journal of Nutrition*, 2003; 133: 2879–2882.
15. Hambidge M. Human zinc deficiency. *Journal of Nutrition*, Mai 2000; 130 (Suppl. 5): 1344S–1349S.
16. Reinhold JG, et al. Effects of purified phytate and phytate-rich bread upon metabolism of zinc, calcium, phosphorous, and nitrogen in man. *Lancet*, 10. Februar 1973; 1 (7798): 283–288.
17. Campbell BJ, et al. The effects of prolonged consumption of wholemeal bread upon metabolism of calcium, magnesium, zinc and phosphorus of two young American adults. *Pahlavi Medical Journal*, Januar 1976; 7 (1): 1–17.
18. Reinhold JG, et al. Decreased absorption of calcium, magnesium, zinc and phosphorus by humans due to increased fiber and phosphorus consumption as wheat bread. *Journal of Nutrition*, April 1976; 106 (4): 493–503.
19. Cummings JH, et al. Changes in fecal composition and colonic function due to cereal fiber. *American Journal of Clinical Nutrition*, 1976; 29, 1468–1473.
20. Walker ARP, et al. Studies in human mineral metabolism. I. The effect of bread rich in phytate phosphorous on the metabolism of certain mineral salts with special reference to calcium. *Biochemical Journal*, 1948; 42: 452.
21. Reynolds RD. Bioavailability of vitamin B6 from plant foods. *American Journal of Clinical Nutrition*, 1988; 48: 863–867.
22. Kabir H, et al. Comparative vitamin B-6 bioavailability from tuna, whole wheat bread and peanut butter. *Journal of Nutrition*, 1983; 113: 2412–2420.
23. Gregory JF. Bioavailability of vitamin B6 in nonfat dry milk and a fortified rice breakfast cereal product. *Journal of Food Science*, 1980; 45: 84–86.

24. Leklem JE, et al. Bioavailability of vitamin B6 from wheat bread in humans. *Journal of Nutrition*, 1980; 110: 1819–1828.
25. Lindberg AS, et al. The effect of wheat bran on the bioavailability of vitamin B6 in young men. *Journal of Nutrition*, 1983; 113: 2578–2586.
26. Dollahite J, et al. Problems encountered in meeting the Recommended Dietary Allowances for menus designed according to the Dietary Guidelines for Americans. *Journal of the American Dietetic Association*, März 1995; 95 (3): 341–344.
27. Hansen CM, et al. Assessment of vitamin B-6 status in young women consuming a controlled diet containing four levels of vitamin B-6 provides an estimated average requirement and recommended dietary allowance. *Journal of Nutrition*, Juni 2001; 131 (6): 1777–1786.
28. Ewer TK: Rachitogenicity of green oats. *Nature*, 1950; 166: 732–733.
29. Hidiroglou M, et al. Effect of a single intramuscular dose of vitamin D on concentrations of liposoluble vitamins in the plasma of heifers winter-fed oat silage, grass silage or hay. *Canadian Journal of Animal Science*, 1980; 60: 311–318.
30. Batchelor AJ, Compston JE: Reduced plasma half-life of radio-labelled 25-hydroxyvitamin D3 in subjects receiving a high fiber diet. *British Journal of Nutrition*, 1983; 49 (2): 213–216.
31. Hollick MF. Vitamin D: importance in the prevention of cancers, type 1 diabetes, heart disease, and osteoporosis. *American Journal of Clinical Nutrition*, 2004; 79 (3): 362–371.
32. Bischoff-Ferrari HA, et al. Effect of Vitamin D on Falls: A Meta-analysis. *Journal of the American Medical Association*, April 2004; 291: 1999–2006.
33. Papadimitropoulos E, et al. VIII: Meta-Analysis of the Efficacy of Vitamin D Treatment in Preventing Osteoporosis in Postmenopausal Women. *Endocrine Reviews*, 1. August 2002; 23 (4): 560–569.
34. Hypponen E, Laara E, Reunanen A, Intake of vitamin D and risk of type 1 diabetes: a birth-cohort study. *Lancet*, 3. November 2001; 358 (9292): 1500–1503.
35. McAlindon TE, et al. Relation of dietary intake and serum levels of vitamin D to progression of osteoarthritis of the knee among participants in the Framingham Study. *Annals of Internal Medicine*, 1996; 125: 353–359.
36. Lane NE, et al. Serum levels of vitamin D and hip osteoarthritis in elderly women: a longitudinal study. *Arthritis and Rheumatism*, 1997; 40 (suppl): S238.
37. Thys-Jacobs S. Micronutrients and the premenstrual syndrome: the case for calcium. *Journal of the American College of Nutrition*, 2000; 19: 220–227.
38. Vieth R, et al. Randomized comparison of the Effects of the Vitamin D3 Adequate Intake Versus 100 mcg (4000 IU) Per Day on Biochemical Responses and the Wellbeing of Patients. *Nutrition Journal*, 1. Juli 2004; 3 (1): 8.
39. Gloth FM III, et al. Vitamin D vs broad spectrum phototherapy in the treatment of seasonal affective disorder. *Journal of Nutrition, Health & Aging*, 1999; 3 (1): 5–7.
40. Hayes CE. Vitamin D: a natural inhibitor of multiple sclerosis. *Proceedings of the Nutrition Society*, November 2000; 59 (4): 531–535.
41. McMichael AJ, Hall AJ. Multiple sclerosis and ultraviolet radiation: time to shed more light. *Neuroepidemiology*, August 2001; 20 (3): 165–167.
42. Al Faraj S, Al Mutairi K. Vitamin D deficiency and chronic low back pain in Saudi Arabia. *Spine*, 15. Januar 2003; 28 (2): 177–179.
43. Ortlepp JR, et al. The vitamin D receptor gene variant is associated with the prevalence of type 2 diabetes mellitus and coronary artery disease. *Diabetic Medicine*, Oktober 2001; 18 (10): 842–845.
44. Segall JJ. Latitude and ischaemic heart disease. *Lancet*, 1989; 1: 1146.
45. Williams FL, Lloyd OL. Latitude and heart disease. *Lancet*, 1989; 1: 1072–1073.
46. Burr ML, et al. Effects of changes in fat, fish, and fibre intakes on death and myocardial reinfarction: diet and reinfarction trial (DART). *Lancet*, 1989; 2: 757–761.
47. Jenkins DJ, et al. Effect of wheat bran on glycemic control and risk factors for cardiovascular disease in type 2 diabetes. *Diabetes Care*, September 2002; 25 (9): 1522–1528.
48. Hu FB, et al. Dietary protein and risk of ischemic heart disease in women. *American Journal of Clinical Nutrition*, August 1999; 70 (2): 221–227.
49. Acosta PB. Availability of essential amino acids and nitrogen in vegan diets. *American Journal of Clinical Nutrition*, 1988; 48: 868–874.
50. Antony AC. Vegetarianism and vitamin B-12 (cobalamin) deficiency. *American Journal of Clinical Nutrition*, 2003; 78: 3–6.
51. Chan KM, Decker EA. Endogenous skeletal muscle antioxidants. *Critical Reviews in Food Science and Nutrition*, 1994; 34 (4): 403–26.

52. Hipkiss AR. Carnosine. a protective, anti-ageing peptide? *International Journal of Biochemistry & Cell Biology*, 1998; 30: S63–868.
53. Price DL, et al. Chelating Activity of Advanced Glycation End-product Inhibitors. *Journal of Biological Chemistry*, 2001; 276 (52): 48967–48972.
54. Davini P, et al. Controlled study on L-carnitine therapeutic efficacy in post-infarction. *Drugs Under Experimental and Clinical Research*, 1992; 18: 355–365.
55. Sebekova K, et al. Plasma levels of advanced glycation end products in healthy, longterm vegetarians and subjects on a western mixed diet. *European Journal of Nutrition*, Dezember 2001; 40 (6): 275–281.
56. Rizos I. Three-year survival of patients with heart failure caused by dilated cardiomyopathy and L-carnitine administration. *American Heart Journal*, Februar 2000; 139 (2, Pt 3): S120–123.
57. Iliceto S, et al. Effects of L-carnitine administration on left ventricular remodeling after acute anterior myocardial infarction: the L-Carnitine Ecocardiografia Digitalizzata Infarto Miocardico (CEDIM) Trial. *Journal of the American College Of Cardiology*, August 1995; 26 (2): 380–387.
58. Kreider RB. Effects of creatine supplementation on performance and training adaptations. *Molecular and Cellular Biochemistry*, Februar 2003; 244 (1-2): 89–94.
59. Andrews R, et al. The effect of dietary creatine supplementation on skeletal muscle metabolism in congestive heart failure. *European Heart Journal*, April 1998; 19 (4): 617–622.
60. Gordon A, et al. Creatine supplementation in chronic heart failure increases skeletal muscle creatine phosphate and muscle performance. *Cardiovascular Research*, September 1995; 30 (3): 413–418.
61. Lukaszuk JM, et al. Effect of creatine supplementation and a lacto-ovo-vegetarian diet on muscle creatine concentration. *International Journal of Sport Nutrition & Exercise Metabolism*, September 2002; 12 (3): 336–348.
62. Harris RC, et al. Absorption of creatine supplied as a drink, in meat or in solid form. *Journal of Sports Sciences*, Februar 2002; 20 (2): 147–151.
63. Laidlow SA, et al. The taurine content of common foodstuffs. *Journal of Parenteral Enteral Nutrition*, März/April 1990; 14 (2): 183–188.
64. Pasantes-Morales H, et al. Taurine content in foods. *Nutrition Reports International*, 1989; 40: 793–801.
65. Schaffer SW, et al. Interaction between the actions of taurine and angiotensin II. *Amino Acids*, 2000; 18 (4): 305–318.
66. Azuma J, et al. Therapeutic effect of taurine in congestive heart failure: a doubleblind crossover trial. *Clinical Cardiology*, Mai 1985; 8 (5): 276–282.
67. Azuma J, et al. Double-blind randomized crossover trial of taurine in congestive heart failure. *Current Therapeutic Research, Clinical and Experimental*, 1983; 34 (4): 543–57.
68. Laidlaw SA, et al. Plasma and urine taurine levels in vegans. *American Journal of Clinical Nutrition*, 1988; 47: 660–663.
69. Pasantes-Morales H, et al. Taurine content in breast milk of Mexican women from urban and rural areas. *Archives of Medical Research*, Frühling 1995; 26 (1): 47–52.
70. Rice-Evans CA, et al. The relative antioxidant activities of plant-derived polyphenolic flavonoids. *Free Radical Research*, April 1995; 22 (4): 375–83.
71. Wang SY, Jiao H. Scavenging capacity of berry crops on superoxide radicals, hydrogen peroxide, hydroxyl radicals, and singlet oxygen. *Journal of Agricultural and Food Chemistry*, November 2000; 48 (11): 5677–5684.
72. Elliott AJ, et al. Inhibition of glutathione reductase by flavonoids. A structure-activity study. *Biochemical Pharmacology*, 20. Oktober 1992; 44 (8): 1603–8.
73. Andriambeloson E, et al. Natural dietary polyphenolic compounds cause endothelium-dependent vasorelaxation in rat thoracic aorta. *Journal of Nutrition*, Dezember 1998; 128 (12): 2324–2333.
74. Bertuglia S, et al. Effect of Vaccinium myrtillus anthocyanosides on ischaemia reperfusion injury in hamster cheek pouch microcirculation. *Pharmacological Research*, März/April 1995; 31(3-4): 183–187.
75. Cohen-Boulakia F. In vivo sequential study of skeletal muscle capillary permeability in diabetic rats: effect of anthocyanosides. *Metabolism*, Juli 2000; 49 (7): 880–885.
76. Tsuda T, et al. Dietary Cyanidin 3-O-ß-d-Glucoside Increases ex vivo Oxidation Resistance of Serum in Rats. *Lipids*, Juni 1998; 33: 583–588.
77. Preuss HG, et al. Effects of niacin-bound chromium and grape seed proanthocyanidin extract on the lipid profile of hypercholesterolemic subjects: a pilot study. *Journal of Medicine*, 2000; 31 (5-6): 227–246.
78. Pawlowicz P, et al. Administration of natural anthocyanins derived from chokeberry retardation of idiopathic and preeclamptic origin. Influence on metabolism of plasma oxidized lipoproteins: the

role of autoantibodies to oxidized low density lipoproteins. *Ginekologia Polska*, August 2000; 71 (8): 848–53.

79. Rissanen TH, et al. Low intake of fruits, berries and vegetables is associated with excess mortality in men: the Kuopio Ischaemic Heart Disease Risk Factor (KIHD) Study. *Journal of Nutrition*, Januar 2003; 133 (1): 199–204.
80. Ramirez-Tortosa C, et al. Anthocyanin-rich extract decreases indices of lipid peroxidation and DNA damage in vitamin E-depleted rats. *Free Radical Biology & Medicine*, 1. November 2001; 31 (9): 1033–1037.
81. Hagiwara A, et al. Pronounced inhibition by a natural anthocyanin, purple corn color, of 2-amino-1-methyl-6-phenylimidazo[4,5-b]pyridine (PhIP)-associated colorectal carcinogenesis in male F344 rats pretreated with 1,2-dimethylhydrazine. *Cancer Letters*, 28. September 2001; 171 (1): 17–25.
82. Briviba K, et al. Neurotensin-and EGF-induced metabolic activation of colon carcinoma cells is diminished by dietary flavonoid cyanidin but not by its glycosides. *Nutrition and Cancer*, 2001; 41 (1-2): 172–179.
83. Meiers S, et al. The anthocyanidins cyanidin and delphinidin are potent inhibitors of the epidermal growth-factor receptor. *Journal of Agricultural and Food Chemistry*, Februar 2001; 49 (2): 958–962.
84. Magistretti MJ, et al. Antiulcer activity of an anthocyanidin from Vaccinium myrtillus. *Arzneimittelforschung*, Mai 1988; 38: 686–90.
85. Cristoni A, Magistretti MJ. Antiulcer and healing activity of Vaccinium myrtillus anthocyanosides. *Farmaco*, 1987; 42: 29–43.
86. Bravetti GO, et al. Preventive Medical Treatment of Senile Cataract with Vitamin E and Vaccinium myrtillus Anthocianosides: Clinical Evaluation, *Annali di Ottalmologia e Clinica Oculistica*, 1987; 115: 109–116.
87. Boniface R, Robert AM. Einfluss von Anthocyanen auf den Bindegewebsmetabolismus beim Menschen. *Klinische Monatsblätter für Augenheilkunde*, Dezember 1996; 209 (6): 368–377.
88. Perossini M, et al. Diabetic and Hypertensive Retinopathy Therapy with Vaccinium Myrtillus Anthocianosides (Tegens) Double Blind Placebo-Controlled Clinical Trial, *Annali di Ottalmologia e Clinica Oculistica*, 1987; 12: 1173–1190.
89. Borissova P, et al. Antiinflammatory effect of flavonoids in the natural juice from Aronia melanocarpa, rutin and rutin-magnesium complex on an experimental model of inflammation induced by histamine and serotonin. *Acta Physiologica et Pharmacologica Bulgarica*, 1994; 20 (1): 25–30.
90. Borrud L, et al. What we eat in America: USDA surveys food consumption changes. *Food Review*, September/Dezember 1996: 14–19. Siehe: http://ers.usda.gov/publications/foodreview/sep1996/sept96d.pdf (Stand: 8. September 2005).
91. Keine Autorenangabe. Americans Don't Eat Healthy. *CBSNews.com*, 23. August 2004.
92. Johnston CS, et al. More Americans Are Eating »5 A Day« but Intakes of Dark Green and Cruciferous Vegetables Remain Low. *Journal of Nutrition*, 2000; 130: 3063–3067.
93. Halvorsen BL, et al. A systematic screening of total antioxidants in dietary plants. *Journal of Nutrition*, März 2002; 132 (3): 461–471.
94. Wu X, et al. Lipophilic and hydrophilic antioxidant capacities of common foods in the United States. *Journal of Agricultural and Food Chemistry*, 16. Juni 2004; 52 (12): 4026–4037.
95. Liu RH. Health benefits of fruit and vegetables are from additive and synergistic combinations of phytochemicals. *American Journal of Clinical Nutrition*, September 2003; 78 (Suppl 3): 517S–520S.

Kapitel 16

1. USDA National Nutrient Database for Standard Reference. Siehe Internetseite der USDA: http://www.nal.usda.gov/fnic/foodcomp/search/.
2. Foster-Powell K, et al. International table of glycemic index and glycemic load values: 2002. *American Journal of Clinical Nutrition*, Juli 2002; 76 (1): 5–56.
3. Vincent JB. Recent advances in the nutritional biochemistry of trivalent chromium. *Proceedings of the Nutrition Society*, Februar 2004; 63 (1): 41–47.
4. Kozlovsky AS, et al. Effects of diets high in simple sugars on urinary chromium losses. *Metabolism*, Juni 1986; 35 (6): 515–518.
5. Mahoney AW, et al. Effects of level and source of dietary fat on the bioavailability of iron from turkey meat for the anemic rat. *Journal of Nutrition*, 1980: 110 (8): 1703–1708.
6. Johnson PE, et al. The effects of stearic acid and beef tallow on iron utilization by the rat. *Proceedings of the Society for Experimental Biology and Medicine*, 1992; 200 (4): 480–486.

7. Koo SI, Ramlet JS. Effect of dietary linoleic acid on the tissue levels of zinc and copper, and serum high-density lipoprotein cholesterol. *Atherosclerosis*, 1984; 50 (2): 123–132.
8. Van Dokkum W, et al. Effect of variations in fat and linoleic acid intake on the calcium, magnesium and iron balance of young men. *Annals of Nutrition & Metabolism*, 1983; 27 (5): 361–369.
9. Lukaski HC, et al. Interactions among dietary fat, mineral status, and performance of endurance athletes: a case study. *International Journal Of Sport Nutrition And Exercise Metabolism*, Juni 2001; 11 (2): 186–198.
10. Puupponen-Pimiä R, et al. Blanching and long-term freezing affect various bioactive compounds of vegetables in different ways. *Journal of the Science of Food and Agriculture*, 2003; 83 (14): 1389–1402.
11. Vallejo F, et al. Phenolic compound contents in edible parts of broccoli inflorescences after domestic cooking. *Journal of the Science of Food and Agriculture*, Oktober 2003; 83 (14): 1511–1516.
12. Kimura M, Itokawa Y. Cooking losses of minerals in foods and its nutritional significance. *Journal of Nutritional Science and Vitaminology*, 1990; 36, S25–S31.
13. Schroeder H. Losses of vitamins and trace minerals resulting from processing and preservation of foods. *American Journal of Clinical Nutrition*, 1971; 24: 562–573.
14. Maeda N, et al. Aortic wall damage in mice unable to synthesize ascorbic acid. *Proceedings of the National Academy of Sciences USA*, 18. Januar 2000; 97 (2): 841–846.
15. Nakata Y, Maeda N. Vulnerable atherosclerotic plaque morphology in apolipoprotein E-deficient mice unable to make ascorbic Acid. *Circulation*, 26. März 2002; 105 (12): 1485–1490.
16. Gey KF, et al. Poor plasma status of carotene and vitamin C is associated with higher mortality from ischemic heart disease and stroke: Basel Prospective Study. *Clinical Investigation*, Januar 1993; 71 (1): 3–6.
17. Osganian SK, et al. Vitamin C and risk of coronary heart disease in women. *Journal of the American College of Cardiology*, 16. Juli 2003; 42 (2): 246–252.
18. Kurl S, et al. Plasma vitamin C modifies the association between hypertension and risk of stroke. *Stroke*, Juni 2002; 33 (6): 1568–1573.
19. Yokoyama T, et al. Serum vitamin C concentration was inversely associated with subsequent 20-year incidence of stroke in a Japanese rural community. The Shibata study. *Stroke*, Oktober 2000; 31 (10): 2287–2294.
20. Daviglus ML, et al. Dietary vitamin C, beta-carotene and 30-year risk of stroke: results from the Western Electric Study. *Neuroepidemiology*, 1997; 16 (2): 69–77.
21. Eaton SB, et al. An evolutionary perspective enhances understanding of human nutritional requirements. *Journal of Nutrition*, 1996; 126: 1732–1740.
Man beachte: Eaton et al. kalkulierten auf der Basis eines geschätzten Verhältnisses von tierischen und pflanzlichen Nahrungsmitteln von 35:65 der Steinzeijäger und -sammler, dass im späten Paläolithikum der durchschnittliche Vitamin-C-Verzehr pro Tag 440 mg betrug. Später änderten die Autoren ihre Analyse und kehrten das geschätzte Verhältnis in 65:35 um. (Cordain L, et al. Plant-animal subsistence ratios and macronutrient energy estimations in worldwide hunter-gatherer diets. *American Journal of Clinical Nutrition*, März 2000; 71 [3]: 682–692). Geht man davon aus, dass die Jäger und Sammler täglich zwischen 1800 und 3500 Kalorien zu sich genommen haben, dann würde aber selbst ein solches Verhältnis immer noch eine weit höhere Aufnahme von Vitamin C bedeuten als bei den meisten modernen Kulturen.
22. *Vitamin C in Health and Disease*. Eds: Packer L, Fuchs J. Marcel Dekker Inc., New York 1997.
23. Hampl JS, et al. Vitamin C Deficiency and Depletion in the United States: The Third National Health and Nutrition Examination Survey, 1988–1994. *American Journal of Public Health*, Mai 2004; 94, 5; 870–875.
24. Heart Protection Study Collaborative Group. MRC/BHF Heart Protection Study of antioxidant vitamin supplementation in 20 536 high-risk individuals: a randomised placebo-controlled trial. *Lancet*, 6. Juli 2002; 360 (9326): 23–33.
25. Age-Related Eye Disease Study Research Group. A Randomized, Placebo-Controlled, Clinical Trial of High-Dose Supplementation With Vitamins C and E and Beta Carotene for Age-Related Cataract and Vision Loss: AREDS Report No. 9. *Archives of Ophthalmology*, Oktober 2001; 119: 1439–1452.
26. Blot WJ, et al. Nutrition intervention trials in Linxian, China: supplementation with specific vitamin/mineral combinations, cancer incidence, and disease-specific mortality in the general population. *Journal of the National Cancer Institute*, 15. September 1993; 85 (18): 1483–1492.
27. Samman S, et al. A mixed fruit and vegetable concentrate increases plasma antioxidant vitamins and folate and lowers plasma homocysteine in men. *Journal of Nutrition*, 23. Juli 2003; 133 (7): 2188–2193.

28. Freese R, et al. High intakes of vegetables, berries, and apples combined with a high intake of linoleic or oleic acid only slightly affect markers of lipid peroxidation and lipoprotein metabolism in healthy subjects. *American Journal of Clinical Nutrition*, November 2002; 76 (5): 950–960.
29. Record IR, et al. Changes in plasma antioxidant status following consumption of diets high or low in fruit and vegetables or following dietary supplementation with an antioxidant mixture. *British Journal of Nutrition*, April 2001; 85 (4): 459–464.
30. Broekmans WM, et al. Fruits and vegetables increase plasma carotenoids and vitamins and decrease homocysteine in humans. *Journal of Nutrition*, Juni 2000; 130 (6): 1578–1583.
31. Huxley RR, Neil HA. The relation between dietary flavonol intake and coronary heart disease mortality: a meta-analysis of prospective cohort studies. *European Journal of Clinical Nutrition*, August 2003; 57 (8): 904–908.
32. Knekt P, et al. Flavonoid intake and risk of chronic diseases. *American Journal of Clinical Nutrition*, September 2002; 76 (3): 560–568.
33. Ohtsuki K, et al. Effects of long-term administration of hesperidin and glucosyl hesperidin to spontaneously hypertensive rats. *Journal of Nutritional Science and Vitaminology*, Oktober 2002; 48 (5): 420–422.
34. Havsteen B. Flavonoids, a class of natural products of high pharmacological potency. *Biochemical Pharmacology*, 1. April 1983; 32 (7): 1141–1148.
35. Tixier JM, et al. Evidence by in vivo and in vitro studies that binding of pycnogenols to elastin affects its rate of degradation by elastases. *Biochemical Pharmacology*, 15. Dezember 1984; 33 (24): 3933–3939.
36. Duarte J, et al. Antihypertensive effects of the flavonoid quercetin in spontaneously hypertensive rats. *British Journal of Pharmacology*, Mai 2001; 133 (1): 117–124.
37. Mokrzycki K. Anti-atherosclerotic efficacy of quercetin and sodium phenylbutyrate in rabbits. *Annales Academiae Medicae Stetinensis*, 2000; 46: 189–200.
38. Yamakoshi J, et al. Proanthocyanidin-rich extract from grape seeds attenuates the development of aortic atherosclerosis in cholesterol-fed rabbits. *Atherosclerosis*, Januar 1999; 142 (1): 139–149.
39. Aviram M, et al. Pomegranate juice consumption reduces oxidative stress, atherogenic modifications to LDL, and platelet aggregation: studies in humans and in atherosclerotic apolipoprotein E-deficient mice. *American Journal of Clinical Nutrition*, Mai 2000; 71 (5): 1062–1076.
40. Vinson JA, Bose P. Comparative bioavailability to humans of ascorbic acid alone or in a citrus extract. *American Journal of Clinical Nutrition*, September 1988; 48 (3): 601–604.
41. Milde J, et al. Synergistic inhibition of low-density lipoprotein oxidation by rutin, gamma-terpinene, and ascorbic acid. *Phytomedicine*, Februar 2004; 11 (2–3): 105–113.
42. Tesoriere L, et al. Supplementation with cactus pear (Opuntia ficus-indica) fruit decreases oxidative stress in healthy humans: a comparative study with vitamin C. *American Journal of Clinical Nutrition*, 2004; 80: 391–395.

Kapitel 17

1. Miller RA, Britigan BE. Role of oxidants in microbial pathophysiology. *Clinical Microbiology Reviews*, Januar 1997; 10 (1): 1–18.
2. Gordillo GM, Sen CK. Revisiting the essential role of oxygen in wound healing. *American Journal of Surgery*, September 2003; 186 (3): 259–263.
3. Ridker PM, et al. Comparison of C-reactive protein and low density lipoprotein cholesterol levels in the prediction of first cardiovascular events. *New England Journal of Medicine*, 2002; 347 (20): 1557–1565.
4. Steinberg D. Lewis A. Conner Memorial Lecture: Oxidative Modification of LDL and Atherogenesis. *Circulation*, Februar 1997; 95: 1062–1071.
5. Goldstein JL, et al. Binding site on macrophages that mediates uptake and degradation of acetylated low density lipoprotein, producing massive cholesterol deposition. *Proceedings of the National Academy of Sciences USA*, 1979; 76: 333–337.
6. Weinstein DB, et al. Uptake and degradation of low density lipoprotein by swine arterial smooth muscle cells with inhibition of cholesterol biosynthesis. *Biochimica et Biophysica Acta*, 1976; 424: 404–421.
7. Sasahara M, et al. Inhibition of hypercholesterolemia-induced atherosclerosis in the nonhuman primate by probucol, I: is the extent of atherosclerosis related to resistance of LDL to oxidation? *Journal of Clinical Investigation*, 1994; 94: 155–164
8. Tangirala RK, et al. Effect of the antioxidant N,N'-diphenyl 1,4-phenylenediamine (DPPD) on atherosclerosis in apo E-deficient mice. *Arteriosclerosis, Thrombosis, and Vascular Biology*, 1995; 15: 1625–1630:

9. Carew TE, et al. Antiatherogenic effect of probucol unrelated to its hypocholesterolemic effect: evidence that antioxidants in vivo can selectively inhibit low density lipoprotein degradation in macrophage-rich fatty streaks and slow the progression of atherosclerosis in the Watanabe heritable hyperlipidemic rabbit. *Proceedings of the National Academy of Sciences USA*, 1987; 84: 7725–7729.
10. Daugherty A, et al. Probucol attenuates the development of aortic atherosclerosis in cholesterol-fed rabbits. *British Journal of Pharmacology*, 1989; 98: 612–618.
11. Bjorkhem I, et al. The antioxidant butylated hydroxytoluene protects against atherosclerosis. *Arteriosclerosis and Thrombosis*, 1991; 11: 15–22.
12. Holvoet P, et al. The Metabolic Syndrome, Circulating Oxidized LDL, and Risk of Myocardial Infarction in Well-Functioning Elderly People in the Health, Aging, and Body Composition Cohort. *Diabetes*, 1. April 2004; 53 (4): 1068–1073.
13. Holvoet P, et al. Association of High Coronary Heart Disease Risk Status With Circulating Oxidized LDL in the Well-Functioning Elderly: Findings From the Health, Aging, and Body Composition Study. *Arteriosclerosis, Thrombosis, and Vascular Biology*, 1. August 2003; 23 (8): 1444–1448.
14. Nishi K, et al. Oxidized LDL in Carotid Plaques and Plasma Associates With Plaque Instability. *Arteriosclerosis, Thrombosis, and Vascular Biology*, 1. Oktober 2002; 22 (10): 1649–1654.
15. Kristenson M, et al. Antioxidant state and mortality from coronary heart disease in lithuanian and swedish men: concomitant cross sectional study of men aged 50. *British Medical Journal*, März 1997; 314: 629.
16. Hecht HS, Harman SM. Relation of aggressiveness of lipid-lowering treatment to changes in calcified plaque burden by electron beam tomography. *American Journal of Cardiology*, 1. August 2003; 92 (3): 334–336.
17. Ammouche A, et al. Effect of ingestion of thermally oxidized sunflower oil on the fatty acid composition and antioxidant enzymes of rat liver and brain in development. *Annals of Nutrition and Metabolism*, 2001; 46: 268–275.
18. Giani E, et al. Heated fat, vitamin E and vascular eicosanoids. *Lipids*, Juli 1985; 20 (7): 439–448.
19. Hageman G, et al. Biological effects of short-term feeding to rats of repeatedly used deep-frying fats in relation to fat mutagen content. *Food and Chemical Toxicology*, Oktober 1991; 29 (10): 689–698.
20. Liu JF, Lee YW. Vitamin C supplementation restores the impaired vitamin E status of guinea pigs fed oxidized frying oil. *Journal of Nutrition*, Januar 1998; 128 (1): 116–122.
21. Eder K. The effects of a dietary oxidized oil on lipid metabolism in rats. *Lipids*, Juli 1999; 34 (7): 717–725.
22. Sutherland WHF. Effect of meals rich in heated olive and safflower oils on oxidation of postprandial serum in healthy men. *Atherosclerosis*, 2002; 160 (1): 195–203.
23. Jenkinson A, et al. Dietary intakes of polyunsaturated fatty acids and indices of oxidative stress in human volunteers. *European Journal of Clinical Nutrition*, Juli 1999; 53 (7): 523–528.
24. Turpeinen AM, et al. A high linoleic acid diet increases oxidative stress in vivo and affects nitric oxide metabolism in humans. *Prostaglandins, Leukotrienes and Essential Fatty Acids*, 1998; 59 (3): 229–233.
25. Reaven P, et al. Feasibility of using an oleate-rich diet to reduce the susceptibility of low-density lipoprotein to oxidative modification in humans. *American Journal of Clinical Nutrition*, Oktober, 1991; 54: 701–706.
26. Nenseter MS, Drevon CA. Dietary polyunsaturates and peroxidation of low density lipoprotein. *Current Opinion in Lipidology*, Februar 1996; 7 (1): 8–13.
27. Rose GA, et al. Corn oil in treatment of ischaemic heart disease. *British Medical Journal*, 1965; 1: 1531–1533.
28. Kristenson M, et al. Antioxidant state and mortality from coronary heart disease in Lithuanian and Swedish men: concomitant cross sectional study of men aged 50. *British Medical Journal*, 1. März 1997; 314: 629.
29. Kristenson M, et al. Lower serum levels of beta-carotene in Lithuanian men are accompanied by higher urinary excretion of the oxidative DNA adduct, 8-hydroxydeoxyguanosine. The LiVicordia study. *Nutrition*, Januar 2003; 19 (1): 11–15.
30. Phelps S, Harris WS. Garlic supplementation and lipoprotein oxidation susceptibility. *Lipids*, Mai 1993; 28 (5): 475–477.
31. Staprans I, et al. Oxidized cholesterol in the diet is a source of oxidized lipoproteins in human serum. *Journal of Lipid Research*, 1. April 2003; 44 (4): 705–715.
32. Chopra M, et al. Influence of increased fruit and vegetable intake on plasma and lipoprotein carotenoids and LDL oxidation in smokers and nonsmokers. *Clinical Chemistry*, November 2000; 46 (11): 1818–1829.

33. Harats D, et al. Citrus fruit supplementation reduces lipoprotein oxidation in young men ingesting a diet high in saturated fat: presumptive evidence for an interaction between vitamins C and E in vivo. *American Journal of Clinical Nutrition*, Februar 1998; 67 (2): 240–245.
34. Folts JD. Potential health benefits from the flavonoids in grape products on vascular disease. *Advances in Experimental Medicine and Biology*, 2002; 505: 95–111.
35. Bub A, et al. Moderate intervention with carotenoid-rich vegetable products reduces lipid peroxidation in men. *Journal of Nutrition*, September 2000; 130 (9): 2200–2206.
36. Samman S, et al. A mixed fruit and vegetable concentrate increases plasma antioxidant vitamins and folate and lowers plasma homocysteine in men. *Journal of Nutrition*, Juli 2003; 133 (7): 2188–2193.
37. Takyi EE. Children's consumption of dark green, leafy vegetables with added fat enhances serum retinol. *Journal of Nutrition*, 1999; 129 (8): 1549–1554.
38. Jalal F, et al. Serum retinol concentrations are affected by food sources of ß-carotene, fat intake, and anthehelmintic drug treatment. *American Journal of Clinical Nutrition*, 1998; 68: 623–629.
39. Drammeh BS, et al. A Randomized, 4-Month Mango and Fat Supplementation Trial Improved Vitamin A Status among Young Gambian Children. *Journal of Nutrition*, 2002; 132 (12): 3693–3699.
40. Brown MJ, et al. Carotenoid bioavailabilty is higher from salads ingested with full-fat than with fat-reduced salad dressings as measured with electrochemical detection. *American Journal of Clinical Nutrition*, August 2004; 80: 396–403.
41. Dwyer JH, et al. Progression of Carotid Intima-Media Thickness and Plasma Antioxidants: The Los Angeles Atherosclerosis Study. *Arteriosclerosis, Thrombosis, and Vascular Biology*, 1. Februar 2004; 24 (2): 313–319.
42. Mares-Perlman JA, et al. The Body of Evidence to Support a Protective Role for Lutein and Zeaxanthin in Delaying Chronic Disease. Overview. *Journal of Nutrition*, 1. März 2002; 132 (3): 518S–524.
43. Roodenburg JA, et al. Amount of fat in the diet affects bioavailability of lutein esters but not of {alpha}-carotene, {beta}-carotene, and vitamin E in humans. *American Journal of Clinical Nutrition*, 2000; 71 (5): 1187–1193.
44. Capps O, et al. Dietary behaviors associated with total fat and saturated fat intake. *Journal of the American Dietetic Association*, 2002; 102: 490–502.
45. Iuliano L, et al. Bioavailability of Vitamin E as Function of Food Intake in Healthy Subjects: Effects on Plasma Peroxide–Scavenging Activity and Cholesterol-Oxidation Products. *Arteriosclerosis, Thrombosis, and Vascular Biology*, 2001; 21: e34.
46. Kaushik S, et al. Removal of fat from cow's milk decreases the vitamin E contents of the resulting dairy products. *Lipids*, Januar 2001; 36 (1): 73–78.
47. Elosua R, et al. Response of oxidative stress biomarkers to a 16-week aerobic physical activity program, and to acute physical activity, in healthy young men and women. *Atherosclerosis*, April 2003; 167 (2): 327–334.
48. Powers SK, et al. Exercise training-induced alterations in skeletal muscle antioxidant capacity: a brief review. *Medicine and Science in Sports and Exercise*, Juli 1999; 31 (7): 987–997.
49. Bergholm R, et al. Intense physical training decreases circulating antioxidants and endothelium-dependent vasodilatation in vivo. *Atherosclerosis*, August 1999; 145 (2): 341–349.
50. Watson TA, et al. Antioxidant restricted diet increases oxidative stress during acute exhaustive exercise. *Asia Pacific Journal of Clinical Nutrition*, 2003; 12 (Suppl): S9.

Kapitel 18

1. Narayan KM, et al. Lifetime risk for diabetes mellitus in the United States. *Journal of the American Medical Association*, 8. Oktober 2003; 290 (14): 1884–1890.
2. Tominaga M, et al. Impaired glucose tolerance is a risk factor for cardiovascular disease, but not impaired fasting glucose: the Funagata Diabetes Study. *Diabetes Care*, 1999; 22: 920–924.
3. Barzilay JI, et al. Cardiovascular disease in older adults with glucose disorders: comparison of American Diabetes Association criteria for diabetes mellitus with WHO criteria. *Lancet*, 1999; 354: 622–625.
4. Barrett-Connor E, Ferrara A. Isolated postchallenge hyperglycemia and the risk of fatal cardiovascular disease in older women and men: The Rancho Bernardo Study. *Diabetes Care*, 1998; 21: 1236–1239.
5. Shaw JE, et al. Isolated post-challenge hyperglycaemia confirmed as a risk factor for mortality. *Diabetologia*, 1999; 42: 1050–1054.
6. Saydah SH, et al. Postchallenge Hyperglycemia and Mortality in a National Sample of U. S. Adults. *Diabetes Care*, 2001; 24: 1397–1402.

7. Meigs JB, et al. Fasting and Postchallenge Glycemia and Cardiovascular Disease Risk. The Framingham Offspring Study. *Diabetes Care*, 2002; 25: 1845–1850.
8. Glucose tolerance and mortality: comparison of WHO and American Diabetes Association diagnostic criteria: the DECODE study group: European Diabetes Epidemiology Group. Diabetes epidemiology: collaborative analysis of diagnostic criteria in Europe. *Lancet*, 1999; 354: 617–621.
9. Tuomilehto J, et al. The effect of diabetes and impaired glucose tolerance on mortality in Malta. *Diabetic Medicine*, 1994; 11: 170–176.
10. Tominaga M, et al. Impaired glucose tolerance is a risk factor for cardiovascular disease, but not impaired fasting glucose: the Funagata Diabetes Study. *Diabetes Care*, 1999; 22: 920–924.
11. Stengard JH, et al. Diabetes mellitus, impaired glucose tolerance and mortality among elderly men: the Finnish cohorts of the Seven Countries Study. *Diabetologia*, 1992; 35: 760–765.
12. Shaw JE, et al. Isolated post-challenge hyperglycaemia confirmed as a risk factor for mortality. *Diabetologia*, 1999; 42: 1050–1054.
13. Barrett-Connor E, Ferrara A. Isolated postchallenge hyperglycemia and the risk of fatal cardiovascular disease in older women and men: the Rancho Bernardo Study. *Diabetes Care*, 1998; 21: 1236–1239.
14. Knowler W, et al. Glucose tolerance and mortality including a sub-study of tolbutamide treatment. *Diabetologia*, 1997; 40: 680–686.
15. Burchfiel C, et al. Cardiovascular risk factors and impaired glucose tolerance: the San Luis Valley Diabetes Study. *American Journal of Epidemiology*, 1990; 131: 57–70.
16. Wei M, et al. Effects of diabetes and level of glycemia on all-cause and cardiovascular mortality: the San Antonio Heart Study. *Diabetes Care*, 1998; 21: 1167–1172.
17. Saydah SH, et al. Postchallenge Hyperglycemia and Mortality in a National Sample of U. S. Adults. *Diabetes Care*, 2001; 24: 1397–1402.
18. Lowe LP, et al. Diabetes, asymptomatic hyperglycemia, and 22-year mortality in black and white men: the Chicago Heart Association Detection Project in Industry Study. *Diabetes Care*, 1997; 20: 163–169.
19. Yano K, et al. Glucose intolerance and nine-year mortality in Japanese men in Hawaii. *American Journal of Medicine*, 1982; 72: 71–80.
20. Sala J, et al. Short-term mortality of myocardial infarction patients with diabetes or hyperglycaemia during admission. *Journal of Epidemiology and Community Health*, 2002; 56: 707–712.
21. Coutinho M, et al. The relationship between glucose and incident cardiovascular events. A metaregression analysis of published data from 20 studies of 95 783 individuals followed for 12,4 years. *Diabetes Care*, 1999; 22: 233–240.
22. Centers for Disease Control and Prevention (CDC). Prevalence of diabetes and impaired fasting glucose in adults – United States, 1999–2000. *MMR Weekly*, 5. September 2003; 52 (35): 833–837.
23. Bjornholt JV, et al. Fasting blood glucose: an underestimated risk factor for cardiovascular death. Results from a 22-year follow-up of healthy nondiabetic men. *Diabetes Care*, 1999; 22: 45–49.
24. Wei M, et al. Low Fasting Plasma Glucose Level as a Predictor of Cardiovascular Disease and All-Cause Mortality. *Circulation*, Mai 2000; 101: 2047–2052.
25. The DECODE Study Group. Is the Current Definition for Diabetes Relevant to Mortality Risk From All Causes and Cardiovascular and Noncardiovascular Diseases? *Diabetes Care*, 2003; 26: 688–696.
26. Smith NL, et al. Fasting and 2-hour postchallenge serum glucose measures and risk of incident cardiovascular events in the elderly. *Archives of Internal Medicine*, 28. Januar 2002; 162: 209–216.
27. Reid DD, et al. Cardiorespitory disease and diabetes among middle-aged civil servants: a study of screening and intervention. *Lancet*, 1974; i: 469–473.
28. Ducimetiere P, et al. Relationship of plasma insulin levels to the incidence of myocardial infarction and coronary heart disease mortality in a middle-aged population. *Diabetiologia*, 1980; 19: 205–210.
29. Pyorala K, et al. Glucose intolerance and coronary heart disease: Helsinki Policeman Study. *Journal of Chronic Diseases*, 1979; 32: 729–745.
30. Lyons TJ. Glycation and oxidation: A role in the pathogenesis of atherosclerosis. *American Journal of Cardiology*, 25. Februar 1993; 71: 26B–31B.
31. Marfella R, et al. Glutathione reverses systemic hemodynamic changes induced by acute hyperglycemia in healthy subjects. *American Journal of Physiology*, Juni 1995; (6 Pt 1): E1167–1173.
32. Williams SB, et al. Acute hyperglycemia attenuates endothelium-dependent vasodilation in humans in vivo. *Circulation*, 1998; 97: 1695–1701.
33. Ceriello A, et al. Hyperglycemia-induced thrombin formation in diabetes. The possible role of oxidative stress. *Diabetes*, 1995; 44: 924–928.
34. Ceriello A, et al. Meal-generated oxidative stress in type 2 diabetic patients. *Diabetes Care*, 1998; 21: 1529–1533.

35. Ceriello A, et al. Antioxidant defenses are reduced during oral glucose tolerance test in normal and non-insulin-dependant subjects. *European Journal of Clinical Investigation*, 1998; 28: 329–333.
36. Mohanty P, et al. Glucose Challenge Stimulates Reactive Oxygen Species (ROS) Generation by Leucocytes. *Journal of Clinical Endocrinology & Metabolism*, 2000; 85: 2970–2973.
37. Sanchez A, et al. Role of sugars in human neutrophilic phagocytosis. *American Journal of Clinical Nutrition*, 1973; 26: 1180–1184.
38. Price KD, et al. Hyperglycemia-induced ascorbic acid deficiency promotes endothelial dysfunction and the development of atherosclerosis. *Atherosclerosis*, September 2001; 158 (1): 1–12.
39. Will JC, Byers T. Does diabetes mellitus increase the requirement for vitamin C? *Nutrition Reviews*, Juli 1996; 54 (7): 193–202.
40. Tessier D, et al. Effects of an oral glucose challenge on free radicals/antioxidants balance in an older population with type II diabetes. *Journals of Gerontology. Series A, Biological Sciences and Medical Sciences*, November 1999; 54 (11): M541–M545.
41. O'Riordan M. Early and intensive glucose control significantly reduces the risk of future cardiovascular events. *TheHeart.org HeartWire*, 14. Juni 2005. Siehe: http://www.theheart.org/viewArticle.do?primaryKey=505423 (Stand: 15. Juni 2005).
42. Benjamin SM, et al. Estimated number of adults with prediabetes in the US in 2000: opportunities for prevention. *Diabetes Care*, März 2003; 26 (3): 645–649.
43. Yudkin J. Diet and coronary thrombosis. Hypothesis and fact. *Lancet*, 27. Juli 1957; ii: 155–162.
44. Liu S, et al. A prospective study of dietary glycemic load, carbohydrate intake, and risk of coronary heart disease in US women. *American Journal of Clinical Nutrition*, 2000; 71: 1455–1461.
45. USDA US Food Supply database. Siehe: http://www.nal.usda.gov/fnic/foodcomp/search/.
46. Olshansky SJ, et al. A Potential Decline in Life Expectancy in the United States in the 21st Century. *New England Journal of Medicine*, 17. März 2005; 352 (11): 1138–1145.
47. Obesity Threatens to Cut U. S. Life Expectancy, New Analysis Suggests. National Institute on Aging (NIA) Presseerklärung, 16. März 2005. Siehe: http://www.nih.gov/news/pr/mar2005/nia-16.htm (Stand: 8. September 2005).
48. Baba NH, et al. High Protein vs High Carbohydrate Hypoenergetic Diet for the Treatment of Obese Hyperinsulinemic Subjects. *International Journal of Obesity*, 1999; 11: 1202–1206.
49. Volek JS, et al. Comparison of a Very Low-Carbohydrate and Low-Fat Diet on Fasting Lipids, LDL Subclasses, Insulin Resistance, and Postprandial Lipemic Responses in Overweight Women. *Journal of the American College of Nutrition*, 2004; 23 (2): 177–184.
50. Brehm BJ, et al., A Randomized Trial Comparing a Very Low Carbohydrate Diet and a Calorie-Restricted Low Fat Diet on Body Weight and Cardiovascular Risk Factors in Healthy Women. *Journal of Clinical Endocrinology and Metabolism*, 2003; 88 (4): 1617–1623.
51. Lewis SB, et al. Effect of Diet Composition on Metabolic Adaptations to Hypocaloric Nutrition: Comparison of High Carbohydrate and High Fat Isocaloric Diets. *American Journal of Clinical Nutrition*, 1977; 30 (2): 160–170.
52. Volek JS, et al. Body Composition and Hormonal responses to a Carbohydrate Restricted Diet. *Metabolism*, 51(7), 2002, 864–870.
53. Layman DK, et al. Increased Dietary Protein Modifies Glucose and Insulin Homeostasis in Adult Women during Weight Loss. *Journal of Nutrition*, 2003; 133 (2): 405–410.
54. Farnsworth E, et al. Effect of a high-protein, energy-restricted diet on body composition, glycemic control, and lipid concentrations in overweight and obese hyperinsulinemic men and women. *American Journal of Clinical Nutrition*, Juli 2003; 78: 31–39.
55. Heilbronn LK, et al. Effect of Energy Restriction, Weight Loss, and Diet Composition on Plasma Lipids and Glucose in Patients With Type 2 Diabetes. *Diabetes Care*, 1999; 22 (6): 889–895.
56. Gumbiner B, et al. Effects of diet composition and ketosis on glycemia during very low-energy-diet therapy in obese patients with non-insulin-dependent diabetes mellitus. *American Journal of Clinical Nutrition*, 1996; 63: 110–115.
57. Piatti PM, et al. Hypocaloric high protein diet improves glucose oxidation and spares lean body mass. Comparison to hypocaloric high-CHO diet. *Metabolism*, Dezember 1994; 43 (12): 1481–1487.
58. Rabast U, et al. Dietetic treatment of obesity with low and high carbohydrate diets: Comparitive studies and clinical results. *International Journal of Obesity*, 1979; 3 (3): 201–211.
59. Fujita Y, et al. Basal and postprotein insulin and glucagon levels during a high and low carbohydrate intake and their relationships to plasma triglycerides. *Diabetes*, 1975; 24 (6): 552–558.

60. Brehm B, et al. A randomized trial comparing a very low carbohydrate diet and a calorie-restricted low fat diet on body weight and cardiovascular risk factors in healthy women. *Journal of Clinical Endocrinology and Metabolism*, 2003; 88 (4): 1617–1623.
61. Foster GD, et al. A randomized trial of a low-carbohydrate diet for obesity. *New England Journal of Medicine*, 22. Mai 2003; 348: 2082–2090.
62. Samaha FF, et al. A low-carbohydrate diet as compared with a low fat diet in severe obesity. *New England Journal of Medicine*, 22. Mai 2003; 348: 2074–2081.
63. Yudkin J, Carey M. The treatment of obesity by the »high fat« diet: the inevitability of calories. *Lancet*, 29. Oktober 1960; 2; 939–941.
64. Yancy WS, et al. A Low-Carbohydrate, Ketogenic Diet versus a Low-Fat Diet To Treat Obesity and Hyperlipidemia: A Randomized, Controlled Trial. *Annals of Internal Medicine*, 2004; 140: 769–777.
65. Hays JH, et al. Effect of a high saturated fat diet and no-starch diet on serum lipid subfractions in patients with documented atherosclerotic cardiovascular disease. *Mayo Clinic Proceedings*, 2003; 78: 1331–1336.
66. Dashti HM, et al. Ketogenic diet modifies the risk factors of heart disease in obese patients. *Nutrition*, 2003; 19: 901–902.
67. Golay A, et al. Similar weight loss with low- or high-carbohydrate diets. *American Journal of Clinical Nutrition*, Februar 1996; 63: 174–178.
68. Torbay N, et al. High protein vs high carbohydrate hypoenergetic diet in treatment of obese normo-insulinemic and hyperinsulinemic subjects. *Nutrition Research*, Mai 2002; 22 (5): 587–598.
69. Samaha FF, et al. A low-carbohydrate diet as compared with a low fat diet in severe obesity. *New England Journal of Medicine*, 22. Mai 2003; 348: 2074–2081.
70. Coulston AM, et al. Deleterious metabolic effects of high-carbohydrate, sucrosecontaining diets in patients with non-insulin-dependent diabetes mellitus. *American Journal of Medicine*, Februar 1987; 82 (2): 213–220.
71. Garg A, et al. Effects of varying carbohydrate content of diet in patients with noninsulin-dependent diabetes mellitus. *Journal of the American Medical Association*, 1994; 271: 1421–1428.
72. Sestoft L, et al. High-carbohydrate, low-fat diet: effect on lipid and carbohydrate metabolism, GIP and insulin secretion in diabetics. *Danish Medical Bulletin*, März 1985; 32 (1): 64–69.
73. Gannon MC, et al. An increase in dietary protein improves the blood glucose response in persons with type 2 diabetes. *American Journal of Clinical Nutrition*, 2003; 78: 734–741.
74. Bisschop PH, et al. Dietary fat content alters insulin-mediated glucose metabolism in healthy men. *American Journal of Clinical Nutrition*, 2001; 73: 554–559.
75. McLaughlin T, et al. Carbohydrate-Induced Hypertriglyceridemia: An Insight into the Link between Plasma Insulin and Triglyceride Concentrations. *Journal of Clinical Endocrinology & Metabolism*, September 2000; 85: 3085–3088.
76. Gutierrez M, et al. Utility of a Short-Term 25% Carbohydrate Diet on Improving Glycemic Control in Type 2 Diabetes Mellitus. *Journal of the American College of Nutrition*, 1998; 17 (6): 595–600.

Kapitel 19

1. Gerster H. Can adults adequately convert alpha-linolenic acid (18:3n-3) to eicosapentaenoic acid (20:5n-3) and docosahexaenoic acid (22:6n-3)? *International Journal for Vitamin and Nutrition Research*, 1998; 68 (3): 159–173.
2. Pawlosky RJ, et al. Physiological compartmental analysis of alpha-linolenic acid metabolism in adult humans. *Journal of Lipid Research*, 2001; 42: 1257–1265.
3. Simopoulos AP. The importance of the ratio of omega-6/omega-3 essential fatty acids. *Biomedicine & Pharmacotherapy*, Oktober 2002; 56 (8): 365–379.
4. Simopoulos AP. Essential fatty acids in health and chronic disease. *American Journal of Clinical Nutrition*, September 1999; 70 (3 Suppl): 560S–569S.
5. Lands WE. Eicosanoids and health. *Annals of the New York Academy of Sciences*, 1993; 676: 46–59.
6. Lands WE. Biosynthesis of prostaglandins. *Annual Review of Nutrition*, 1991; 11: 41–60.
7. Carpenter KL, et al. Lipids and oxidised lipids in human atheroma and normal aorta. *Biochimica et Biophysica Acta*, 7. April 1993 ; 1167 (2): 121–130.
8. Felton CV, et al. Dietary polyunsaturated fatty acids and composition of human aortic plaques. *Lancet*, 1994; 344: 1195–1196.
9. Felton CV, et al. Relation of Plaque Lipid Composition and Morphology to the Stability of Human Aortic Plaques. *Arteriosclerosis, Thrombosis, and Vascular Biology*, 1997; 17: 1337–1345.

10. Thies F, et al. Association of n-3 polyunsaturated fatty acids with stability of atherosclerotic plaques: a randomised controlled trial. *Lancet*, 2003; 361: 477–485.
11. Lands WE, et al. Changing dietary patterns. *American Journal of Clinical Nutrition*, Juni 1990; 51 (6): 991–993.
12. Burr ML, et al. Effects of changes in fat, fish, and fibre intakes on death and myocardial reinfarction: diet and reinfarction trial (DART). *Lancet*, 1989; 2: 757–761.
13. Marchioli R, et al. Early protection against sudden death by n-3 polyunsaturated fatty acids after myocardial infarction: time-course analysis of the results of the Gruppo Italiano per lo Studio della Sopravvivenza nell'Infarto Miocardico (GISSI) Prevenzione. *Circulation*, 2002; 105: 1897–1903.
14. Oomen CM, et al. Association between trans fatty acid intake and 10-year risk of coronary heart disease in the Zutphen Elderly Study: a prospective population-based study. *Lancet*, 10. März 2001; 357 (9258): 746–751.
15. Rozenn N, et al, Cell Membrane Trans-Fatty Acids and the Risk of Primary Cardiac Arrest, *Circulation*, 2002; 105: 697.
16. Pedersen JI, et al, Adipose tissue fatty acids and risk of myocardial infarction – a casecontrol study. *European Journal of Clinical Nutrition*, August 2000; 54 (8): 618–625.
17. Han SN, et al. Effect of hydrogenated and saturated, relative to polyunsaturated, fat on immune and inflammatory responses of adults with moderate hypercholesterolemia. *Journal of Lipid Research*, Mar, 2002; 43 (3): 445–52.
18. Muller H, et al, Partially hydrogenated soybean oil reduces postprandial t-PA activity compared with palm oil. *Atherosclerosis*, April 2001; 155 (2): 467–476.
19. Kummerow FA, et al. Effect of trans fatty acids on calcium influx into human arterial endothelial cells. *American Journal of Clinical Nutrition*, November 1999; 70 (5): 832–838.
20. Kummerow FA, et al. Trans fatty acids in hydrogenated fat inhibited the synthesis of the polyunsaturated fatty acids in the phospholipid of arterial cells. *Life Sciences*, 16. April 2004; 74 (22): 2707–2723.
21. Ascherio A, et al. Trans fatty acids and coronary heart disease. *New England Journal of Medicine*, 1999; 340: 1994–1998.
22. de Roos, et al. Consumption of a solid fat rich in lauric acid results in a more favorable serum lipid profile in healthy men and women than consumption of a solid fat rich in trans-fatty acids. *Journal of Nutrition*, 2001; 131: 242–245.
23. Hamazaki T, Okuyama H. The Japan Society for Lipid Nutrition recommends to reduce the intake of linoleic acid: a review and critique of the scientific evidence. *World Review of Nutrition and Dietetics*, 2003; 92: 109–132.
24. International Society for the Study of Fatty Acids and Lipids (ISSFAL). *Workshop on the essentiality of and recommended dietary intakes for omega-6 and omega-3 fatty acids.* Siehe: http://www.issfal.org.uk/adequateintakes.htm (Stand: 8. September 2005).

Kapitel 20

1. Moncada S, Higgs A. The L-arginine-nitric oxide pathway. *New England Journal of Medicine*, 1993; 329: 2002–2012.
2. Freedman JE, et al. Impaired Platelet Production of Nitric Oxide Predicts Presence of Acute Coronary Syndromes. *Circulation*, 13. Oktober 1998; 98 (15): 1481–1486.
3. Ludmer P, et al. Paradoxical vasoconstriction induced by acetylcholine in atherosclerotic coronary arteries. *New England Journal of Medicine*, 1986; 315: 1046–1051.
4. Haight JS, Djupesland PG. Nitric oxide (NO) and obstructive sleep apnea (OSA). *Sleep & Breathing*, Juni 2003; 7 (2): 53–62.
5. Gazzaruso C, et al. Relationship Between Erectile Dysfunction and Silent Myocardial Ischemia in Apparently Uncomplicated Type 2 Diabetic Patients. *Circulation*, Juni 2004; 110: 22–26.
6. Greenstein A, et al. Does severity of ischemic coronary disease correlate with erectile function? *International Journal of Impotence Research*, September 1997; 9 (3): 123–126.
7. Lauer T, et al. Indexes of NO Bioavailability in Human Blood. *News in Physiological Sciences*, 1. Dezember 2002; 17 (6): 251–255.
8. Cooke JP. Does ADMA Cause Endothelial Dysfunction? *Arteriosclerosis, Thrombosis, and Vascular Biology*, 1. September 2000; 20 (9): 2032–2037.
9. Lu TM, et al. Asymmetrical dimethylarginine: a novel risk factor for coronary artery disease. *Clinical Cardiology*, Oktober, 2003; 26 (10): 458–464.

10. Boger RH, et al. Asymmetric dimethylarginine (ADMA): a novel risk factor for endothelial dysfunction: its role in hypercholesterolemia. *Circulation*, 1998; 98: 1842–1847.
11. Miyazaki H, et al. Endogenous nitric oxide synthase inhibitor. A novel marker of atherosclerosis. *Circulation*, 1999; 99: 1141–1146.
12. Zoccali C, et al. Plasma concentration of asymmetrical dimethylarginine and mortality in patients with end-stage renal disease: a prospective study. *Lancet*, 2001; 358: 2113–2117.
13. Loscalzo J. Oxidative stress in endothelial cell dysfunction and thrombosis. *Pathophysiology of Haemostasis and Thrombosis*, 2002; 32: 359–360.
14. Gielen S, et al. Exercise training in coronary artery disease and coronary vasomotion. *Circulation*, 2001; 103: e1–e6.
15. Higashi Y, et al. Regular Aerobic Exercise Augments Endothelium-Dependent Vascular Relaxation in Normotensive As Well As Hypertensive Subjects: Role of Endothelium-Derived Nitric Oxide. *Circulation*, September 1999; 100: 1194–1202.
16. Edwards DG, Effect of exercise training on endothelial function in men with coronary artery disease. *American Journal of Cardiology*, 1. März 2004; 93 (5): 617–620.
17. Higashi Y, et al. Daily Aerobic Exercise Improves Reactive Hyperemia in Patients With Essential Hypertension. *Hypertension*, Januar 1999; 33: 591–597.
18. Niebauer J, et al. NOS inhibition accelerates atherogenesis: reversal by exercise. American Journal of Physiology. *Heart and Circulatory Physiology*, 11. Juli 2003; 285(2): H535–540.
19. Ziccardi P, et al. Reduction of inflammatory cytokine concentrations and improvement of endothelial functions in obese women after weight loss over one year. *Circulation*, 19. Februar 2002; 105 (7): 804–809.
20. Esposito K, et al. Effect of lifestyle changes on erectile dysfunction in obese men: a randomized controlled trial. *Journal of the American Medical Association*, 23. Juni 2004; 291 (24): 2978–2984.
21. Freedman JE, et al. Select Flavonoids and Whole Juice From Purple Grapes Inhibit Platelet Function and Enhance Nitric Oxide Release. *Circulation*, 12. Juni 2001; 103(23): 2792–2798.
22. Liu M, et al. Mixed tocopherols inhibit platelet aggregation in humans: potential mechanisms. *American Journal of Clinical Nutrition*, 1. März 2003; 77 (3): 700–706.
23. Neil A, Silagy C. Garlic: its cardio-protective properties. *Current Opinion in Lipidology*, 1994; 5: 6–10.
24. Heinle H, Betz E. Effects of garlic supplementation in a rat model of atherosclerosis. *Arzneimittelforschung*, Mai 1994; 44: 614–617.
25. Orekhov AN, et al. Direct antiatherosclerosis-related effects of garlic. *Annals of Medicine*, 1995; 27: 63–65.
26. Breithaupt-Grögler K, et al. Protective Effect of Chronic Garlic Intake on Elastic Properties of Aorta in the Elderly. *Circulation*, Oktober 1997; 96: 2649–2655.
27. Das I, et al. Potent activation of nitric oxide synthase by garlic: a basis for its therapeutic applications. *Current Medical Research and Opinion*, 1995; 13: 257–263.
28. Brodsky SV, et al. Glucose scavenging of nitric oxide. *American Journal of Physiology. Renal Physiology*, 1. März 2001; 280 (3): F480–486.
29. James PE, et al. Vasorelaxation by red blood cells and impairment in diabetes: reduced nitric oxide and oxygen delivery by glycated hemoglobin. *Circulation Research*, 16. April 2004; 94 (7): 976–983.
30. Giugliano D, et al. Reversed by L-Arginine: Evidence for Reduced Availability of Nitric Oxide During Hyperglycemia. *Circulation*, 1. April 1997; 95(7): 1783–1790.
31. Tsuchiya M, et al. Smoking a single cigarette rapidly reduces combined concentrations of nitrate and nitrite and concentrations of antioxidants in plasma. *Circulation*, 12. März 2002; 105 (10): 1155–1157.
32. Node K, et al. Reversible reduction in plasma concentration of nitric oxide induced by cigarette smoking in young adults. *American Journal of Cardiology*, 1997; 79: 1538–1541.
33. Tentolouris C, et al. Effects of smoking on nitric oxide synthesis in epicardial normal and atheromatous coronary arteries. *International Journal of Cardiology*, Mai 2004; 95 (1): 69–73.
34. Barua RS, et al. Heavy and light cigarette smokers have similar dysfunction of endothelial vasoregulatory activity: an in vivo and in vitro correlation. *Journal of the American College of Cardiology*, 5. Juni 2002; 39 (11): 1758–1563.
35. Barua RS, et al. Dysfunctional endothelial nitric oxide biosynthesis in healthy smokers with impaired endothelium-dependent vasodilatation. *Circulation*, 16. Oktober 2001; 104 (16): 1905–1910.
36. Barua RS, et al. Smoking is associated with altered endothelial-derived fibrinolytic and antithrombotic factors: an in vitro demonstration. *Circulation*, 20. August 2002; 106 (8): 905–908.

37. Takajo Y, et al. Augmented oxidative stress of platelets in chronic smokers. Mechanisms of impaired platelet-derived nitric oxide bioactivity and augmented platelet aggregability. *Journal of the American College of Cardiology*, 1. November 2001; 38 (5): 1320–1327.
38. Adams MR, et al. Cigarette smoking is associated with increased human monocyte adhesion to endothelial cells: reversibility with oral L-arginine but not vitamin C. *Journal of the American College of Cardiology*, 1. März 1997; 29 (3): 491–497.
39. Surgeon General. The Health Consequences of Smoking: Cardiovascular Disease. Department of Health & Human Services, MD, 1983. Siehe unter: http://sgreports.nlm.nih.gov/NN/B/B/T/D/ (Stand: 8. September 2005).
40. He J, et al. Passive Smoking and the Risk of Coronary Heart Disease – A Meta-Analysis of Epidemiologic Studies. *New England Journal of Medicine*, 25. März 1999; 340 (12): 920–926.
41. Pitsavos C, et al. Association between exposure to environmental tobacco smoke and the development of acute coronary syndromes: the CARDIO2000 case-control study. *Tobacco Control*, 1. September 2002; 11(3): 220–225.
42. Thun MJ. More misleading science from the tobacco industry. *British Medical Journal*, 6. Oktober 2003; 327 (7418): E237–238.
43. Whincup PH, et al. Passive smoking and risk of coronary heart disease and stroke: prospective study with cotinine measurement. *British Medical Journal*, 24. Juli 2004; 329 (7459): 200–205.
44. Celermayer D, Adams M, Clarkson P, Robinson J, McCredie R, Donald A, Deanfield JE. Passive smoking is associated with impaired endothelium-dependent dilation in healthy young adults. *New England Journal of Medicine*, 1996; 334: 150–154.
45. Valkonen M, Kuusi T. Passive Smoking Induces Atherogenic Changes in Low-Density Lipoprotein. *Circulation*, 26. Mai 1998; 97 (20): 2012–2016.
46. Penn A, et al. Inhalation of steady-state sidestream smoke from one cigarette promotes arteriosclerotic plaque development. *Circulation*, 1994; 90: 1363–1367.
47. Morita H, et al. Only two-week smoking cessation improves platelet aggregability and intraplatelet redox imbalance of long-term smokers. *Journal of the American College of Cardiology*, 2005; 45: 589–594.
48. Zhou JF, et al. Effects of cigarette smoking and smoking cessation on plasma constituents and enzyme activities related to oxidative stress. *Biomedical and Environmental Sciences*, März 2000; 13 (1): 44–55.
49. Wilson K, et al. Effect of smoking cessation on mortality after myocardial infarction: meta-analysis of cohort studies. *Archives of Internal Medicine*, 2000; 160: 939–944.

Kapitel 21

1. Saikku P. Epidemiology of Chlamydia pneumoniae in atherosclerosis. *American Heart Journal*, 1999; 138 (5 Pt 2): S500–503.
2. Saikku P, et al. Serological evidence of an association of a novel Chlamydia, TWAR, with chronic coronary heart disease and acute myocardial infarction. *Lancet*, 29. Oktober 1988; 2 (8618): 983–986.
3. Saikku P, et al. Chronic Chlamydia pneumoniae infection as a risk factor for coronary heart disease in the Helsinki Heart Study. *Annals of Internal Medicine*, 15. Februar 1992; 116 (4): 273–278.
4. Belland RJ, et al. Chlamydia pneumoniae and atherosclerosis. *Cellular Microbiology*, Februar 2004; 6 (2): 117–127.
5. Danesh J, et al. Chronic infections and coronary heart disease: is there a link?. *Lancet*, 9. August 1997; 350 (9075): 430–436.
6. Joshipura KJ, et al. Poor oral health and coronary heart disease. *Journal of Dental Research*, September 1996; 75 (9): 1631–1636.
7. Scannapieco FA. Position paper of The American Academy of Periodontology: periodontal disease as a potential risk factor for systemic diseases. *Journal of Periodontology*, Juli 1998; 69 (7): 841–850.
8. Mattila KJ, et al. Association between dental health and acute myocardial infarction. *British Medical Journal*, 25. März 1989; 298 (6676): 779–781.
9. Hung HC, et al. Oral health and peripheral arterial disease. *Circulation*, 4. März 2003; 107 (8): 1152–1157.
10. Haraszthy VI, et al. Identification of periodontal pathogens in atheromatous plaques. *Journal of Periodontology*, 2000; 71: 1554–1560.
11. Chiu B. Multiple infections in carotid atherosclerotic plaques. *American Heart Journal*, 1999; 138 (5 Pt 2): 534–536.

12. Muhlestein JB, Anderson JL. Chronic infection and coronary artery disease. *Cardiology Clinics*, August 2003; 21(3): 333–362.
13. Huittinen T, et al. Synergistic effect of persistent Chlamydia pneumoniae infection, autoimmunity, and inflammation on coronary risk. *Circulation*, 27. Mai 2003; 107 (20): 2566–2570.
14. Muhlestein JB. Antibiotic treatment of atherosclerosis. *Current Opinions in Lipidology*, Dezember 2003; 14 (6): 605–614.
15. Jeffrey S. PROVE IT-TIMI 22, ACES: New trial results a blow to the infection hypothesis in CVD. *TheHeart.org HeartWire*, 1. September 2004. Siehe unter: www.theheart.org.
16. O'Connor CM, et al. Azithromycin for the secondary prevention of coronary heart disease events: the WIZARD study: a randomized controlled trial. *Journal of the American Medical Association*, 2003; 290: 1459–1466.
17. Arcavi L, Benowitz NL. Cigarette smoking and infection. *Archives of Internal Medicine*, 8. November 2004; 164 (20): 2206–2216.
18. Shah BR, Hux JE. Quantifying the Risk of Infectious Diseases for People With Diabetes. *Diabetes Care*, 2003; 26: 510–513.
19. Gillum RF. Infection with Helicobacter pylori, coronary heart disease, cardiovascular risk factors, and systemic inflammation: the Third National Health and Nutrition Examination Survey. *Journal of the National Medical Association*, November 2004; 96 (11): 1470–1476.
20. Elizalde JI, et al. Effects of Helicobacter pylori eradication on platelet activation and disease recurrence in patients with acute coronary syndromes. *Helicobacter*, Dezember 2004; 9 (6): 681–689.
21. Zhu J, et al. Effects of total pathogen burden on coronary artery disease risk and Creactive protein levels. *American Journal of Cardiology*, 2000; 85: 140–146.
22. Jespersen CM, et al. Randomised placebo controlled multicentre trial to assess short term clarithromycin for patients with stable coronary heart disease: CLARICOR trial. *British Medical Journal*, 2006; 332: 22–27.
23. Sinisalo J, et al. Effect of 3 months of antimicrobial treatment with clarithromycin in acute non-Q-wave coronary syndrome. *Circulation*, 2002; 105: 1555–1560.
24. Berg HF, et al. Treatment with clarithromycin prior to coronary artery bypass graft surgery does not prevent subsequent cardiac events. *Clinical Infectious Diseases*, 2005; 40: 358–65.
25. Reichert TA, et al. Influenza and the Winter Increase in Mortality in the United States, 1959–1999. *American Journal of Epidemiology*, 2004; 160 (5): 492–502.
26. Woodhouse PR, et al. Seasonal variations of plasma fibrinogen and factor VII activity in the elderly: winter infections and death from cardiovascular disease. *Lancet*, 1994; 343 (8895): 435–439.
27. Tillet HE, et al. Excess death attributable to influenza in England and Wales: age at death and certified cause. *International Journal of Epidemiology*, 1983; 12 (3): 344–352.
28. The Eurowinter Group. Cold exposure and winter mortality from ischaemic heart disease, cerebrovascular disease, respiratory disease, and all causes in warm and cold regions of Europe. *Lancet*, 1997; 349: 1341–1343.
29. Hak E, et al. Clinical Effectiveness of Influenza Vaccination in Persons Younger Than 65 Years With High-Risk Medical Conditions: The PRISMA Study. *Archives of Internal Medicine*, 2005; 165: 274–280.
30. Siscovick DS, et al. Influenza vaccination and the risk of primary cardiac arrest. *American Journal of Epidemiology*, 2000; 152: 674–677.
31. Naghavi M, et al. Association of influenza vaccination and reduced risk of recurrent myocardial infarction. *Circulation*, 2000; 102: 3039–3045.
32. Lavallee P, et al. Association between influenza vaccination and reduced risk of brain infarction. *Stroke*, 2002; 33: 513–518.
33. Nichol KL, et al. Influenza vaccination and reduction in hospitalisations for cardiac disease and stroke among the elderly. *New England Journal of Medicine*, 2003; 348: 1322–1332.
34. Gurfinkel EP, et al. Flu vaccination in acute coronary syndromes and planned percutaneous coronary interventions (FLUVACS) Study: One-year follow-up. *European Heart Journal*, Januar 2004; 25 (1): 25–31.
35. Cavaillon JM, et al. Cytokine response by monocytes and macrophages to free and lipoprotein-bound lipopolysaccharide. *Infection and Immunity*, 1990; 58: 2375–2382.
36. Weinstock C, et al. Low density lipoproteins inhibit endotoxin activation of monocytes. *Arteriosclerosis, Thrombosis and Vascular Biology*, 1992; 12: 341–347.
37. Flegel WA, et al. Prevention of endotoxin-induced monokine release by human low and high-density lipoproteins and by apolipoprotein A-I. *Infection and Immunity*, 1993; 61: 5140–5146.

38. Grunfel C. Lipoproteins inhibit macrophage activation by lipoteichoic acid. *Journal of Lipid Research*, Februar 1999; 40: 245–252.
39. Bhakdi S, et al. Binding and partial inactivation of Staphylococcus aureus a-toxin by human plasma low density lipoprotein. *Journal of Biological Chemistry*, 1983; 258: 5899–5904.
40. Netera MG, et al. Low-density lipoprotein receptor-deficient mice are protected against lethal endotoxemia and severe Gram-negative infections. *Journal of Clinical Investigation*, 1996; 97: 1366–1372.
41. Feingold KR, et al. Role for circulating lipoproteins in protection from endotoxin toxicity. *Infection and Immunity*, 1995; 63: 2041–2046.
42. Pajkrt D, et al. Antiinflammatory effects of reconstituted high-density lipoprotein during human endotoxemia. *Journal of Experimental Medicine*, 1. November 1996; 184 (5): 1601–1608.
43. Muldoon MF, et al. Immune system differences in men with hypo- or hypercholesterolemia. *Clinical Immunology and Immunopathology*, 1997; 84: 145–149.
44. Losche W, et al. Functional behavior of mononuclear blood cells from patients with hypercholesterolemia. *Thrombosis Research*, 1992; 65: 337–342.
45. Fiser RH, et al. Effects of acute infection on cholesterogenesis in the rhesus monkey. *Proceedings of the Society for Experimental Biology and Medicine*, November 1971; 138 (2): 605–609.
46. Gallin JI, et al. Serum lipids in infection. *New England Journal of Medicine*, 1969; 281: 1081–1086.
47. Jacobs D, et al. Report of the conference on low blood cholesterol: Mortality associations. *Circulation*, 1992; 86: 1046–1060.
48. Iribarren C, et al. Cohort study of serum total cholesterol and in-hospital incidence of infectious diseases. *Epidemiology and Infection*, 1998; 121: 335–347.
49. Claxton AJ, et al. Association between serum total cholesterol and HIV infection in a high-risk cohort of young men. *Journal of Acquired Immune Deficiency Syndromes and Human Retrovirology*, 1998; 17: 51–57.
50. Neaton JD, Wentworth DN. Low serum cholesterol and risk of death from AIDS. *AIDS*, 1997; 11: 929–930.
51. Pacelli F, et al. Prognosis in intra-abdominal infections. Multivariate analysis on 604 patients. *Archives of Surgery*, 1996; 131: 641–645.
52. Fraunberger P, et al. Serum cholesterol levels in neutropenic patients with fever. *Clinical Chemistry and Laboratory Medicine*, 2002; 40: 304–307.
53. Rauchhaus M, et al. The endotoxin-lipoprotein hypothesis. *Lancet*, 2000; 356: 930–933.
54. Scientific steering committee on behalf of the Simon Broome Register group. Risk of fatal coronary heart disease in familial hypercholesterolaemia. *British Medical Journal*, 1991; 303: 893–896.
55. Anderson KM, et al. Cholesterol and mortality. 30 years of follow-up from the Framingham study. *Journal of the American Medical Association*, 1987; 257: 2176–2180.
56. Forette F, et al. The prognostic significance of isolated systolic hypertension in the elderly. Results of a ten year longitudinal survey. Clinical and Experimental Hypertension. Part A, *Theory and Practice*, 1982; 4: 1177–1191.
57. Siegel D, et al. Predictors of cardiovascular events and mortality in the Systolic Hypertension in the Elderly Program pilot project. *American Journal of Epidemiology*, 1987; 126: 385–389.
58. Nissinen A, et al. Risk factors for cardiovascular disease among 55 to 74 year-old Finnish men: a 10-year follow-up. *Annals of Medicine*, 1989; 21: 239–240.
59. Krumholz HM, et al. Lack of association between cholesterol and coronary heart disease mortality and morbidity and all-cause mortality in persons older than 70 years. *Journal of the American Medical Association*, 1994; 272: 1335–1340.
60. Weijenberg MP, et al. Serum total cholesterol and systolic blood pressure as risk factors for mortality from ischemic heart disease among elderly men and women. *Journal of Clinical Epidemiology*, 1994; 47: 197–205.
61. Simons LA, et al. Diabetes, mortality and coronary heart disease in the prospective Dubbo study of Australian elderly. *Australian and New Zealand Journal of Medicine*, 1996; 26: 66–74.
62. Weijenberg MP, et al. Total and high density lipoprotein cholesterol as risk factors for coronary heart disease in elderly men during 5 years of follow-up. The Zutphen Elderly Study. *American Journal of Epidemiology*, 1996; 143: 151–158.
63. Simons LA, et al. Cholesterol and other lipids predict coronary heart disease and ischaemic stroke in the elderly, but only in those below 70 years. *Atherosclerosis*, 2001; 159: 201–208.
64. Abbott RD, et al. Age-related changes in risk factor effects on the incidence of coronary heart disease. *Annals of Epidemiology*, 2002; 12: 173–181.

65. Zimetbaum P, et al. Plasma lipids and lipoproteins and the incidence of cardiovascular disease in the very elderly. The Bronx aging study. *Arteriosclerosis Thrombosis and Vascular Biology*, 1992; 12: 416–423.
66. Fried LP, et al. Risk factors for 5-year mortality in older adults: the Cardiovascular Health Study. *Journal of the American Medical Association*, 1998; 279: 585–592.
67. Chyou PH, Eaker ED. Serum cholesterol concentrations and all-cause mortality in older people. *Age and Ageing*, 2000; 29: 69–74.
68. Menotti A, et al. Cardiovascular risk factors and 10-year all-cause mortality in elderly European male populations; the FINE study. *European Heart Journal*, 2001; 22: 573–579.
69. Räihä I, et al. Effect of serum lipids, lipoproteins, and apolipoproteins on vascular and nonvascular mortality in the elderly. *Arteriosclerosis Thrombosis and Vascular Biology*, 1997; 17: 1224–1232.
70. Brescianini S, et al. Low total cholesterol and increased risk of dying: are low levels clinical warning signs in the elderly? Results from the Italian Longitudinal Study on Aging. *Journal of the American Geriatrics Society*, Juli 2003; 51 (7): 991–996.
71. Forette B, et al. Cholesterol as risk factor for mortality in elderly women. *Lancet*, 1989; 1: 868–870.
72. Schatz IJ, et al. Cholesterol and all-cause mortality in elderly people from the Honolulu Heart Program: a cohort study. *Lancet*, 2001; 358: 351–355.
73. Jonsson A, et al. Total cholesterol and mortality after age 80 years. *Lancet*, 1997; 350: 1778–1779.
74. Weverling-Rijnsburger AW, et al. Total cholesterol and risk of mortality in the oldest old. *Lancet*, 1997; 350: 1119–1123.
75. Psaty BM, et al. The association between lipid levels and the risks of incident myocardial infarction, stroke, and total mortality: The Cardiovascular Health Study. *Journal of the American Geriatrics Society*, 2004; 52: 1639–1647.
76. Marsland AL, et al. Stress, immune reactivity and susceptibility to infectious disease. *Physiology & Behavior*, Dezember 2002; 77 (4–5): 711–716.
77. Welsh CJ, et al. The effects of restraint stress on the neuropathogenesis of Theiler's virus infection II: NK cell function and cytokine levels in acute disease. *Brain, Behavior, and Immunity*, März 2004; 18 (2): 166–174.
78. Yu WK, et al. Influence of acute hyperglycemia in human sepsis on inflammatory cytokine and counterregulatory hormone concentrations. *World Journal of Gastroenterology*, August 2003; 9 (8): 1824–1827.
79. Sanchez A, et al. Role of sugars in human neutrophilic phagocytosis. *American Journal of Clinical Nutrition*, 1973; 26: 1180–1184.
80. Bernstein J, et al. Depression of lymphocyte transformation following oral glucose ingestion. *American Journal of Clinical Nutrition*, 1977, 30: 613.
81. Sammon AM. Dietary linoleic acid, immune inhibition and disease. *Postgraduate Medical Journal*, März 1999; 75 (881): 129–132.
82. Boulay M, et al. Dietary protein and zinc restrictions independently modify a Heligmosomoides polygyrus (Nematoda) infection in mice. *Parasitology*, Mai 1998; 116 (Pt 5): 449–462.
83. McGee DW, McMurray DN. Protein malnutrition reduces the IgA immune response to oral antigen by altering B-cell and suppressor T-cell functions. *Immunology*, August 1988; 64 (4): 697–702.
84. Slater AF, Keymer AE. The influence of protein deficiency on immunity to Heligmosomoides polygyrus (Nematoda) in mice. *Parasite Immunology*, September 1988; 10 (5): 507–522.
85. Pena-Cruz V, et al. Sendai virus infection of mice with protein malnutrition. *Journal of Virology*, August 1989; 63 (8): 3541–3544.
86. Price P, et al. Modulation of immunocompetence by cyclosporin A, cyclophosphamide or protein malnutrition potentiates murine cytomegalovirus pneumonitis. *Pathology, Research and Practice*, Dezember 1991; 187 (8): 993–1000.
87. Deitch EA, et al. Protein malnutrition alone and in combination with endotoxin impairs systemic and gut-associated immunity. JPEN: *Journal of Parenteral and Enteral Nutrition*, Januar/Februar 1992; 16 (1): 25–31.
88. Nimmanwudipong T, et al. Effect of protein malnutrition and immunomodulation on immune cell populations. *Journal of Surgical Research*, März 1992; 52 (3): 233–238.
89. Sullivan DA, et al. Influence of severe protein malnutrition on rat lacrimal, salivary and gastrointestinal immune expression during development, adulthood and ageing. *Immunology*, Februar 1993; 78 (2): 308–317.
90. Szabo G. Consequences of alcohol consumption on host defence. *Alcohol and Alcoholism*, 1999; 34 (6): 830–841.

91. Zeidel A, et al. Immune response in asymptomatic smokers. *Acta Anaesthesiologica Scandinavica*, September 2002; 46 (8): 959–964.
92. Friedman H, et al. Microbial infections, immunomodulation, and drugs of abuse. *Clinical Microbiology Reviews*, April 2003; 16 (2): 209–219.
93. Irwin M, et al. Partial night sleep deprivation reduces natural killer and cellular immune responses in humans. *FASEB Journal*, April 1996; 10 (5): 643–653.
94. Irwin M, et al. Partial sleep deprivation reduces natural killer cell activity in humans. *Psychosomatic Medicine*, November/Dezember 1994; 56 (6): 493–498.
95. Spiegel K, et al. Effect of sleep deprivation on response to immunization. *Journal of the American Medical Association*, 25. September 2002; 288 (12): 1471–1472.

Kapitel 22

1. Writing Group for the Women's Health Initiative. Risks and Benefits of Estrogen Plus Progestin in Healthy Postmenopausal Women: Principal Results From the Women's Health Initiative Randomized Controlled Trial. *Journal of the American Medical Association*, 17. Juli 2002; 288 (3): 321–333.
2. Grady D, et al. Cardiovascular Disease Outcomes During 6.8 Years of Hormone Therapy: Heart and Estrogen/Progestin Replacement Study Follow-up (HERS II). *Journal of the American Medical Association*, 3. Juli 2002; 288 (1): 49–57.
3. The Women's Health Initiative Steering Committee. Effects of conjugated equine estrogen in postmenopausal women with hysterectomy: the Women's Health Initiative randomized controlled trial. *Journal of the American Medical Association*, 2004; 291: 1701–1712.
4. Cook JD, et al. Evaluation of the iron status in a population. *Blood*, 1976; 48: 449–455.
5. Jehn M, et al. Serum Ferritin and Risk of the Metabolic Syndrome in U. S. Adults. *Diabetes Care*, 2004; 27: 2422–2428.
6. Stoltzfus RJ, et al. Hookworm Control as a Strategy to Prevent Iron Deficiency. *Nutrition Reviews*, 1997; 55: 223–232.
7. Hopkins RM, et al. The prevalence of hookworm infection, iron deficiency and anaemia in an aboriginal community in north-west Australia. *Medical Journal of Australia*, 3. März 1997; 166 (5): 241–244.
8. Sullivan JL. Iron and the sex difference in heart disease risk. *Lancet*, 1981; 1: 1293–1294.
9. Salonen JT, et al. High stored iron levels are associated with excess risk of myocardial infarction in eastern Finnish men. *Circulation*, September 1992; 86: 803–811.
10. Danesh J, Appleby P. Coronary Heart Disease and Iron Status: Meta-Analyses of Prospective Studies. *Circulation*, Februar 1999; 99: 852–854.
11. Smith C, et al. Stimulation of lipid peroxidation and hydroxyl-radical generation by the contents of human atherosclerotic lesions. *Biochemical Journal*, 1992; 286: 901–905.
12. Lee TS, et al. Iron-deficient diet reduces atherosclerotic lesions in apoE-deficient mice. *Circulation*, 1999; 99: 1222–1229.
13. Lee HT, et al. Dietary iron restriction increases plaque stability in apolipoprotein-edeficient mice. *Journal of Biomedical Science*, September/Oktober 2003; 10 (5): 510–517.
14. Pool GF, van Jaarsveld H. Dietary iron elevates LDL-cholesterol and decreases plasma antioxidant levels: influence of antioxidants. *Research Communications in Molecular Pathology and Pharmacology*, Mai 1998; 100 (2):139–150.
15. Duffy SJ, et al. Iron Chelation Improves Endothelial Function in Patients With Coronary Artery Disease. *Circulation*, 12. Juni 2001; 103 (23): 2799–2804.
16. Nitenberg A, et al. Coronary artery responses to physiological stimuli are improved by deferoxamine but not by L-arginine in non–insulin-dependent diabetic patients with angiographically normal coronary arteries and no other risk factors. *Circulation*, 1998; 97: 736–743.
17. Fernandez-Real JM, et al. Blood Letting in High-Ferritin Type 2 Diabetes: Effects on vascular reactivity. *Diabetes Care*, 1. Dezember 2002; 25 (12): 2249–2255.
18. Fernandez-Real JM, et al. Blood Letting in High-Ferritin Type 2 Diabetes : Effects on Insulin Sensitivity and {beta}-Cell Function. *Diabetes*, 1. April 2002; 51 (4): 1000–1004.
19. Facchini FS, Saylor KL. Effect of iron depletion on cardiovascular risk factors: Studies in carbohydrate-intolerant patients. *Annals of the New York Academy of Sciences*, 2002; 967: 342–351.
20. Facchini FS, et al. Effect of iron depletion in carbohydrate-intolerant patients with clinical evidence of nonalcoholic fatty liver disease. *Gastroenterology*, April 2002; 122 (4): 931–939.
21. Zacharski LR, et al. The iron (Fe) and atherosclerosis study (FeAST): a pilot study of reduction of body iron stores in atherosclerotic peripheral vascular disease. *American Heart Journal*, 2000; 139: 337–345.

22. Zacharski LR, et al. Reduction of Iron Stores and Cardiovascular Outcomes in Patients With Peripheral Arterial Disease: A Randomized Controlled Trial. *Journal of the American Medical Association*, 2007; 297: 603–610.
23. Zacharski LR, et al. Decreased cancer risk after iron reduction in patients with peripheral arterial disease: results from a randomized trial. *Journal of the National Cancer Institute*, 16. Juli 2008; 100 (14): 996–1002.
24. Hua N, et al. Low iron status and enhanced insulin sensitivity in lacto-ovo vegetarians. *British Journal of Nutrition*, 2001; 86: 515–519.
25. Ascherio A, et al. Blood donations and risk of coronary heart disease in men. *Circulation*, 2. Januar 2001; 103 (1): 52–57.
26. Meyers DG, et al. Possible association of a reduction in cardiovascular events with blood donation. *Heart*, 1997; 78: 188–193.
27. Salonen JT, et al. Donation of blood is associated with reduced risk of myocardial infarction: the Kuopio Ischaemic Heart Disease Risk Factor Study. *American Journal of Epidemiology*, 1998; 148: 445–451.
28. Tuomainen TP, et al. Cohort study of relation between donating blood and risk of myocardial infarction in 2682 men in eastern Finland. *British Medical Journal*, 15. März 1997; 314 (7083): 793–794.
29. Jiang R, et al. Dietary iron intake and blood donations in relation to risk of type 2 diabetes in men: a prospective cohort study. *American Journal of Clinical Nutrition*, 1. Januar 2004; 79 (1): 70–75.
30. Sullivan JL, et al. Blood Donation Without Adequate Iron Depletion: An Invalid Test of the Iron Hypothesis. *Circulation*, 11. Dezember 2001; 104 (24): e149–149.
31. Hawkins PT, et al. Inhibition of iron-catalysed hydroxyl radical formation by inositol polyphosphates: a possible physiological function for myo-inositol hexakisphosphate. *Biochemical Journal*, 1993; 294: 929–934.
32. Fox CH, Eberl M. Phytic acid (IP6), novel broad spectrum anti-neoplastic agent: a systematic review. *Complementary Therapies in Medicine*, 2002; 10: 229–234.
33. Shamsuddin AM, Vucenik I. Mammary tumor inhibition by IP6: a review. *Anticancer Research*, 1999; 19 (5A): 3671–3674.
34. Jenab M, Thompson LU. Phytic acid in wheat bran affects colon morphology, cell differentiation and apoptosis. *Carcinogenesis*, 2000; 21 (8): 1547–1552.
35. Asano T, McLeod RS. Dietary fibre for the prevention of colorectal adenomas and carcinomas (Cochrane Review). In: *The Cochrane Library,* Issue 2, 2002. Oxford.
36. Facchini FS, Saylor KL. A Low-Iron-Available, Polyphenol-Enriched, Carbohydrate-Restricted Diet to Slow Progression of Diabetic Nephropathy. *Diabetes*, 52 (5), 2003: 1204–1209.
37. Lakka T, et al. Higher levels of conditioning leisure time physical activity are associated with reduced levels of stored iron in Finnish men. *American Journal of Epidemiology*, 1994; 140 (2): 148–160.
38. Dallongeville J, et al. Iron deficiency among active men. *Journal of the American College of Nutrition*, 1989; 8 (3): 195–202.
39. Lauffer RB. Exercise as prevention: do the health benefits derive in part from lower iron levels? *Medical Hypotheses*, Juni 1991; 35 (2): 103–107.
40. Verdon F, et al. Iron supplementation for unexplained fatigue in non-anaemic women: double-blind randomised placebo controlled trial. *British Medical Journal*, 24. Mai 2003; 326: 1124–1128.
41. Patterson AJ, et al. Dietary and Supplement Treatment of Iron Deficiency Results in Improvements in General Health and Fatigue in Australian Women of Childbearing Age. *Journal of the American College of Nutrition*, 2001; 20 (4): 337–342.
42. Hinton PS, et al. Iron supplementation improves endurance after training in irondepleted, nonanemic women. *Journal of Applied Physiology*, 1. März 2000; 88 (3): 1103–1111.
43. Lyle RM, et al. Iron status in exercising women: the effect of oral iron therapy vs increased consumption of muscle foods. *American Journal of Clinical Nutrition*, Dezember 1992; 56: 1049–1055.
44. Donovan UM, Gibson RS. Iron and zinc status of young women aged 14 to 19 years consuming vegetarian and omnivorous diets. *Journal of the American College of Nutrition*, Oktober 1995; 14 (5): 463–472.
45. Alexander D, et al. Nutrient intake and haematological status of vegetarians and agesex matched omnivores. *European Journal of Clinical Nutrition*, August 1994; 48 (8): 538–46.
46. Hunt JR, Roughead ZK. Adaptation of iron absorption in men consuming diets with high or low iron bioavailability. *American Journal of Clinical Nutrition*, Januar 2000; 71: 94–102.
47. The Vegetarian Resource Group. How Many Vegetarians Are There? Siehe: http://www.vrg.org/nutshell/poll2000.htm (Stand: 8. September 2005).

Kapitel 23

1. Bradford RH et al. Expanded Clinical Evaluation of Lovastatin (EXCEL) study results. I. Efficacy in modifying plasma lipoproteins and adverse event profile in 8245 patients with moderate hypercholesterolemia. *Archives of Internal Medicine*, Januar 1991; 151 (1): 43–49.
2. Downs JR, et al. Primary prevention of acute coronary events with lovastatin in men and women with average cholesterol levels. *Journal of the American Medical Association*, 1998; 279: 1615–1622.
3. Scandinavian Simvastatin Survival Study Group. Randomised trial of cholesterol lowering in 4444 patients with coronary heart disease: the Scandinavian Simvastatin Survival Study (4S). *Lancet*, 1994. 344; 1383–1389.
4. Shepherd J, et al. Prevention of Coronary Heart Disease with Pravastatin in Men with Hypercholesterolemia. *New England Journal of Medicine*, 16. November 1995; 333 (20): 1301–1308.
5. Sacks FM, et al. The Effect of Pravastatin on Coronary Events after Myocardial Infarction in Patients with Average Cholesterol Levels. *New England Journal of Medicine*, 3. Oktober 1996; 335 (14): 1001–1009.
6. The Long-Term Intervention with Pravastatin In ischaemic Disease (LIPID) Study Group. Prevention of cardiovascular events and death with pravastatin in patients with coronary heart disease and a broad range of initial cholesterol levels. *New England Journal of Medicine*, 1998; 339: 1349–1357.
7. Heart Protection Study Collaborative Group. MRC/BHF Heart Protection Study of cholesterol lowering with simvastatin in 20,536 high risk individuals: a randomised placebo-controlled trial. *Lancet*, 2002; 360: 7–22M.
8. Serruys PW, et al. Fluvastatin for prevention of cardiac events following successful first percutaneous coronary intervention: a randomized controlled trial. *Journal of the American Medical Association*, 26. Juni 2002; 287 (24): 3215–3222.
9. Shepherd J, et al. Pravastatin in elderly individuals at risk of vascular disease (PROSPER): a randomised controlled trial. *Lancet*, 2002; 360: 1623–1630.
10. The ALLHAT Officers and Coordinators for the ALLHAT Collaborative Research Group. Major Outcomes in Moderately Hypercholesterolemic, Hypertensive Patients Randomized to Pravastatin vs Usual Care: The Antihypertensive and Lipid-Lowering Treatment to Prevent Heart Attack Trial (ALLHAT-LLT). *Journal of the American Medical Association*, 2002; 288: 2998–3007.
11. Sever PS, et al. Prevention of coronary and stroke events with atorvastatin in hypertensive patients who have average or lower-than-average cholesterol concentrations, in the Anglo-Scandinavian Cardiac Outcomes Trial-Lipid Lowering Arm (ASCOT-LLA): a multi-centre randomised controlled trial. *Lancet*, 5. April 2003; 361: 1149–1158.
12. Colhoun HM, et al. Primary prevention of cardiovascular disease with atorvastatin in type 2 diabetes in the Collaborative Atorvastatin Diabetes Study (CARDS): multicentre randomised placebo-controlled trial. *Lancet*, 2004; 364: 685–696.
13. Amarenco P, et al. High-dose atorvastatin after stroke or transient ischemic attack. *New England Journal of Medicine*, 10. August 2006; 355 (6): 549–559.
14. Nakamura H, et al. Primary prevention of cardiovascular disease with pravastatin in Japan (MEGA study): a prospective randomised controlled trial. *Lancet*, 2006; 368: 1155–1163.
15. Walsh JE, Pignone M. Drug Treatment of Hyperlipidemia in Women. *Journal of the American Medical Association*, Mai 2004; 291: 2243–2252.
16. Antithrombotic Trialists' Collaboration. Collaborative meta-analysis of randomised trials of antiplatelet therapy for prevention of death, myocardial infarction, and stroke in high risk patients. *British Medical Journal*, 12. Januar 2002; 324: 71–86.
17. Hennekens CH. Update on aspirin in the treatment and prevention of cardiovascular disease. *American Journal of Managed Care*, Dezember 2002; 8 (22 Suppl): S691–700.
18. Hennekens CH, et al. Additive Benefits of Pravastatin and Aspirin to Decrease Risks of Cardiovascular Disease: Randomized and Observational Comparisons of Secondary Prevention Trials and Their Meta-analyses. *Archives of Internal Medicine*, 12. Januar 2004; 164 (1): 40–44.
19. ETDRS Investigators. Aspirin effects on mortality and morbidity in patients with diabetes mellitus. Early treatment diabetic retinopathy study report 14. *Journal of the American Medical Association*, 1992; 268: 1292–1300.
20. Sacco M, et al. Collaborative Group: Primary prevention of cardiovascular events with low-dose aspirin and vitamin E in type 2 diabetic patients: results of the Primary Prevention Project (PPP) trial. *Diabetes Care*, 2003; 26: 3264–3272.

21. Cleland JG, et al. The Warfarin/Aspirin Study in Heart failure (WASH): a randomized trial comparing antithrombotic strategies for patients with heart failure. *American Heart Journal*, Juli 2004; 148 (1): 157–164.
22. Peto R, et al. Randomised trial of prophylactic daily aspirin in British male doctors. *British Medical Journal*, 1988; 296: 313–316.
23. The Steering Committee of the Physicians' Health Study Research Group. Final report on the aspirin component of the ongoing Physicians' Health Study. *New England Journal of Medicine*, 1989; 321: 129–135.
24. The Medical Research Council's General Practice Research Framework. Thrombosis prevention trial: randomised trial of low intensity oral anticoagulation with warfarin and low-dose aspirin in the primary prevention of ischaemic heart disease in men at increased risk. *Lancet*, 1998; 351: 233–241.
25. Hansson L, et al. Effects of intensive blood-pressure lowering and low dose aspirin in patients with hypertension: principal results of the Hypertension Optimal Treatment (HOT) randomised trial. *Lancet*, 1998; 351: 1755–1762.
26. Ridker PM, et al. A randomized trial of low-dose aspirin in the primary prevention of cardiovascular disease in women. *New England Journal of Medicine*, 2005; 352 (13): 1293–1304.
27. Fischer LM, et al. Discontinuation of nonsteroidal anti-inflammatory drug therapy and risk of acute myocardial infarction. *Archives of Internal Medicine*, 13.–27. Dezember 2004; 164 (22): 2472–2476.

Kapitel 24

1. Watts GF, et al. Effects on coronary artery disease of lipid-lowering diet, or diet plus cholestyramine, in the St Thomas' atherosclerosis regression study (STARS). *Lancet*, 1992; 339: 563–569.
2. De Lorgeril M, et al. Mediterranean alpha-linolenic acid-rich diet in secondary prevention of coronary heart disease. *Lancet*, 1994; 343: 1454–1459.
3. Burr ML, et al. Effects of changes in fat, fish, and fibre intakes on death and myocardial reinfarction: diet and reinfarction trial (DART). *Lancet*, 1989; 2: 757–761.
4. Marchioli R, et al. Early protection against sudden death by n-3 polyunsaturated fatty acids after myocardial infarction: time-course analysis of the results of the Gruppo Italiano per lo Studio della Sopravvivenza nell'Infarto Miocardico (GISSI) Prevenzione. *Circulation*, 2002; 105: 1897–1903.
5. Kuklinski B, et al. Coenzyme Q10 and antioxidants in acute myocardial infarction. *Molecular Aspects of Medicine*, 1994; 15 (Suppl): S143–147.
6. Korpela H, et al. Effect of selenium supplementation after acute myocardial infarction. *Research Communications in Chemical Pathology and Pharmacology*, August 1989; 65 (2): 249–252.
7. Davini P, et al. Controlled study on L-carnitine therapeutic efficacy in postinfarction. *Drugs Under Experimental And Clinical Research*, 1992; 18: 355–365.
8. Jolliffe JA, et al. Exercise-based rehabilitation for coronary heart disease (Cochrane Review). In: *The Cochrane Library*, Issue 2, 2004. Chichester, UK: John Wiley & Sons, Ltd.
9. Ip, et al. Requirement of essential fatty acid for mammary tumorigenesis in the rat. *Cancer Research*, 1985; 45 (5): 1997–2001.
10. Rose DP. Effects of dietary fatty acids on breast and prostate cancers: evidence from in vitro experiments and animal studies. *American Journal of Clinical Nutrition*, Dezember ; 66 (6 Suppl): 1513S–1522S.
11. Fernandez E, et al. Fish consumption and cancer risk. *American Journal of Clinical Nutrition*, 1. Juli 1999; 70(1): 85–90.
12. Terry P, et al. Fatty fish consumption and risk of prostate cancer. *Lancet*, 2. Juni 2001; 357 (9270): 1764–1766.
13. Terry P, et al. Fatty fish consumption lowers the risk of endometrial cancer: a nationwide case-control study in Sweden. *Cancer Epidemiology, Biomarkers & Prevention*, Januar 2002; 11 (1): 143–145.
14. Maillard V, et al. N-3 and N-6 fatty acids in breast adipose tissue and relative risk of breast cancer in a case-control study in Tours, France. *International Journal of Cancer*, 1. März 2002; 98 (1): 78–83.
15. Kato I, et al. Prospective study of diet and female colorectal cancer: the New York University Women's Health Study. *Nutrition and Cancer*, 1997; 28: 276–281.
16. Hakim IA, et al. Fat intake and risk of squamous cell carcinoma of the skin. *Nutrition and Cancer*, 2000; 36 (2): 155–162.
17. Tanskanen A, et al. Fish Consumption and Depressive Symptoms in the General Population in Finland. *Psychiatric Services*, April 2001; 52: 529–531.
18. Adams PB, et al. Arachidonic acid to eicosapentaenoic acid ratio in blood correlates positively with clinical symptoms of depression. *Lipids*, März 1996; 31 (Suppl): S157–161.

19. Mamalakis G, et al. Depression and adipose essential polyunsaturated fatty acids. *Prostaglandins, Leukotrienes, and Essential Fatty Acids*, November 2002; 67 (5): 311–318.
20. Laugharne JD, et al. Fatty acids and schizophrenia. *Lipids*, März 1996; 31 (Suppl): S163–165.
21. Olsen SF, Secher NJ. Low consumption of seafood in early pregnancy as a risk factor for preterm delivery: prospective cohort study. *British Medical Journal*, 23. Februar 2002; 324: 447.
22. Williams MA, et al. Omega-3 fatty acids in maternal erythrocytes and risk of preeclampsia. *Epidemiology*, Mai 1995; 6 (3): 232–237.
23. Hibbeln JR. Seafood consumption, the DHA content of mothers' milk and prevalence rates of postpartum depression: a cross-national, ecological analysis. *Journal of Affective Disorders*, Mai 2002; 69(1–3): 15–29.
24. Turek JJ, et al. Dietary polyunsaturated fatty acids modulate responses of pigs to Mycoplasma hyopneumoniae infection. *Journal of Nutrition*, Juni 1996; 126 (6): 1541–1548.
25. Tully AM, et al. Low serum cholesteryl ester-docosahexaenoic acid levels in Alzheimer's disease: a case-control study. *British Journal of Nutrition*, April 2003; 89 (4): 483–489.
26. Requirand P, et al. Serum fatty acid imbalance in bone loss: example with periodontal disease. *Clinical Nutrition*, August 2000; 19 (4): 271–276.
27. Watkins BA, et al. Nutraceutical Fatty Acids as Biochemical and Molecular Modulators of Skeletal Biology. *Journal of the American College of Nutrition*, 2001; 20 (90005): 410S–416S.
28. Reinwald S, et al. Repletion with (n-3) Fatty Acids Reverses Bone Structural Deficits in (n-3)-Deficient Rats. *Journal of Nutrition*, Februar 2004; 134: 388–394.
29. Schwartz J. Role of polyunsaturated fatty acids in lung disease. *American Journal of Clinical Nutrition*, Januar 2000; 71 (suppl): 393S–96S.
30. Shahar E, et al. Dietary n-3 polyunsaturated fatty acids and smoking-related chronic obstructive pulmonary disease. *New England Journal of Medicine*, 28. Juli 1994: 331 (4): 228–233.
31. Deutch B. Menstrual pain in Danish women correlated with low n-3 polyunsaturated fatty acid intake. *European Journal of Clinical Nutrition*, 1995; 49: 508–516.
32. Kalmijn, S., et al. Polyunsaturated fatty acids, antioxidants, and cognitive function in very old men. *American Journal of Epidemiology*, 1. Januar 1997: 145: 33–41.
33. Seddon JM, et al. Dietary Fat and Risk for Advanced Age-Related Macular Degeneration. *Archives of Ophthalmology*, 2001; 119 (8): 1191–1199.
34. Hodge L, et al. Consumption of oily fish and childhood asthma risk. *Medical Journal of Australia*, 1996; 164: 137–140.
35. Burgess JR, et al. Long-chain polyunsaturated fatty acids in children with attentiondeficit hyperactivity disorder. *American Journal of Clinical Nutrition*, 2000; 71: 327–330.
36. Dry J, Vincent D. Effect of a fish oil diet on asthma: results of a 1-year double-blind study. *International Archives of Allergy and Applied Immunology*, 1991; 95 (2/3): 156–157.
37. Yehuda S, et al. Essential fatty acids preparation (SR-3) improves Alzheimer's patients quality of life. *International Journal of Neuroscience*, November 1996; 87 (3-4): 141–149.
38. Geusens P et al. Long-term effect of omega-3 fatty acid supplementation in active rheumatoid arthritis, a 12-month, double-blind, controlled study. *Arthritis & Rheumatism*, Juni 1994; 37 (6): 824–829.
39. Schiz Peet M, Horrobin DF. A dose-ranging study of the effects of ethyleicosapentaenoate in patients with ongoing depression despite apparently adequate treatment with standard drugs. *Archives of General Psychiatry*, Oktober 2002; 59 (10): 913–919.
40. Stoll AL, et al. Omega 3 fatty acids in bipolar disorder: a preliminary double-blind, placebo-controlled trial. *Archives of General Psychiatry*, Mai 1999; 56 (5): 407–412.
41. Peet M, et al. Two double-blind placebo-controlled pilot studies of eicosapentaenoic acid in the treatment of schizophrenia. *Schizophrenia Research*, 30. April 2001; 49 (3): 243–251.
42. Peet M, Horrobin DF. A dose-ranging exploratory study of the effects of ethyleicosapentaenoate in patients with persistent schizophrenic symptoms. *Journal of Psychiatric Research*, Januar/Februar 2002; 36 (1): 7–18.
43. Hamazaki T, et al. The Effect of Docosahexaenoic Acid on Aggression in Young Adults. A Placebo-controlled Double-blind Study. *Journal of Clinical Investigation*, Februar 1996; 97 (4): 1129–1134.
44. Jorgensen MH, et al. Effect of formula supplemented with docosahexaenoic acid and gamma-linolenic acid on fatty acid status and visual acuity in term infants. *Journal of Pediatric Gastroenterology and Nutrition*, 1998; 26: 412–421.
45. Carlson SE, et al. Visual acuity and fatty acid status of term infants fed human milk and formulas with and without docosahexaenoate and arachidonate from egg yolk lecithin. *Pediatric Research*, 1996; 39: 882–888.

46. O'Connor DL, et al. Growth and Development in Preterm Infants Fed Long-Chain Polyunsaturated Fatty Acids: A Prospective, Randomized Controlled Trial. *Pediatrics*, 1. August 2001; 108 (2): 359–371.
47. Helland IB, et al. Maternal Supplementation With Very-Long-Chain n-3 Fatty Acids During Pregnancy and Lactation Augments Children's IQ at 4 Years of Age. *Pediatrics*, Januar 2003; 111 (1): e39–e44.
48. Dunstan JA, et al. Fish oil supplementation in pregnancy modifies neonatal allergenspecific immune responses and clinical outcomes in infants at high risk of atopy: a randomized, controlled trial. *Journal of Allergy and Clinical Immunology*, Dezember 2003; 112 (6): 1178–1184.
49. Olsen SF, et al. Randomised controlled trial of effect of fish-oil supplementation on pregnancy duration. *Lancet*, 25. April 1992; 339 (8800): 1003–1007.
50. Olsen SF, Secher NJ. A possible preventive effect of low-dose fish oil on early delivery and pre-eclampsia: indications from a 50-year-old controlled trial. *British Journal of Nutrition*, November 1990; 64 (3): 599–609.
51. De Caterina R et al. n-3 fatty acids and renal diseases. *American Journal of Kidney Diseases*, September 1994; 24 (3): 397–415.
52. Harel Z, et al. Supplementation with omega-3 polyunsaturated fatty acids in the management of dysmenorrhea in adolescents. *American Journal of Obstetrics & Gynecology*, April 1996; 174 (4): 1335–1338.
53. Aslan A, Triadafilopoulos G. Fish oil fatty acid supplementation in active ulcerative colitis: A double-blind, placebo-controlled, crossover study. *American Journal of Gastroenterology*, April 1992; 87: 432–37.
54. Salomon, P., et al. Treatment of ulcerative colitis with fish oil n-3 omega fatty acid: an open trial. *Journal of Clinical Gastroenterology*, April 1990; (12): 157–1161.
55. Belluzzi A, et al. Effect of an enteric-coated fish-oil preparation on relapses in Crohn's disease. *New England Journal of Medicine*, 13. Juni 1996; 334 (24): 1557–1560.
56. Lawrence R, Sorrell T. Eicosapentaenoic acid in cystic fibrosis: evidence of a pathogenetic role for leukotriene B4. *Lancet*, 21. August 1993; 342: 465–469.
57. US Food and Drug Administration, Center for Food Safety and Applied Nutrition, Office of Seafood. Mercury Levels in Seafood Species. Mai 2001. Siehe: http://www.cfsan.fda.gov/~frf/sea-mehg.html (Stand: 8. September 2005).
58. Hites RA, et al. Global assessment of organic contaminants in farmed salmon. *Science*, 9. Januar 2004; 303 (5655): 226–229.
59. Foran SE, et al. Measurement of mercury levels in concentrated over-the-counter fish oil preparations: is fish oil healthier than fish? *Archives of Pathology and Laboratory Medicine*, 2003; 127 (12): 1603–1605.
60. Schaller JL. Mercury and Fish Oil Supplements. Medscape General Medicine, April 13, 2001; 3 (2). Siehe: http://www.medscape.com/viewarticle/408125 (Stand: 8. September 2005).
61. ConsumerLab.com Product Review: Omega-3 Fatty Acids (EPA and DHA) from Fish/Marine Oils. Siehe: http://www.consumerlab.com/results/omega3.asp (Stand: 8. September 2005).
62. Eritsland J, et al. Long-term effects of n-3 polyunsaturated fatty acids on haemostatic variables and bleeding episodes in patients with coronary artery disease. *Blood Coagulation & Fibrinolysis*, Februar 1995; 6 (1): 17–22.
63. Saynor R, et al. The long-term effect of dietary supplementation with fish lipid concentrate on serum lipids, bleeding time, platelets and angina. *Atherosclerosis*, Januar 1984; 50 (1): 3–10.
64. Eritsland J, et al. Effects of highly concentrated omega-3 polyunsaturated fatty acids and acetylsalicylic acid, alone and combined, on bleeding time and serum lipid profile. *Journal of the Oslo City Hospitals*, August/September 1989; 39 (8-9): 97–101.
65. Buckley MS, et al. Fish oil interaction with warfarin. *Annals of Pharmacotherapy*, Januar 2004; 38 (1): 50–52.
66. Montori VM, et al. Fish oil supplementation in type 2 diabetes: a quantitative systematic review. *Diabetes Care*, 2000; 23: 1407–1415.
67. Friedberg CE, et al. Fish oil and glycemic control in diabetes. A meta-analysis. *Diabetes Care*, April 1998; 21: 494–500.
68. Burr ML, et al. Lack of benefit of dietary advice to men with angina: results of a controlled trial. *European Journal of Clinical Nutrition*, 2003; 57 (2): 193–200.
69. Mori TA, Woodman RJ. The independent effects of eicosapentaenoic acid and docosahexaenoic acid on cardiovascular risk factors in humans. *Current Opinion in Clinical Nutrition and Metabolic Care*, März 2006; 9 (2): 95–104.

70. Food and Agriculture Organization database. Siehe: http://faostat.fao.org/faostat/form?collection=FBS&Domain=FBS&servlet=1&hasbulk=&version=ext&language=EN (Stand: 31. März 2006).
71. Raitt MH, et al. Fish oil supplementation and risk of ventricular tachycardia and ventricular fibrillation in patients with implantable defibrillators: a randomized controlled trial. *Journal of the American Medical Association*, 2005; 293: 2884–2891.
72. Burr ML, Dunstan FD, George CH. Is fish oil good or bad for heart disease? Two trials with apparently conflicting results. *Journal of Membrane Biology*, Juli 2005; 206 (2): 155–163.
73. Ross R, et al. Reduction in Obesity and Related Comorbid Conditions after Diet-Induced Weight Loss or Exercise-Induced Weight Loss in Men: A Randomized, Controlled Trial. *Annals of Internal Medicine*, Juli 2000; 133: 92–103.
74. Fenicchia LM, et al. Influence of resistance exercise training on glucose control in women with type 2 diabetes. *Metabolism*, März 2004; 53 (3): 284–289.
75. Carlson JE, et al. Disability in Older Adults 2: Physical Activity as Prevention. *Behavioral Medicine, Disability in Older Adults*, Winter 1999; 24 (4): 157–168.
76. Kelley GA, et al. Resistance training and bone mineral density in women: a metaanalysis of controlled trials. *American Journal of Physical Medicine & Rehabilitation*, Januar 2001; 80 (1): 65–77.
77. Batty D, Thune I. Does physical activity prevent cancer? *British Medical Journal*, Dezember 2000; 321: 1424–1425.
78. Cuff DJ, et al. Effective exercise modality to reduce insulin resistance in women with type 2 diabetes. *Diabetes Care*, November 2003; 26 (11): 2977–2982.
79. Hertog MG, et al. Fruit and vegetable consumption and cancer mortality in the Caerphilly Study. *Cancer Epidemiology, Biomarkers & Prevention*, September 1996; 5 (9): 673–677.
80. Sauvaget C, et al. Vegetables and fruit intake and cancer mortality in the Hiroshima/Nagasaki Life Span Study. *British Journal of Cancer*, 10. März 2003; 88 (5): 689–694.
81. Terry P, et al. Protective effect of fruits and vegetables on stomach cancer in a cohort of Swedish twins. *International Journal of Cancer*, 30. März 1998; 76 (1): 35–37.
82. Smith-Warner SA, et al. Fruits, vegetables and lung cancer: A pooled analysis of cohort studies. *International Journal of Cancer*, 20. Dezember 2003; 107 (6): 1001–1011.
83. Smith-Warner SA, et al. Intake of fruits and vegetables and risk of breast cancer: a pooled analysis of cohort studies. *Journal of the American Medical Association*, 14. Februar 2001; 285 (6): 769–776.
84. Michels KB, et al. Prospective study of fruit and vegetable consumption and incidence of colon and rectal cancers. *Journal of the National Cancer Institute*, 1. November 2000; 92 (21): 1740–1752.
85. Engelhart MJ, et al. Dietary Intake of Antioxidants and Risk of Alzheimer Disease. *Journal of the American Medical Association*, 2002; 287: 3223–3229.
86. New SA, et al. Nutritional influences on bone mineral density: a cross-sectional study in premenopausal women. *American Journal of Clinical Nutrition*, 1997; 65: 1831–1839.
87. New SA, et al. Dietary influences on bone mass and bone metabolism: further evidence of a positive link between fruit and vegetable consumption and bone health? *American Journal of Clinical Nutrition*, Januar 2000; 71 (1): 142–151.
88. Tucker KL, et al. Bone mineral density and dietary patterns in older adults: the Framingham Osteoporosis Study. *American Journal of Clinical Nutrition*, Juli 2002; 76 (1): 245–252.
89. Tylavsky FA, et al. Fruit and vegetable intakes are an independent predictor of bone size in early pubertal children. *American Journal of Clinical Nutrition*, Februar 2004; 79 (2): 311–317.
90. Muhlbauer RC, et al. Various selected vegetables, fruits, mushrooms and red wine residue inhibit bone resorption in rats. *Journal of Nutrition*, November 2003; 133 (11): 3592–3597.
91. Muhlbauer RC, et al. Onion and a mixture of vegetables, salads, and herbs affect bone resorption in the rat by a mechanism independent of their base excess. *Journal of Bone and Mineral Research*, Juli 2002; 17 (7): 1230–1236.
92. Rissanen TH, et al. Low intake of fruits, berries and vegetables is associated with excess mortality in men: the Kuopio Ischaemic Heart Disease Risk Factor (KIHD) Study. *Journal of Nutrition*, Januar 2003; 133 (1): 199–204.
93. Sahyoun NR, et al. Carotenoids, vitamins C and E, and mortality in an elderly population. *American Journal of Epidemiology*, 1996; 144: 501–511.
94. Huijbregts P, et al. Dietary pattern and 20 year mortality in elderly men in Finland, Italy, and the Netherlands: longitudinal cohort study. *British Medical Journal*, 1997; 315: 13–17.
95. Kalen A, et al. Age-related changes in the lipid compositions of rat and human tissues. *Lipids*, 1989; 24: 579–584.

96. Rosenfeldt F, et al. Systematic review of effect of coenzyme Q10 in physical exercise, hypertension and heart failure. *Biofactors*, 2003; 18 (1-4): 91–100.
97. Weber C, et al. Coenzyme Q10 in the diet – daily intake and relative bioavailability. *Molecular Aspects of Medicine*, 1997; 18 Suppl: S251–254.
98. Weis M, et al. Bioavailability of four oral coenzyme Q10 formulations in healthy volunteers. *Molecular Aspects of Medicine*, 1994; 15 Suppl: S273–280.
99. Lu WL, et al. Total coenzyme Q10 concentrations in Asian men following multiple oral 50-mg doses administered as coenzyme Q10 sustained release tablets or regular tablets. *Biological & Pharmaceutical Bulletin*, Januar 2003; 26 (1): 52–55.
100. Engelsen J, et al. Effect of coenzyme Q10 and Ginkgo biloba on warfarin dosage in stable, long-term warfarin treated outpatients. A randomised, double blind, placebo-crossover trial. *Thrombosis and Haemostasis*, Juni 2002; 87 (6): 1075–1076.
101. Henriksen JE, et al. Impact of ubiquinone (coenzyme Q10) treatment on glycaemic control, insulin requirement and well-being in patients with Type 1 diabetes mellitus. *Diabetic Medicine*, April 1999; 16 (4): 312–318.
102. Eriksson JG, et al. The effect of coenzyme Q10 administration on metabolic control in patients with type 2 diabetes mellitus. *Biofactors*, 1999; 9 (2-4): 315–318.
103. Playford DA, et al. Combined effect of coenzyme Q10 and fenofibrate on forearm microcirculatory function in type 2 diabetes. *Atherosclerosis*, Mai 2003; 168 (1): 169–179.
104. Hodgson JM, et al. Coenzyme Q10 improves blood pressure and glycaemic control: a controlled trial in subjects with type 2 diabetes. *European Journal of Clinical Nutrition*, November 2002; 56 (11): 1137–1142.
105. Watts GF, et al. Coenzyme Q(10) improves endothelial dysfunction of the brachial artery in Type II diabetes mellitus. *Diabetologia*, März 2002; 45 (3): 420–426.
106. Bargossi AM, et al. Exogenous CoQ10 supplementation prevents plasma ubiquinone reduction induced by HMG-CoA reductase inhibitors. *Molecular Aspects of Medicine*, 1994; 15 (Suppl): S187–193.
107. Langsjoen P, et al. Treatment of statin adverse effects with supplemental Coenzyme Q10 and statin drug discontinuation. *Biofactors*, 2005; 25: 147–152.
108. Folkers K, et al. The activities of coenzyme Q10 and vitamin B6 for immune responses. *Biochemical and Biophysical Research Communications*, 28. Mai 1993; 193(1): 88–92.
109. Barbieri B, et al. Coenzyme Q10 administration increases antibody titer in hepatitis B vaccinated volunteers – a single blind placebo-controlled and randomized clinical study. *Biofactors*, 1999; 9 (2–4): 351–357.
110. Hodges S, et al. CoQ10: could it have a role in cancer management? *Biofactors*, 1999; 9 (2–4): 365–370.
111. Lockwood K, et al. Partial and complete regression of breast cancer in patients in relation to dosage of coenzyme Q10. *Biochemical and Biophysical Research Communications*, 30. März 1994; 199 (3): 1504–1508.
112. Rosenfeldt F, et al. Systematic review of effect of coenzyme Q10 in physical exercise, hypertension and heart failure. *Biofactors*, 2003; 18 (1-4): 91–100.
113. Hanioka T, et al. Effect of topical application of coenzyme Q10 on adult periodontitis. *Molecular Aspects of Medicine*, 1994; 15 (Suppl): S241–248.
114. Shults CW, et al. Effects of coenzyme Q10 in early Parkinson disease: evidence of slowing of the functional decline. *Archives of Neurology*, Oktober 2002; 59 (10): 1541–1550.
115. Chan A, et al. Metabolic changes in patients with mitochondrial myopathies and effects of coenzyme Q10 therapy. *Journal of Neurology*, Oktober 1998; 245 (10): 681–685.
116. Chen RS, et al. Coenzyme Q10 treatment in mitochondrial encephalomyopathies. Short-term double-blind, crossover study. *European Neurology*, 1997; 37 (4): 212–218.
117. Brigelius-Flohe R, et al. Selenium-dependent enzymes in endothelial cell function. *Antioxidants and Redox Signaling*, April 2003; 5 (2): 205–215.
118. Clark LC, et al. Effects of selenium supplementation for cancer prevention in patients with carcinoma of the skin. A randomized controlled trial. Nutritional Prevention of Cancer Study Group. *Journal of the American Medical Association*, 25. Dezember 1996; 276 (24): 1957–1963.
119. Yu SY, et al. Protective role of selenium against hepatitis B virus and primary liver cancer in Qidong. *Biological Trace Element Research*, 1997; 56 (1): 117–124.
120. Blot WJ, et al. Nutrition intervention trials in Linxian, China: supplementation with specific vitamin/mineral combinations, cancer incidence, and disease-specific mortality in the general population. *Journal of the National Cancer Institute*, 15. September 1993; 85 (18): 1483–1492.

121. Hercberg S, et al. The SU.VI.MAX Study: A Randomized, Placebo-Controlled Trial of the Health Effects of Antioxidant Vitamins and Minerals. *Archives of Internal Medicine*, November 2004; 164: 2335–2342.
Man beachte: Der fehlende Schutz vor Krebs bei Frauen kann daran gelegen haben, dass sie bei Beginn der Studie einen höheren Status an Antioxidantien hatten; Blutests ergaben bei ihnen einen niedrigeren Grundspiegel an Blutzucker und höhere Grundspiegel an Vitamin C und Beta-Karotin als bei den männlichen Probanden. Was das Nullrisiko der KHK betrifft, so kann das ein Ausdruck des ohnehin schon geringen Risikos kardiovaskulärer Erkrankungen bei der französischen Bevölkerung gewesen sein.
122. Becker DJ, et al. Oral selenate improves glucose homeostasis and partly reverses abnormal expression of liver glycolytic and gluconeogenic enzymes in diabetic rats. *Diabetologia*, Januar 1996; 39 (1): 3–11.
123. Ghosh R, et al. A novel effect of selenium on streptozotocin-induced diabetic mice. *Diabetes Research*, 1994; 25 (4): 165–171.
124. Stapleton SR. Selenium: an insulin-mimetic. *Cellular and Molecular Life Sciences*, Dezember 2000; 57 (13–14): 1874–1879.
125. Foster HD. AIDS: The seleno-enzyme solution. *Nexus Magazine*, Dezember/Januar 2004; 11 (1). Siehe: http://www.nexusmagazine.com/AIDS.Selenium.html#44 (Stand: 1. Februar 2004).
126. Cowgill UM. The distribution of selenium and mortality owing to acquired immune deficiency syndrome in the continental United States. *Biological Trace Element Research*, Januar 1997; 56 (1): 43–61.
127. Rubin RN, et al. Relationship of serum antioxidants to asthma prevalence in youth. *American Journal of Respiratory and Critical Care Medicine*, 1. Februar 2004; 169 (3): 393–398.
128. Omland O, et al. Selenium serum and urine is associated to mild asthma and atopy. The SUS study. *Journal of Trace Elements in Medicine and Biology*, 2002; 16 (2): 123–127.
129. Shaheen SO, et al. Dietary antioxidants and asthma in adults: population-based case-control study. *American Journal of Respiratory and Critical Care Medicine*, 15. November 2001; 164 (10 Pt 1): 1823–1828.
130. Lyons G, et al. High-selenium wheat: biofortification for better health. *Nutrition Research Reviews*, 2003; 16: 45–60.
131. Hasselmark L, et al. Selenium supplementation in intrinsic asthma. *Allergy*, Januar 1993; 48 (1): 30–36.
132. Benton D, Cook R. The impact of selenium supplementation on mood. *Biological Psychiatry*, 1991; 29: 1092–1098.
133. Tolonen M, et al. Vitamin E and selenium supplementation in geriatric patients A double-blind preliminary clinical trial. *Biological Trace Element Research*, 1985; 7: 161–168.
134. Girodon F, et al. Effect of micronutrient supplementation on infection in institutionalized elderly subjects: a controlled trial. *Annals of Nutrition and Metabolism*, 1997; 41 (2): 98–107.
135. Broome CS, et al. An increase in selenium intake improves immune function and poliovirus handling in adults with marginal selenium status. *American Journal of Clinical Nutrition*, Juli 2004; 80 (1): 154–162.
136. Girodon F, et al. Impact of trace elements and vitamin supplementation on immunity and infections in institutionalized elderly patients: a randomized controlled trial. MIN. VIT. AOX. geriatric network. *Archives of Internal Medicine*, 12. April 1999; 159 (7): 748–754.
137. The American Cancer Society, *Cancer Facts and Figures*, 2003: 30.
138. Combs GF Jr. Selenium in global food systems. *British Journal of Nutrition*, Mai 2001; 85 (5): 517–47.
139. Kelly GS. L-Carnitine: Therapeutic Applications of a Conditionally-Essential Amino Acid. *Alternative Medicine Review*, 1998; 3 (5): 345–360.
140. Cavallini G, et al. Carnitine versus androgen administration in the treatment of sexual dysfunction, depressed mood, and fatigue associated with male aging. *Urology*, April 2004; 63 (4): 641–646.
141. Cederblad G. Effect of diet on plasma carnitine levels and urinary carnitine excretion in humans. *American Journal of Clinical Nutrition*, 1987; 45: 725–729.

Kapitel 25

1. Jacobs DR, et al. Whole-grain intake may reduce the risk of ischemic heart disease death in postmenopausal women: the Iowa Women's Health Study. *American Journal of Clinical Nutrition*, 1998; 68: 248–257.
2. Burr ML, et al. Effects of changes in fat, fish, and fibre intakes on death and myocardial reinfarction: diet and reinfarction trial (DART). *Lancet*, 1989; 2: 757–761.

3. Challen AD, et al. The effect of pectin and wheat bran on platelet function and haemostatis in man. Human Nutrition: *Clinical Nutrition*, Mai 1983; 37 (3): 209–217.
4. Jenkins DJ, et al. Effect of wheat bran on glycemic control and risk factors for cardiovascular disease in type 2 diabetes. *Diabetes Care*, September 2002; 25 (9): 1522–1528.
5. Asano T, McLeod RS. Dietary fibre for the prevention of colorectal adenomas and carcinomas (Cochrane Review). In: *The Cochrane Library,* Issue 2, 2002. Oxford.
6. Food and Drug Administration, HHS. Food Labeling: Health Claims; Soy Protein and Coronary Heart Disease. *Federal Register*, 26. Oktober 1999; 64 (206): 57699–57733. Siehe: http://vm.cfsan.fda.gov/~lrd/fr991026.html (Stand: 8. September 2005).
7. Anderson JW, et al. Meta-analysis of the effects of soy protein intake on serum lipids. *New England Journal of Medicine*, 1995; 333 (5): 276–282.
8. Jenkins DJ, et al. Effects of high- and low-isoflavone soyfoods on blood lipids, oxidized LDL, homocysteine, and blood pressure in hyperlipidemic men and women. *American Journal of Clinical Nutrition*, August 2002; 76 (2): 365–372.
9. Hwang J, et al. Synergistic inhibition of LDL oxidation by phytoestrogens and ascorbic acid. *Free Radical Biology & Medicine*, 1. Juli 2000; 29 (1): 79–89.
10. Ashton EL, et al. Effect of meat replacement by tofu on CHD risk factors including copper induced LDL oxidation. *Journal of the American College of Nutrition*, November/Dezember 2000; 19 (6): 761–767.
11. Cuevas AM, et al. Isolated soy protein improves endothelial function in postmenopausal hypercholesterolemic women. *European Journal of Clinical Nutrition*, August 2003; 57 (8): 889–894.
12. Hale G, et al. Isoflavone supplementation and endothelial function in menopausal women. *Clinical Endocrinology*, Juni 2002; 56 (6): 693–701.
13. Yamashita T, et al. Arterial compliance, blood pressure, plasma leptin, and plasma lipids in women are improved with weight reduction equally with a meat-based diet and a plant-based diet. *Metabolism*, November 1998; 47 (11): 1308–1314.
14. Teede HJ, et al. Dietary soy has both beneficial and potentially adverse cardiovascular effects: a placebo-controlled study in men and postmenopausal women. *Journal of Clinical Endocrinology and Metabolism*, Juli 2001; 86 (7): 3053–3060.
15. Kreijkamp-Kaspers S, et al. Randomized controlled trial of the effects of soy protein containing isoflavones on vascular function in postmenopausal women. *American Journal of Clinical Nutrition*, Januar 2005; 81: 189–195.
16. Gooderham MH, et al. A soy protein isolate rich in genistein and daidzein and its effects on plasma isoflavone concentrations, platelet aggregation, blood lipids and fatty acid composition of plasma phospholipid in normal men. *Journal of Nutrition*, August 1996; 126 (8): 2000–2006.
17. Nilausen K, Meinertz H. Lipoprotein(a) and dietary proteins: casein lowers lipoprotein(a) concentrations as compared with soy protein. *American Journal of Clinical Nutrition*, März 1999; 69 (3): 419–425.
18. Stauffer BL, et al. Soy diet worsens heart disease in mice. *Journal of Clinical Investigation*, 2006; 116: 209–216.
19. Martin PM, et al. Phytoestrogen interaction with estrogen receptors in human breast cancer cells. *Endocrinology*, 1978; 103: 1860–1867.
20. Hsieh CY, et al. Estrogenic effects of genistein on the growth of estrogen receptorpositive human breast cancer (MCF-7) cells in vitro and in vivo. *Cancer Research*, 1998; 58: 3833–3838.
21. Allred CD, et al. Dietary genistin stimulates growth of estrogen-dependent breast cancer tumors similar to that observed with genistein. *Carcinogenesis*, 1. Oktober 2001; 22(10): 1667–1673.
22. Ju YH, et al. Physiological Concentrations of Dietary Genistein Dose-Dependently Stimulate Growth of Estrogen-Dependent Human Breast Cancer (MCF-7) Tumors Implanted in Athymic Nude Mice. *Journal of Nutrition*, 2001; 131 (11): 2957–2962.
23. Ju YH, et al. Dietary Genistein Negates the Inhibitory Effect of Tamoxifen on Growth of Estrogen-dependent Human Breast Cancer (MCF-7) Cells Implanted in Athymic Mice. *Cancer Research*, 2002; 62 (9): 2474–2477.
24. Petrakis NL, et al. Stimulatory influence of soy protein isolate on breast fluid secretion in pre- and postmenopausal women. *Cancer Epidemiology, Biomarkers & Prevention*, 1996; 5: 785–794.
25. Hargreaves DF, et al. Two-week dietary soy supplementation has an estrogenic effect on normal premenopausal breast. *Journal of Clinical Endocrinology and Metabolism*, 1999; 84: 4017–4024.
26. Kimura S, et al. Development of malignant goiter by defatted soybean with iodinefree diet in rats. *Gann*, 1976; 67: 763–765.

27. Rao CV, et al. Enhancement of experimental colon cancer by genistein. *Cancer Research*, 1997; 57: 3717–3722.
28. Sun CL, et al. Dietary Soy and Increased Risk of Bladder Cancer: the Singapore Chinese Health Study. *Cancer Epidemiology, Biomarkers & Prevention*, 2002; 11 (12): 1674–1677.
29. Yellayi S, et al. The phytoestrogen genistein induces thymic and immune changes: a human health concern? *Proceedings of the National Academy of Sciences*, 2002; 99 (11): 7616–7621.
30. Zoppi G, et al. Immunocompetence and dietary protein intake in early infancy. *Journal of Pediatric Gastroenterology and Nutrition*, 1982; 1 (2): 175–182.
31. Zoppi G, et al. Diet and antibody response to vaccinations in healthy infants. *Lancet*, 2. Juli 1983; 2 (8340): 11–14.
32. Van Wyk JJ, et al. The effects of a soybean product on thyroid function in humans. *Pediatrics*, November 1959; 24: 752–760.
33. Shepard TH, et al. Soybean goiter: Report of three cases. *New England Journal of Medicine*, 1960; 262: 1099–1103.
34. Hydovitz JD. Occurrence of goiter in an infant on a soy diet. *New England Journal of Medicine*, 1960; 26: 351–353.
35. Ripp J. Soybean-induced goiter. *American Journal of Diseases of Children*, Juli 1961; 102: 106–109.
36. Pinchera A, et al. Thyroid refractoriness in an athyreotic cretin fed soybean formula. *New England Journal of Medicine*, 1965; 265, 83–87.
37. Chorazy PA, et al. Persistent hypothyroidism in an infant receiving a soy formula: Case report and review of the literature. *Pediatrics*, 1995; 148–150.
38. Jabbar MA et al. Abnormal thyroid function tests in infants with congenital hypothyroidism: the influence of soy-based formula. *Journal of the American College of Nutrition*, 1997; 16: 280–282.
39. Labib M, et al. Dietary maladvice as a cause of hypothyroidism and short stature. *British Medical Journal*, 1989; 298: 232–233.
40. Bell DS, Ovalle F. Use of soy protein supplement and resultant need for increased dose of levothyroxine. *Endocrine Practice*, Mai/Juni 2001; 7 (3): 193–194.
41. Ishizuki Y, et al. The effects on the thyroid gland of soybeans administered experimentally in healthy subjects. *Nippon Naibunpi Gakkai Zasshi*, 1991; 67: 622–629.
42. Duncan AM, et al. Soy isoflavones exert modest hormonal effects in premenopausal women. *Journal of Clinical Endocrinology and Metabolism*, 1999; 84: 192–197.
43. Watanabe S, et al. Effects of isoflavone supplement on healthy women. *Biofactors*, 2000; 12 (1–4): 233–241.
44. Ham JO, et al. Endocrinological response to soy protein and fiber in mildly hypercholesterolemic men. *Nutrition Research*, 1993; 13: 873–884.
45. Persky VW, et al. Effect of soy protein on endogenous hormones in postmenopausal women. *American Journal of Clinical Nutrition*, 2002; 75 (1): 145–153.
46. Huszno B, et al. Influence of iodine deficiency and iodine prophylaxis on thyroid cancer histotypes and incidence in endemic goiter area. *Journal of Endocrinological Investigation*, 2003; 26 (2 Suppl): 71–76.
47. Fort P et al. Breast and soy-formula feeding feedings in early infancy and the prevalence of autoimmune thyroid disease in children. *Journal of the American College of Nutrition*, 1990; 9 (2): 164–167.
48. Fort P et al. Breast feeding and insulin-dependent diabetes mellitus in children. *Journal of the American College of Nutrition*, 1986; 5 (5): 439–441.
49. Nagata C, et al. Inverse association of soy product intake with serum androgen and estrogen concentrations in Japanese men. *Nutrition and Cancer*, 2000; 36 (1): 14–18.
50. Habito RC, et al. Effects of replacing meat with soyabean in the diet on sex hormone concentrations in healthy adult males. *British Journal of Nutrition*, 2000; 84: 557–563.
51. Raben A, et al. Serum sex hormones and endurance performance after a lacto-ovo vegetarian and a mixed diet. *Medicine and Science in Sports and Exercise*, 1992; 24: 1290–1297.
52. Gardner-Thorpe D, et al. Dietary supplements of soya flour lower serum testosterone concentrations and improve markers of oxidative stress in men. *European Journal of Clinical Nutrition*, Jan, 2003; 57 (1): 100–106.
53. Zhong, et al. Effects of dietary supplement of soy protein isolate and low fat diet on prostate cancer. *FASEB Journal*, 2000; 14 (4): A531.11.
54. North K, Golding J. A maternal vegetarian diet in pregnancy is associated with hypospadias. *British Journal of Urology International*, Januar 2000; 85: 107–113.
55. Hurrell RF, et al. Soy protein, phytate, and iron absorption in humans. *American Journal of Clinical Nutrition*, September 1992; 56 (3): 573–578.

56. Koo WWK, Kaplan LA, Krug-Wispe SK. Aluminum contamination of infant formulas. *JPEN: Journal of Parenteral and Enteral Nutrition*, 1988; 12: 170–173.
57. Massey LK, et al. Oxalate content of soybean seeds (Glycine max: Leguminosae), soyfoods, and other edible legumes. *Journal of Agricultural and Food Chemistry*, September 2001; 49 (9): 4262–4266.
58. Shu XO, et al. Soyfood intake during adolescence and subsequent risk of breast cancer among Chinese women. *Cancer Epidemiology, Biomarkers & Prevention*, Mai 2001; 10: 483–488.
59. Nagata C, et al. Decreased serum total cholesterol concentration is associated with high intake of soy products in Japanese men and women. *Journal of Nutrition*, 1998; 128: 209–213.
60. Rose GA, et al. Corn oil in treatment of ischaemic heart disease. *British Medical Journal*, 1965; 1: 1531–1533.
61. Mutanen M., et al. Rapeseed oil and sunflower oil diets enhance platelet in vitro aggregation and thromboxane production in healthy men when compared with milk fat or habitual diets. *Thrombosis and Haemostasis*, 1992; 67: 352–356.
62. Turpeinen AM, et al. Replacement of dietary saturated by unsaturated fatty acids: effects of platelet protein kinase C activity, urinary content of 2,3-dinor-TXB2 and in vitro platelet aggregation in healthy man. *Thrombosis and Haemostasis*, 1998; 80: 649–655.
63. Turpeinen AM, et al. A high linoleic acid diet increases oxidative stress in vivo and affects nitric oxide metabolism in humans. *Prostaglandins, Leukotrienes and Essential Fatty Acids*, 1998; 59 (3): 229–233.
64. Liu L, et al. Xuezhikang decreases serum lipoprotein(a) and C-reactive protein concentrations in patients with coronary heart disease. *Clinical Chemistry*, August 2003; 49 (8): 1347–1352.
65. Zhao SP, et al. Effect of xuezhikang, a cholestin extract, on reflecting postprandial triglyceridemia after a high-fat meal in patients with coronary heart disease. *Atherosclerosis*, Juni 2003; 168 (2): 375–380.
66. Yang HT, et al. Acute administration of red yeast rice (Monascus purpureus) depletes tissue coenzyme Q(10) levels in ICR mice. *British Journal of Nutrition*, Januar 2005; 93 (1): 131–135.
67. Smith DJ, Olive KE. Chinese Red Rice-induced Myopathy. *Southern Medical Journal*, Dezember 2003; 96 (12): 1265.
68. Prasad GV, et al. Rhabdomyolysis due to red yeast rice (Monascus purpureus) in a renal transplant recipient. *Transplantation*, 27. Oktober 2002; 74 (8): 1200–1201.
69. Rees K, et al. Psychological interventions for coronary heart disease (Cochrane Review). In: *The Cochrane Library*, Issue 2, 2004. Chichester, UK: John Wiley & Sons, Ltd.
70. Schneider RH, et al. A Randomized Controlled Trial of Stress Reduction for Hypertension in Older African Americans. *Hypertension*, 1995; 26: 820.
71. Castillo-Richmond A, et al. Effects of Stress Reduction on Carotid Atherosclerosis in Hypertensive African Americans. *Stroke*, 1. März 2000; 31 (3): 568–573.
72. Schneider RH, et al. Long-Term Effects of Stress Reduction on Mortality in Persons >55 Years of Age With Systemic Hypertension. *American Journal of Cardiology*, 2005; 95: 1060–1064.
73. Privater E-Mail-Austausch mit Robert H. Schneider, M. D., Director und Professor, Institute for Natural Medicine and Prevention, Maharishi University of Management, Iowa, USA.
74. Thayer RE, et al. Self-regulation of mood: strategies for changing a bad mood, raising energy, and reducing tension. *Journal of Personality and Social Psychology*, November 1994; 67 (5): 910–925.
75. Jin P. Efficacy of Tai Chi, brisk walking, meditation, and reading in reducing mental and emotional stress. *Journal of Psychosomatic Medicine*, Mai 1992; 36 (4): 361–370.
76. Roth DL, Holmes DS. Influence of aerobic exercise training and relaxation training on physical and psychologic health following stressful life events. *Psychosomatic Medicine*, Juli/August 1987; 49 (4): 355–65.
77. Blumenthal JA, et al. Effects of Exercise Training on Older Patients With Major Depression. *Archives of Internal Medicine*, 1999; 159: 2349–2356.
78. Babyak M, et al. Exercise treatment for major depression: maintenance of therapeutic benefit at 10 months. *Psychosomatic Medicine*, September/Oktober 2000; 62: 633–638.

Kapitel 26

1. Gutierrez M, et al. Utility of a Short-Term 25% Carbohydrate Diet on Improving Glycemic Control in Type 2 Diabetes Mellitus. *Journal of the American College of Nutrition*, 1998; 17 (6): 595–600.
2. Coulston AM, et al. Deleterious metabolic effects of high-carbohydrate, sucrose-containing diets in patients with non-insulin-dependent diabetes mellitus. *American Journal of Medicine*, Februar 1987; 82 (2): 213–220.

3. Garg A, et al. Effects of varying carbohydrate content of diet in patients with noninsulin-dependent diabetes mellitus. *Journal of the American Medical Association*, 1994; 271: 1421–1428.
4. Sestoft L, et al. High-carbohydrate, low-fat diet: effect on lipid and carbohydrate metabolism, GIP and insulin secretion in diabetics. *Danish Medical Bulletin*, März 1985; 32 (1): 64–69.
5. Gannon MC, et al. An increase in dietary protein improves the blood glucose response in persons with type 2 diabetes. *American Journal of Clinical Nutrition*, 2003; 78: 734–741.
6. The Diabetes Food Pyramid: Starches. American Diabetes Association web site. Siehe: http://www.diabe tes.org/nutrition-and-recipes/nutrition/starches.jsp (Stand: 8. September 2005).
7. McKewen MW, et al. Glycemic control, muscle glycogen and exercise performance in IDDM athletes on diets of varying carbohydrate content. *International Journal of Sports Medicine*, 1999; 20: 349–353.
8. Wing RR, et al. Cognitive effects of weight-reducing diets. *International Journal of Obesity*, 1995; 19: 811–816.
9. Meckling KA, et al. Effects of a hypocaloric, low-carbohydrate diet on weight loss, blood lipids, blood pressure, glucose tolerance, and body composition in free-living overweight women. *Canadian Journal of Physiology and Pharmacology*, November 2002; 80 (11): 1095–1105.
10. Allan CB, Lutz W. *Life Without Bread: How a Low-Carbohydrate Diet Can Save Your Life*. McGraw-Hill/Contemporary Books, Juli 2000.
11. Bisschop PH, et al. Dietary fat content alters insulin-mediated glucose metabolism in healthy men. *American Journal of Clinical Nutrition*, 2001; 73: 554–559.
12. Takyi EE. Children's consumption of dark green, leafy vegetables with added fat enhances serum retinol. *Journal of Nutrition*, 1999; 129 (8): 1549–1554.
13. Jalal F, et al. Serum retinol concentrations are affected by food sources of ß-carotene, fat intake, and anthehelmintic drug treatment. *American Journal of Clinical Nutrition*, 1998; 68: 623–629.
14. Roodenburg JA, et al. Amount of fat in the diet affects bioavailability of lutein esters but not of {alpha}-carotene, {beta}-carotene, and vitamin E in humans. *American Journal of Clinical Nutrition*, 2000; 71 (5): 1187–1193.
15. Drammeh BS, et al. A Randomized, 4-Month Mango and Fat Supplementation Trial Improved Vitamin A Status among Young Gambian Children. *Journal of Nutrition*, 2002; 132 (12): 3693–3699.
16. Chung H-Y, et al. Lutein Bioavailability Is Higher from Lutein-Enriched Eggs than from Supplements and Spinach in Men. *Journal of Nutrition*, 2004; 134: 1887–1893.
17. Brown MJ, et al. Carotenoid bioavailability is higher from salads ingested with fullfat than with fat-reduced salad dressings as measured with electrochemical detection. *American Journal of Clinical Nutrition*, August 2004; 80: 396–403.
18. Unlu NZ, et al. Carotenoid Absorption from Salad and Salsa by Humans Is Enhanced by the Addition of Avocado or Avocado Oil. *Journal of Nutrition*, März 2005; 135: 431–436.
19. USDA National Nutrient Database for Standard Reference. Siehe: http://www.nal.usda.gov/fnic/ foodcomp/search/.
20. Giacobini E. Cholinergic function and Alzheimer's disease. *International Journal of Geriatric Psychiatry*, September 2003; 18 (Suppl 1): S1–S5.
21. Adams CW, et al. Modification of aortic atheroma and fatty liver in cholesterol-fed rabbits by intravenous injection of saturated and polyunsaturated lecithins. *Journal of Pathology and Bacteriology*, Juli 1967; 94 (1): 77–87.
22. Howard A, et al. Atherosclerosis induced in hypercholesterolaemic baboons by immunological injury, and the effects of intravenous polyunsaturated PPC. *Atherosclerosis*, 1971; 14 (1): 17–29.
23. Mahoney AW, et al. Effects of level and source of dietary fat on the bioavailability of iron from turkey meat for the anemic rat. *Journal of Nutrition*, 1980: 110 (8): 1703–1708.
24. Johnson PE, et al. The effects of stearic acid and beef tallow on iron utilization by the rat. *Proceedings of the Society for Experimental Biology and Medicine*, 1992; 200 (4): 480–486.
25. Koo SI, Ramlet JS. Effect of dietary linoleic acid on the tissue levels of zinc and copper, and serum high-density lipoprotein cholesterol. *Atherosclerosis*, 1984; 50 (2): 123–132.
26. Lukaski HC, et al. Interactions among dietary fat, mineral status, and performance of endurance athletes: a case study. *International Journal of Sport Nutrition and Exercise Metabolism*, Juni 2001; 11 (2): 186–198.
27. Van Dokkum W, et al. Effect of variations in fat and linoleic acid intake on the calcium, magnesium and iron balance of young men. *Annals of Nutrition & Metabolism*, 1983; 27 (5): 361–369.
28. Emken EA, et al. Dietary linoleic acid influences desaturation and acylation of deuterium-labeled linoleic and linolenic acids in young adult males. *Biochimica et Biophysica Acta*, 4. August 1994; 1213 (3): 277–288.

29. Garg ML, et al. Dietary saturated fat level alters the competition between alphalinolenic and linoleic acid. *Lipids*, April 1989; 24 (4): 334–339.
30. Koopman JS, et al. Milk fat and gastrointestinal illness. *American Journal of Public Health*, 1984; 74: 1371–1373.
31. Puertollano MA, et al. Relevance of Dietary Lipids as Modulators of Immune Functions in Cells Infected with Listeria monocytogenes. *Clinical and Diagnostic Laboratory Immunology*, März 2002; 9 (2): 352–357.
32. de Pablo MA, et al. Determination of natural resistance of mice fed dietary lipids to experimental infection induced by Listeria monocytogenes. *FEMS Immunology and Medical Microbiology*, Februar 2000; 27 (2): 127–133.
33. Volek JS, et al. Testosterone and cortisol in relationship to dietary nutrients and resistance exercise. *Journal of Applied Physiology*, Januar 1997; 82 (1): 49–54.
34. Hamalainen EK, et al. Decrease of serum total and free testosterone during a low-fat high-fibre diet. *Journal of Steroid Biochemistry*, März 1983; 18 (3): 369–370.
35. Reed MJ, et al. Dietary lipids: an additional regulator of plasma levels of sex hormone binding globulin. *Journal of Clinical Endocrinology and Metabolism*, 1987; 64: 1083–1085.
36. Dorgan JF, et al. Effects of dietary fat and fiber on plasma and urine androgens and estrogens in men: a controlled feeding study. *American Journal of Clinical Nutrition*, Dezember 1996; 64 (6): 850–855.
37. Cha YS, Sachan DS. Opposite effects of dietary saturated and unsaturated fatty acids on ethanol-pharmacokinetics, triglycerides and carnitines. *Journal of the American College of Nutrition*, August 1994; 13 (4): 338–343.
38. Polavarapu R, et al. Increased lipid peroxidation and impaired antioxidant enzyme function is associated with pathological liver injury in experimental alcoholic liver disease in rats fed diets high in corn oil and fish oil. *Hepatology*, Mai 1998; 27 (5): 1317–1323.
39. Nanji AA, et al. Dietary Saturated Fatty Acids Reverse Inflammatory and Fibrotic Changes in Rat Liver Despite Continued Ethanol Administration. *Journal of Pharmacology and Experimental Therapeutics*, November 2001; 299 (2): 638–644.
40. Ronis MJ, et al. Dietary Saturated Fat Reduces Alcoholic Hepatotoxicity in Rats by Altering Fatty Acid Metabolism and Membrane Composition. *Journal of Nutrition*, April 2004; 134: 904–912.
41. Nanji AA, French SW. Dietary factors and alcoholic cirrhosis. *Alcoholism, Clinical and Experimental Research*, Juni 1986; 10 (3): 271–273.
42. Xu H, et al. Vitamin E stimulates trabecular bone formation and alters epiphyseal cartilage morphometry. *Calcified Tissue International*, Oktober 1995; 57 (4): 293–300.
43. Watkins BA, et al. Dietary Lipids Modulate Bone Prostaglandin E2 Production, Insulin-Like Growth Factor-I Concentration and Formation Rate in Chicks. *Journal of Nutrition*, Juni 1997; 127 (6): 1084–1091.
44. Macdonald HM, et al. Nutritional associations with bone loss during the menopausal transition: evidence of a beneficial effect of calcium, alcohol, and fruit and vegetable nutrients and of a detrimental effect of fatty acids. *American Journal of Clinical Nutrition*, Januar 2004; 79 (1): 155–165.
45. Chin SF, et al. Dietary sources of conjugated dienoic isomers of linoleic acid, a newly recognized class of anticarcinogens. *Journal of Food Composition and Analysis*, 1992; 5: 185–197.
46. Belury MA. Inhibition of Carcinogenesis by Conjugated Linoleic Acid: Potential Mechanisms of Action. *Journal of Nutrition*, 2002; 132: 2995–2998.
47. Albers R, et al. Effects of cis-9, trans-11 and trans-10, cis-12 conjugated linoleic acid (CLA) isomers on immune function in healthy men. *European Journal of Clinical Nutrition*, April 2003; 57 (4): 595–603.
48. Belury MA, et al. The Conjugated Linoleic Acid (CLA) Isomer, t10c12-CLA, Is Inversely Associated with Changes in Body Weight and Serum Leptin in Subjects with Type 2 Diabetes Mellitus. *Journal of Nutrition*, 2003; 133: 257S–260S.
49. Gaullier JM, et al. Conjugated linoleic acid supplementation for 1 y reduces body fat mass in healthy overweight humans. *American Journal of Clinical Nutrition*, Juni 2004; 79: 1118–1125.
50. Kamphuis MM, et al. The effect of conjugated linoleic acid supplementation after weight loss on body weight regain, body composition, and resting metabolic rate in overweight subjects. *International Journal Of Obesity & Related Metabolic Disorders*, Juli 2003; 27 (7): 840–847.
51. Thom E, et al. Conjugated linoleic acid reduces body fat in healthy exercising humans. *Journal Of International Medical Research*, September/Oktober 2001; 29 (5): 392–396.
52. Smedman A, Vessby B. Conjugated linoleic acid supplementation in humans – metabolic effects. *Lipids*, August 2001; 36 (8): 773–781.

53. Riserus U, et al. Conjugated linoleic acid (CLA) reduced abdominal adipose tissue in obese middle-aged men with signs of the metabolic syndrome: a randomized controlled trial. *International Journal Of Obesity & Related Metabolic Disorders*, August 2001; 25 (8): 1129–35.
54. Blankson H, et al. Conjugated linoleic acid reduces body fat mass in overweight and obese humans. *Journal of Nutrition*, Dezember 2000; 130 (12): 2943–2948.
55. Noone EJ, et al. The effect of dietary supplementation using isomeric blends of conjugated linoleic acid on lipid metabolism in healthy human subjects. *British Journal of Nutrition*, September 2002; 88 (3): 243–251.
56. Malpuech-Brugère CB, et al. Effects of Two Conjugated Linoleic Acid Isomers on Body Fat Mass in Overweight Humans. *Obesity Research*, April 2004; 12: 591–598.
57. Kreider RB, et al. Effects of conjugated linoleic acid supplementation during resistance training on body composition, bone density, strength, and selected hematological markers. *Journal Of Strength And Conditioning Research*, August 2002; 16 (3): 325–34.
58. Zambell KL, et al. Conjugated linoleic acid supplementation in humans: effects on body composition and energy expenditure. *Lipids*, Juli 2000; 35 (7): 777–782.
59. Mozaffarian D, et al. Dietary fats, carbohydrate, and progression of coronary atherosclerosis in postmenopausal women. *American Journal of Clinical Nutrition*, 2004; 80: 1175–1184.
60. Dhiman TR, et al. Conjugated linoleic acid content of milk from cows fed different diets. *Journal of Dairy Science*, Oktober 1999; 82 (10): 2146–2156.
61. French P, et al. Fatty acid composition, including conjugated linoleic acid, of intramuscular fat from steers offered grazed grass, grass silage, or concentrate-based diets. *Journal of Animal Science*, November 2000; 78 (11): 2849–2855.
62. O'Sullivan A, et al. Grass silage versus maize silage effects on retail packaged beef quality. *Journal of Animal Science*, 2002; 80: 1556–1563.
63. Hebeisen DF, et al. Increased concentrations of omega-3 fatty acids in milk and platelet rich plasma of grass-fed cows. *International Journal for Vitamin and Nutrition Research*, 1993; 63 (3): 229–233.
64. Simopoulos AP, Salem N Jr. Egg yolk as a source of long-chain polyunsaturated fatty acids in infant feeding. *American Journal of Clinical Nutrition*, Februar 1992; 55 (2): 411–414.

Kapitel 27

1. Smith R. The most important BMJ for 50 years? *British Medical Journal*, Juni 2003; 326: 0–f.
2. Wald NJ, Law MR. A strategy to reduce cardiovascular disease by more than 80%. *British Medical Journal*, 28. Juni 2003; 326 (7404): 1419.
3. Regush NM. Shabby Medical Thinking. British Medical Journal Rapid Responses. Siehe: http://bmj.bmjjournals.com/cgi/eletters/326/7404/1419#33770 (Stand: 3. September 2004).
4. Banerjee SK, Maulik SK. Effect of garlic on cardiovascular disorders: a review. *Nutrition Journal*, 19. November 2002; 1 (1): 4.
5. Campbell JH, et al. Molecular basis by which garlic suppresses atherosclerosis. *Journal of Nutrition*, März 2001; 131 (3s): 1006S–1009S.
6. Efendy JL, et al. The effect of the aged garlic extract, »Kyolic«, on the development of experimental atherosclerosis. *Atherosclerosis*, 11. Juli 1997; 132 (1): 37–42.
7. Koscielny J, et al. The antiatherosclerotic effect of Allium sativum. *Atherosclerosis*, Mai 1999; 144 (1): 237–49.
8. Budoff MJ, et al. Inhibiting progression of coronary calcification using Aged Garlic Extract in patients receiving statin therapy: a preliminary study. *Preventive Medicine*, November 2004; 39 (5): 985–991.
9. Kiesewetter H, et al. Effects of garlic coated tablets in peripheral arterial occlusive disease. *Clinical Investigator*, Mai 1993; 71 (5): 383–386.
10. Rose KD, et al. Spontaneous Spinal Epidural Hematoma with Associated Platelet Dysfunction from Excessive Garlic Ingestion: A case Report. *Neurosurgery*, 1990; 26: 880–882.
11. Sunter W. Warfarin and garlic. *Pharmacology*, 1991; 246: 722.
12. Burnham BE. Garlic as a possible risk for postoperative bleeding. *Plastic and Reconstructive Surgery*, 1995; 95: 213.
13. Fugh-Berman A. Herb-drug interactions. *Lancet*, 2000; 355: 134–138.
14. Petry JJ. Garlic and postoperative bleeding. *Plastic and Reconstructive Surgery*, 1995; 96: 483–484.
15. Gao CM, et al. Protective effect of allium vegetables against both esophageal and stomach cancer: a simultaneous case-referent study of a high-epidemic area in Jiangsu Province, China. *Japanese Journal of Cancer Research*, Juni 1999; 90 (6): 614–621.

16. Hu J, et al. Diet and brain cancer in adults: a case-control study in northeast China. *International Journal of Cancer*, März 1999; 31; 81 (1): 20–23.
17. Steinmetz KA, et al. Vegetables, fruit, and colon cancer in the Iowa Women's Health Study. *American Journal of Epidemiology*, 1994; 139: 1–15.
18. Hsing AW, et al. Allium vegetables and risk of prostate cancer: a population-based study. *Journal of the National Cancer Institute*, 6. November 2002; 94 (21): 1648–1651.
19. Hong JY, et al. Inhibitory effects of diallyl sulfide on the metabolism and tumorigenicity of tobacco-specific carcinogen 4-methylnitrosamino-1-3-pyridyl 1-butanone (NNK) in A/J mouse lung. *Carcinogenesis*, 1992; 13: 901–904.
20. Sparnins VL, et al. Effects of organosulfur compounds from garlic and onions on benzo[a]pyrene-induced neoplasia and glutathione S-transferase activity in the mouse. *Carcinogenesis*, Januar 1988; 9 (1): 131–134.
21. Wargovich MJ, et al. Chemoprevention of N-nitrosomethylbenzylamine-induced esophageal cancer in rats by the naturally occurring thioether, diallyl sulfide. *Cancer Research*, 1998; 48 (23): 6872–6875.
22. Nishino H, et al. Antitumor-promoting activity of garlic extracts. *Oncology*, 1989; 46: 277–280.
23. Schaffer EM, et al. Garlic and associated allylsulfur components inhibit N-methyl-N-nitrosourea induced rat mammary carcinogenesis. *Cancer Letters*, 1996; 102: 199–204.
24. Schaffer EM, et al. Garlic powder and allyl sulfur compounds enhance the ability of dietary selenite to inhibit 7,12-dimethylbenz(a)anthracene-induced mammary DNA adducts. *Nutrition and Cancer*, 1997; 27: 162–68.
25. Liu JZ, et al. Inhibition of 7,12-dimethylbenz(a)anthracene-induced mammary tumors and DNA adducts by garlic powder. *Carcinogenesis*, 1992; 13: 1847–1851.
26. Nishiyama N, et al. Beneficial effects of aged garlic extract on learning and memory impairment in the senescence-accelerated mouse. *Experimental Gerontology*, 1997; 32: 149–160.
27. Moriguchi T, et al. Anti-aging effect of aged garlic extract in the inbred brain atrophy mouse model. *Clinical and Experimental Pharmacology and Physiology*, 1997; 24: 235–242.
28. Hu JJ, et al. Protective effects of diallyl sulfide on acetaminophen-induced toxicities. *Food and Chemical Toxicology*, Oktober 1996; 34 (10): 963–969.
29. Josling P. Preventing the common cold with a garlic supplement: a double-blind, placebo-controlled survey. *Advances in Therapy*, Juli/August 2001; 18 (4): 189–193.
30. Song K, Milner JA. The Influence of Heating on the Anticancer Properties of Garlic. *Journal of Nutrition*, 1. März 2001; 131 (3): 1054S–1057.
31. Yin MC, Cheng WS. Inhibition of Aspergillus niger and Aspergillus flavus by some herbs and spices. *Journal of Food Protection*, 1998; 61: 123–125.
32. Chen HC, et al. Antibacterial properties of some spice plants before and after heat treatment. *Zhonghua Min Guo Wei Sheng Wu Ji Mian Yi Xue Za Zhi*, August 1985; 18 (3): 190–195.
33. Chen JH, et al. Chronic consumption of raw but not boiled Welsh onion juice inhibits rat platelet function. *Journal of Nutrition*, Januar 2000; 130 (1): 34–37.
34. Ali M, et al. Effect of raw versus boiled aqueous extract of garlic and onion on platelet aggregation. *Prostaglandins, Leukotrienes, and Essential Fatty Acids*, Januar 1999; 60 (1): 43–47.
35. Fox C, et al. Magnesium: its proven and potential clinical significance. *Southern Medical Journal*, Dezember 2001; 94 (12): 1195–1201.
36. Shechter M, et al. Effects of oral magnesium therapy on exercise tolerance, exercise-induced chest pain, and quality of life in patients with coronary artery disease. *American Journal of Cardiology*, 1. März 2003; 91 (5): 517–521.
37. Shechter M, et al. Beneficial antithrombotic effects of the association of pharmacological oral magnesium therapy with aspirin in coronary heart disease patients. *Magnesium Research*, Dezember 2000; 13 (4): 275–284.
38. Shechter M, et al. Oral magnesium therapy improves endothelial function in patients with coronary artery disease. *Circulation*, 7. November 2000; 102 (19): 2353–2358.
39. Guerrero-Romero F, et al. Oral magnesium supplementation improves insulin sensitivity in non-diabetic subjects with insulin resistance. A double-blind placebocontrolled randomized trial. *Diabetes & Metabolism*, Juni 2004; 30 (3): 253–258.
40. Rodriguez-Moran M, Guerrero-Romero F. Oral magnesium supplementation improves insulin sensitivity and metabolic control in type 2 diabetic subjects: a randomized double-blind controlled trial. *Diabetes Care*, April 2003; 26 (4): 1147–1152.
41. Ford ES, Mokdad, AH. Dietary Magnesium Intake in a National Sample of U.S. Adults. *Journal of Nutrition*, 2003; 133: 2879–2882.

42. Fox CH, et al. Magnesium deficiency in African-Americans: does it contribute to increased cardiovascular risk factors? *Journal of the National Medical Association*, April 2003; 95 (4): 257–62.
43. Massey LK, Whiting SJ. Caffeine, urinary calcium, calcium metabolism and bone. *Journal of Nutrition*, 1993; 123: 1611–1614.
44. Massey LK, Berg T. Effect of dietary caffeine on urinary excretion of calcium, magnesium, phosphorus, sodium, potassium, chloride and zinc in healthy males. *Nutrition Research*, 1985; 5: 1281–1284.
45. Die Angaben für Lipitor beruhen auf den Endpreisen für 90 x 10 mg Lipitortabletten auf der Walgreen-Internetseite am 29. September 2006 (http://www.walgreens.com). Die Preise für alle Ergänzungsmittel außer Life Extension Two-Per-Day stammen von Bodybuilding.com am 29. September 2006. Der Preis für Life Extension Two-Per-Day stammt von www.lef.org am 29. September 2006.
46. Keine Autorenangabe. Vegetables Without Vitamins. *Life Extension Magazine*, März 2001. Siehe: http://www.lef.org/magazine/mag2001/mar2001_report_vegetables.html (Stand: 8. September 2005).

Kapitel 28

1. Pate RR, et al. Physical activity and public health. A recommendation from the Centers for Disease Control and Prevention and the American College of Sports Medicine, *Journal of the American Medical Association*, Februar 1995; 273: 402–407.
2. No listed author. Prevalence of physical activity, including lifestyle activities among Adults – United States, 2000–2001. *MMR Weekly*, 15. August 2003; 52 (32); 764–769.
3. Lee IM, Skerrett PJ. Physical activity and all-cause mortality: what is the dose-response relation? *Medicine and Science in Sports and Exercise*, 2001; 33 (6 Suppl): S459–S471.
4. Lee I-M., et al. The »Weekend Warrior« and Risk of Mortality. *American Journal of Epidemiology*, 1. Oktober 2004; 160 (7): 636–641.
5. Dupen F, et al. The source of risk factor information for general practitioners: is physical activity under-recognised? *Medical Journal of Australia*, 6.–20. Dezember 1999; 171 (11–12): 601–603.
6. Pierson LM, et al. Effects of combined aerobic and resistance training versus aerobic training alone in cardiac rehabilitation. *Journal of Cardiopulmonary Rehabilitation*, März/April 2001; 21 (2): 101–110.
7. Paffenbarger RS Jr, et al. Physical activity as an index of heart attack risk in college alumni. *American Journal of Epidemiology*, 1978; 108: 161–175.
8. Dorn J, et al. Results of a multicenter randomized clinical trial of exercise and longterm survival in myocardial infarction patients: The National Exercise and Heart Disease Project (NEHDP). *Circulation*, Oktober 1999; 100: 1764–1769.
9. Arbab-Zadeh A, et al. Effect of aging and physical activity on left ventricular compliance. *Circulation*, September 2004; 110: 1799–1805.
10. Keine Autorenangabe. Lifelong exercise prevents heart disease. *Washington Times*, 14. September 2004. Siehe: http://washingtontimes.com/upi-breaking/20040914-105102-2529r.htm (Stand: 8. September 2005).
11. Tabata I, et al. Effects of moderate-intensity endurance and high-intensity intermittent training on anaerobic capacity and VO2max. *Medicine & Science in Sports & Exercise*, Oktober 1996; 28 (10): 1327–1330.
12. Laursen PB, Jenkins DG. The scientific basis for high-intensity interval training: optimising training programmes and maximising performance in highly trained endurance athletes. *Sports Medicine*, 2002; 32 (1): 53–73.
13. Warburton DER, et al. Effectiveness of High-Intensity Interval Training for the Rehabilitation of Patients With Coronary Artery Disease. *American Journal of Cardiology*, 2005; 95: 1080–1084.
14. Persinger R, et al. Consistency of the talk test for exercise prescription. *Medicine & Science in Sports & Exercise*, September 2004; 36 (9): 1632–1636.

Kapitel 29

1. Lee DR, McKenzie RB. *Getting Rich in America*. HarperPerennial, New York, NY, 2000.
2. Berkman LF, Syme SL. Social networks, host resistance, and mortality: a nine-year follow-up study of Alameda County residents. *American Journal of Epidemiology*, Februar 1979; 109 (2): 186–204.
3. House JS, et al. The association of social relationships and activities with mortality: prospective evidence from the Tecumseh Community Health Study. *American Journal of Epidemiology*, Juli 1982; 116 (1): 123–140.

4. Seeman TE. Health promoting effects of friends and family on health outcomes in older adults. *American Journal of Health Promotion*, Juli/August 2000; 14 (6): 362–370.
5. Cohen S, et al. Emotional Style and Susceptibility to the Common Cold. *Psychosomatic Medicine*, Juli/August 2003; 65: 652–657.
6. Helgeson VS, Fritz HL. Cognitive Adaptation as a Predictor of New Coronary Events After Percutaneous Transluminal Coronary Angioplasty. *Psychosomatic Medicine*, 1999; 61: 488–495.
7. Butler G, Hope T. *Managing Your Mind: The Mental Fitness Guide*. Oxford University Press, 1996.
8. Thayer RE, et al. Self-regulation of mood: strategies for changing a bad mood, raising energy, and reducing tension. *Journal of Personality and Social Psychology*, November 1994; 67 (5): 910–925.
9. Jin P. Efficacy of Tai Chi, brisk walking, meditation, and reading in reducing mental and emotional stress. *Journal of Psychosomatic Medicine*, Mai 1992; 36 (4): 361–370.
10. Roth DL, Holmes DS. Influence of aerobic exercise training and relaxation training on physical and psychologic health following stressful life events. *Psychosomatic Medicine*, Juli/August 1987; 49 (4): 355–65.
11. Blumenthal JA, et al. Effects of Exercise Training on Older Patients With Major Depression. *Archives of Internal Medicine*, 1999; 159: 2349–2356.
12. Babyak M, et al. Exercise treatment for major depression: maintenance of therapeutic benefit at 10 months. *Psychosomatic Medicine*, September/Oktober 2000; 62: 633–638.
13. Martinsen EW, et al. Comparing aerobic with nonaerobic forms of exercise in the treatment of clinical depression: a randomized trial. *Comprehensive Psychiatry*, Juli/August 1989; 30 (4): 324–331.
14. Wells AS, et al. Alterations in mood after changing to a low-fat diet. *British Journal of Nutrition*, Januar 1998; 79 (1): 23–30.
15. Kaplan JR, et al. The effects of fat and cholesterol on social behavior in monkeys. *Psychosomatic Medicine*, November/Dezember 1991; 53 (6): 634–642.
16. Hibbeln JR. Fish consumption and major depression. *Lancet*, 1998; 351: 1213.
17. Hibbeln JR. Seafood consumption and homicide mortality. A cross-national ecological analysis. *World Review of Nutrition and Dietetics*, 2001; 88: 41–46.
18. Tanskanen A, et al. Fish Consumption and Depressive Symptoms in the General Population in Finland. *Psychiatric Services*, April 2001; 52: 529–531.
19. Magnusson A, et al. Lack of seasonal mood change in the Icelandic population: results of a cross-sectional study. *American Journal of Psychiatry*, 2000; 157: 234–238.
20. Cott J, Hibbeln JR. Lack of seasonal mood change in Icelanders. *American Journal of Psychiatry*, 2001; 158: 328.
21. Iribarren C, et al. Dietary intake of n-3, n-6 fatty acids and fish: Relationship with hostility in young adults – the CARDIA study. *European Journal of Clinical Nutrition*, Januar 2004; 58: 24–31.
22. Peet M, Horrobin DF. A dose-ranging study of the effects of ethyl-eicosapentaenoate in patients with ongoing depression despite apparently adequate treatment with standard drugs. *Archives of General Psychiatry*, Oktober 2002; 59 (10): 913–919.
23. Stoll AL, et al. Omega 3 fatty acids in bipolar disorder: a preliminary double-blind, placebo-controlled trial. *Archives of General Psychiatry*, Mai 1999; 56 (5): 407–412.
24. Peet M, et al. Two double-blind placebo-controlled pilot studies of eicosapentaenoic acid in the treatment of schizophrenia. *Schizophrenia Research*, 2001; 49 (3): 243–251.
25. Peet M, Horrobin DF. A dose-ranging exploratory study of the effects of ethyleicosapentaenoate in patients with persistent schizophrenic symptoms. *Journal of Psychiatric Research*, Januar/Februar 2002; 36 (1): 7–18.
26. Hamazaki T, et al. The Effect of Docosahexaenoic Acid on Aggression in Young Adults. A Placebo-controlled Double-blind Study. *Journal of Clinical Investigation*, Februar 1996; 97 (4): 1129–1134.
27. Sawazaki S, et al. The effect of docosahexaenoic acid on plasma catecholamine concentrations and glucose tolerance during long-lasting psychological stress: a double-blind placebo-controlled study. *Journal of Nutritional Science and Vitaminology*, Oktober 1999; 45 (5): 655–665.
28. Fontani G, et al. Cognitive and physiological effects of Omega-3 polyunsaturated fatty acid supplementation in healthy subjects. *European Journal of Clinical Investigation*, 2005; 35 (11): 691–699.
29. *Ninth Special Report to the U. S. Congress on Alcohol and Health*. National Institute on Alcohol Abuse and Alcoholism, National Institutes of Health, Bethesda, Maryland, 1987.

Kapitel 30

1. Mokdad AH, et al. Actual Causes of Death in the United States, 2000. *Journal of the American Medical Association*, 2004; 291: 1238–1245.
2. *The Economic Costs of Alcohol and Drug Abuse in the United States, 1992*. Prepared by the Lewin Group for the National Institute on Drug Abuse and the National Institute on Alcohol Abuse and Alcoholism, Mai 1998.
3. Murray CJL, Lopez AD. *The Global Burden of Disease: a comprehensive assessment of mortality and disability from diseases, injuries and risk factors in 1990 and projected to 2020.* Cambridge, Mass: Harvard University Press on behalf of the World Health Organization and the World Bank, 1996.
4. Rehm J, Sempos CT. Alcohol consumption and all-cause mortality. *Addiction*, 1995; 90: 471–480.
5. White IR. The level of alcohol consumption at which all-cause mortality is least. *Journal of Clinical Epidemiology*, 1999; 52: 967–975.
6. Holman CDJ, et al. Meta-analysis of alcohol and all-cause mortality: a validation of NHMRC recommendations. *Medical Journal of Australia*, 1996; 164: 141–145.
7. Andreasson S, et al. Alcohol, social factors and mortality among young men. *British Journal of Addiction*, 1991; 86: 877–887.
8. National Highway Traffic Safety Administration. *Traffic safety facts 2001, alcohol.* Washington, D. C.: Department of Transportation, 2001.
9. Middleton K, et al. Moderate alcohol use and reduced mortality risk: Systematic error in prospective studies. *Addiction Research and Theory*, 4. April 2006. Siehe: http://www.journalsonline.tandf.co.uk/media/e05d2179yndqwke0mtfg/contributions/m/3/5/0/m350jp7v218202g8.pdf (Stand: 10. April 2006).
10. Trevisan MT, et al. Drinking Pattern and Mortality: The Italian Risk Factor and Life Expectancy Pooling Project. *Annals of Epidemiology*, Juli 2001; 11 (5): 312–319.
11. McKee M, Britton A. The positive relation between alcohol and coronary heart disease in Eastern Europe: potential physiological mechanisms. *Journal of the Royal Society of Medicine*, 1998; 91: 402–407.
12. Puddey IB, et al. Influence of drinking on cardiovascular disease and cardiovascular risk factors – a review. *Addiction*, 1999; 94: 649–663.
13. Murray RP, et al. Alcohol volume, drinking pattern and cardiovascular disease morbidity and mortality: is there a U-shaped function?. *American Journal of Epidemiology*, 2002; 155: 242–248.
14. Rehm J, et al. Average volume of alcohol consumption, patterns of drinking and risk of coronary heart disease – a review. *Journal of Cardiovascular Risk*, 2003; 10: 15–20.
15. Puddey IB, et al. Influence of pattern of drinking on cardiovascular disease and cardiovascular risk factors – a review. *Addiction*, Mai 1999; 94 (5): 649–663.
16. Nissen MB, Lemberg L. The »holiday heart« syndrome. *Heart & Lung*, Januar 1984; 13 (1): 89–92.
17. Panos RJ, et al. Sudden death associated with alcohol consumption. *Pacing and Clinical Electrophysiology*, April 1988; 11 (4): 423–424.
18. Kupari M, Koskinen P. Alcohol, cardiac arrhythmias and sudden death. *Novartis Foundation Symposium*, 1998; 216: 68–79.
19. Klatsky AL. Alcohol, coronary disease, and hypertension. *Annual Review of Medicine*, 1996; 47: 149–160.
20. Henriksson KM, et al. Body composition, ethnicity and alcohol consumption as determinants for the development of blood pressure in a birth cohort of young middle-aged men. *European Journal of Epidemiology*, 2003; 18 (10): 955–963.
21. Potter JF, Beevers DG. Pressor effect of alcohol in hypertension. *Lancet*, 21. Januar 1984; 1 (8369): 119–122.
22. Rao MN, et al. Light, but not heavy alcohol drinking, stimulates paraoxonase by upregulating liver mRNA in rats and humans. *Metabolism*, 2003; 52 (10): 1287–1294.
23. Rimm EB, et al. Review of moderate alcohol consumption and reduced risk of coronary heart disease: is the effect due to beer, wine, or spirits?. *British Medical Journal*, März 1996; 312: 731–736.
24. Hendriks HF, et al. Effect of moderate dose of alcohol with evening meal on fibrinolytic factors. *British Medical Journal*, 1994; 308: 1003–1006.
25. Prickett CD, et al. Alcohol: Friend or foe? Alcoholic beverage hormesis for cataract and atherosclerosis is related to plasma antioxidant activity. *Nonlinearity in Biology, Toxicology, and Medicine*, Oktober/Dezember 2004; 2: 353–370.
26. Zador P, et al. Alcohol-related relative risk of driving fatalities and driver impairment in fatal crashes in relation to driver age and gender: An update using 1996 data. *Journal of Studies on Alcohol*, 2000; 61: 387–395.

27. Moskowitz H, Fiorentino D. *A Review of the Literature on the Effects of Low Doses of Alcohol on Driving Related Skills. Pub. No. DOT HS-809-028.* Springfield, VA: U. S. Department of Transportation, National Highway Traffic Safety Administration, 2000.
28. Kesmodel U, et al. Moderate alcohol intake in pregnancy and the risk of spontaneous abortion. *Alcohol and Alcoholism*, Januar/Februar 2002; 37 (1): 87–92.
29. Floyd RL, et al. Alcohol use prior to pregnancy recognition. *American Journal of Preventive Medicine*, August 1999; 17 (2): 101–107.
30. Camargo CA Jr. Moderate alcohol consumption and stroke. The epidemiologic evidence. *Stroke*, Dezember 1989; 20 (12): 1611–1626.
31. Iso H, et al. Alcohol intake and the risk of cardiovascular disease in middle-aged Japanese men. *Stroke*, Mai 1995; 26 (5): 767–773.
32. Tsugane S, et al. Alcohol consumption and all-cause and cancer mortality among middle-aged Japanese men: seven-year follow-up of the JPHC study Cohort I. Japan Public Health Center. *American Journal of Epidemiology*, 1. Dezember 1999; 150 (11): 1201–1207.
33. Grant BF, Dawson DA. Age at onset of alcohol use and its association with DSM-IV alcohol abuse and dependence: results from the National Longitudinal Alcohol Epidemiologic Survey. *Journal of Substance Abuse*, 1997; 9: 103–110.
34. Toumbourou JW, et al. Adolescent alcohol-use trajectories in the transition from high school. *Drug and Alcohol Review*, Juni 2003; 22 (2): 111–116.

Epilog

1. Whyte WH, Nocera J. *The Organization Man*. Doubleday, New York 1956.
2. Gold T. The effect of peer review on progress. Looking back on 50 years in science. *Journal of American Physicians and Surgeons*, 2003; 8 (3): 80–82.

Anhang A

1. Fraser GE. Associations between diet and cancer, ischemic heart disease, and all-cause mortality in non-Hispanic white California Seventh-day Adventists. *American Journal of Clinical Nutrition*, September 1999; 70 (3): 532S–538S.
2. Phillips RL. Role of lifestyle and dietary habits in risk of cancer among Seventh-Day Adventists. *Cancer Research*, November 1975; 35: 3513–3522.
3. Layman DK, et al. Dietary protein and exercise have additive effects on body composition during weight loss in adult women. *Journal of Nutrition*, August 2005; 135: 1903–1910.
4. Layman DK, et al. A reduced ratio of dietary carbohydrate to protein improves body composition and blood lipid profiles during weight loss in adult women. *Journal of Nutrition*, Februar 2003; 133: 411–417.
5. Hakala P, Karvetti RL. Weight reduction on lactovegetarian and mixed diets. Changes in weight, nutrient intake, skinfold thicknesses and blood pressure. *European Journal of Clinical Nutrition*, Juni 1989; 43 (6): 421–430.
6. Key TJ, et al. Dietary habits and mortality in 11 000 vegetarians and health conscious people: results of a 17 year follow up. *British Medical Journal*, 28. September 1996; 313 (7060): 775–779.
7. Thorogood M, et al. Risk of death from cancer and ischaemic heart disease in meat and non-meat eaters. *British Medical Journal*, Juni 1994; 308: 1667–1670.
8. Key TJ, et al. Mortality in vegetarians and non-vegetarians: detailed findings from a collaborative analysis of 5 prospective studies. *American Journal of Clinical Nutrition*, 1999; 70 (S): 516S–524S.
9. Key TJ, et al. Mortality in British vegetarians: review and preliminary results from EPIC-Oxford. *American Journal of Clinical Nutrition*, 2003; 78: 533S–538S.
10. Chang-Claude J, et al. Mortality pattern of German vegetarians after 11 years of follow-up. *Epidemiology*, September 1992; 3 (5): 395–401.
11. Chang-Claude J, et al. Dietary and lifestyle determinants of mortality among German vegetarians. *International Journal of Epidemiology*, April 1993; 22 (2): 228–236.
12. Enstrom JE. Health practices and cancer mortality among active California Mormons. *Journal of the National Cancer Institute*, 6. Dezember 1989; 81 (23): 1807–1814.
13. Enstrom JE, et al. The relationship between vitamin C intake, general health practices, and mortality in Alameda County, California. *American Journal of Public Health*, September 1986; 76 (9): 1124–1130.

Anhang B

1. Ornish D, et al. Can lifestyle changes reverse coronary heart disease? The Lifestyle Heart Trial. *Lancet*, 21. Juli 1990; 336 (8708): 129–133.
2. Vona M, et al. Impact of physical training and detraining on endothelium-dependent vasodilation in patients with recent acute myocardial infarction. *American Heart Journal*, Juni 2004; 147 (6): 1039–1046.
3. Watts K, et al. Exercise training normalizes vascular dysfunction and improves central adiposity in obese adolescents. *Journal of the American College of Cardiology*, 19. Mai 2004; 43 (10): 1823–1827.
4. Karason K, et al. Weight loss and progression of early atherosclerosis in the carotid artery: a four-year controlled study of obese subjects. *International Journal of Obesity and Related Metabolic Disorders*, September 1999; 23 (9): 948–956.
5. Raitakari M, et al. Weight reduction with very-low-caloric diet and endothelial function in overweight adults: role of plasma glucose. *Arteriosclerosis, Thrombosis, and Vascular Biology*, Januar 2004; 24 (1): 124–128.
6. Maron DJ. Flavonoids for reduction of atherosclerotic risk. *Current Atherosclerosis Reports*, Januar 2004; 6 (1): 73–78.
7. Ornish D, et al. Intensive lifestyle changes for reversal of coronary heart disease. *Journal of the American Medical Association*, 16. Dezember 1998; 280 (23): 2001–2007.
8. Koertge J, et al. Improvement in medical risk factors and quality of life in women and men with coronary artery disease in the Multicenter Lifestyle Demonstration Project. *American Journal of Cardiology*, 1. Juni 2003; 91 (11): 1316–1322.
9. Ornish D. *Dr. Dean Ornish's Program for Reversing Heart Disease: The Only System Scientifically Proven to Reverse Heart Disease Without Drugs or Surgery*. Ivy Books, 1995.
10. De Lorgeril M, et al. Mediterranean alpha-linolenic acid-rich diet in secondary prevention of coronary heart disease. *Lancet*, 1994; 343: 1454–1459.
11. Warner M. Is a Trip to McDonald's Just What the Doctor Ordered?: *New York Times*, 2. Mai 2005.
12. Gittleman AL, *Beyond Pritikin*, Bantam Books, 1996.

Anhang C

1. American Heart Association. Heart Disease and Stroke Statistics – 2004 Update. AHA-Website. Siehe: http://www.americanheart.org/downloadable/heart/1079736729696HDSStats2004UpdateREV3-19-04.pdf (Stand: 8. September 2005).
2. Murphy ML, et al. Treatment of chronic stable angina. A preliminary report of survival data of the randomized Veterans Administration cooperative study. *New England Journal of Medicine*, 22. September 1977; 297 (12): 621–627.
3. Peduzzi P, et al. Twenty-two-year follow-up in the VA Cooperative Study of Coronary Artery Bypass Surgery for Stable Angina. *American Journal of Cardiology*, 15. Juni 1998; 81(12): 1393–1399.
4. CASS Principal Investigators and Associates. Myocardial infarction and mortality in the coronary artery surgery study (CASS) randomized trial. *New England Journal of Medicine*, 22. März 1984; 310: 750–758.
5. Alderman EL, et al. Ten-year follow-up of survival and myocardial infarction in the randomized Coronary Artery Surgery Study. *Circulation*, November 1990; 82: 1629–1634.
6. European Coronary Surgery Study Group. Long-term results of prospective randomised study of coronary artery bypass surgery in stable angina pectoris. *Lancet*, 27. November 1982; 2 (8309): 1173–1180.
7. Varnauskas E, for the European Coronary Surgery Study Group. Twelve-year follow up of survival in the randomized European Coronary Surgery Study. *New England Journal of Medicine*, 1998; 319: 332–337.
8. Hueb W, et al. The Medicine, Angioplasty, or Surgery Study (MASS-II): A Randomized, Controlled Clinical Trial of Three Therapeutic Strategies for Multivessel Coronary Artery Disease. One-Year Results. *Journal of the American College of Cardiology*, 19. Mai 2004: 43 (10): 1743–1751.
9. Hueb WA, et al. The medicine, angioplasty or surgery study (MASS): a prospective, randomized trial of medical therapy, balloon angioplasty or bypass surgery for single proximal left anterior descending artery stenoses. *Journal of the American College of Cardiology*, 1995; 26: 1600–1605.
10. Madsen JK, et al. Danish multicenter randomized study of invasive versus conservative treatment in patients with inducible ischemia after thrombolysis in acute myocardial infarction (DANAMI). Danish trial in acute myocardial infarction. *Circulation*, 1997; 96: 748–755.

11. Takaro T, et al. The VA cooperative randomized study of surgery for coronary arterial occlusive disease II. Subgroup with significant left main lesions. *Circulation*, Dezember 1976; 54 (6 Suppl): III107–117.
12. RITA-2 trial participants. Coronary angioplasty versus medical therapy for angina: the second randomised intervention treatment of angina (RITA-2) trial. *Lancet*, 1997; 350: 461–468.
13. Pitt B, et al. Aggressive lipid-lowering therapy compared with angioplasty in stable coronary artery disease. Atorvastatin versus revascularization treatment investigators. *New England Journal of Medicine*, 1999; 341: 70–76.
14. Sievers B, et al. Medical therapy versus PTCA: a prospective, randomized trial in patients with asymptomatic coronary single-vessel disease. *Circulation*, 1993; 88 (I): 297.
15. Bucher HC, et al. Percutaneous transluminal coronary angioplasty versus medical treatment for non-acute coronary heart disease: meta-analysis of randomized controlled trials. *British Medical Journal*, 8. Juli 2000; 321: 73–77.
16. Berger A, et al. Surgery for Coronary Artery Disease. Long-Term Patency of Internal Mammary Artery Bypass Grafts. Relationship With Preoperative Severity of the Native Coronary Artery Stenosis. *Circulation*, 2004; 110: II-36–II-40.
17. Desai ND, et al. A randomized comparison of radial-artery and saphenous-vein coronary bypass grafts. *New England Journal of Medicine*, 25. November 2004; 351 (22): 2302–2309.
18. FitzGibbon GM, et al. Coronary bypass graft fate: long-term angiographic study. *Journal of the American College of Cardiology*, April 1991; 17 (5): 1075–1080.
19. Andreasen JJ, et al. Emergency coronary artery bypass surgery after failed percutaneous transluminal coronary angioplasty. *Scandinavian Cardiovascular Journal*, Juni 2000; 34 (3): 242–246.
20. Schiele TM, et al. Vascular restenosis—striving for therapy. *Expert Opinion on Pharmacotherapy*, 2004; 5 (11): 2221–2232.
21. Hambrecht R, et al. Percutaneous Coronary Angioplasty Compared With Exercise Training in Patients With Stable Coronary Artery Disease: A Randomized Trial. *Circulation*, März, 2004; 109: 1371–1378.
22. Winslow CM, et al. The appropriateness of performing coronary artery bypass surgery. *Journal of the American Medical Association*, 1988; 260 (4): 505–509.

Anhang D

1. Khaw KT, et al. Association of hemoglobin A1c with cardiovascular disease and mortality in adults: The European Prospective Investigation into Cancer in Norfolk. *Annals of Internal Medicine*, 2004; 141: 413–420.
2. Benjamin SM, et al. Estimated number of adults with prediabetes in the US in 2000: opportunities for prevention. *Diabetes Care*, März 2003; 26 (3): 645–649.
3. Ridker PM, Cook N. Clinical usefulness of very high and very low levels of Creactive protein across the full range of Framingham Risk Scores. *Circulation*, 2004; 109: 1955–1959.
4. Madjid M, et al. Leukocyte count and coronary heart disease: implications for risk assessment. *Journal of the American College of Cardiology*, 16. November 2004; 44 (10): 1945–1956.
5. Ernst E, et al. Leukocytes and the risk of ischemic diseases. *Journal of the American Medical Association*, 1. Mai 1987; 257 (17): 2318–2324.

Anhang E

1. Stacey M. Foreword to: McCully K, McCully M. *The Heart Revolution*. Harper Collins, New York, NY, 1999.
2. Domagala TB, et al. Hyperhomocysteinemia following oral methionine load is associated with increased lipid peroxidation. *Thrombosis Research*, 15. August 1997; 87 (4): 411–416.
3. Lawrence de Koning AB, et al. Hyperhomocysteinemia and its role in the development of atherosclerosis. *Clinical Biochemistry*, September 2003; 36 (6): 431–441.
4. Welch GN, Loscalzo J. Mechanisms of Disease: Homocysteine and Atherothrombosis. *New England Journal of Medicine*, 9. April 1998; 338: 1042–1050.
5. Robinson K, et al. Hyperhomocysteinemia and Low Pyridoxal Phosphate: Common and Independent Reversible Risk Factors for Coronary Artery Disease. *Circulation*, November 1995; 92: 2825–2830.
6. Quinlivan EP, et al. Importance of both folic acid and vitamin B12 in reduction of risk of vascular disease. *Lancet*, 2002; 359 (9302): 227–228.

7. den Heijer M, et al. Vitamin supplementation reduces blood homocysteine levels: a controlled trial in patients with venous thrombosis and healthy volunteers. *Arteriosclerosis, Thrombosis and Vascular Biology*, März 1998; 18 (3): 356–361.
8. Stampfer MJ, et al. A prospective study of plasma homocyst(e)ine and risk of myocardial infarction in US physicians. *Journal of the American Medical Association*, August 1992; 268: 877–881.
9. Zylberstein DE, et al. Serum homocysteine in relation to mortality and morbidity from coronary heart disease: a 24-year follow-up of the population study of women in Gothenburg. *Circulation*, 10. Februar 2004; 109 (5): 601–606.
10. Liem AH, et al. Efficacy of folic acid when added to statin therapy in patients with hypercholesterolemia following acute myocardial infarction: a randomised pilot trial. *International Journal of Cardiology*, Februar 2004; 93 (2–3): 175–179.
11. Toole JF, et al. Lowering homocysteine in patients with ischemic stroke to prevent recurrent stroke, myocardial infarction, and death: the Vitamin Intervention for Stroke Prevention (VISP) randomized controlled trial. *Journal of the American Medical Association*, 2004; 291 (5): 565–575.
12. Righetti M, et al. Effects of folic acid treatment on homocysteine levels and vascular disease in hemodialysis patients. *Medical Sciences Monitor*, April 2003; 9 (4): PI19–24.
13. Schnyder G, et al. Effect of homocysteine-lowering therapy with folic acid, vitamin B12, and vitamin B6 on clinical outcome after percutaneous coronary intervention: the Swiss Heart study: a randomized controlled trial. *Journal of the American Medical Association*, 2002; 288 (8): 973–979.
14. Wood S. NORVIT: B6 and folic acid combination may increase stroke, MI risk. HeartWire, *TheHeart.org*, 5. September 2005.
15. Toole JF, et al. Lowering plasma total homocysteine to prevent recurrent stroke, myocardial infarction, and death in ischemic stroke patients: results of the Vitamin Intervention for Stroke Prevention (VISP) Randomized Trial. *Journal of the American Medical Association*, 2004; 291: 565–575.
16. Spence DJ, et al. Vitamin Intervention for Stroke Prevention Trial: An Efficacy Analysis. *Stroke*, November 2005; 36 (11): 2404–2409.
17. Zhou J, et al. Dietary Supplementation With Methionine and Homocysteine Promotes Early Atherosclerosis but Not Plaque Rupture in ApoE-Deficient Mice. *Arteriosclerosis, Thrombosis and Vascular Biology*, 2001; 21: 1470–1476.
18. Wang H, et al. Hyperhomocysteinemia accelerates atherosclerosis in cystathionine beta -synthase and apolipoprotein E double knock-out mice with and without dietary perturbation. *Blood*, 2003; 101 (10): 3901–3907.
19. den Heijer M, et al. Vitamin supplementation reduces blood homocysteine levels: a controlled trial in patients with venous thrombosis and healthy volunteers. *Arteriosclerosis, Thrombosis and Vascular Biology*, März 1998; 18 (3): 356–361.
20. Dinckal MH, et al. Effect of homocysteine-lowering therapy on vascular endothelial function and exercise performance in coronary patients with hyperhomocysteinaemia. *Acta Cardiologica*, Oktober 2003; 58 (5): 389–396.
21. Ueland P, Refsum H. Plasma homocysteine, a risk factor for vascular disease: plasma levels in health, disease, and drug therapy. *Journal of Laboratory and Clinical Medicine*, 1989; 114: 473–501.
22. Haulrik N, et al. Effect of protein and methionine intakes on plasma homocysteine concentrations: a 6-mo randomized controlled trial in overweight subjects. American *Journal of Clinical Nutrition*, Dezember 2002; 76 (6): 1202–1206.
23. Mann NJ, et al. The effect of diet on plasma homocysteine concentrations in healthy male subjects. *European Journal of Clinical Nutrition*, November 1999; 53 (11): 895–899.
24. Herrmann W, et al. Total homocysteine, vitamin B(12), and total antioxidant status in vegetarians. *Clinical Chemistry*, Juni 2001; 47 (6): 1094–1101.
25. Obeid R, et al. The impact of vegetarianism on some haematological parameters. *European Journal of Haematology*, November/Dezember 2002; 69 (5–6): 275–279.
26. Appel LJ, et al. Effect of Dietary Patterns on Serum Homocysteine: Results of a Randomized, Controlled Feeding Study. *Circulation*, 2000; 102: 852–857.
27. Samman S, et al. A mixed fruit and vegetable concentrate increases plasma antioxidant vitamins and folate and lowers plasma homocysteine in men. *Journal of Nutrition*, Juli 2003; 133 (7): 2188–2193.
28. Broekmans WM, et al. Fruits and vegetables increase plasma carotenoids and vitamins and decrease homocysteine in humans. *Journal of Nutrition*, Juni 2000; 130 (6): 1578–1583.
29. Schoene NW, et al. Effect of oral vitamin B6 supplementation on in vitro platelet aggregation. *American Journal of Clinical Nutrition*, Mai 1986; 43: 825–830.

30. Levene CI, Murray JC. The aetiological role of maternal vitamin-B6 deficiency in the development of atherosclerosis. *Lancet*, 19. März 1977; 1 (8012): 628–630.
31. Friso S, et al. Low plasma vitamin B-6 concentrations and modulation of coronary artery disease risk. *American Journal of Clinical Nutrition*, Juni 2004; 79: 992–998.
32. Friso S, et al. Low Circulating Vitamin B6 Is Associated With Elevation of the Inflammation Marker C-Reactive Protein Independently of Plasma Homocysteine Levels. *Circulation*, Juni 2001; 103: 2788–2791.

Anhang F

1. Ervin RB, et al. Dietary intakes of selected minerals for the United States population: 1999–2000. *Advance Data*, 27. April 2004; 341: 1–5.
2. Saari JT. Copper deficiency and cardiovascular disease: role of peroxidation, glycation, and nitration. *Canadian Journal of Physiology and Pharmacology*, 2000; 78 (10): 848–855.
3. Klevay LM. Dietary copper and risk of coronary heart disease. *American Journal of Clinical Nutrition*, 1. Mai 2000; 71(5): 1213–1214.
4. Klevay LM, et al. Cardiovascular Disease from Copper Deficiency – A History. *Journal of Nutrition*, 2000; 130: 489S–492S.
5. Klevay LM, Viestenz KE. Abnormal electrocardiograms in rats deficient in copper. *American Journal of Physiology*, 1981; 240: H185–H189.
6. Elsherif L, et al. Congestive heart failure in copper-deficient mice. *Experimental Biology and Medicine*, Juli 2003; 228 (7): 811–817.
7. Elsherif L, et al. Regression of dietary copper restriction-induced cardiomyopathy by copper repletion in mice. *Journal of Nutrition*, April 2004; 134 (4): 855–860.
8. Coulson WF, Carnes WH. Cardiovascular studies on copper-deficient swine V. The histogenesis of the coronary artery lesions. *American Journal of Pathology*, 1963; 43: 945–954.
9. Hamilton IM, et al. Marginal copper deficiency and atherosclerosis. *Biological Trace Element Research*, 2000; 78 (1–3): 179–189.
10. Reiser S, et al. Indices of copper status in humans consuming a typical American diet containing either fructose or starch. *American Journal of Clinical Nutrition*, 1985; 42: 242–251.
11. Spencer JC, et al. Direct relationship between the body's copper/zinc ratio, ventricular premature beats, and sudden coronary death. *American Journal of Clinical Nutrition*, Juni 1979; 32: 1184–1185.
12. Lukaski HC, et al. Effects of dietary copper on human autonomic cardiovascular function. *European Journal of Applied Physiology*, 1988; 58: 74–80.
13. Milne DB, et al. Low dietary zinc alters indices of copper function and status in postmenopausal women. *Nutrition*, September 2001; 17 (9): 701–708.
14. Klevay LM, et al. Increased cholesterol in plasma in a young man during experimental copper depletion. *Metabolism*, 1984; 33: 1112–1118.
15. Fields M, et al. The influence of gender on developing copper deficiency and on free radical generation of rats fed a fructose diet. *Metabolism*, September 1992; 41 (9): 989–994.
16. Fields M, et al. Sexual differences in the expression of copper deficiency in rats. *Proceedings of the Society for Experimental Biology and Medicine*, November 1987; 186 (2): 183–187.
17. Klevay LM, Halas ES. The effects of dietary copper deficiency and psychological stress on blood pressure in rats. *Physiology & Behavior*, Februar 1991; 49 (2): 309–314.
18. Turnlund JR, et al. Long-term high copper intake: effects on indexes of copper status, antioxidant status, and immune function in young men. *American Journal of Clinical Nutrition*, Juni 2004; 79: 1037–1044.

Anhang G

1. Stephens NG, et al. Randomised controlled trial of vitamin E in patients with coronary disease: Cambridge Heart Antioxidant Study (CHAOS). *Lancet*, 23. März 1996; 347 (9004): 781–786.
2. Bowry VW, Stocker R. Tocopherol-mediated peroxidation. The prooxidant effect of vitamin E on the radical-initiated oxidation of human low-density lipoprotein. *Journal of the American Chemical Society*, 1993; 115: 6029–6044.
3. Abudu N, et al. Vitamins in human arteriosclerosis with emphasis on vitamin C and vitamin E. *Clinica Chimica Acta*, 2004; 339: 11–25.

4. Huang HY, Appel LJ. Supplementation of diets with alpha-tocopherol reduces serum concentrations of gamma- and delta-tocopherol in humans. *Journal of Nutrition*, 2003; 133: 3137–3140.
5. van Haaften RI, et al. Inhibition of various glutathione S-transferase isoenzymes by RRR-alpha-tocopherol. *Toxicology In Vitro*, 2003; 17: 245–251.
6. GISSI-Prevenzione Investigators. Dietary supplementation with n-3 polyunsaturated fatty acids and vitamin E after myocardial infarction: results of the GISSI-Prevenzione trial. *Lancet*, 7. August 1999; 354 (9177): 447–455.
7. Lee IM, et al. Vitamin E in the primary prevention of cardiovascular disease and cancer: the Women's Health Study: a randomized controlled trial. *Journal of the American Medical Association*, 2005; 294 (1): 56–65.
8. Vivekananthan DP, et al. Use of antioxidant vitamins for the prevention of cardiovascular disease: meta-analysis of randomised trials. *Lancet*, 14. Juni 2003; 361 (9374): 2017–2023.
9. Jiang Q, et al. Gamma-tocopherol, but not alpha-tocopherol, decreases proinflammatory eicosanoids and inflammation damage in rats. *FASEB Journal*, Mai, 2003; 17 (8): 816–822.
10. Saldeen T, et al. Differential effects of alpha- and gamma-tocopherol on lowdensity lipoprotein oxidation, superoxide activity, platelet aggregation and arterial thrombogenesis. *Journal of the American College of Cardiology*, Oktober 1999; 34 (4): 1208–1215.
11. Liu M, et al. Mixed tocopherols have a stronger inhibitory effect on lipid peroxidation than alpha-tocopherol alone. *Journal of Cardiovascular Pharmacology*, Mai, 2002; 39 (5): 714–721.
12. Ohrvall M, et al. Gamma, but not alpha, tocopherol levels in serum are reduced in coronary heart disease patients. *Journal of Internal Medicine*, Februar 1996; 239 (2): 111–117.
13. Kontush A, et al. Lipophilic antioxidants in blood plasma as markers of atherosclerosis: the role of alpha-carotene and gamma-tocopherol. *Atherosclerosis*, Mai 1999; 144 (1): 117–122.
14. Kushi L, et al. Dietary Antioxidant Vitamins and Death from Coronary Heart Disease in Postmenopausal Women. *New England Journal of Medicine*, 1996; 334, 1156–1162.
15. Liu M, et al. Mixed tocopherols inhibit platelet aggregation in humans: potential mechanisms. *American Journal of Clinical Nutrition*, März 2003; 77 (3): 700–706.
16. Himmelfarb J, et al. Alpha and gamma tocopherol metabolism in healthy subjects and patients with end-stage renal disease. *Kidney International*, 2003; 64 (3): 978–991.
17. Huang HY, et al. Supplementation of diets with alpha-tocopherol reduces serum concentrations of gamma- and delta-tocopherol in humans. *Journal of Nutrition*, Oktober 2003; 133 (10): 3137–3140.
18. Olmedilla B, et al. A European multicentre, placebo-controlled supplementation study with alpha-tocopherol, carotene-rich palm oil, lutein or lycopene: analysis of serum responses. *Clinical Science*, April 2002; 102 (4): 447–456.
19. Morinobu T, et al. Measurement of vitamin E metabolites by high-performance liquid chromatography during high-dose administration of alpha-tocopherol. *European Journal of Clinical Nutrition*, März 2003; 57 (3): 410–414.
20. Mahabir S, et al. Randomized, placebo-controlled trial of dietary supplementation of alpha-tocopherol on mutagen sensitivity levels in melanoma patients: a pilot trial. *Melanoma Research*, 2002; 12 (1): 83–90.
21. Smith KS, et al. Vitamin E supplementation increases circulating vitamin E metabolites tenfold in end-stage renal disease patients. *Lipids*, August 2003; 38 (8): 813–819.
22. Cooney RV, et al. Effects of dietary sesame seeds on plasma tocopherol levels. *Nutrition and Cancer*, 2001; 39 (1): 66–71.
23. Ikeda S, et al. Dietary sesame seeds elevate alpha- and gamma-tocotrienol concentrations in skin and adipose tissue of rats fed the tocotrienol-rich fraction extracted from palm oil. *Journal of Nutrition*, November 2001; 131 (11): 2892–2897.
24. Umeda-Sawada R, et al. The Metabolism and n-6/n-3 Ratio of Essential Fatty Acids in Rats: Effect of Dietary Arachidonic Acid and a Mixture of Sesame Lignans (sesamin and episesamin). *Lipids*, 1998; 33: 567–572.

Anhang H

1. Scientific Steering Committee on behalf of the Simon Broome Register Group. Risk of fatal coronary heart disease in familial hypercholesterolaemia. *British Medical Journal*, 1991; 303: 893–896.
2. Sijbrands EJG, et al. Mortality over two centuries in large pedigree with familial hypercholesterolaemia: family tree mortality study. *British Medical Journal*, April 2001; 322: 1019–1023.

3. Williams RR, et al. Evidence that men with familial hypercholesterolemia can avoid early coronary death. An analysis of 77 gene carriers in four Utah pedigrees. *Journal of the American Medical Association*, 1986; 255: 219–224.
4. Vuorio AF, et al. Familial hypercholesterolemia in the Finnish North Karelia. A molecular, clinical, and genealogical study. *Arteriosclerosis, Thrombosis and Vascular Biology*, 1997; 17: 3127–3138.
5. Alonso R, et al. Benefits and risks assessment of simvastatin in familial hypercholesterolaemia. *Expert Opinion on Drug Safety*, März 2005; 4 (2): 171–181.
6. Goldman L, et al. Cost-effectiveness considerations in the treatment of heterozygous familial hypercholesterolemia with medications. *American Journal of Cardiology*, 30. September 1993; 72 (10): 75D–79D.
7. Sinzinger H, O'Grady J. Professional athletes suffering from familial hypercholesterolaemia rarely tolerate statin treatment because of muscular problems. *British Journal of Clinical Pharmacology*, April 2004; 57 (4): 525–528.
8. Cooper F. *Cholesterol and the French Paradox*. Zeus Publications, Queensland, Australien, 2006.

Über das Buch

In diesem Werk erfahren Sie, dass:

- in wissenschaftlichen Studien wiederholt gezeigt wurde, dass Arterioskleorse und Herzinfarkt weder durch gesättigtes Fett noch durch einen erhöhten Cholesterinspiegel im Blut hervorgerufen werden.
- Menschen mit niedrigen Cholesterinwerten durchschnittlich am kürzesten leben.
- sich die Menschen in den Kulturen, in denen traditionsgemäß viel gesättigtes Fett konsumiert wird, einer ausgezeichneten Gesundheit erfreuen, und dass die Rate der Herzkrankheiten dort außerordentlich niedrig ist.
- Studien an Tieren und Menschen gezeigt haben, dass viele Diätempfehlungen von »Experten«, die angeblich das Herzinfarktrisiko verringern, ganz im Gegenteil das Risiko von Herzkrankheit, Krebs, Diabetes und Fettleibigkeit erhöhen!
- das Paradigma gegen Cholesterin und gesättigte Fettsäuren nicht im Interesse der Gesundheit, sondern des Profits wegen propagiert wird!

Über den Autor

Anthony Colpo ist freier Journalist und seit 1991 ausgewiesener Spezialist für Aufbautraining und Leistungssport. Er ist Autor des bahnbrechenden Buches *The Fat Loss Bible*.

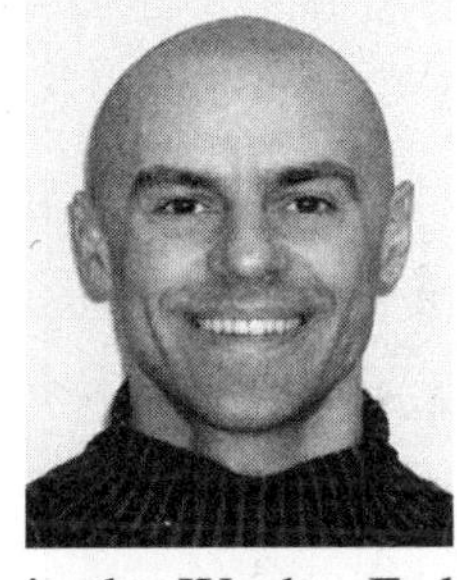

Colpo besitzt die einzigartige Fähigkeit, wissenschaftliche Forschungsergebnisse sorgfältig zu prüfen und sie so zu erklären, dass sie auch für den Laien prägnant und leicht verständlich sind. Seine Fachgebiete sind insbesondere Ernährung, Gewichtsreduktion und die Gesundheit des Herz-Kreislauf-Systems. Anthony Colpo ist kein Lehnstuhlexperte, sondern trainiert selbst sechs Tage in der Woche. Er hat bereits Tausenden von Menschen geholfen, ihre Gesundheits- und Fitnessziele zu erreichen.

Mehr über seine Arbeit finden Sie auf den Internetseiten *www.thegreatcholesterolcon.com* und *www.thefatlossbible.net*.